DIE CHIRURGIE DES VEGETATIVEN NERVENSYSTEMS

VON

Dr. F. BRÜNING UND Dr. O. STAHL

A. O. PROFESSOR DER CHIRURGIE
AN DER UNIVERSITÄT
BERLIN

PRIVATDOZENT, ASSISTENT DER CHIR.
UNIV.-KLINIK DER CHARITÉ
BERLIN

MIT 72 ZUM TEIL FARBIGEN ABBILDUNGEN

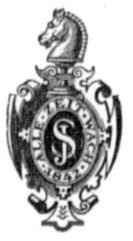

BERLIN
VERLAG VON JULIUS SPRINGER
1924

ISBN-13: 978-3-642-89460-2   e-ISBN-13: 978-3-642-91316-7
DOI: 10.1007/978-3-642-91316-7

UNSEREM HOCHVEREHRTEN LEHRER
HERRN GEHEIMEN MEDIZINALRAT

PROFESSOR Dr. O. HILDEBRAND

IN DANKBARKEIT

Vorwort.

Die Wiederbelebung der Sympathicuschirurgie ist noch neueren Datums. Alles ist noch im Fluß, viele Fragen sind noch nicht genügend geklärt.

Es mag daher verfrüht erscheinen, wenn wir schon jetzt mit dieser monographischen Bearbeitung an die Öffentlichkeit treten.

Wir sind uns wohl bewußt, daß wir nichts Abschließendes schaffen konnten, und bitten daher den Leser, die vorliegende Monographie nicht als ein fertiges Gebäude anzusehen, an dessen inneren Einrichtung nur noch dieses und jenes fehlt, sondern als einen Grundriß, dessen definitive Ausgestaltung der künftigen Erfahrung vorbehalten bleibt.

Da es sich in dem vorliegenden Gebiet vielfach noch um mehr oder weniger gut begründete Hypothesen handelt, so haben wir unsere persönliche Anschauung bewußt in den Vordergrund gestellt.

Diese persönliche Note, die unsere Ausführungen zeigen, haben wir durch möglichst umfassende Berücksichtigung der Literatur auszugleichen versucht. Das beigefügte Literaturverzeichnis darf einen gewissen Anspruch auf Vollständigkeit machen, es wurde bis Anfang August 1924 durchgeführt.

Dem Verlag sind wir für das großzügige Entgegenkommen in der Ausstattung des Buches zu besonderem Dank verpflichtet.

Berlin, am 1. September 1924.

F. Brüning. O. Stahl.

Inhaltsverzeichnis.

Seite

I. Einleitung 1
   Name und Einteilung 1
   Geschichtliche Bemerkungen 3
II. Entwicklungsgeschichte 6
III. Anatomie und Histologie 8
   Anatomie. 8
   Histologie 20
IV. Physiologie 29
   Allgemeines 29
      Antagonistische Innervation und Tonus 29
      Reflexe 29
      Pharmakologie 31
      Vegetatives Nervensystem und innere Sekretion 32
   Spezielles 33
      Der Grenzstrang des Sympathicus 33
         Kopf- und Halsteil des Sympathicus 34
         Brust- und Bauchteil des Sympathicus 34
      Die parasympathischen Anteile des vegetativen Nervensystems . . 35
         Das Mittelhirnsystem 35
         Das bulbäre parasympathische System 36
         Das sakrale parasympathische System 37
      Zentripetale Bahnen im vegetativen Nervensystem 37
      Der Nervus depressor 38
      Der Splanchnicus 39
         Physiologisches und Experimentelles 39
         Klinisches über den Bauchschmerz 39
      Die Innervation der Blutgefäße 41
         Experimentelle Untersuchungen über die Vasoconstrictoren des Schädels . 43
         Sensibilität der Gefäße 45
V. Chirurgie des Sympathicus 46
   Chirurgie des Grenzstranges und seiner Ganglien 46
      Verletzungen und Schädigungen 46
      Geschwülste 49
      Operationstechnik 49
         Halsgrenzstrang 49
         Rami communicantes 55
         Anhang 59
            Die Resektion des sog. Nervus depressor 59
      Klinische Beobachtungen und Indikation 61
         Beobachtungen nach Operationen am Halsgrenzstrang 61
         Indikationen für die Resektion des Halsgrenzstranges . . . 72
         Angina pectoris 72
            Asthma bronchiale 84
            Epilepsie 87

Seite

Glaukom 90
Hemiatrophia faciei progressiva 92
Migräne 93
Morbus Basedow 94
Trigeminus-Neuralgie 100
Vasomotorisch-trophische Störungen 102
Verschiedenes 102
Indikation zur paravertebralen Resektion der Rami communicantes 102
Pathologisch-anatomische Befunde an den exstirpierten Ganglien 103
Chirurgie des Bauchsympathicus 107
Chirurgie der peripheren sympathischen Bahnen 110
Verletzungen und Schädigungen 110
Geschwülste 113
Operationen am periarteriellen Nervenplexus 113
Periarterielle Sympathektomie 113
Technik 115
Physiologische Wirkung 119
Tierversuch 126
Pathologisch-anatomische Untersuchungen der operierten Gefäßabschnitte 130
Theoretische Begründung des Verfahrens und die Indikation 134
Indikationen 144
Nach Nervenverletzungen auftretende vasomotorisch-trophische
Störungen 144
Kausalgie 144
Vasomotorisch-trophische Störungen an Amputationsstümpfen 146
Traumatisches Ödem 147
Vasomotorisch-trophische Störungen nach Erfrierung 147
Vasomotorisch-trophische Störungen nach Erkrankungen des Rücken-
markes 148
Trophische Geschwüre aus unbekannter Ursache 149
Vasomotorisch-trophische Neurosen 149
Hautkrankheiten 151
Claudicatio intermittens, endarteriitische und arteriosklerotische
Gangrän 152
Diabetische Gangrän 154
Ulcus cruris 155
Verzögerte Konsolidation einer Fraktur 155
Knochen- und Gelenktuberkulose 155
Chronische rheumatische Gelenkaffektionen 156
Mangelhafte Funktion endokriner Drüsen 156
Anhang 157
Die periarterielle Sympathektomie an der Carotis 157
Klinische Beobachtungen 158
Allgemeines 158
Vasomotorisch-trophische Störungen nach Nervenverletzungen 161
Vasomotorisch trophische Störungen aus anderen oder auch unbe-
kannten Ursachen 165
Kausalgie 166
Vasomotorisch-trophische Störungen an Amputationsstümpfen 167
Traumatisches Ödem und andere Circulationsstörungen 167
Vasomotorisch-trophische Störungen nach Erkrankungen des Rücken-
markes 168
Röntgengeschwüre 169
Vasomotorisch-trophische Neurosen 171
Hautkrankheiten 176
Claudicatio intermittens und beginnende arteriosklerotische und end-
arteriitische Gangrän 177

Seite

Diabetische Gangrän 180
Ulcus cruris 181
Verzögerte Konsolidation von Frakturen 183
Knochen- und Gelenktuberkulose 184
Beeinflussung der Funktion endokriner Drüsen 184
Gefahren des Eingriffs. Todesfälle 185
Alkoholinjektionen 187
Operationen an den mit den spinalen Nerven verlaufenden sympathischen
Bahnen 188
Neurolyse und Resektion von Neuromen 189
Nervendehnung 189
Nervenvereisung 190
Alkoholinjektionen 191
Catgutligatur 192
Perineurale Sympathektomie 192
Durchtrennung peripherer Nervenäste und Nervenverlagerung 192
VI. Chirurgie des Vagus 192
Verletzungen und Schädigungen 192
Operationen 194
Geschwülste 196
Literaturverzeichnis 197
Nachtrag zum Literaturverzeichnis 231
Schlagwortverzeichnis 235

I. Einleitung.

Name und Einteilung.

Wir bezeichnen als vegetatives Nervensystem die Gesamtheit aller Ganglienzellen und Nervenfasern, welche die glatte Muskulatur, das Herz und die Drüsen innervieren, da durch dieses Nervensystem der richtige Ablauf der vegetativen, d. h. der zur Unterhaltung des Lebens und der Fortpflanzung notwendigen Funktionen gewährleistet wird (L. R. MÜLLER). Das vegetative Nervensystem bildet keine Einheit, es zerfällt vielmehr in drei entwicklungsgeschichtlich, anatomisch, physiologisch und pharmakologisch unterscheidbare Gruppen.

Das sympathische System. Hierzu rechnen wir den Grenzstrang des Sympathicus mit seinen Ausläufern und mit seinen prävertebralen Ganglien, die Fasern, welche in den thorakalen und lumbalen Nerven durch die Rami communicantes albi vom Rückenmark an den Grenzstrang und die Ganglien herantreten, und diejenigen Bahnen, welche von den Ganglien als Rami communicantes grisei mit den spinalen Nerven verlaufen. Das sympathische System versorgt Gefäße, Drüsen und glatte Muskulatur im ganzen Körper. Ihm gegenüber steht

das parasympathische System, das seinerseits wieder aus zwei Unterabteilungen besteht, dem kranial-autonomen und dem sakral-autonomen System. Das kranial-autonome System umfaßt die Fasern für den Sphincter iridis, den Ciliarmuskel, sekretorische Fasern für die Tränen- und Speicheldrüsen, Fasern für die Schleimhäute des Kopfes und die visceralen Fasern des Nervus vagus. Dem sakral-autonomen System gehören die aus dem Sakralmark entspringenden Fasern für Colon descendens, Rektum, Anus, Blase und Genitalorgane an. Vom sympathischen und parasympathischen System führen Verbindungen in

das viscerale System. Diesem gehören an alle an und in den Wandungen der Eingeweide einschließlich des Herzens liegenden Ganglien und Nervengeflechte (Enteric-System nach LANGLEY, juxta- und intramurales System nach L. R. MÜLLER). Es ist notwendig, diesen Teil als besondere Gruppe herauszunehmen, weil diese Gebilde zum Teil unabhängig vom sympathischen und parasympathischen System sind.

Die vorstehend angegebene Einteilung entspricht der, wie sie u. a. auch von L. R. MÜLLER, MEYER und GOTTLIEB vertreten wird; eine Einheitlichkeit in der Namensbezeichnung besteht jedoch nicht in der Literatur. Darum sollen im folgenden kurz die sonst noch gebräuchlichen Bezeichnungen angeführt werden.

Die älteste Bezeichnung für das, was wir unter dem vegetativen Nervensystem verstehen, ist die der „unwillkürlichen" Nerven. Darunter sind solche zu verstehen, die Bewegungen leiten, über die der Wille keine Macht hat, z. B. des Herzens und der Eingeweide. Diese Bezeichnung findet sich so gut wie durchgehend in der ganzen Literatur des 18. Jahrhunderts und zum größten Teil auch in der des 19. GASKELL ist der letzte, der sie noch immer verwendet (The involuntary nervous system 1916). Den Urheber dieser Bezeichnung haben wir nicht aufdecken können.

Eine andere Bezeichnung hat WINSLOW eingeführt, der den Namen Sympathicus schuf. Er benannte den Grenzstrang des Sympathicus, den die alten Zergliederer als den „Interkostalnerven" bezeichneten, „le grand sympathique". (Ces nerfs sont communement appellés Intercostaux. Ce nom ne répond nullement à leur situation ni à l'étendue de leur route comme on verra ci après. J'ai cru, que celui de grands nerfs sympathiques leur conviendroit mieux à cause de leur communication très fréquentes avec la plupart des autres nerfs principaux de tout le corps humain. (Exposition anatomique de la structure du corps humain. Paris 1732. Bd. 3, S. 316. Traité des nerfs Ziffer 361.) Durch seinen Zusammenhang mit den anderen Nerven und den Eingeweiden sollte ein Teil des Körpers den anderen beeinflussen und durch ihn die Gefühle, „Sympathien" zustande kommen. Eine gleiche Funktion hat nach ihm der Vagus, den er den mittleren Sympathicus nannte, und die Portio maior des Nervus facialis, WINSLOWs kleiner Sympathicus. Geblieben ist von diesen Bezeichnungen allgemein nur der Name Nervus sympathicus und in Frankreich der Name „Grand Sympathique" für den Grenzstrang. Es wurde der Sympathicus mit seinen Zweigen zum „sympathischen Nervensystem". Diese Bezeichnung wird von einer Anzahl von Autoren in dem Sinne verwandt, daß sie auch die übrigen Teile des vegetativen Nervensystems umfaßt, so z. B. in NAGELs Handbuch der Physiologie des Menschen.

Eine Zeitlang, in der zweiten Hälfte des 18. Jahrhunderts und im Anfang des 19. hat die Bezeichnung „ganglionäre Nerven" und „ganglionäres Nervensystem" eine Rolle gespielt. Der Ausdruck ist von J. JOHNSTONE geprägt (An essay on the use of the ganglions of the nerves. Shrewsbury 1771). Ganglionäre Nerven waren solche, die unwillkürliche (vitale) Bewegungen beherrschten oder solche, die unwillkürliche Bewegungen in Muskeln hervorriefen, die sonst dem Willen unterworfen waren.

BICHAT teilte das Nervensystem in das des animalen und des organischen Lebens (vie de relation und vie de nutrition) (X. BICHAT: Recherches physiologiques sur la vie et la mort. 1. Aufl., Paris 1800). Die Ganglien des Sympathicus und einige Ganglien der Hirnnerven waren die Zentren für das organische vegetative Leben. DASTRE und MORAT haben diese Einteilung teilweise wieder aufgegriffen und faßten die Nerven mit dem Begriff „sympathisches Nervensystem" zusammen. In ähnlicher Weise ist auch A. C. GUILLAUME in seiner Monographie Le sympathique et les systèmes associés. 2. Aufl., Paris 1921, vorgegangen, der die Nerven des organischen Lebens in drei Gruppen zusammenfaßte, das organisch-kraniale System (parasympathisch), das thorako-lumbale System (Sympathicus in engerem Sinne) und das organische pelvine System (parasympathisch). Er reiht ihnen die lokalen Systeme des organischen Lebens an, die nervösen Plexus des Darmes von AUERBACH und MEISSNER, und das neuromuskuläre System des Herzens (HISsches Bündel).

GASKELL schuf den Begriff der visceralen Nerven. Er ging dabei von morphologischen Gesichtspunkten aus. Die visceralen Nerven verlassen in drei Teilen, dem kranialen, thorako-lumbalen und dem sakralen das Zentralnervensystem.

LANGLEY hat die Bezeichnung „autonomes Nervensystem" eingeführt (Journ. of physiol. Vol. 23. 1898). Der Grund, daß er eine neue Bezeichnung wählte, ist nach seiner Angabe die Tatsache, daß die alten Bezeichnungen zu verschiedenen Zeiten in verschiedenen Bedeutungen gebraucht worden seien. Er hatte dabei nur eine „örtliche" Autonomie im Sinne. Er findet aber selbst diese Bezeichnung nicht sehr glücklich, denn er sagt: „Das Wort „autonom" deutet allerdings auf einen viel höheren Grad von Unabhängigkeit vom Zentralnervensystem hin, als er in Wirklichkeit besteht, vielleicht mit Ausnahme der Innervation des Magendarmkanals". Von ihm stammt ferner die Teilung des autonomen Systems in das sympathische und parasympathische, die gegründet ist auf die grundsätzlich verschiedene pharmakologische Reaktion, indem Adrenalin nahezu alle die Wirkungen hervorbringt, die durch Reizung des sympathischen Anteils erzeugt werden, während die Pilocarpinwirkung im allgemeinen der Reizung des parasympathischen Anteiles entspricht. Den sympathischen Anteil bildet das thorako-lumbale System (Sympathicus), das Nervenfasern zu allen Körpergegenden schickt. Der parasympathische Anteil besteht aus drei Systemen: das tektale oder Mittelhirnsystem, das die Irisschließmuskeln und den Ciliarmuskel innerviert. Das bulbäre System versorgt die Schleimhaut der Nase und des Schlundes, Tränen- und Speicheldrüsen, Oesophagus, Magen, Leber, Pankreas, Dünndarm und vielleicht den oberen Teil des Dickdarms, dazu die Lungen und das Herz. Das sakrale System innerviert den Dickdarm, die Blase und die äußeren Genitalien.

Wir haben die Bezeichnung „vegetatives Nervensystem" gewählt. Sie geht auf J. C. REIL zurück (Über die Eigenschaften des Gangliensystems und sein Verhältnis zum Cerebralsystem. Arch. f. Physiol. (REIL und AUTENRIETH) Bd. 2. 1807).

Geschichtliche Bemerkungen.

Für die Anatomie des vegetativen Nervensystems findet sich die älteste bekannte Angabe bereits bei GALEN, der die Nerven der Baucheingeweide vom Stammnerven abstammen läßt (De usu partium corporis humani, Buch 9, Kap. 11 und Buch 16, Kap. 5). Eine genauere Beschreibung gibt er in der Abhandlung De nervorum dissectione Kap. 5 (Bd. 2, S. 834 der KÜHNschen Ausgabe) und Kap. 10 (Bd. 2, S. 841 bei KÜHN); danach stammen diese Nerven aus dem III. und VI. Hirnnervenpaare (Trigeminus und Glossopharyngeus-Vagus — Accessorius — der Jetztzeit). Mit dem Anfang der neuzeitlichen Anatomie (VESAL) beginnen die Beschreibungen der zahlreichen Verbindungen, die der Grenzstrang (Interkostalnerv) mit den spinalen und cerebralen Nerven eingeht. Die wichtigsten Autoren sind BARTHOLOMAEUS EUSTACHIUS[1], JOHANNES

---

[1] ALBINUS, B. S.: Explicatio tabularum Bartholomei Eustachii. Leyden 1744. Tafel 18, Abb. 2, Text S. 67; dazu die Bemerkungen des ALBINUS S. 236—237.

1*

RIOLAN der Sohn [1]), THOMAS WILLIS [2]), RAYMUND VIEUSSENS [3]), JOHANN BAPTIST
MORGAGNI [4]) und JOHANN FRIEDRICH MECKEL [5]). Bis dahin ging der Streit,
ob das vegetative Nervensystem von den Gehirn- oder Rückenmarksnerven
oder von beiden entspringe. FRANÇOIS PETIT (siehe später) warf als erster die
Frage auf, ob sich die vegetativen Nerven nicht vielmehr zu diesen hinbegäben.
Über seine Untersuchungen darüber später. XAVIER BICHAT [6]) und JOHANN
CHRISTIAN REIL (l. c.) sind diejenigen, welche erkannten, daß das, was man den
sympathischen oder Interkostalnerven nannte, kein Nerv im gewöhnlichen Sinne
sei, sondern vielmehr ein in gewissem Sinne unabhängiges Nervensystem. „Das
Gangliensystem entspringt nicht vom Gehirn oder vom fünften oder sechsten
Gehirnnervenpaare, sondern es hat bloß Gemeinschaft mit jenen Gehirnnerven,
wie es mit vielen anderen und mit allen Rückenmarksnerven Gemeinschaft
hat" (REIL, l. c. S. 190).

Für die Physiologie des vegetativen Nervensystems finden sich ebenfalls bei
GALEN die ersten Angaben (De usu partium corporis humani, Buch 9, Kap 11).
Durch die vom dritten und sechsten Hirnnervenpaare entstammenden Nerven
erhalten die Eingeweide Empfindung und Gefühl. WILLIS (l. c.) und VIEUSSENS
(l. c.) nahmen an, daß durch die Verbindungen des Interkostalnerven mit den
verschiedenen Hirnnerven die „Sympathie" zwischen dem Kopf und den Bauch-
organen hergestellt werde, eine Auffassung, der weitaus die Mehrzahl der nach-
folgenden Anatomen und Physiologen in der nächsten Zeit beitraten. Nach
BICHAT werden durch die Ganglien der Hirnnerven und ihre Verbindungen mit
dem Sympathicus die Organe des vegetativen Lebens dem Einfluß des Gehirns
entzogen. Der Sympathicus selbst ist kein eigentlicher Nerv, sondern er stellt
lediglich die Verbindung dar zwischen zahlreichen einzelnen kleinen Nervenzentren, den sympathischen Ganglien. Nach REIL gibt das Gangliensystem
dem Apparat der Vegetation zum Teil seine Vitalität und ist zugleich das Mittel,
durch welches die zerstreuten und isolierten Organe desselben zu einer Totalität
dynamisch zusammengefaßt werden (l. c. S. 209). Das Gangliensystem ist ferner
das Mittel, durch welches die isolierten Organe der Vegetation (Gefäße, Eingeweide), deren jedes eine Individualität für sich ist, zur Einheit verbunden
und auf den einen und gemeinschaftlichen Zweck der Vegetation gerichtet
werden (l. c. S. 215). Die gleiche Auffassung vertritt auch LOBSTEIN, der die
erste Monographie über den Sympathicus verfaßt hat (De nervi sympathetici
humani fabrica, usu et morbis Paris und Straßburg 1823). Nexum perficit
nervus sympathicus atque mirum commercium inter praecipua corporis humani
organa (l. c. S. 108). Auch der Vagus ist hierbei sehr wesentlich beteiligt. Medium
autem, quo potissimum nervorum nexus perficitur, est nervus vagus (l. c. S. 110).

---

[1]) RIOLAN: Opera omnia. Paris 1610. S. 112.

[2]) WILLIS: Cerebri anatome, nervorumque descriptio et usus. Amsterdam 1664. Nervorum descriptio et usus Kap. 22, S. 174/175, 177; Kap. 23, S. 183ff.; Kap. 24, S. 188ff.;
Kap. 25, S. 204ff.; Kap. 26, S. 209f. Tafel 9 und 10.

[3]) VIEUSSENS: Neurographia universalis Leyden 1685, Buch III. De nervis Kap. 3,
S. 170 und Tafel 17 und 22; Kap. 5, S. 188—211 und Tafel 23.

[4]) MORGAGNI: Adversaria anatomica omnia. Leyden 1723. Buch 6. Animadversio 24.
De nervi intercostalis origine.

[5]) MECKEL: De quinto pare nervorum cerebri. 2. Aufl. Göttingen 1748. S. 24—28.

[6]) BICHAT: Anatomie générale. 2. Aufl. Paris 1812. S. 213ff. und Recherches physiologiques sur la vie et la mort. 4. Aufl. Paris 1822. p. 517—524.

Die Ursache dafür sind die zahlreichen Anastomosen zwischen Vagus und Sympathicus.

Die ersten experimentellen Untersuchungen am vegetativen Nervensystem hat Petit vorgenommen, der im Jahre 1712 im Tierversuch den Halssympathicus durchschnitt, um nachzuweisen, daß durch ihn Fasern zum Auge hinführen[1]). Da er am Hunde arbeitete, so schnitt er dabei aus anatomischen Gründen notwendigerweise auch den Nervus vagus mit durch. Bei der Beurteilung der Folgeerscheinungen werden jedoch die Vagus- und Sympathicuswirkungen richtig unterschieden. Dupuy exstirpierte als erster experimenti causa zusammen mit Breschet und Dupuytren ein Ganglion, und zwar das Ganglion cervicale supremum beim Pferd doppelseitig (Leroux s Journ. de méd. Tom. 37, p. 340. 1816, zitiert nach dem Referat im Dtsch. Arch. f. Physiol. Bd. 4, S. 105. 1818). Brachet hat die Versuche von Petit und Dupuy wiederholt (Recherches expérimentales sur les fonctions du système nerveux ganglionaire et sur leur application à la pathologie. Paris 1826. 2. Aufl. 1837. Deutsche Übersetzung von Fliess, Quedlinburg und Leipzig 1836). Über die Ergebnisse dieser Experimente siehe S. 44. Die klassischen Versuche von Claude Bernard und Brown-Séquard sind allgemein bekannt.

Den Ausgangspunkt der neueren Anschauungen über den Aufbau des vegetativen Nervensystems bildet die Arbeit von Gaskell (On the structure, distribution and function of the nerves, which innervates the visceral and vascular systems. Journ. of physiol. Vol. 7, S. 1. 1886), der mit Hilfe der Degenerationsmethode den Verlauf der zwischen Rückenmark und Grenzstrang verlaufenden Nerven und ihre Ausbreitung im und durch den Sympathicus untersuchte. Einen weiteren Fortschritt für die Erkenntnis brachte dann die von Langley und Dickinson eingeführte Methode der Untersuchung mit Hilfe des Nicotins (Proc. of the roy. soc. of London. Vol. 46, p. 423. 1889. On the local paralysis of peripherial ganglia and on the connection of different classes of nerves with them).

Zum Schluß dieser geschichtlichen Bemerkungen noch einiges Historisches zur Literatur über das vegetative Nervensystem, so weit es monographisch bearbeitet worden ist. Die älteste Monographie ist die bereits erwähnte von Lobstein aus dem Jahre 1823, welche die gesamte Anatomie, Physiologie und Pathologie des Sympathicus in lateinischer Sprache behandelt. Auf sie folgte 1826 die ebenfalls schon erwähnte Schrift von J. Brachet. 1873 veröffentlichten Eulenburg und Guttmann auf Veranlassung von Wiesinger ihre „Pathologie des Sympathicus auf physiologischer Grundlage", die lange Zeit die Grundlage aller weiteren Arbeiten waren. 1880 schrieb Trumet de Fontarce die „Pathologie du Grand Sympathique". Die Schriften der neuesten Zeit sind L. R. Müller „Das vegetative Nervensystem", 1920, A. C. Guillaume: Le Sympathique et les systèmes associés, 1921, J. N. Langley: The autonomic nervous

---

[1]) In der Literatur finden sich für diese Versuche von Petit vier verschiedene Jahreszahlen, 1712, 1725, 1727 und 1772. Diese Verschiedenheiten erklären sich in folgender Weise. Die Versuche sind veröffentlicht im Jahre 1727. Mémoires de l'académie royale des sciences. an. 1727. p. 1. Mémoire, dans lequel il est démontré, que les nerfs intercostaux fournissent des rameaux, qui portent des esprits dans les yeux. Aus dieser Publikation ergibt sich, daß die ersten Versuche im Jahre 1712 von ihm in Namur angestellt worden sind (7 Versuche). Sie sind dann im Jahre 1725 in Gegenwart von Winslow, Senac und Hunaut, Mitgliedern der französischen Akademie, wiederholt worden (5 Versuche). Die Zahl 1772 ist ein — Druckfehler.

system, Cambridge 1921 und K. Dresel: Erkrankungen des vegetativen Nervensystems in der speziellen Pathologie und Therapie innerer Krankheiten, herausgegeben von Kraus und Brugsch 1922. Eine Art monographischer Bearbeitung
der Chirurgie des vegetativen Nervensystems stellen die Schrift von
H. Herbet dar, Le Sympathique cervical 1900 und die von E. Martin 1900
herausgegebene Sammlung von Aufsätzen Jaboulays, Chirurgie du grand sympathique et du corps thyreoide.

Einige französische Autoren sind geneigt, die Wissenschaft vom vegetativen
Nervensystem (Sympathicus) als eine spezifisch französische hinzustellen. Trumet
de Fontarce schreibt richtig, daß Lobstein derjenige gewesen ist, der den Weg
in dieses Neuland gewiesen hat. Dann sagt er in bezug auf die Monographie
von Eulenburg und Guttmann: Depuis l'Allemagne intervenant à son tour
a repris et développé l'idée, il faut dire française[1]) de Lobstein (l. c. S. 4/5).
Und Martin geht in dem Vorwort zu seiner Sammlung so weit zu sagen: la
chirurgie du grand sympathique est une acquisition scientifique tout à fait
lyonnaise[1]): elle appartient en propre au Dr. Jaboulay. Beide Angaben sind
objektiv unrichtig. Der angeblich französische Verfasser der ersten Sympathicus-
monographie Johann Georg Christian Friedrich Martin Lobstein ist am
8. 5. 1777 in Gießen geboren, wo sein Vater Professor der Theologie war. Die Tatsache, daß dieser geborene Deutsche in einem deutschen Sprachgebiet (Straßburg) eine französische Professur (seit 1819) inne hatte, macht ihn noch lange
nicht zum Franzosen. Und der Begründer der Chirurgie des Sympathicus
ist nicht der Franzose Jaboulay, sondern der Engländer William Alexander,
der als erster am 12. 9. 1883 das Ganglion cervicale supremum bei einem Fall
von Epilepsie exstirpierte und 1889 über 24 derartige Fälle berichtete (The
treatment of epilepsy, Edinburgh 1889). Die Feststellung dieser geschichtlichen
Tatsache soll nicht gegen die besonderen Verdienste sprechen, welche sich
französische Forscher und Chirurgen um die Chirurgie des Sympathicus und
ihren Ausbau erworben haben.

II. Entwicklungsgeschichte.

Das sympathische Nervensystem ist entwicklungsgeschichtlich ein
Derivat des Rückenmarkes. Es bildet sich von den Zellen der Spinalganglienleiste aus, von denen eine Anzahl ventralwärts wandern, um längs der Chorda
dorsalis einen kontinuierlichen Zellstrang, den primitiven Grenzstrang des
Sympathicus zu bilden, und zwar geschieht das in der Weise, daß viscerale
Fasern umbiegen, also nunmehr von oben nach unten verlaufen und daß ihnen
Ganglienzellen (Ganglia trunci sympathici) beigemengt werden (vgl. Abb. 1
u. 2). Dieser primitive Grenzstrang des Nervus sympathicus läßt anfangs noch
eine Gliederung in einzelne Ganglien sowie auch eine stärkere Entfaltung von
Nervenfasern vermissen. Eine Anzahl von Zellen zweigt sich in der Bauch-
gegend ab, um die Marksubstanz der Nebenniere und die chromaffinen Organe
der Bauchhöhle herzustellen, andere Zellen verlassen den primitiven Grenzstrang, um den Darmgefäßen entlang die Bildung der verschiedenen sympathischen Plexus der Eingeweide einzugehen.

---

[1]) Im Original nicht gesperrt.

Weiterhin tritt eine reichliche Bildung von Nervenfasern hinzu, die teils von den Zellen des Rückenmarkes und der Spinalganglien in den primitiven Grenzstrang einwachsen, teils von den Zellen des letzteren ausgehen.

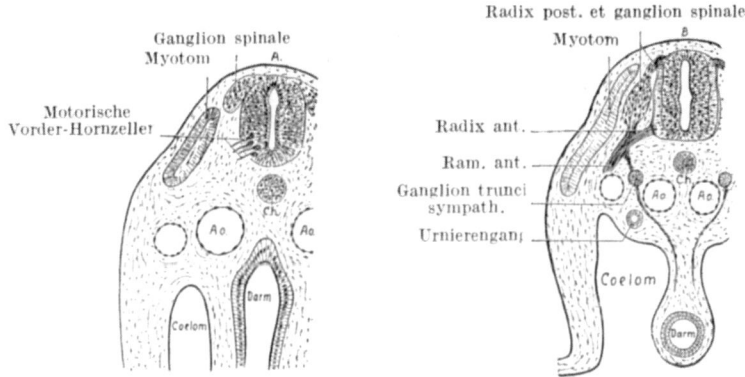

Abb. 1. Schema der Entwicklung der Spinalnerven und des Grenzstrangs des N. sympathicus. (Nach PATTERSON und CUNNINGHAM: Textbook of anatomy.)

Das parasympathische Nervensystem nimmt den gleichen Ausgang durch Auswanderung von Zellen aus der Spinalganglienleiste.

An den Ursprungsbahnen des sympathischen und parasympathischen Nervensystems scheinen sowohl Elemente aus den Vorder- wie auch den hinteren Wurzeln beteiligt zu sein.

Der Entwicklungsgang des visceralen Systems ist noch nicht geklärt.

Die Entwicklung des Vagus, der bekanntlich zum kranial-autonomen System gehört, bedarf noch einer gesonderten Besprechung (vgl. Abb. 3). Sein motorischer Teil entspringt gemeinsam mit dem Nervus accessorius einem Nervenkomplex, aus welchem Äste an mehrere Schlundbogen, vom III. angefangen, abgehen.

Die sensiblen Fasern des Vagus bilden in der Flügelplatte des Rhombencephalon mit den sensiblen und spezifischen Fasern des Nervus glossopharyngeus und des Nervus intermedius des Nervus facialis den weit herabsteigenden Tractus solitarius.

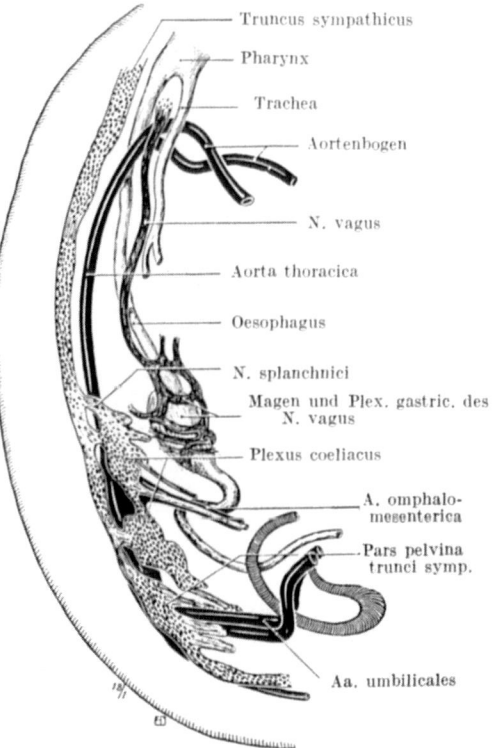

Abb. 2. Sympathischer Grenzstrang und Bauchganglien eines menschlichen Embryo von 10,5 mm Länge. (Nach W. HIS jun.)

Das Ganglion jugulare ebenso wie das Ganglion nodosum nervi vagi entsteht aus der Ganglienleiste.

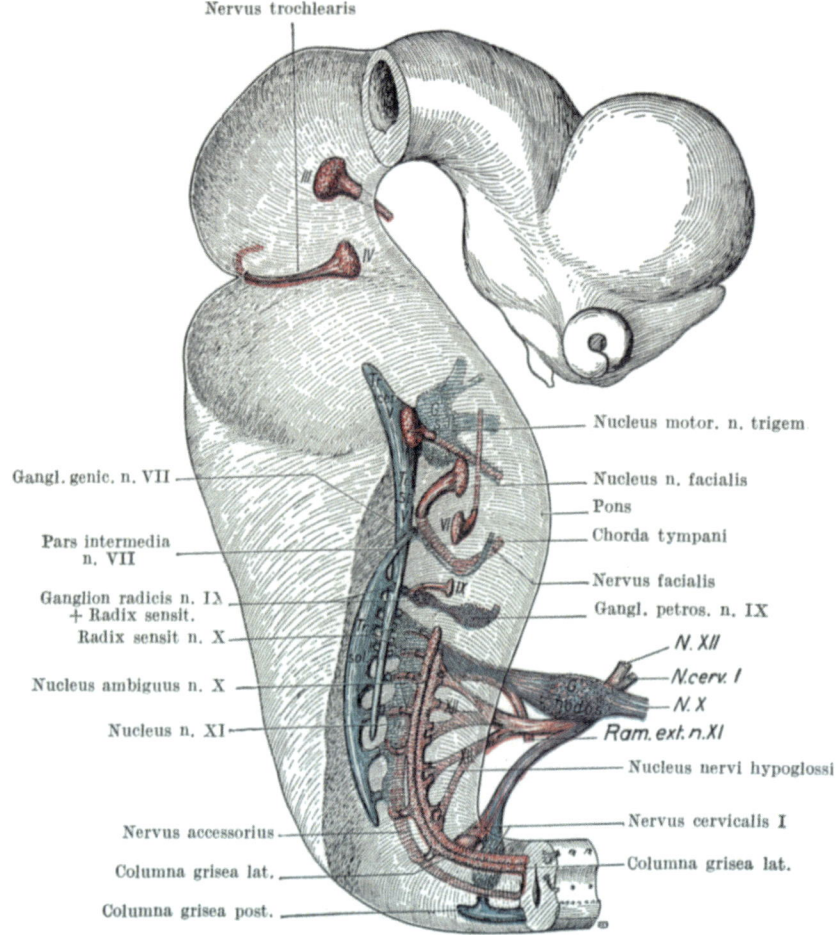

Abb. 3. Kerne und sensorische Bündel der Kopfnerven eines menschlichen Embryos von 10 mm Länge. (Nach G. STREETER.)

Tr. cer. V = Tractus cerebellaris n. V.
Tr. sp. V = Tractus spinalis n. V.
Tr. sol. = Tractus solitarius.

III. Anatomie und Histologie.

Anatomie.

Der Grenzstrang des Nervus sympathicus verläuft zu beiden Seiten der Wirbelsäule, in der oberen Hälfte etwas mehr lateral, so daß er z. B. im Brustteil vor den Rippenköpfchen verläuft, im unteren Teil etwas mehr medial an und vor den Wirbelkörpern. Er beginnt am Atlas und endet am Steißbein. Er wird in regelmäßigen Abständen von Ganglienknoten unterbrochen, und

Um das Bild zu betrachten, schneide man es an dieser Strichlinie ab und stelle es in ein Stereoskop.

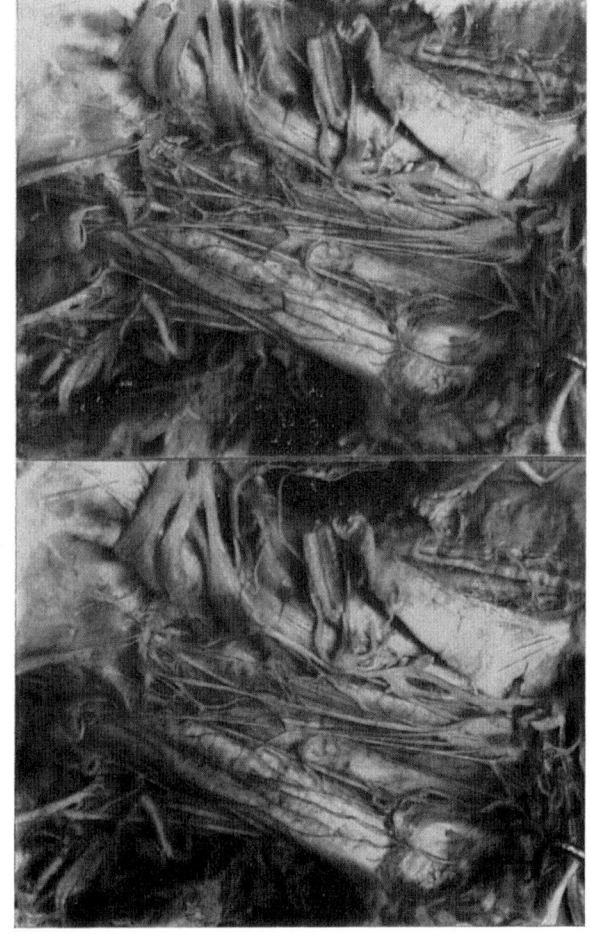

Abb. 4. Hals-Brust-Abschnitt des Nervus sympathicus. Farbige Stereophotographie eines Präparates, das von einem Foetus im 6. Monat stammt und in Alkohol unter dem binokularen Präpariermikroskop präpariert wurde. (Näheres über das Verfahren vgl. DRÜNER, Über die chirurgische Anatomie des Halssympathicus. Dtsch. Zeitschr. f. Chirurg. Bd. 184. S. 409, 1924.)

Diese Photographie wurde uns von Herrn Prof. Dr. DRÜNER-Quierschied (Saargebiet) freundlicherweise zur Verfügung gestellt, wofür wir ihm auch an dieser Stelle verbindlichst danken.

zwar entspricht im Brust- und Bauchteil jedem Rückenmarksnerven ein Ganglienknoten. Im Halsteil kommen auf 8 Halsnerven nur drei Ganglienknoten. Da
aber das obere Halsganglion als eine Verschmelzung von vier, das mittlere und
untere als eine Verschmelzung von je zwei Ganglien anzusehen ist, so ist also
auch hier dasselbe Verhältnis zwischen Rückenmarksnerven und Grenzstrangganglien festzustellen.

Die Verbindungen zwischen Grenzstrangganglien und Rückenmarksnerven
tragen den Namen Rami communicantes. Die Verbindungskabel zwischen den
einzelnen Grenzstrangganglien werden Rami internodiales genannt. Während
es im Hals- und Brustteil Querverbindungen von den Grenzstrangganglien der
rechten Seite zu denen der linken Seite nicht gibt, sind solche im Lenden-
und Kreuzbeinteil zahlreich aber unregelmäßig vorhanden.

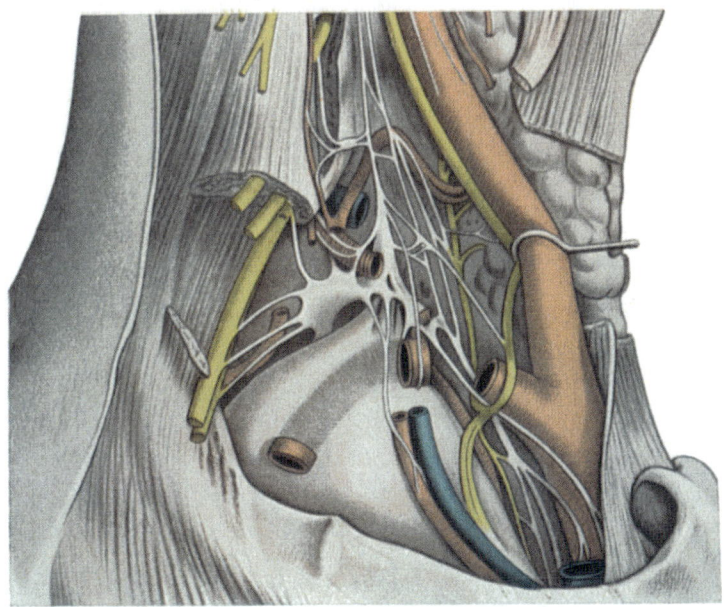

Abb. 5. Die Topographie des Ganglion stellatum. (Nach Jonnescu.)

Das oberste Halsganglion, Ganglion supremum, hat in der Regel
eine länglich-ovale, am oberen und unteren Ende zugespitzte Gestalt und die
Größe eines Dattelkernes. Es liegt auf dem Musculus rectus capitis anterior maior
vor den Querfortsätzen des II. bis IV. oder IV. Halswirbels, hinter der Carotis
interna und hinter dem Nervus vagus und hypoglossus, an deren Scheiden es
mehr oder weniger innig adhäriert, ja öfters ist es mit dem Ganglion nodosum
nervi vagi sehr innig verwachsen, was W. Fick bei seinen Untersuchungen
unter 28 Fällen viermal feststellen konnte (vgl. Abb. 6—8). Es sendet Verbindungsäste zum Glossopharyngeus, Hypoglossus und besonders regelmäßig auch
kräftige zum Vagus. Von ihm aus gehen Fasern zum Plexus caroticus internus
et externus sowie zum Pharynx. Gewöhnlich entspringt an seinem unteren Pol
schon ein Ast zum Herzen (Ramus cardiacus superior). Auch der Nervus
phrenicus empfängt zahlreiche Zuflüsse aus dem Sympathicus, Felix behauptet,

daß der Zusammenhang zwischen beiden inniger ist als bei jedem anderen Spinalnerv.

Das mittlere Ganglion am Halse fehlt häufig, ist viel kleiner als das obere und liegt an der Innenseite der Arteria thyreoidea inferior. Es sendet Fasern zum Plexus thyreoideus und meist auch zum Herznervengeflecht.

Die Verbindungsfasern zwischen mittlerem und unterem bzw. dem Ganglion stellatum verlaufen gewöhnlich in zwei Kabeln, eines vor, das andere hinter der Arteria subclavia. Die so entstandene Schlinge führt den Namen Ansa Vieussenii.

Das untere Halsganglion liegt vor dem Processus transversus des VII. Halswirbels am Ursprung der Arteria vertebralis aus der subclavia. Es

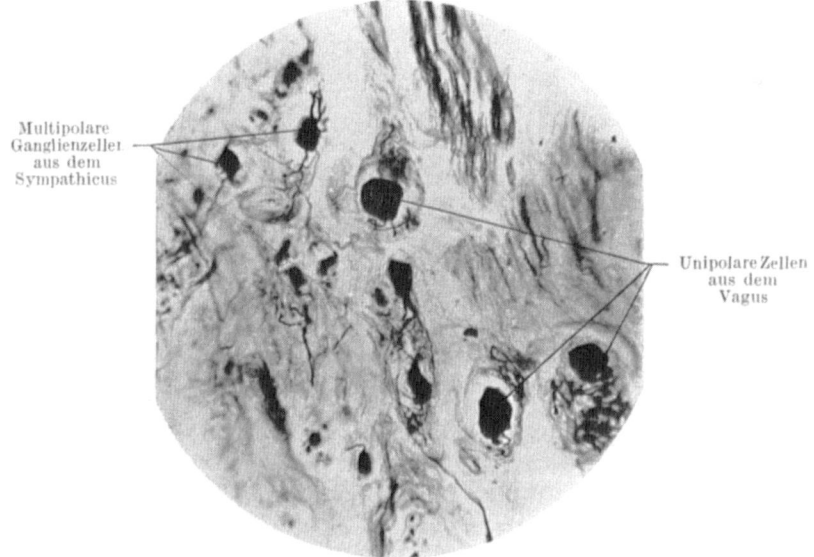

Multipolare
Ganglienzellen
aus dem
Sympathicus

Unipolare Zellen
aus dem
Vagus

Abb. 6. Eine Stelle aus Abb. 8 bei starker Vergrößerung. Die multipolaren sympathischen Ganglienzellen liegen unmittelbar neben den unipolaren Ganglienzellen des Vagus. (Nach W. Fick.)

ist meistens verschmolzen mit dem Ganglion thorac. primum und führte dann die Bezeichnung Ganglion stellatum. Von ihm gehen Fasern zum periarteriellen Geflecht der Arteria subclavia und zu allen ihren Ästen, sowie zum Plexus brachialis. Vor allem aber laufen mehrere sehr kräftige Äste zum Herznervengeflecht und zu den Bronchien (cf. Abb. 5).

Vom Brustteil des Grenzstranges bzw. seinen 12 Ganglienknoten gehen einmal feine Äste zu den segmentalen Arterien, ferner zu den Plexus aorticus, bronchialis, pulmonalis und oesophageus. Ferner nimmt der Haupteingeweidenerv der Bauchhöhle, der Nervus splanchnicus schon hier im Brustteil seinen Ursprung, und zwar entspringt der größere der Nervus splanchnicus maior vom 6.—9. Brustsegment, der kleinere Nervus splanchnicus minor vom 10.—12. Brustsegment. Der Splanchnicus maior geht vor den Wirbelkörpern nach ein- und abwärts, dringt zwischen dem mittleren und inneren

Schenkel der Pars lumbalis diaphragmatis, selten durch den Hiatus aorticus in die Bauchhöhle und verliert sich im Plexus coeliacus. Der Splanchnicus minor verläuft wie der maior oder durchbohrt den mittleren Zwerchfellschenkel und senkt sich mit einem kleinen Faserbündel in den Plexus coeliacus mit einem stärkeren in das Nieren- und Nebennierengeflecht.

Die Art, wie der Splanchnicus aus dem Grenzstrang entspringt, zeigt am besten die folgende Abbildung (Abb. 9). Auf ihr sieht man zugleich den wechselnden Verlauf der Rami communicantes.

Der Grenzstrang verläßt die Bauchhöhle zwischen mittlerem und äußerem Schenkel der Pars lumbalis diaphragmatis, um

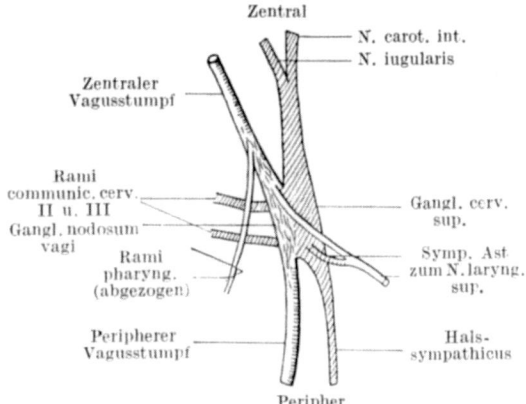

Abb. 7. Verschmelzung des Ganglion supremum sympathici mit dem Ganglion nodosum vagi. (Nach W. Fick.)

nun als Pars lumbalis trunci sympathici rechts hinter der Vena cava und links hinter und neben der Aorta abdominalis zu verlaufen. Die Anzahl seiner

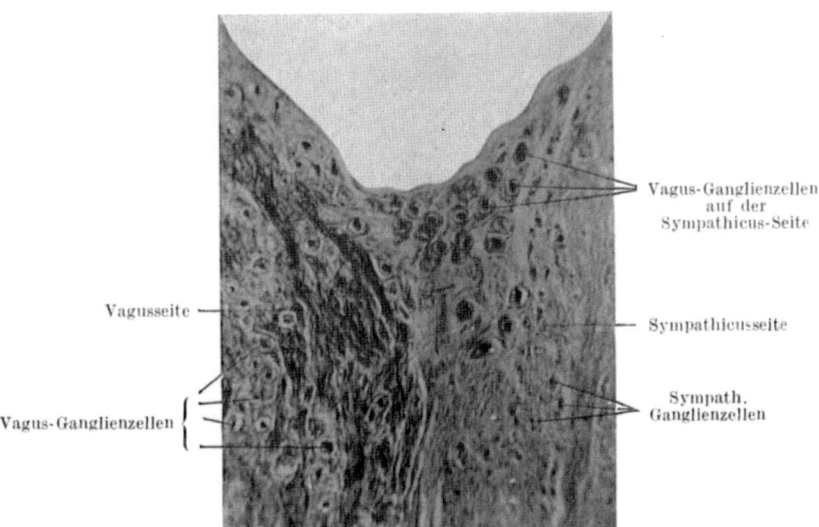

Abb. 8. Schnitt durch die obere Kommissur der Verwachsung zwischen Ganglion supremum sympathici und Ganglion nodosum vagi. Die beiden Ganglien sind so innig verwachsen, daß die spezifischen Ganglienzellen beider Ganglien, ohne durch ein bindegewebiges Septum voneinander getrennt zu sein, dicht beieinander liegen und sich zum Teil überkreuzen. (Nach W. Fick.)

Ganglien ist wechselnd, meist 4 oder 5. Das erste ist gewöhnlich besonders groß. In dasselbe münden auch die Rami communicantes von mehreren Spinalnerven.

Vom Lendenteil des Grenzstranges verlaufen Fasern zu den Geflechten in der Bauchhöhle, den Plexus renalis, spermaticus, aorticus und hypogastricus.

Die Pars sacralis des Grenzstranges, die in der Regel von drei Ganglien-knoten unterbrochen wird, verläuft allmählich immer mehr medianwärts und endigt schließlich in dem unpaaren Ganglion coccygeum seu Waltheri. Von ihr gehen Fasern zum Plexus hypogastricus und coccygeus.

Neben dem Grenzstrang gehören nun auch noch die prävertebralen Ganglien und Plexus zum sympathischen System. Sie unterscheiden sich von den Ganglien des Grenzstranges lediglich durch ihre Lage, nicht aber prinzipiell.

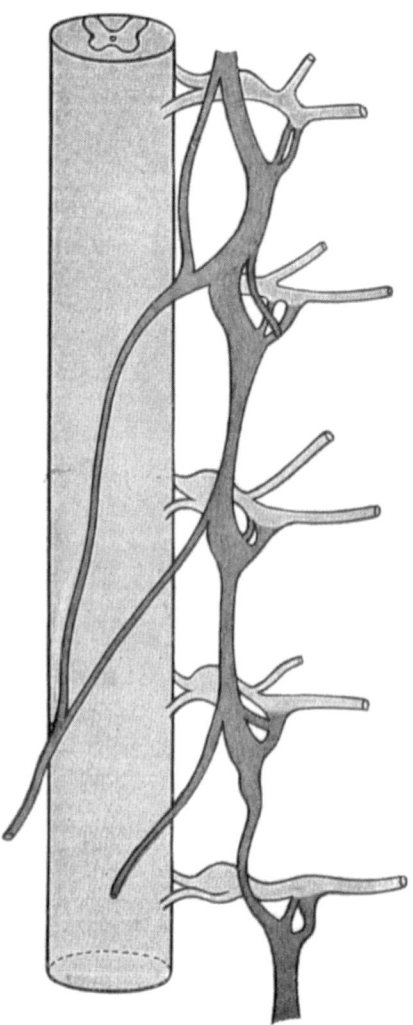

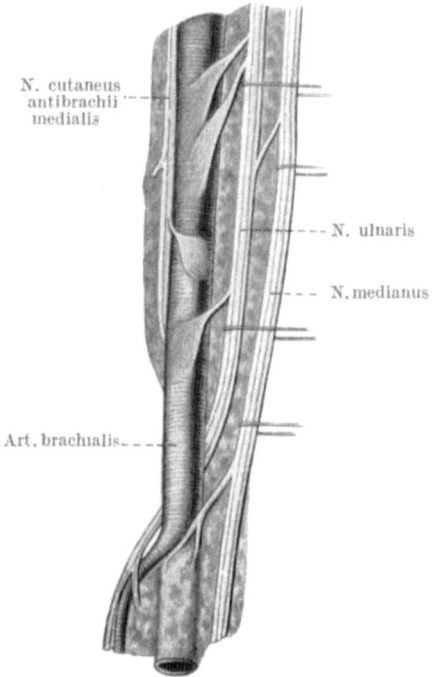

N. cutaneus antibrachii medialis

N. ulnaris

N. medianus

Art. brachialis

Abb. 9. Ursprung des Splanchnicus aus dem Grenzstrang. (Nach L. R. MÜLLER.)

Abb. 10. Gefäßnerven an der Arteria brachialis. (Nach S. C. LUCAE: Pflügers Arch. f. d. ges. Physiol. Bd. 9, S. 551. 1809.)

Im Bauchraum finden wir als erstes prävertebrales Ganglion das Ganglion coeliacum, zu dem wie schon erwähnt die beiden Nervi splanchnici ver-laufen. Die beiden Ganglia coeliaca werden meist zusammengefaßt unter der Bezeichnung Ganglion solare und das große dort gelegene Konglomerat von Ganglien und Nervenfasern Plexus coeliacus oder Plexus solaris. Zum Ganglion coeliacum bzw. solare treten stets Fasern aus dem Nervus vagus.

Der Plexus coeliacus seu solaris ist das größte und reichste Geflecht des Sympathicus. Er liegt auf der vorderen Aortenwand dicht unter und vor dem Hiatus aorticus und umgibt die Arteria coeliaca.

Von ihm gehen zu allen Abdominalorganen Verzweigungen ab, meist mit den Gefäßen verlaufend. Häufig sind auch noch wieder kleinere Ganglien

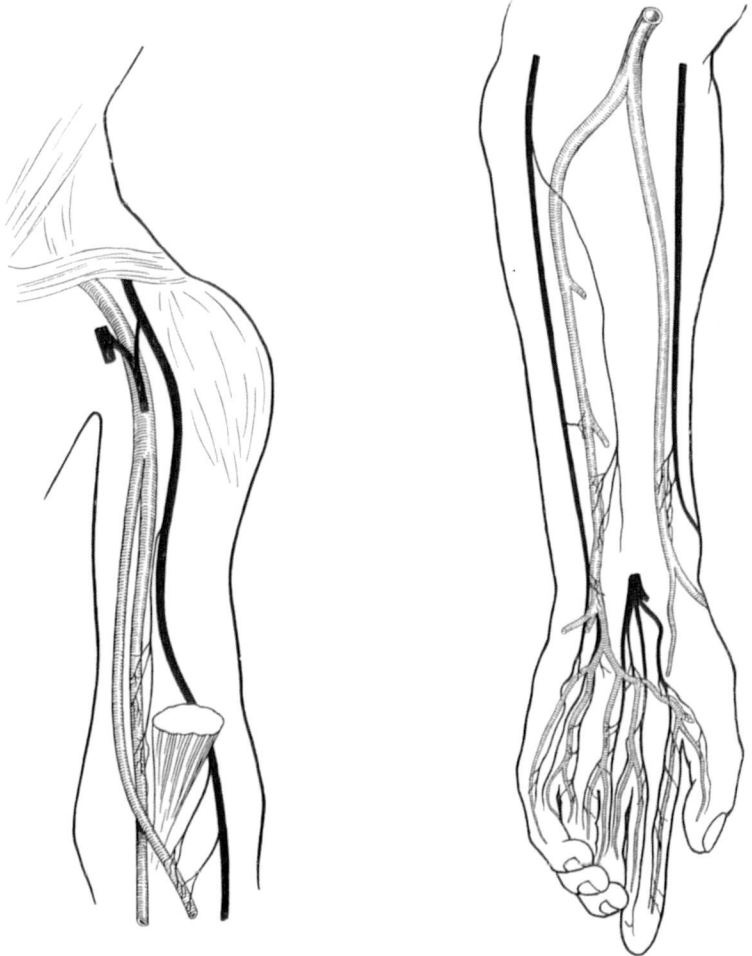

Abb. 11. Gefäßnerven des Oberarmes.   Abb. 12. Gefäßnerven des Vorderarmes.
(Nach KRAMER und POTT.)

zwischengeschaltet. Kurz das Ganglion solare ist die größte Zentralstation für das Abdomen, deshalb gaben ihm auch schon die alten Anatomen Namen wie Cerebrum abdominale seu Centrum nervosum Willisii.

Nach unten folgt meist das Ganglion mesentericum superius.

Die Aorta abdominalis ist umsponnen von dem Plexus aorticus, der einerseits mit dem Grenzstrang, andererseits mit dem Ganglion solare und seinen Derivaten zahlreiche Verbindungen hat.

Wie schon gesagt, gehen vom Plexus solaris aus zu allen Organen der Bauchhöhle Fasern und bilden so den Plexus phrenicus, hepaticus, gastricus, lienalis
mesentericus, renalis und suprarenalis. Schließlich ist nicht zu vergessen der
Plexus spermaticus, der mit den Spermatikalgefäßen zu den Hoden bzw. Ovarien
zieht.

Über die Anatomie der Gefäßnerven läßt sich etwa folgendes sagen:
Einmal findet man einen periarteriellen Plexus als Fortsetzung der Plexus

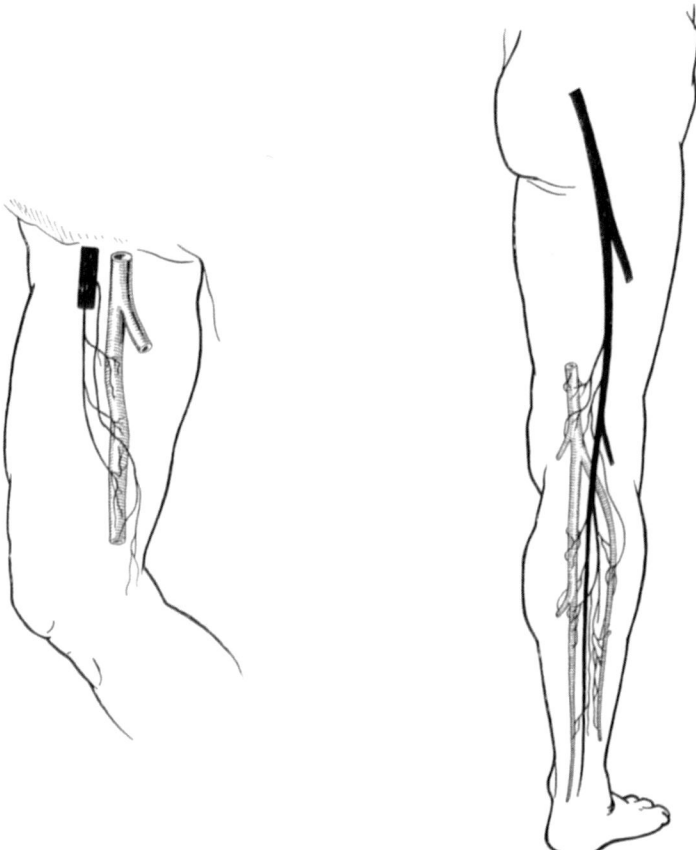

Abb. 13. Gefäßnerven des Oberschenkels.   Abb. 14. Gefäßnerven des Unterschenkels.
(Nach KRAMER und POTT.)

an den großen Gefäßen, z. B. des oben erwähnten Plexus an der Arteria subclavia.

Dann aber verlaufen sympathische Bahnen mit den spinalen Nerven und
treten von diesen aus später an die Gefäße heran. Und zwar erfolgt die Versorgung segmentär. Wie gut die alten Anatomen mit ihrer minutiösen Präparier-
technik schon die Gefäßnerven kannten, das zeigt sehr schön die aus dem
Jahre 1809 stammende Abbildung (Abb. 10).

In neuerer Zeit haben vor allem KRAMER und POTT Untersuchungen über
die Gefäßnerven der Extremitäten angestellt. Die Arteria brachialis erhält
einzelne Zweige vom Nervus musculo-cutaneus, die Arteria radialis erhält

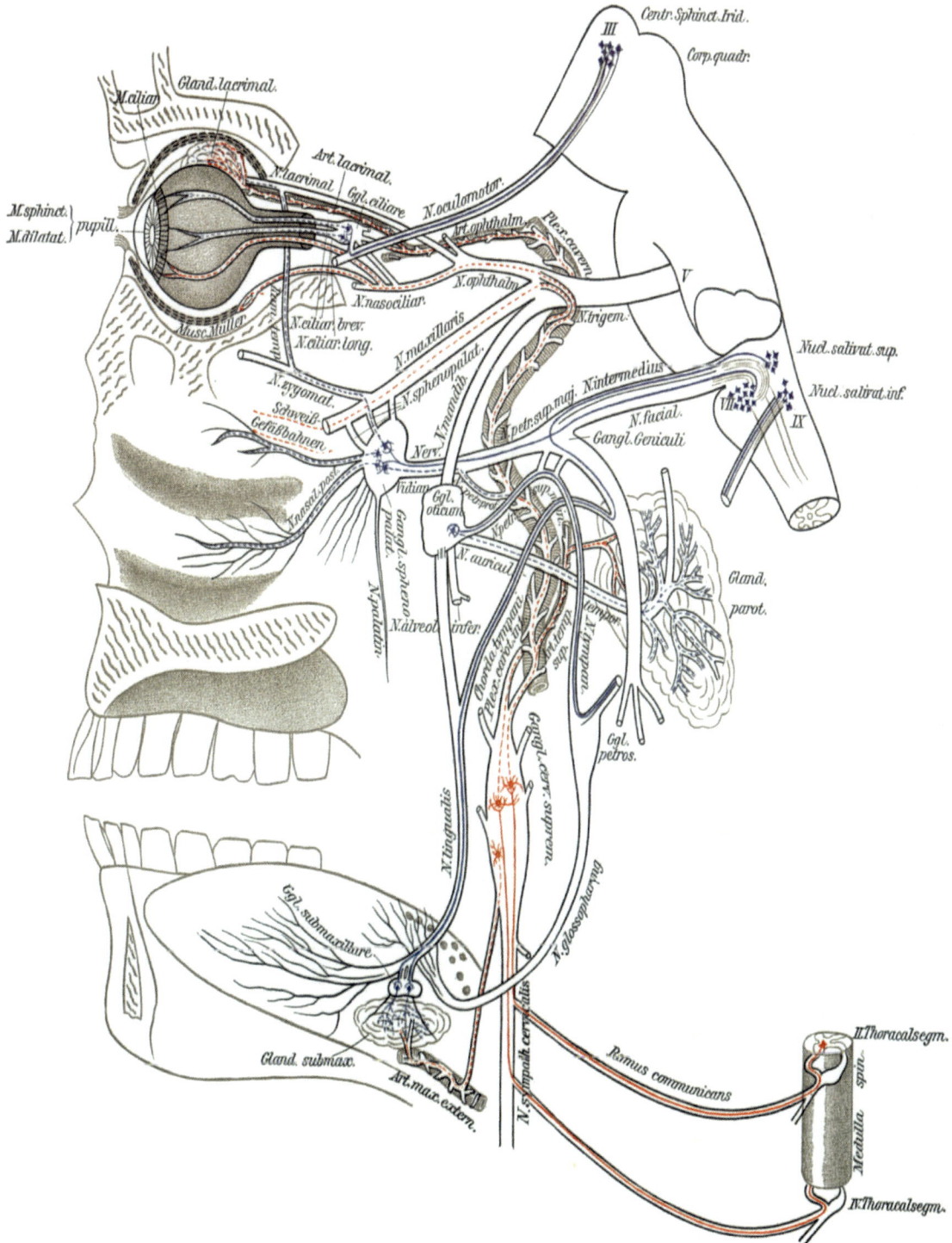

Abb. 15. Schema der Beteiligung des vegetativen Nervensystems an der Kopfinnervation. (Nach L. R. MÜLLER.)

Verlag von Julius Springer in Berlin.

Äste vom Ramus superficialis nervi radialis, die Arteria ulnaris vom Nervus
ulnaris. An die Arteria femoralis treten nach ihrer Teilung Äste vom Nervus
femoralis heran, die Art. poplitea wird vom Nervus tibialis aus versorgt
(Abb. 11—14).

Variationen hinsichtlich der Zahl der Äste und dem Ort ihres Herantretens
sind zahlreich.

Das kranial-autonome System läßt sich am besten an Hand des der
Monographie von L. R. MÜLLER entnommenen Schema beschreiben (Abb. 15).

Am weitesten cerebralwärts entspringen im Mittelhirn Fasern, die mit dem
Nervus oculomotorius zum Ganglion ciliare ziehen. Von hier aus gehen dann
Bahnen zum Sphincter iridis und Ciliarmuskel. Zwischen dem Ganglion ciliare
und dem Plexus ophthalmicus (aus dem
Plexus caroticus internus bzw. cavernosus)
bestehen feinste Verbindungen.

Als nächste Etappe zeigen sich vege-

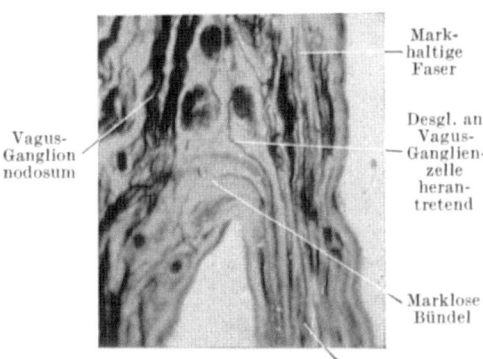

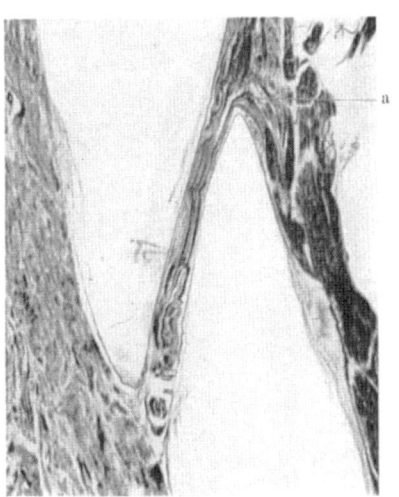

Abb. 16. Einmündung der aus dem Ganglion
supremum nervi sympathici kommenden Anastomose in das Ganglion nodosum nervi vagi.
Eine vom Sympathicus kommende Nervenfaser
tritt an eine Ganglienzelle des Vagus heran und
umgreift sie korbflechtartig. (Nach W. FICK.)

Abb. 17. Anastomose zwischen Ganglion
supremum nervi sympathici und Ganglion nodosum nervi vagi. Bei a biegt
ein aus dem Sympathicus kommendes
Nervenbündel um und verläuft peripherwärts im Vagus weiter. (Nach W. FICK.)

tative Bahnen, die von der Medulla oblongata durch den Nervus petrosus
superficialis maior zum Ganglion sphenopalatinum ziehen. Von ihm aus gehen
dann Bahnen zur Tränendrüse und zu den Schleimhautdrüsen im Nasenrachen-
raum. Die dritte Etappe führt von der Medulla oblongata mit dem Nervus
glossopharyngeus über das Ganglion petrosum mit dem Nervus tympanicus
und Nervus petrosus superficialis minor zum Ganglion oticum. Eine Unterbrechung der Fasern im Ganglion petrosum findet nicht statt. Vom Ganglion
oticum aus geht es dann mit dem Nervus auriculo-temporalis zur Ohrspeicheldrüse.

Die letzte Etappe am Kopf führt schließlich von der Medulla oblongata mit
dem Facialis über das Ganglion geniculi als Chorda tympani zum Nervus lingualis
und mit diesem zum Ganglion submaxillare bzw. zum Ganglion sublinguale.
Von diesen Ganglien aus gehen dann Fasern zur Glandula submaxillaris bzw.
sublingualis.

Die Ganglia ciliare, sphenopalatinum, oticum, submaxillare und sublinguale sind Analoga der Grenzstrangganglien, ihre Verbindungen zum Mittelhirn bzw.

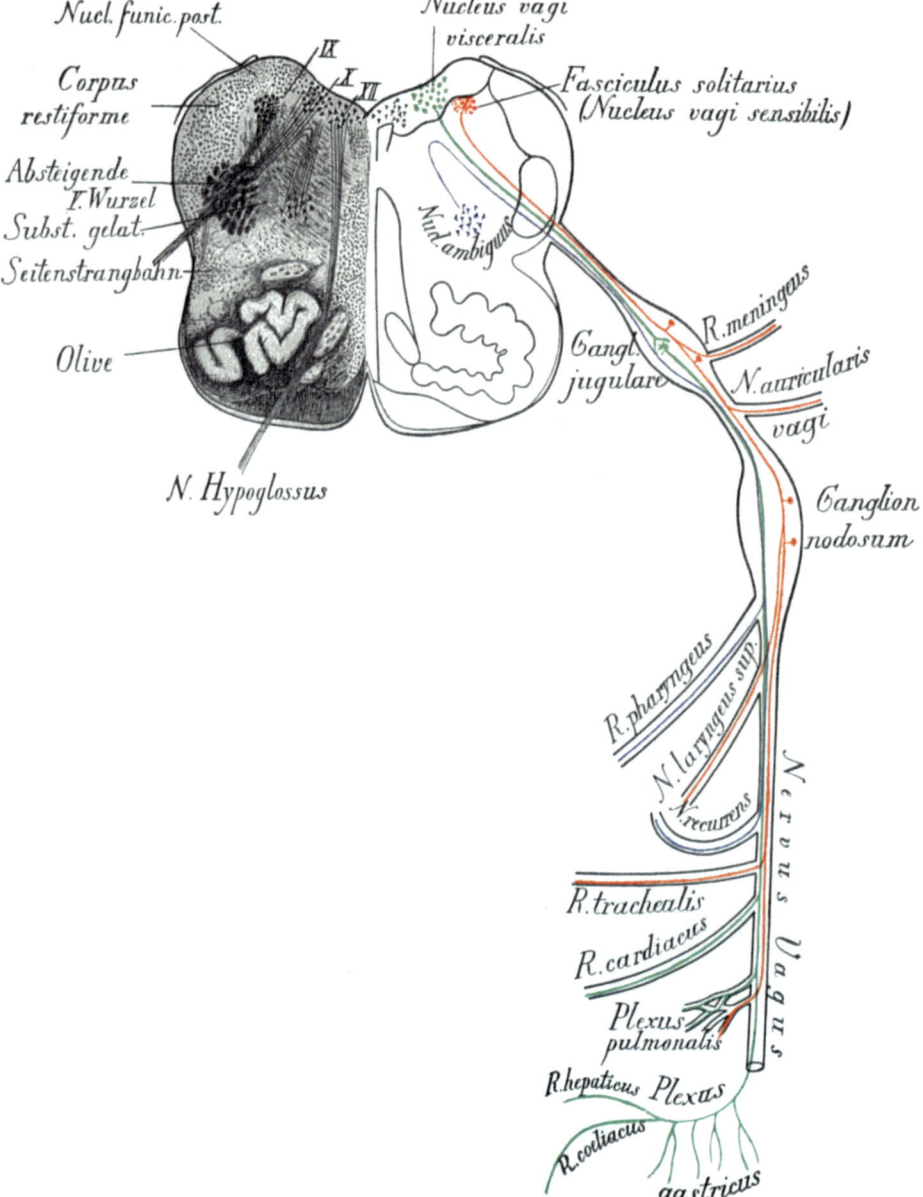

Abb. 18. Ursprung und Verlauf der Vagusbahnen (motorische Bahnen blau, viscerale Bahnen grün, sensible Bahnen rot). (Nach L. R. MÜLLER.)

der Medulla oblongata entsprechen den Rami communicantes. Die Ganglia geniculi und petrosum sind dagegen nur Durchgangsstationen und haben prinzipiell mit dem kranial-autonomen System nichts zu tun.

Nun gehört aber auch noch der Nervus vagus zum kranial-autonomen System, dessen Schilderung hier folgen muß, wiederum an der Hand eines Schemas von L. R. MÜLLER (Abb. 18).

Der Vagus ist zwar ein gemischter Nerv, der auch cerebrospinale Fasern, und zwar sowohl sensible wie motorische führt, sein Hauptbestandteil sind aber vegetative Fasern, wir sind also berechtigt ihn als dem vegetativen Nervensystem, und zwar dem parasympathischen kranial-autonomen System zugehörig zu betrachten.

Er entspringt mit 10—15 Wurzelstämmchen in der Furche hinter der Olive vom verlängerten Mark. Er verläßt die Schädelhöhle durch das Foramen jugulare, nachdem er schon vorher einen feinen Ast zur harten Hirnhaut der hinteren Schädelgrube abgegeben hat, Ramus meningeus. Im Foramen jugulare bildet er einen kleinerbsengroßen Knoten, das Ganglion jugulare. Nach Abgabe des Ramus auricularis bildet er das Ganglion nodosum, das lang und spindelförmig von den alten Anatomen auch Plexus nodosus seu gangliiformis Meckelii genannt wurde. In seinem obersten Abschnitt bildet der Vagus mit dem Nervus glossopharyngeus, recurrens, hypoglossus, den zwei ersten Spinalnerven sowie mit dem Ganglion supremum trunci sympathici zahlreiche Anastomosen. W. FICK hat kürzlich durch histologische Untersuchungen nachgewiesen, daß in der regelmäßig vorhandenen Anastomose zwischen Ganglion nodosum vagi und Ganglion supremum sympathici zahlreiche kräftige Bahnen verlaufen, die aus dem Sympathicus entspringend in den Vagus einmünden und in ihm scharf umbiegend nach abwärts zur Peripherie verlaufen (siehe Abb. 16 u. 17). Hierdurch ist bewiesen, daß peripherwärts vom Ganglion nodosum dem Vagus zahlreiche sympathische Bahnen beigemengt sind, daß der Vagus von hier an nicht mehr als rein parasympathischer Nerv angesehen werden darf. Er ist also in Beziehung zum sympathischen und parasympathischen System als „gemischter" Nerv (BRÜNING) aufzufassen.

Im Halsteil des Vagus verlassen ihn noch folgende Äste:

1. Nervus pharyngeus. Aus dem oberen Teil des Ganglion nodosum entspringend geht er zwischen Carotis externa und interna hindurch an die seitliche Pharynxwand.

2. Nervus laryngeus superior. Er nimmt seinen Ursprung vom unteren Ende des Ganglion nodosum, geht an der inneren Seite der Carotis interna herab zum Kehlkopf und teilt sich in den Ramus internus und externus. Von letzterem geht meist ein Ast ab, der mit Fasern, die vom Ganglion supremum des Sympathicus kommen, den Nervus cardiacus longus seu Depressor cordis bildet und zum Herzen zieht. (Eingehendere Angaben über diesen Nerv siehe S. 59.)

Der Hauptstamm des Vagus läuft im Halsteil zwischen Carotis communis und Vena jugularis interna nach abwärts. In der oberen Brustapertur liegt der Vagus hinter der Vena anonyma. Der rechte Vagus geht vor der Arteria subclavia dextra der linke vor dem absteigenden Stück des Aortenbogens herab. Dann tritt er an die hintere Wand des Bronchus, an die er durch Bindegewebe angeheftet ist. Unterhalb des Bronchus legt sich dann der rechte Vagus an die hintere, der linke an die vordere Wand des Oesophagus. Hier bilden sie den Plexus oesophagus.

Im Brustteil geht als erster Zweig ab der Nervus recurrens. Nachdem sich der rechte um die Arteria subclavia dextra, der linke um den Aortenbogen von vorn nach hinten herumgeschlagen hat, verlaufen dann beide in der Furche

2*

zwischen Luft- und Speiseröhre zum Kehlkopf hinauf. Seitenäste gehen ferner ab zu den Rami cardiaci des Ganglion stellatum, zum Herzbeutel, zur Trachea und zum Oesophagus. Der Hauptstamm geht zum Kehlkopf und versorgt hier Muskeln und Schleimhaut.

Weiter unten gehen die Nervi bronchiales ab, welche mit Fasern aus dem Grenzstrang gemeinsam den Plexus bronchialis bzw. Plexus pulmonalis bilden.

Der Bauchteil des Vagus wird lediglich aus den Fortsetzungen des Plexus oesophageus gebildet. Aus ihnen geht hervor der Plexus gastricus anterior und posterior, Plexus hepaticus und stets Verbindungsäste zum Ganglion coeliacum. Es sollen auch Fasern zur Milz, Pankreas und den Nieren gehen.

Welche Teile des Vagus motorische und sensible Fasern führen und somit dem cerebro-spinalen Nervensystem angehören und welche Fasern rein vegetative Funktion haben, also zum parasympathischen System zählen, das wird im physiologischen Teil abgehandelt werden.

Das sakralautonome System nimmt seinen Ursprung vom zweiten Sakralsegment des Rückenmarkes nach abwärts bis zum vierten und fünften Sakralsegment. Vom unteren Sakralmark verlaufen seine Bahnen in den Verzweigungen der Cauda equina durch den Lumbal- und Sakralkanal ins kleine Becken und nehmen hier an der Bildung des Plexus pudendus teil. Von hier aus ziehen sie als Nervi pelvici sive erigentes zu den großen Nervenplexus an den inneren Genitalien und der Harnblase.

Schließlich müssen wir alle vasodilatatorischen und schweißhemmenden Fasern an Rumpf und Extremitäten dem parasympathischen System zuzählen, da sie sich pharmakologisch wie parasympathische, nicht wie sympathische Bahnen verhalten. Wir müssen annehmen, daß in den Rami communicantes sowohl sympathische wie auch parasympathische Fasern verlaufen, und zwar nimmt man an, daß letztere das Rückenmark mit den hinteren Wurzeln verlassen.

Über das viscerale System gibt uns lediglich die mikroskopische Forschung Auskunft, die im folgenden Abschnitt besprochen wird.

Histologie.

Die histologische Durchforschung des vegetativen Nervensystems verschafft uns nicht nur Kenntnisse über den feineren Bau von Ganglien und Nervenfasern, sondern sie ermöglicht es auch den Verlauf der Nervenbahnen zu verfolgen und festzulegen. Wir werden also durch sie eine wertvolle Ergänzung der vorstehenden grob-anatomischen Beschreibung erhalten.

Die Ganglienzelle des Menschen hat für gewöhnlich nur einen Kern, zwei Kerne sind Seltenheiten. Wie bei den Spinalganglienzellen und denen der Vorderhörner besteht der Kern aus einem verhältnismäßig großen Kernbläschen mit einem kleinen Kernkörperchen. Auch lassen sich Tigroidschollen zur Darstellung bringen. Bei älteren Menschen findet man in den Ganglienzellen ganz auffallend viel Pigment.

Jede Ganglienzelle hat meist nur einen Achsenzylinder und mehrere Dendriten. An letzteren unterscheidet man verschiedene Formen (Sternzellen, Kronenzellen usw.). Es scheinen aber nicht bestimmte Formen an bestimmte Funktionen gebunden zu sein. Man kann nur sagen, daß die Sternzellen, d. h. solche, bei denen die Dendriten strahlenförmig nach allen Seiten ausstrahlen, an Zahl überwiegen in den Ganglienknoten des Grenzstranges einschließlich der prävertebralen Ganglien (cf. Abb. 19 u. 20).

Die durch die vitale Färbung darstellbaren Endigungen der markhaltigen präcellulären Fasern umgeben die Ganglienzelle wie ein feingeflochtenes Körbchen.

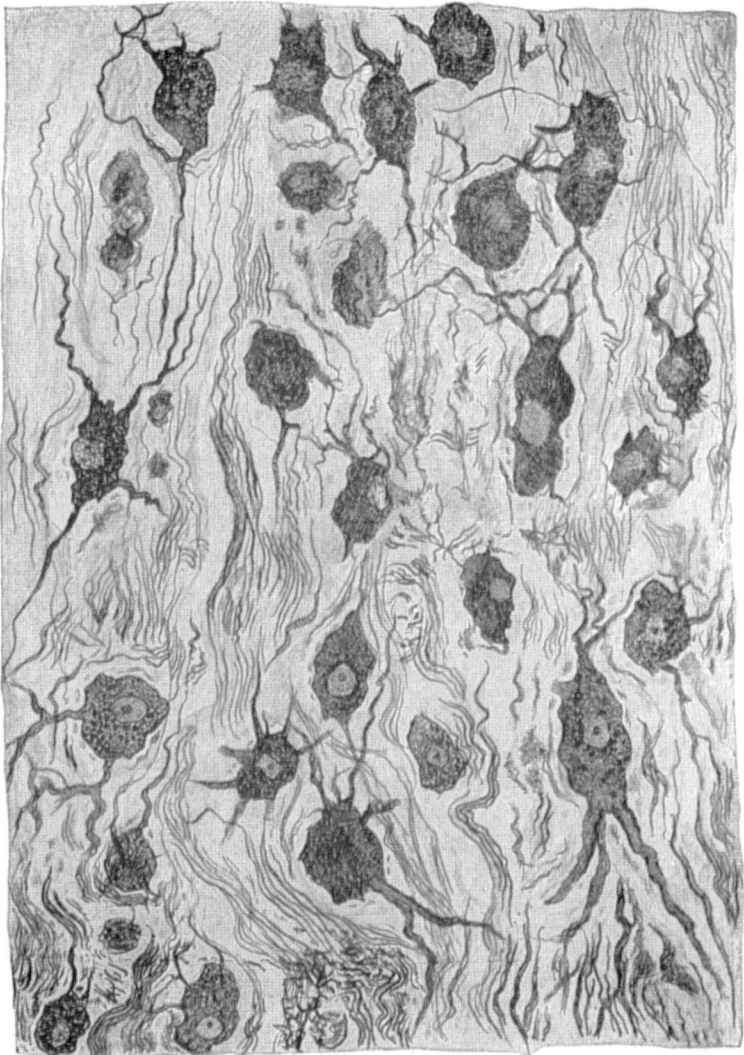

Abb. 19. Schnitt durch ein Ganglion des Brustgrenzstrangs (starke Vergrößerung). Bielschowskyfärbung. (Nach L. R. MÜLLER.)

Die von den Ganglienzellen abgehenden Achsenzylinder bilden in ihrer Gesamtheit, d. h. soweit sie von den Ganglienzellen zu dem betreffenden Organ ziehen, die postganglionären Bahnen, die durchweg aus marklosen Fasern bestehen, daher ein mehr graues Aussehen haben.

Der Ursprung der präcellulären, markhaltigen Fasern, die ein mehr weiß-
glänzendes Aussehen haben, im Rückenmark ist schwer festzustellen. Anscheinend kommen sie von einer Gruppe von Ganglienzellen, die zwischen Vorderhorn und Hinterhorn gelegen sind (Intermediolateraltrakt).

An den Rami communicantes unterscheiden wir die weißen markhaltigen
(Rami albi) und die grauen (marklosen) Rami grisei, die sich makroskopisch oft
an ihrem Aussehen erkennen lassen. Die mikroskopische Untersuchung zeigt
aber, daß in beiden Arten von Rami communicantes meistens auch beide Arten
von Fasern vorhanden sind. Sehr oft verlaufen auch Ramus albus und Ramus
griseus gemeinsam als ein Ramus communicans. In Abb. 21 sieht man sehr

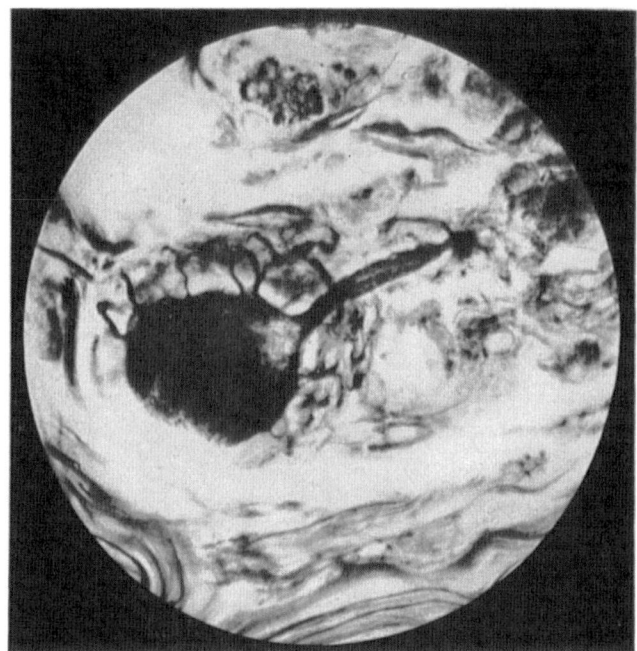

Abb. 20. Zelle mit dem Ganglion cervicale supremum mit breitem Achsenzylinder und
kleinen, intrakapsulären, hackenförmigen Dendriten (Kronenzelle). (Nach L. R. MÜLLER.)

schön, wie an der Einmündungsstelle eines solchen gemischten Ramus communicans in den zugehörigen Spinalnerv die markhaltigen Fasern einstrahlen. Diese
Abbildung ist ein gutes Beispiel dafür, wie man im mikroskopischen Bild
deutlich den Faserverlauf feststellen kann.

Das gleiche gilt auch für Abb. 22. Hier münden Ramus albus und griseus
getrennt, gleichzeitig ist auch der Abgang des postganglionären Nerven zur
Darstellung gebracht. Schließlich soll uns Abb. 23 noch einen gemischten Ramus
communicans bei starker Vergrößerung zeigen.

Unter Berücksichtigung der histologischen Forschung hat L. R. MÜLLER
in dem folgenden Schema (Abb. 24) das zusammengestellt, was wir heute über
den Faserverlauf in den Verbindungsbahnen zwischen sympathischem und spi-
nalem Nervensystem wissen. Der Faserverlauf ist soweit er feststeht mit aus-
gezogenen Linien, soweit er noch hypothetisch ist mit punktierten Linien

eingezeichnet. Wir sehen daraus, daß sowohl die markhaltigen wie die marklosen Fasern zum Teil das Ganglion des Grenzstranges ohne Unterbrechung passieren und im Ramus internodialis weiter verlaufen, entweder zum nächsten Ganglion oder zu einem prävertebralen Ganglion.

Es sei noch ausdrücklich betont, daß in den präganglionären Bahnen markhaltige und marklose Fasern verlaufen, daß dagegen der postganglionäre Nerv, der zum Organ führt, aus marklosen Fasern besteht. Die Rami internodiales und die Verbindungen zu den prävertebralen Ganglien führen ebenso wie die Rami communicantes beide Arten von Fasern.

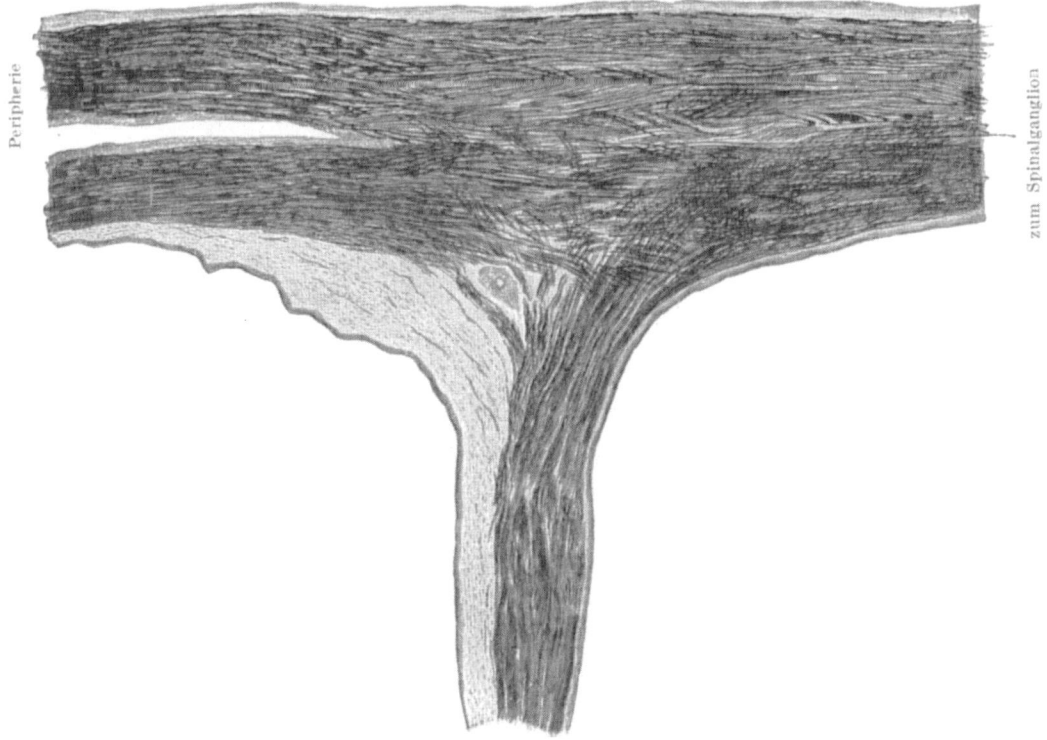

Abb. 21. Einmündungsstelle eines gemischten Ramus communicans in den 6. Intercostalnerven. (Nach L. R. Müller.)

Ausdrücklich sei ferner darauf hingewiesen, daß der Ramus communicans, den man makroskopisch einen präganglionären Nerven nennen könnte, wie die mikroskopische Untersuchung zeigt, auch postganglionäre Fasern führt. Diese verlaufen, wenn der Ramus communicans in einen Ramus griseus und albus getrennt ist, ausschließlich im Ramus griseus und biegen an der Einmündungsstelle in den Spinalnerv peripherwärts um und sind wohl als diejenigen Fasern anzusehen, welche die Vasomotoren, die Schweißdrüsennerven und die Haarbalgmuskelnerven abgeben.

Innerhalb der peripheren Nerven kommen die sympathischen Bahnen nicht herdweise isoliert, sondern diffus oder als mehr oder weniger dicke Bündeln mit den markhaltigen Fasern gemischt vor (Shimbo).

TROIZKAJA hat bei der mikroskopischen Untersuchung peripherer Nerven durch eine spezielle Behandlung mit Säuren eine dreifache morphologische Differenzierung der einzelnen Bündel darstellen können: 1. kräftige, parallel

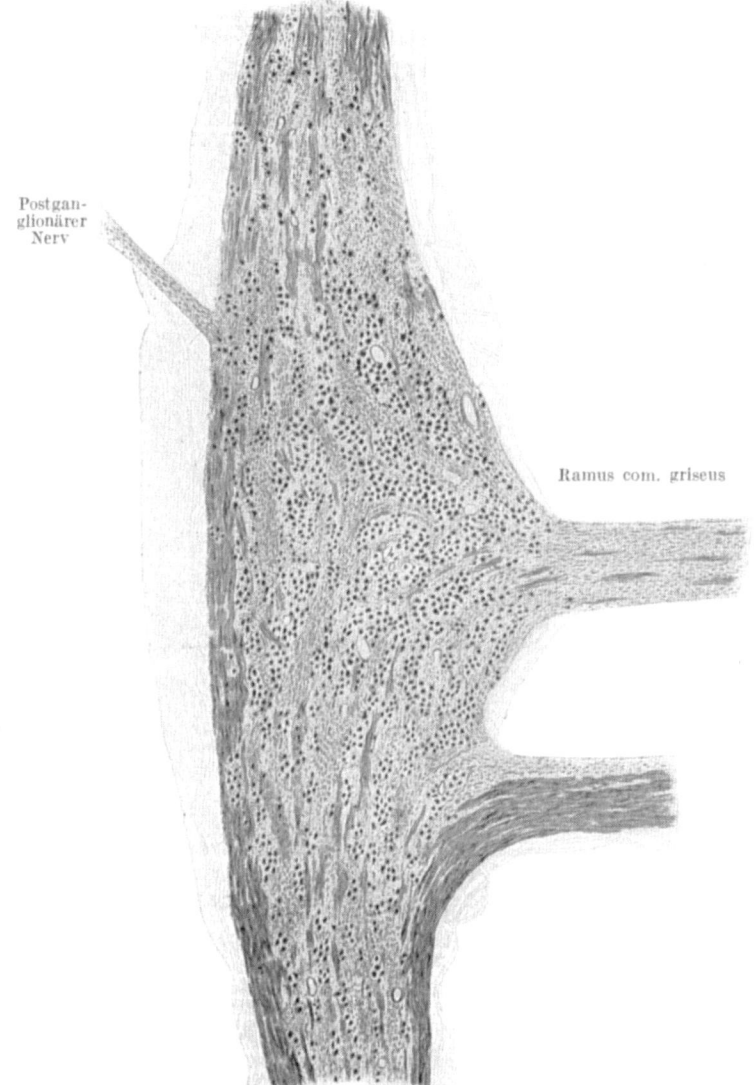

Postgan-
glionärer
Nerv

Ramus com. griseus

Abb. 22. Schnitt durch ein Ganglion des unteren Brustgrenzstrangs bei schwacher Vergrößerung. (Nach L. R. MÜLLER.)

verlaufende Fasern mit spärlichen Anastomosen; 2. netzförmige, wahrscheinlich sensible Fasern; 3. feinste parallele Fibrillen, die die tiefsten Partien des Bündels einnehmen und stets zu Blutgefäßen verlaufen. Diese letzteren sind also als die sympathischen vasomotorischen Bahnen anzusehen.

Die histologische Durchforschung des parasympathischen Systems hat etwa folgendes ergeben.

Die Ganglien unterscheiden sich histologisch nicht von denen des sympathischen Systems, ihre Zellen sind multipolar. Nur im Ganglion jugulare nervi vagi sind zwei Zelltypen zu unterscheiden, unipolare mit einem breiten, langen Fortsatz und multipolare mit zahlreichen kleinen Dendriten. Die erstere entsprechen dem Typus der Spinalganglienzellen, die letzteren den Ganglienzellen des vegetativen Systems. Wir müssen demnach das Ganglion jugulare als eine Mischung beider Systeme ansehen.

Die Histologie der einzelnen Ganglien zu beschreiben, dürfte sich erübrigen. Eine eingehende Darstellung findet sich bei L. R. Müller, auf die Interessenten verwiesen seien.

Auch die mikroskopische Betrachtung der parasympathischen Nervenbahnen zeigt keine Abweichungen von denen des sympathischen Nervensystems. Es bedarf nur eines Hinweises, daß die gemischten Nerven, wie z. B. der Vagus, welche also auch zahlreiche spinale Fasern enthalten, histologisch als solche leicht zu erkennen sind, da ja die spinalen Fasern kräftige Markscheiden führen. So finden wir denn auch im oberen Vagus, wo die spinalen Elemente noch beigemischt sind, zahlreiche kräftige Markscheiden,

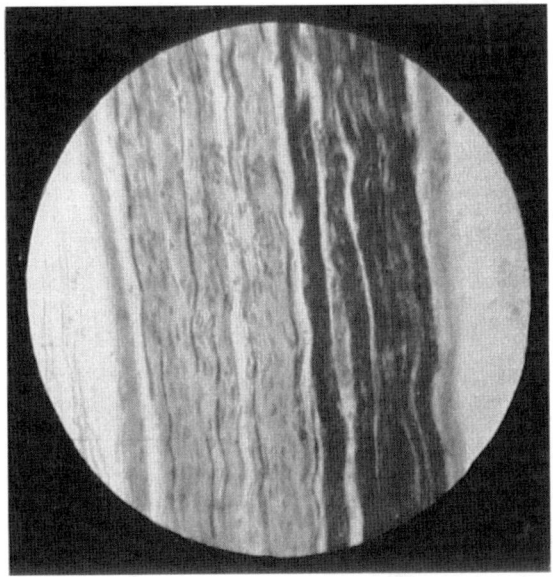

Abb. 23. Ramus communicans albus und Ramus communicans griseus zu einem Strang vereint. Im Ramus communicans griseus vereinzelte dünne Markscheiden. Weichertsche Färbung. (Nach L. R. Müller.)

während im unteren Vagus besonders unterhalb des Abganges des Recurrens sich nur ganz vereinzelte, meist zarte Markscheiden, aber zahlreiche nackte Achsenzylinder finden.

Kurz sei auch der Ursprung des sakral-autonomen Systemes im Rückenmark histologisch betrachtet. Man findet vom 2.—5. Sakralsegment in der sog. Intermediolateralsubstanz, d. h. also am Übergang vom Vorderhorn zum Hinterhorn eine Gruppe von Kernen, die Jacobsohn als Nucleus sympathicus lateralis inferior sacralis bezeichnet. Diese Ganglienzellen sind kleiner als die der Vorderhörner, sie sind nicht so ausgesprochen sternförmig wie diese, sind meist nur bipolar und unipolar und liegen einander parallel, mit dem lateralen Pol nach der Außenseite des Rückenmarkes weisend.

Schließlich müssen wir uns noch mit der Histologie des visceralen Systems befassen, um so mehr als wir gesehen haben, daß dieses sich makroskopisch nicht beschreiben läßt. Es gehören also zum visceralen System

alle an und in den Wandungen der Eingeweide befindlichen Ganglienzellen und
Nervenplexus.

Beginnen wir mit dem visceralen System des Herzens. Wir erinnern
uns zunächst, daß zum Herzen sowohl sympathische (aus dem Grenzstrang)
wie auch parasympathische (aus dem Vagus) Nervenfasern verlaufen. Unter
dem visceralen Perikard findet sich ein ausgebreitetes Nervennetz (Subepi-
kardialgeflecht), in dem einzelne multipolare Ganglienzellen eingelagert sind.
Von hier aus dringen Zweige in die Muskulatur ein, um sich in ihr weiter zu

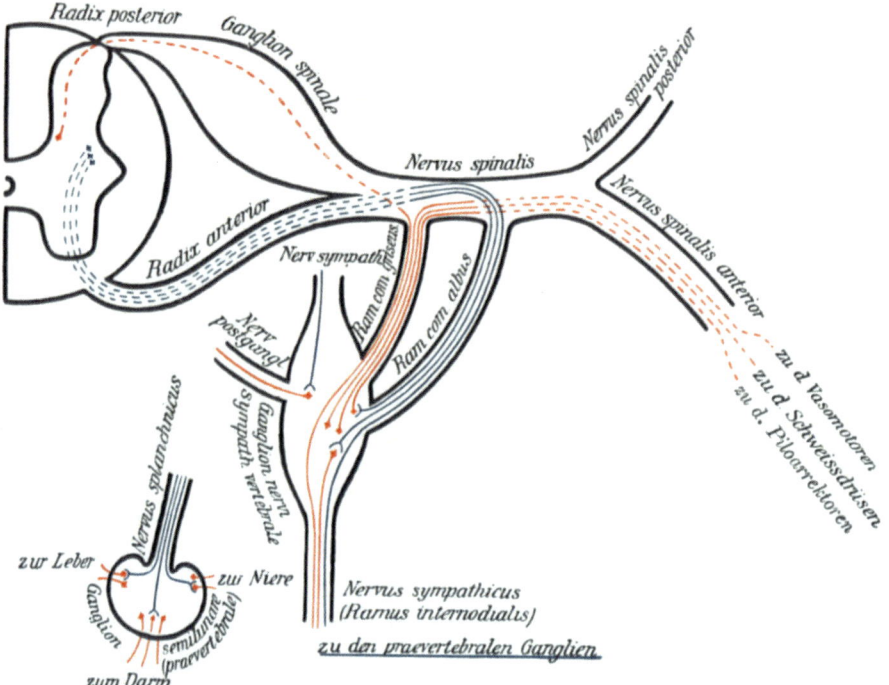

Abb. 24. Schematische Darstellung des Faserverlaufes des Rami communicantes, des sympathischen Grenzstranges und seiner Ganglien. Die punktiert durch das Spinalganglion
verlaufende und in der intermediären Zone der grauen Substanz verlaufende Linie soll
die von den inneren Organen kommende sensible Bahn darstellen. (Nach L. R. MÜLLER.)

verbreiten. Besonders reich an Nerven ist die Vorhofscheidewand, wo sich
auch ganze Gruppen von Ganglienzellen finden. Auch im Endokard lassen sich
feine Nervenfasern nachweisen (Subendokardialgeflecht). In den Muskelbündeln,
die dem sog. Reizleitungssystem (HIS, ASCHOFF, TAWARA, KOCH) angehören,
hat man besonders reichlich Ganglienzellen und Nervenfasern gefunden.

Die Blutgefäße, vor allem die Arterien, sind von einem feinen Nervennetz umsponnen, das vorwiegend in der Adventitia gelegen ist (cf. Abb. 25
u. 26). Durch THOMA wurden an ihnen in allen Teilen der arteriellen Bahn
Endapparate vom Aussehen der VATER-PACCINIschen Körperchen festgestellt.
Ganglienzellen sind sowohl vereinzelt wie zu Gruppen geordnet festgestellt
im periarteriellen Geflecht der großen Arterien in den Körperhöhlen von
GLASER, während er sie an den Extremitätengefäßen nicht fand.

Die Gefäßnerven sind meist marklos. Die Ganglienzellen bieten histologisch nichts Besonderes. Sie sind gewöhnlich von einer feinen Kapsel umgeben und finden sich stets in der Adventitia. Auch die Capillaren werden regelmäßig von Nerven begleitet. Im allgemeinen finden sich zwei dünne, marklose Fasern, auf jeder Seite der Capillare eine, verbunden durch mehrere Anastomosen, welche die Capillare in Winkeln von ca. 45° kreuzen (KRINCKE). Nach KROGH besteht Grund zur Annahme, daß jede einzelne ROUGET-zelle — es sind dies die contractilen Zellen der Capillarwand — von einer sympathischen Faser versorgt ist und von ihr zur Kontraktion gebracht werden kann.

Während das viscerale System an den Blutgefäßen noch nicht genügend durch-forscht ist, besitzen wir ziemlich ein-gehende Kenntnisse über dasjenige des Darmtractus, das ganz außerordent-lich stark entwickelt ist.

Die nervösen Elemente des Darmes liegen im wesentlichen zwischen der äußeren Längs- und der inneren Ring-muskelschicht. Sie bilden hier den Plexus myentericus (AUERBACHscher Plexus). In ihm finden sich zahlreiche Ganglienzellen, deren Fortsätze teils unmittelbar an die Muskelfasern herantreten, teils in den Nervenfasern des Plexus aufgehen.

Neben diesem Plexus myentericus findet sich in der Submucosa der Plexus submucosus (MEISSNER). Die Dendriten seiner Ganglienzellen endigen öfters in knopfartigen Verdickungen.

Beide Plexus zeigen ein ungemein aus-gebreitetes Netz von Nervenfasern, die die ganze Zwischenmuskelschicht und Submucosa durchsetzen. Verbindungen zwischen diesen beiden Plexus sind histo-logisch nicht sichergestellt, ebenso wie es noch nicht gelungen ist, Fasern bis in die Schleimhaut hinein einwandsfrei zu ver-folgen. Eine schematische Darstellung der nervösen Versorgung des Darmes gibt Abb. 27.

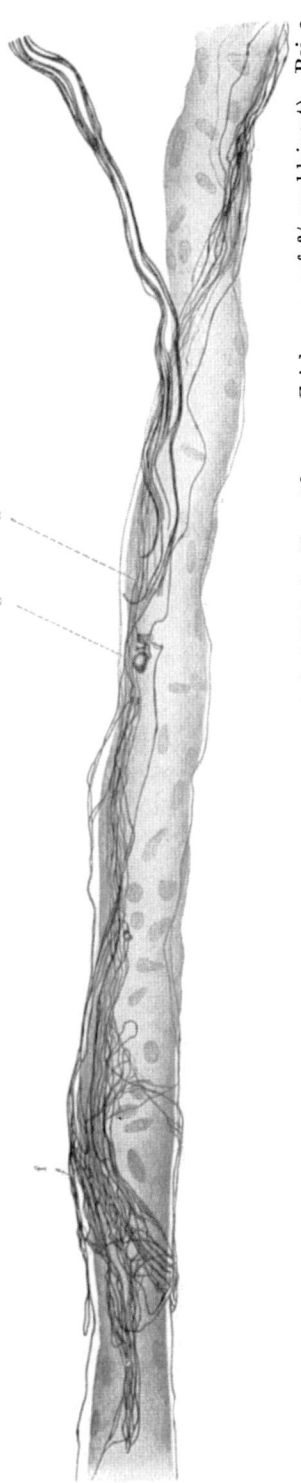

Abb. 25. Innervation einer Arteriole aus der Tela chorioidea des IV. Ventrikels (500fache Vergrößerung, Zeichnung auf ²/₃ verkleinert). Bei a Unterbrechungsstelle eines Nervenbündels, welches das Gefäß nur begleitet. b nervöses Körperchen. f Nervennetz, aus zahlreichen Schlingen bestehend, wahrscheinlich eine Endigung darstellend. (Nach STÖHR jr.)

Ähnlich ist nun auch das viscerale System an den übrigen Hohlorganen ausgebildet, z. B. Harnblase, Uterus usw. Auf eine Beschreibung im einzelnen
verzichten wir, es finden sich über-
all die intramural gelegenen Ganglienzellen und zwischen ihnen ein
ausgebreitetes feines Netz von Nervenfasern.

Ebenso dürfte sich eine eingehende Beschreibung der nervösen
Versorgung der anderen Eingeweide
erübrigen, wenigstens in anatomisch-
histologischer Beziehung. Zu allen

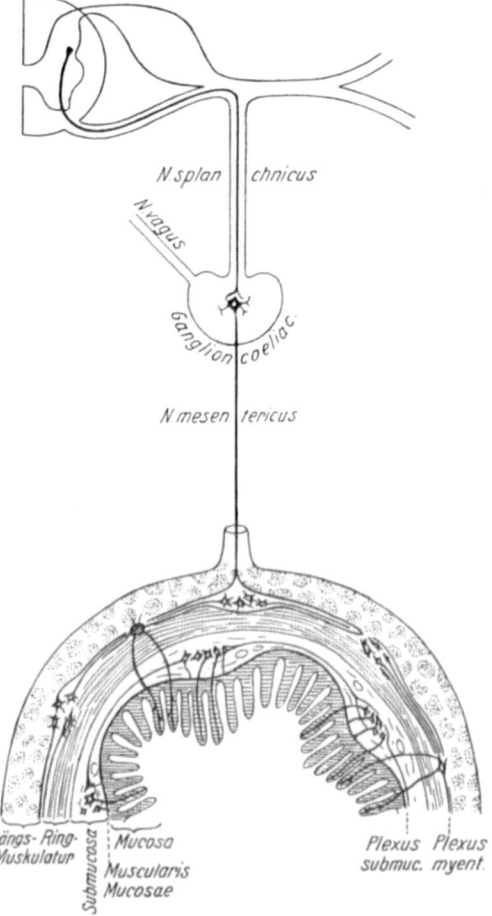

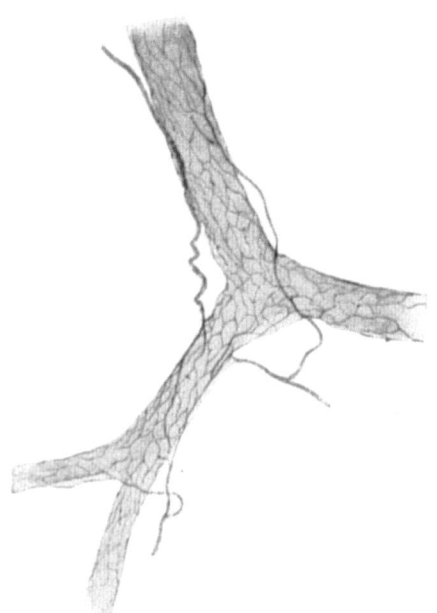

Abb. 26. Nerven und perivasculärer Plexus
an einem Gefäß von 0,28 mm Durchmesser.
55fache Vergrößerung. (Nach JORIS.)

Abb. 27. Schema der Darminnervation.
(Umzeichnung nach L. R. MÜLLER.)

treten sympathische und parasympathische Fasern heran und alle haben
ein eigenes viscerales System.

Das gleiche gilt für die sog. endokrinen Drüsen. Entsprechend ihrer engen
Beziehung zum vegetativen Nervensystem finden wir in ihnen dies viscerale
System und die ihm zugehörigen Ganglienhaufen besonders ausgebildet.

IV. Physiologie.

Allgemeines.

Antagonistische Innervation und Tonus.

Physiologisch ist das vegetative Nervensystem durch zwei Grundtatsachen von dem cerebrospinalen unterschieden: Die Innervation durch das vegetative System ist bei den inneren Organen grundsätzlich eine doppelte, und zwar eine antagonistische einmal durch sympathische Bahnen und andererseits durch die parasympathischen. So erhält das Auge pupillenerweiternde Fasern vom Halssympathicus, während die pupillenverengernden von einer Ganglienzellengruppe kommen, die nahe dem Oculomotoriuskern liegt. Das Herz erhält durch die vom Grenzstrang entstammenden Nervi accelerantes den Herzschlag beschleunigende Fasern, während der parasympathische Vagus die Schlagfolge verlangsamt. In der Lunge kommt es durch Reizung des Sympathicus zur Dilatation der Bronchien, während der parasympathische Vagus Kontraktion der glatten Muskulatur der Bronchiolen herbeiführt. Für den Darm gibt der Sympathicus die Peristaltik verlangsamende Impulse (Nervi splanchnici), während durch Reizung des Vagus (für den Enddarm des Nervus pelvicus) die Peristaltik beschleunigt wird. Immer handelt es sich um gegensätzliche Innervationsimpulse, die einmal über die sympathischen Bahnen, das andere Mal über die parasympathischen gehen. Kompliziert werden die Verhältnisse dadurch, daß der anatomische Verlauf der Bahnen sich nicht immer mit den Nerven deckt, die in der anatomischen Nomenklatur einen bestimmten und scheinbar eindeutigen Namen haben. So verlaufen in dem Nervus vagus beim Menschen nicht nur parasympathische Bahnen des kranialen Anteils des vegetativen Nervensystems, sondern auch sympathische Bahnen, die aus dem Halsgrenzstrang entstammen (Näheres darüber s. S. 19).

Die zweite Grundtatsache ist die, daß es sich beim vegetativen Nervensystem nicht wie bei dem cerebrospinalen um einen Wechsel zwischen Innervationsruhe und Erregung handelt, sondern stets nur um Änderungen der Innervationsintensität, um Schwankungen des Tonus, und zwar gleichzeitig in beiden Teilen in der Weise, daß bei Zunahme des Tonus in der sympathischen Bahn der Tonus in der betreffenden parasympathischen abnimmt und umgekehrt. Mit Recht hat man die Innervation durch das vegetative Nervensystem mit einer Wage verglichen, bei der das Intensitätsspiel der Impulse dem Spiele der Wageschalen gleicht. Dabei ist in dem sog. Ruhezustand die Innervationsintensität, der Tonus des sympathischen und des parasympathischen Anteils gleich stark. Steigt jetzt der Tonus in dem einen Gebiet, so fällt er gleichzeitig in dem anderen, so wie bei dem Steigen der einen Wageschale die andere sinkt.

Eine Übersicht über die Innervationsverhältnisse im vegetativen Nervensystem gibt die nachstehende Tabelle 1, aus der hervorgeht, über welche Bahnen die hemmenden und erregenden Impulse für die verschiedenen Organe gehen.

Reflexe.

Wenn wir von der Anschauung ausgehen, daß dauernd sowohl im sympathischen als auch im parasympathischen Anteil des vegetativen Nervensystems eine

Tabelle 1.

Erfolgsorgan	Sympathisches System	Parasympathisches System
Kopf	Halssympathicus	Kranialautonomes System
Irismuskulatur	—	+
Musculus ciliaris	—	+
MÜLLERscher Muskel	+	—
Tränendrüsen	—	+
Speicheldrüsen	—	+
Schweißdrüsen	+	—
Gefäße	+	—
Piloerektoren	+	—
Brust	Brustsympathicus	Vagus
Bronchialmuskeln	—	+
Herztätigkeit (Schlagfolge) . . .	+	—
Oesophagus	—	+
Bauch	Splanchnicus	Vagus
Gefäße	+	—
Magen	—	+
Pankreas	—	+
Gallenblase	—	+
Dünndarm, Colon ascendens und transversum	—	+
Niere	—	+
Nebenniere	+	— (?)
	Splanchnicus inf. (LANGLEY)	Nervus pelvicus (sakralautonom)
Colon descendens sigmoid. rectum	—	+
Urogenitalapparat	Plexus hypogastricus	Nervus pelvicus
Detrusor vesicae	—	+
Sphincter vesicae	+	—
Genitalien (Gefäße, Hautkontraktion)	+	—
Rumpf und Extremitäten		
Gefäße	+	—
Schweißdrüsen	+	—
Haarbalgmuskeln	+	—

+ = fördernd, — = hemmend.

gewisse Innervationsintensität, ein Tonus besteht, so bleibt die Frage zu erörtern, wodurch die Schwankungen des Tonus veranlaßt werden.

Grundsätzlich ist das vegetative Nervensystem unmittelbar dem Einfluß des Willens entzogen. Reizimpulse können also demnach nur auf dem Wege der Reflexe in die efferenten Bahnen gelangen. Es sind dies einmal solche Reflexe, deren zentripetale Bahnen in den Cerebrospinalnerven verlaufen. Es gelangt ein Reiz über zentripetale sensible Bahnen in das Gehirn oder Rückenmark, löst dort eine zentrale Erregung aus, die dann durch die vegetativen Bahnen zu den inneren Organen geleitet wird. So geht beim Pupillarreflex der sensible Reiz des Lichtes von der Netzhaut über den Opticus zum Mittelhirn (zentripetale sensible Bahn); dort gelangt er zum Oculomotoriuskern; über den Oculomotorius, Ganglion ciliare, Nervi ciliares gelangt er dann zum Sphincter iridis (zentrifugale parasympathische Bahn).

Weiterhin können solche Reflexe durch Reize von seiten des Blutes im Gehirn oder Rückenmark ausgelöst werden. So tritt bei starker körperlicher Bewegung Erweiterung der Hautgefäße und Sekretion der Schweißdrüsen ein durch Erregung eines im Zwischenhirn angenommenen Zentrums.

Schließlich gibt es noch solche Reflexe, die ausschließlich im peripheren Teil des vegetativen Nervensystems ablaufen, in den intramuralen Geflechten der inneren Organe. In welcher Weise sie ablaufen, ist noch ungeklärt. LANGLEY hat die Hypothese des Axonreflexes aufgestellt. Danach sind die präganglionären Fortsätze der visceralen Ganglien gabelig geteilt. Es kann dann die Erregung von einem Fortsatz auf den anderen gelangen, ohne über den Zellkörper zu gehen.

Einen Einfluß auf die Innervationsimpulse der vegetativen Bahnen hat der akute körperliche Schmerz ohne Rücksicht auf die Art der Auslösung. Er hat Pupillenerweiterung, Sekretion der Tränendrüsen, Veränderung der Herzschlagfrequenz und Hemmung der Magendarmbewegung zur Folge. Der Reflexbogen dafür geht durch das Rückenmark.

Auch das Großhirn hat einen Einfluß auf den Tonus im vegetativen Nervensystem, und zwar durch Stimmungen und Gemütsbewegungen, die durch Assoziationen bedingt sind. Jede Veränderung der Stimmungslage hat Veränderungen im Tonus des vegetativen Nervensystems zur Folge, so die Freude die Vasodilatation der Gesichtsgefäße, der psychische Schmerz die Tränensekretion, die Angst den Schweißausbruch und die vermehrte Darmperistaltik, der Schreck die Pupillenerweiterung usf. Dadurch, daß der Mensch imstande ist, durch bewußte Vorstellungen sich in gewisse Stimmungslagen zu versetzen, z. B. Freude beim Denken an den Erfolg einer geplanten Handlung, so kann das Großhirn, der Wille einen mittelbaren Einfluß auf das vegetative Nervensystem haben eben auf dem Wege über die Vorstellung; dem unmittelbaren Einfluß des Willens ist es jedoch entzogen.

Pharmakologie.

Die Untersuchung des vegetativen Nervensystems mit Hilfe pharmakologischer Mittel hat die Kenntnis dieses Systems ganz wesentlich gefördert. Wir haben bei diesen Mitteln zwei Gruppen zu unterscheiden: erstens solche, die auf das gesamte vegetative Nervensystem einwirken und zweitens solche, bei denen sich die Einwirkung nur auf einen Teil bezieht, entweder den sympathischen oder den parasympathischen. Zu der ersten Gruppe gehört das Nicotin, das durch die Arbeiten von LANGLEY zum Teil gemeinsam mit ANDERSON in die Untersuchungstechnik des vegetativen Nervensystems eingeführt worden ist. Das Nicotin wirkt lähmend auf alle Nerven des vegetativen Nervensystems. Sein Angriffspunkt liegt an der Schaltstelle von präganglionärer und postganglionärer Faser. Bestreicht man ein sympathisches oder parasympathisches Ganglion mit einer dünnen Nicotinlösung ($^1/_2{}^0/_0$), so sieht man zunächst eine schnell vorübergehende Reizwirkung in den entsprechenden Erfolgsorganen. Danach bleibt die Reizung der präganglionären Bahn erfolglos, während durch Reizung der postganglionären Faser eine Wirkung auf die Organe erzielt werden kann. Eine intravenöse Injektion von Nicotin hebt die Reizbarkeit aller präganglionären Fasern auf.

Der Repräsentant der auf den sympathischen Anteil des vegetativen Nervensystems wirkenden Mittel ist das Adrenalin. Es wirkt überall da, wo eine sympathische Innervation besteht, und zwar wirkt es im Sinne einer Reizung des Sympathicus. Sein Angriffspunkt ist die Verbindung zwischen postganglionärer Faser und Erfolgsorgan. Eine Ausnahme scheinen die Schweißdrüsen zu machen, die sympathisch innerviert sind, pharmakologisch jedoch so reagieren, als ob sie hinsichtlich ihrer Sekretion unter parasympathischer Einwirkung ständen. Die Verhältnisse sind hier noch nicht ganz geklärt. Einen vollkommenen Antagonisten des Adrenalins, der im Sinne einer Sympathicuslähmung wirkt, kennen wir bis jetzt nicht. Das Ergotoxin (aus Secale cornutum) und das Histamin (β-Imidazoläthylamin) lähmen die Endigungen derjenigen sympathischen Fasern, die eine Erregung (Förderung) auslösen (siehe auch Tabelle Seite 30), während sie die hemmenden Fasern unbeeinflußt lassen.

Die Endapparate des parasympathischen Systems werden im Sinne einer Parasympathicusreizung beeinflußt durch das Cholin und seine Verbindungen, ferner durch die Alkaloide Muscarin, Pilocarpin und Physostigmin, jedoch werden nicht alle Teile des parasympathischen Systems gleich stark beeinflußt. In gleicher Weise erregend auf die parasympathischen Bahnen wirkt das Pikrotoxin (aus den Kokkelskörnern). Sein Angriffspunkt liegt jedoch nicht peripher wie bei den bisher genannten Mitteln, sondern zentral.

Der Antagonist der parasympathisch erregenden Mittel ist das Atropin, welches die parasympathischen Nervenendigungen lähmt, insbesondere die des kranialen Anteils, während seine Wirkung auf den sakralen nur gering ist.

Vegetatives Nervensystem und innere Sekretion.

Die Beziehungen zwischen dem vegetativen Nervensystem und den Drüsen mit innerer Sekretion sind zweierlei Art. Einmal wirkt das vegetative Nervensystem regulierend auf die Sekretion, zum anderen haben aber die Sekretionsprodukte einen Einfluß auf den Tonus im vegetativen Nervensystem.

Bis jetzt sind diese doppelten Beziehungen noch nicht für alle innersekretorischen Drüsen aufgedeckt. Am klarsten liegen die Verhältnisse für die Nebenniere. Ihr innersekretorisches Produkt, das Adrenalin, läßt sich synthetisch darstellen und auf diese Weise experimentell in seiner Wirkungsweise und in seinen Angriffspunkten verhältnismäßig einfach prüfen. Die sekretorischen

Bahnen für die Nebenniere kommen vom Sympathicus über den Splanchnicus. Das Hormon der Nebenniere wirkt tonussteigernd auf den Sympathicus. Für die Schilddrüse liegen die sekretorischen Bahnen wahrscheinlich im Sympathicus. Auch ihr Sekret wirkt nach Ansicht von DRESEL im Sinne einer Tonussteigerung für den Sympathicus. Über die Beeinflussung der Nebenschilddrüsen (Glandulae parathyreoideae) durch das vegetative Nervensystem wissen wir nichts. Der Ausfall ihrer Funktion hat eine Übererregbarkeit des ganzen vegetativen Systems zur Folge. Völlig ungeklärt sind noch die Beziehungen des Thymus und der Geschlechtsdrüsen zum vegetativen System. Besser bekannt sind die Zusammenhänge zwischen dem vegetativen Nervensystem und der inneren Sekretion der Hypophyse und des Pankreas, nachweisbar durch den Zuckerstoffwechsel. Auf die dabei bestehenden komplizierten Verhältnisse soll hier nicht näher eingegangen werden.

Spezielles.

Im Rahmen dieser Monographie über die Chirurgie des vegetativen Nervensystems kann es sich nur darum handeln, über die spezielle Physiologie des vegetativen Nervensystems eine kurze Übersicht zu geben. Aus diesem Grunde ist es auch unterblieben, die Physiologie der vegetativen Zentren zu behandeln, welche den Stoffwechsel beherrschen. Diese Zentren sind für den Chirurgen operativ nicht angreifbar und werden wohl auch stets unangreifbar bleiben. Ein Versuch, die Vorgänge des Stoffwechsels operativ vom vegetativen Nervensystem her zu beeinflussen, wird sich wohl stets darauf beschränken müssen, die peripheren Bahnen anzugehen.

Einzelne Gebiete der speziellen Physiologie werden in späteren Abschnitten noch ausführlicher behandelt werden.

Der Grenzstrang des Sympathicus[1]).

Alle präganglionären Fasern des Sympathicus entstammen dem Dorsal- und Lumbalmark. Sie entspringen in einem besonderen im Seitenhorn gelegenen Nucleus sympathicus aus charakteristisch geformten Ganglienzellen (JAKOB- SOHN). Die obere Grenze dieses langgestreckten Kernes entspricht beim Menschen dem ersten Dorsalsegment, seine untere dem zweiten oder dritten lumbalen. Das Halsmark hat keine präganglionären sympathischen Bahnen.

Die präganglionären Fasern treten mit den vorderen Wurzeln aus dem Rückenmark heraus und gelangen durch die Rami communicantes albi zum Grenzstrang. In diesem verlaufen die aus der ersten bis sechsten Dorsalwurzel entstammenden Fasern sämtlich nach aufwärts, die aus der siebenten bis zehnten nach auf- und abwärts und schließlich die tiefer gelegenen sämtlich nach abwärts. Alle diese präganglionären Fasern endigen an sympathischen Ganglienzellen. Diese Ganglienzellen liegen zu einem Teil in den vertebralen Ganglien des Grenzstranges selbst. Ein Teil der präganglionären Bahnen verläuft aber durch den Grenzstrang und seine Ganglien ohne Unterbrechung hindurch und endigt erst an den Ganglienzellen der prävertebralen Ganglien oder noch weiter peripherwärts an lokalen Ganglienzellengruppen der innervierten Organe.

[1]) Im Interesse einer klareren Darstellung müssen vereinzelte Angaben, die schon im Abschnitt Anatomie gemacht worden sind, hier wiederholt werden.

Die postganglionären Fasern gehen zu ihrem Innervationsgebiet zum Teil mit den sympathischen Geflechten, die in ihrem Verlauf dem der arteriellen Gefäße entsprechen. „Die Produktionen des Gangliensystems folgen dem Lauf und den Verzweigungen der Arterien, ranken an denselben fort wie der Efeu an den Ulmen" (REIL, l. c. S. 222). Der andere Teil der postganglionären Fasern verläuft mit den spinalen Nerven in deren Innervationsgebiet. Zu diesen spinalen Nerven treten die sympathischen Bahnen durch einen Ramus communicans griseus, vielleicht auch durch einen Ramus communicans albus, der neben präganglionären weißen markhaltigen Fasern auch postganglionäre graue marklose Fasern führt.

Kopf- und Halsteil des Sympathicus.

Die präganglionären Fasern des Halssympathicus entstammen dem ersten bis siebenten Brustnerven; sie endigen spätestens an den Ganglienzellen des Ganglion cervicale supremum. Über den anatomischen Verlauf der postganglionären Fasern und ihre Beziehungen zu den verschiedenen Ganglien und Nerven siehe den Abschnitt Anatomie. Der Kopf- und Halsteil des Sympathicus führt motorische Fasern für den Musculus dilatator pupillae, für den MÜLLERschen Muskel der Orbita (Fissura orbitalis inferior) und die glatten Muskelfasern der Augenlider. Reizung des Sympathicus erweitert die Pupille und die Lidspalte und drängt den Bulbus oculi nach vorn. Lähmung des Halssympathicus bewirkt das Gegenteil: Verengerung der Pupille, Verschmälerung der Lidspalte und Zurücksinken des Bulbus (HORNERscher Symptomenkomplex). Weiter führt der Kopf- und Halsteil des Sympathicus vasomotorische (constrictorische) Fasern für die Gefäße des äußeren Ohres und Gesichtes, der Paukenhöhle, der Conjunctiva, Iris, Choreoidea, Retina, für die Gefäße der Speicheldrüsen, Pharynx, Larynx und Oesophagus, der Schilddrüse, des Gehirns und der Hirnhäute. Reizung des Sympathicus führt zur Vasoconstriction (Erblassen), Lähmung zur Vasodilatation (Hyperämie). Ferner gehen durch den Kopf- und Halsteil noch sekretorische Fasern zu den Glandulae lacrimales, zu den verschiedenen Speicheldrüsen und den Schweißdrüsen des Kopfes, weiter pilomotorische Fasern für die Kopfhaare und sekretorische Bahnen zur Schilddrüse. Schließlich treten aus dem Halsteil des Sympathicus die Rami cardiaci superiores und medii. Über ihre Wirkungen siehe unten.

Brust- und Bauchteil des Sympathicus.

Von den präganglionären Fasern des Brust- und Bauchsympathicus wird nur ein verhältnismäßig kleiner Teil in den vertebralen Ganglien des Grenzstranges umgeschaltet. Es sind dies die vasomotorischen Bahnen für die Haut der Extremitäten und des Rumpfes, sekretorische Fasern für die Schweißdrüsen und pilomotorische Bahnen. Ein wesentlicher Teil der präganglionären Fasern findet seine Umschaltung in den prävertebralen Ganglien, und zwar im Ganglion stellatum, das als eine Verschmelzung der obersten drei Vertebralganglien mit einem prävertebralen Ganglion aufzufassen ist, dem Ganglion solare (coeliacum), dem Ganglion mesentericum superius und inferius. Ein weiterer Teil der präganglionären Fasern endet erst an der Peripherie an Ganglienzellen, die in dem eigentlichen Innervationsgebiet liegen.

Die präganglionären Bahnen des Brustkorbes für die Herzinnervation stammen aus dem ersten bis fünften Brustnerven und verlaufen bis zum Ganglion stellatum; von dort gehen die postganglionären Bahnen als Rami cardiaci inferiores zum Herzen. Die Reizung der Rami cardiaci hat eine positiv chronotrope Wirkung auf das Herz (Beschleunigung der Schlagfolge, Nervus accelerans) und eine positiv inotrope Wirkung (stärkere Kontraktion des Herzmuskels, Erhöhung der mechanischen Leistungsfähigkeit der Herzmuskulatur). Weiterhin gehen vom Ganglion stellatum noch postganglionäre vasomotorische Bahnen zu den Gefäßen der Lunge. Die Sympathicusbahnen, deren Reizung ein Nachlassen der Kontraktion der glatten Muskulatur der Bronchiolen zur Folge hat, stammen aus dem Ganglion stellatum und dem Ganglion cervicale medium bzw. inferius.

Die präganglionären Fasern für die Baucheingeweide entstammen dem siebenten Dorsal- bis zweiten oder dritten Lumbalnerven. Sie durchziehen den Grenzstrang und seine Ganglien ohne Unterbrechung und bilden als Nervus splanchnicus maior und minor die sympathischen Wurzeln des Plexus coeliacus. Hier sind in ihren Verlauf das Ganglion coeliacum (solare) und das Ganglion mesenterium superius eingeschaltet. Ein Teil der Fasern geht aber auch durch diese Ganglien ohne Umschaltung hindurch und endet erst im innervierten Gebiet an den dort liegenden Ganglienzellen. Die postganglionären Fasern (Nervi mesenterici) führen vasoconstrictorische Fasern für alle Darmgefäße einschließlich der Darmvenen und der Vena portae. Sie beherrschen hier das größte einheitliche Gefäßgebiet des Körpers. Reizung der Splanchnici verengert, ihre Durchschneidung erweitert alle Gefäße des Darmes, soweit sie eine Muskulatur haben. Ferner führen sie Fasern, deren Reizung die Peristaltik an Magen und Darm vermindert und hemmt, außerdem sekretorische Bahnen für Magen, Pankreas, Leber, Nieren und Nebennieren und motorisch hemmende Bahnen für Gallenblase und Gallenwege.

Für die unteren Baucheingeweide und die Beckenorgane entstammen die präganglionären Fasern den Lumbalnerven. Ein Teil von ihnen endigt im Ganglion mesentericum inferius (Splanchnicus inferior LANGLEY), während andere im Plexus hypogastricus bis zu den peripheren Ganglien des innervierten Gebietes ziehen. Die postganglionären Fasern aus dem Ganglion mesentericum inferius verlaufen in den Nervi hypogastrici; sie sind vasoconstrictorische und peristaltikhemmende Bahnen für das Colon descendens und das Rectum. An der Blase führt Reizung des Sympathicus zur Erschlaffung des Detrusor und Kontraktion des Sphincter vesicae. Am Uterus bewirkt der Sympathicus Vasoconstriction und tonische Kontraktion der Muskulatur. Beim Manne gehen sympathische Bahnen zu Samenleiter, Samenblasen und Penis (vasoconstrictorische).

Die parasympathischen Anteile des vegetativen Nervensystems.

Das Mittelhirnsystem.

Die präganglionären Fasern entstehen im Mittelhirn in nächster Nähe des Oculomotoriuskernes, verlaufen mit dem Nervus oculomotorius zum Ganglion ciliare, dessen Radices breves sie bilden. Die postganglionären Fasern

(Nervi ciliares breves) sind die motorischen Bahnen des Sphincter pupillae und des Musculus ciliaris. Ihre Reizung bewirkt Kontraktion dieser Muskeln.

Das bulbäre parasympathische System.

Die präganglionären Fasern des bulbären Anteils der parasympathischen Nerven haben ihren Ursprung in der Medulla oblongata. Sie verlaufen in der Bahn von drei verschiedenen Hirnnervenpaaren, dem Nervus facialis, dem Nervus glossopharyngeus und dem Nervus vagus.

1. Die im Nervus facialis verlaufenden präganglionären Fasern gehen

a) im Nervus petrosus superficialis maior bis zum Ganglion sphenopalatinum. Die postganglionären Fasern sind vasodilatatorische und sekretionsfördernde Bahnen für die Schleimhaut der Nase, des Gaumens und des Schlundkopfes und sekretorische Bahnen für die Glandulae lacrimales.

b) Die in der Chorda tympani verlaufenden präganglionären Fasern enden im Ganglion submaxillare und im Ganglion sublinguale. Die postganglionären Fasern sind vasodilatatorische Bahnen für Mundboden und Zunge und sekretorische Bahnen für die Glandula submaxillaris und Glandula sublingualis. In dem Abschnitt über dem Kopf- und Halsteil des Sympathicus ist gesagt worden, daß diese Speicheldrüsen auch sekretorische Fasern vom Sympathicus her erhalten. Sie erhalten also sekretionsanregende Impulse sowohl vom sympathischen als auch vom parasympathischen Anteile des vegetativen Nervensystems. Das scheint ein Widerspruch zu sein zu der im Anfang des allgemeinen physiologischen Teiles betonten grundsätzlich antagonistischen Innervation durch die beiden Systeme. Der Widerspruch ist aber nur ein scheinbarer, denn die Wirkung bei Reizung der beiden Systeme ist eine verschiedene. Reizung der Chorda tympani führt zu profuser Absonderung eines dünnflüssigen Speichels, der an den spezifischen Speichelbestandteilen außerordentlich arm ist. Dagegen bewirkt Reizung des Sympathicus eine spärliche Absonderung eines zähen, fadenziehenden Speichels, der an den spezifischen Speichelbestandteilen, besonders an Schleim, sehr reich ist.

2. Die im Glossopharyngeus verlaufenden präganglionären Fasern gelangen über den Nervus tympanicus und den Nervus petrosus superficialis minor zum Ganglion oticum. Von hier gehen die postganglionären Fasern als vasodilatatorische und sekretionsfördernde Bahnen zur Glandula parotis. Was im vorstehenden Abschnitt über die doppelte sekretionsanregende Innervation der Glandula submaxillaris und sublingualis durch den sympathischen und den parasympathischen Anteil des vegetativen Nervensystems gesagt worden ist, gilt ceteris paribus auch für die Parotis.

3. Der Nervus vagus. Die präganglionären Fasern verlaufen im Vagus und seinen verschiedenen Ästen ohne Umschaltung. Die Ganglienzellen, an denen sie enden, liegen ohne Ausnahme erst innerhalb der innervierten Gebiete, so daß die postganglionären Fasern überall nur kurze sind. Für das Herz führt der Vagus bewegungshemmende Fasern; Reizung des Vagus führt zur Verlangsamung der Schlagfolge des Herzens und zur Verringerung der Stärke der Herzkontraktionen (negativ chronotrope und negativ inotrope Wirkung). Bei starker Reizung des Vagus erfolgt Stillstand des Herzens in Diastole. Die Ganglienzellen, an denen die präganglionären Fasern endigen, liegen im Herzen

selbst. Für die Lunge führt der Vagus motorische Bahnen für die glatte Muskulatur des ganzen Bronchialbaums einschließlich der Trachea. Reizung des Vagus führt zur Kontraktion dieser Muskeln. Ebenso führt der Vagus motorische Bahnen für den Oesophagus. Für den Magendarmkanal führt der Vagus, dessen Reizung eine Vermehrung der Peristaltik mit sich bringt, sekretorische Bahnen für die Magendrüsen und das Pankreas, ferner motorisch fördernde Bahnen für die Muskulatur der Gallenblase und der Gallenwege.

Das sakrale parasympathische System.

Die präganglionären Fasern entstammen dem Sakralmark. Sie verlaufen in den Bahnen des ersten bis dritten Sakralnerven als Nervus pelvicus (erigens). Die Ganglienzellen, an denen sie endigen, liegen im Plexus hypogastricus und in der Wand der innervierten Organe. Die postganglionären Fasern sind peristaltikanregende Bahnen für das Colon descendens und das Rectum. An der Blase führt Reizung der parasympathischen Bahnen zur Kontraktion des Detrusor und zum Erschlaffen des Sphincter vesicae, zur Harnentleerung. Für die Genitalien bilden die parasympathischen Fasern im wesentlichen vasodilatatorische Bahnen, deren Reizung zur Erektion führt.

Zentripetale Bahnen im vegetativen Nervensystem.

Wenn wir das vegetative Nervensystem in der Weise definiert haben, daß wir darunter alle Ganglienzellen und Nervenfasern verstehen, welche die glatte Muskulatur, das Herz und die Drüsen innervieren, um dadurch den richtigen Ablauf der vegetativen, d. h. der zur Erhaltung des Lebens und der Fortpflanzung notwendigen Funktion zu gewährleisten, so sind hierfür im Prinzip nur zentrifugale Bahnen erforderlich, die ihre Impulse auf die im allgemeinen physiologischen Teile bezeichneten Arten erhalten. Enthält das vegetative Nervensystem nun auch zentripetale Bahnen? Sicher enthält der Vagus sensible Fasern für den Kehlkopf, aber dieser Teil des Vagus, der den Stamm spätestens mit dem Nervus laryngeus inferior verläßt, gehört ebensowenig zum vegetativen Nervensystem (parasympathischer Anteil) wie die motorischen Anteile des Vagus für die Kehlkopfmuskulatur.

Es steht fest, daß sowohl der bulbäre und sakrale Anteil des parasympathischen Systems als auch der Sympathicus mit seinen Verzweigungen zentripetale Fasern enthält. Festgestellt sind sie durch das Degenerationsverfahren. Der Halsgrenzstrang enthält keine zentripetalen Bahnen, denn wenn man ihn etwa zwischen Ganglion cervicale supremum und media durchschneidet und dann den thorakalen Stumpf reizt, so erhält man weder Blutdrucksteigerung noch Reflexbewegung.

Die Bahnen, auf denen die zentripetalen Fasern vom Grenzstrang in das Rückenmark hineingehen, sind die weißen Rami communicantes. Und zwar enthält jeder weiße Ramus sensible Bahnen. Wenn sich auch dort mit Hilfe der Degenerationsmethode eine oder die andere zentripetale Bahn nachweisen läßt, so erhält man doch nach Durchschneidung bei Reizung des zentralen Stumpfs keine Reflexwirkung. Das Ausbreitungsgebiet der zentripetalen Bahnen sind die Organe der Brust- und Bauchhöhle. Weitaus die Mehrzahl

der zentripetalen Bahnen verläuft dabei über den Sympathicus. Über den
Vagus gehen vielleicht sensible Bahnen vom Herzen her; darauf weist die klas-
sische Untersuchung von GOLTZ hin (Vagus und Herz, Virchows Arch. f. pathol.
Anat. u. Physiol. Bd. 26, S. 1. 1863). Betupft man die Hinterfläche des Herzens
mit Essigsäure, so erhält man eine kräftige Schmerzreaktion. Diese Reaktion
tritt auch ein, wenn ein Vagus durchschnitten ist, sie bleibt aber aus, sobald
man auch den zweiten durchschneidet. Die Mehrzahl der sensiblen Bahnen
vom Herzen geht aber über den Sympathicus. Das wird bewiesen durch die
Irradiation von Schmerzen, z. B. bei der Angina pectoris in das Gebiet des
1.—4. Dorsalsegmentes, insbesondere des Nervus ulnaris; d. h. es müssen die
zentripetalen Bahnen das Rückenmark in dieser Gegend erreichen; das können
sie nur, wenn sie über den Sympathicus und die Rami communicantes verlaufen.
Die zentripetalen Bahnen von der Lunge her (Pleura) gehen wahrscheinlich
über den Vagus. Sie ist sehr arm an sensiblen Fasern, so daß der größte Teil
der Pleura visceralis anästhetisch ist. Die zentripetalen Fasern für die Organe
der Bauchhöhle, insbesondere für das Peritoneum viscerale gehen mit Sicherheit sämtlich über den Sympathicus, und zwar im wesentlichen über die Nervi
splanchnici. Der Vagus enthält keine sensiblen Bahnen für die Bauchhöhle.
Dies wird bewiesen durch die Beobachtungen von KOCHER am Menschen, nach
denen eine diffuse Peritonitis ohne Schmerzen verläuft, wenn oberhalb des Abganges der Nervi splanchnici, also oberhalb des 6. Dorsalsegmentes die Leitungsbahnen des Rückenmarkes durch Querschnittsläsion unterbrochen sind (TH.
KOCHER: Die Verletzungen der Wirbelsäule zugleich als Beitrag zur Physiologie des menschlichen Rückenmarks. Mitt. a. d. Grenzgeb. d. Med. u. Chirurg.
Bd. 1, S. 415. 1896). Der Nervus depressor und der Splanchnicus, die für die
Chirurgie ein besonderes Interesse bieten, sollen nachher noch kurz besprochen
werden.

Sicher wird nicht jeder Reiz einer zentripetalen Bahn des vegetativen
Nervensystems als Schmerz empfunden. Vielmehr dringen die meisten dieser
Reize gar nicht bis zum Großhirn. Sie sind in der Regel nur die zentripetalen
Schenkel von Reflexbögen. Nur bei besonders starken Reizen oder bei der
Summation an sich unterschwelliger Reize dringt der Reiz durch Überspringen
auf zerebrospinale Bahnen bis zum Großhirn und wird dort als Schmerz emp-
funden.

Der Nervus depressor.

Der Nervus depressor ist ein zentripetaler Nerv. Sein Ausbreitungsgebiet
ist der Anfangsteil der Aorta. Reizung des zentralen Stumpfes nach Durchschneidung bewirkt beim Kaninchen Erregung des Vasodilatatorenzentrums
und Hemmung des Vasomotorenzentrums in der Medulla oblongata. Sie führt
damit durch Erweiterung des Strömungsquerschnittes zur Herabsetzung
des Blutdruckes. Diese Gefäßerweiterung betrifft hauptsächlich die Gefäße
der Bauchhöhle, also das Gebiet des Splanchnicus. Der Depressor ist also der
zentripetale Schenkel eines Reflexbogens, dessen zentrifugaler in der Hauptsache der Splanchnicus ist, soweit die Reizung eine Herabsetzung des Blutdruckes zur Folge hat. Einen zweiten zentrifugalen Reflexschenkel bilden die
Herzäste des Vagus, denn es tritt eine Verlangsamung der Schlagfolge des Herzens
ein (KÖSTER und TSCHERMAK).

Der Splanchnicus.

Physiologisches und Experimentelles.

Die Mehrzahl der neuzeitlichen Untersucher ist der Ansicht, daß die Schmerzleitung von den Organen der Bauchhöhle über den Splanchnicus geht. Die Kenntnis, daß Reizung des Splanchnicus Schmerzäußerungen hervorruft, ist schon mehr als 100 Jahre alt. Und darüber, daß das von Spinalnerven versorgte Peritoneum parietale außerordentlich schmerzempfindlich ist, im Gegensatz zu dem serösen Überzug der Bauchorgane, besteht vollkommene Einigkeit. Allgemein anerkannt wird auch die Tatsache, daß Zug am Mesenterium Schmerzen macht. Keine Einigkeit besteht aber darüber, wie der eigentliche Eingeweideschmerz entsteht.

Nach NOTHNAGEL entsteht der Schmerz bei der Darmkolik durch mechanische Reizungen der Nervenendigungen infolge der tonischen Kontraktion der Muskulatur oder durch die infolge der Muskelkontraktion eintretende Anämie der Darmwand. Diese Anschauung ist von fast allen Chirurgen abgelehnt worden, vor allem von LENNANDER, denn Operationen am Darm verursachen nie Schmerzen; er ist gegen mechanische Reize unempfindlich. Den meisten Anklang hat die von WILMS aufgestellte Hypothese gefunden. Danach wird der Schmerz durch Zug am Mesenterium ausgelöst, den die sich steifende, tonisch kontrahierte Darmschlinge ausübt.

Mit Hilfe des Senfölversuches nach BRESLAUER-SCHÜCK konnten BRÜNING und GOHRBANDT nachweisen, daß die Darmschleimhaut sensibel versorgt ist. Sie konnten durch Reize von der Darmschleimhaut aus Schmerzen auslösen, aber nur dann, wenn der Reiz zu einer heftigen Kontraktion der Darmmuskulatur führte (z. B. mit Chlorbarium). Sie haben ferner gezeigt, daß dieser Schmerz in der Darmwand selbst entsteht, daß ein Zug der sich steifenden Darmschlinge am Mesenterium dazu nicht erforderlich ist. Durch Ausschaltung mit Nicotin wurde erhärtet, daß die Schmerzleitung über den Sympathicus geht.

KAPPIS hat durch Experimente am Hunde den Nachweis zu bringen versucht, zu welchen Segmenten des Rückenmarks und auf welchem Wege die schmerzleitenden Fasern verlaufen. Nach ihm gehen die zentripetalen Bahnen von Magen, Milz und oberem Dünndarm bis herauf zu D 6 und D 7, die Bahnen vom untersten Dünndarm und vom Dickdarm gehen nach D 13. Die Bahnen, die zu den Dorsalsegmenten (Splanchnicus) und die zu den lumbalen gehen, überschneiden sich im Bereich des unteren Dünndarms. Leber und Gallenwege gehören zum oberen Splanchnicusgebiet. Von Niere und Ureter gehen sicher zum Teil Bahnen zum lumbalen Gebiet.

Die Schmerzbahnen des Darmes verlaufen im Mesenterium wie die Nervi mesenterici überhaupt in der Nähe der größeren Gefäße. Daraus erklärt sich die Tatsache, daß man wohl am Darm schmerzlos operieren kann, wenn man den Zug am Mesenterium vermeidet, daß aber die Unterbindung der Gefäße, wenigstens nicht ganz kleiner, schmerzhaft ist.

Klinisches über den Bauchschmerz.

Bei einer Betrachtung über den Bauchschmerz sind 2 Hauptarten zu unterscheiden: 1. der Eingeweide- oder Organschmerz einschließlich desjenigen Schmerzes, der durch Zug am Mesenterium entsteht und 2. der peritonitische Schmerz.

Auf den peritonitischen Schmerz, der kontinuierlich ist, wollen wir hier
nicht weiter eingehen. Er entsteht durch die Entzündung des Peritoneum
parietale. Seine Leitungsbahnen sind die spinalen Nerven. Stets wird er
am Orte der Auslösung lokalisiert.

Etwas näher eingehen wollen wir auf den Eingeweide- oder Organschmerz, denn seine Leitungsbahnen sind die zentripetalen Fasern des
vegetativen Nervensystems. Bei diesem Eingeweide- oder Organschmerz
müssen wir unterscheiden den Kontraktionsschmerz und den Blähungsschmerz. Die reinste Form des Kontraktionsschmerzes, die einer näheren
Untersuchung ohne weiteres zugänglich ist, bietet die Darmkolik bei der akuten
Enteritis oder Kolitis. Daß krampfartige Kontraktionen der Darmmuskulatur
Schmerzen verursachen, steht fest. Dieser Kontraktionsschmerz schwillt allmählich an und erreicht nach gewisser Zeit unter gleichmäßiger Zunahme seinen
Höhepunkt, um dann allmählich bis zum völligen Verschwinden abzuebben.
Dieses schmerzfreie Intervall dauert eine gewisse Zeit; dann beginnt wieder
der allmählich zunehmende Schmerzanfall. Die Schmerzen treten also periodisch
auf. Die Ursache hierfür ist die Periodizität der Darmkontraktion, die bei der
Enteritis als Kolik ebenso periodisch und in peristaltischen Wellen abläuft
wie die Darmbewegung unter normalen Verhältnissen. Dieser Kontraktionsschmerz wird niemals am Orte seiner Entstehung empfunden, er mag an irgend
einer Stelle des Dünndarms oder Dickdarms (mit Ausnahme des Enddarmes)
entstehen, sondern stets in der Tiefe des Oberbauches dicht oberhalb
des Nabels entweder in der Mittellinie oder ein wenig rechts von ihr. Den
Ort der Schmerzauslösung kann man ohne weiteres auskultatorisch feststellen.
Wenn man in einem solchen Schmerzanfall den Bauch an verschiedenen Stellen
abhorcht, so hört man an einer, unter Umständen auch an mehreren Stellen
ein kollerndes, polterndes Geräusch, welches dadurch entsteht, daß der sich
kontrahierende Darm den mit Gasen gemischten flüssigen Darminhalt in den
aboralen, nicht kontrahierten Darm hineinpreßt. Die Gegend der kontrahierten
Darmstelle ist dabei völlig schmerzfrei und auch auf Druck nicht schmerzempfindlich. Immer wird der Schmerz dabei im Oberbauch dicht oberhalb des
Nabels lokalisiert. Diese Beobachtung kann man an jedem Kranken machen.
BRÜNING und BUCHHOLZ haben über entsprechende Beobachtungen am eigenen
Körper berichtet. BUCHHOLZ führte den Nachweis der Darmkontraktion auch
durch röntgenologische Untersuchungen mittels Kontrastbreies. Der Ort,
an dem die Schmerzen bei der Darmkolik lokalisiert werden, entspricht der
Lage des Ganglion coeliacum, der „Schmerzzentrale des Bauches" (BRÜNING).
In dem Ganglion coeliacum geht der Reiz wohl auf spinale Bahnen über, so
daß der Schmerz an dieser Stelle lokalisiert wird.

Einige weitere klinische Tatsachen, die geeignet sind, diese Auffassung zu
stützen. Es ist fast die Regel, daß Patienten mit einer akuten Appendicitis
angeben, die Krankheit habe mit „Magenschmerzen" begonnen, erst später
seien Schmerzen in der rechten Unterbauchgegend aufgetreten. Diese „Magenschmerzen" sind als Kontraktionsschmerz vom Wurm her oder vom Coecum
aufzufassen, die ihren gestauten oder pathologischen Inhalt auspressen. Hierher
gehören auch die Nabelkoliken bei Kindern, für die als anatomisches Substrat
stets ein entzündlich veränderter Wurmfortsatz gefunden wird. Der bei der
Appendicitis im weiteren Verlauf in der rechten Unterbauchgegend auftretende

Schmerz ist ein peritonitischer, bedingt durch die Beteiligung des Peritoneum parietale. Die gleichen Verhältnisse treffen auch für Magen und Gallenwege zu.

Auch bei den Kontraktionen des Uterus wird der Schmerz nicht am Ort der Entstehung lokalisiert. Bei den Wehen der Geburt werden nicht Schmerzen im Leibe empfunden, beim Abort im 2. oder 3. Monat nicht Schmerzen im kleinen Becken, sondern stets vor dem Kreuzbein dort, wo das Ganglion hypogastricum, die übergeordnete vegetative Zwischenschaltung liegt.

Es ist also der Kontraktionsschmerz der vom Sympathicus innervierten Baucheingeweide ein periodischer, der nicht am Orte der Auslösung, sondern an dem höher gelegenen zwischengeschalteten Ganglion lokalisiert wird.

Dem Kontraktionsschmerz gegenüber ist der Blähungsschmerz deutlich unterscheidbar, der bei der Auftreibung des Darmes durch Gase entsteht. Seine Ursache ist nach den zahlreichen Tierversuchen die Zerrung des Mesenteriums. Dieser Schmerz ist nicht periodisch. Er hat auch nicht den „schneidenden" Charakter des Kontraktionsschmerzes, sondern ist mehr „drückend". Eine weitere Besonderheit des Blähungsschmerzes ist die Tatsache, daß nach einiger Zeit eine Gewöhnung an ihn eintritt, ja er kann schließlich ganz verschwinden, so daß nur ein Gefühl von Völle zurückbleibt, wie wir es vom paralytischen Ileus her wissen, wo die anfangs sehr lebhaften drückenden Schmerzen schließlich nachlassen bei zunehmender Auftreibung des Leibes. Der Blähungsschmerz wird am Orte der Entstehung lokalisiert oder vielmehr dort auf die Bauchwand projiziert. Der geblähte Darm drängt gegen das Peritoneum parietale an und reizt so die entsprechenden spinalen Bahnen.

Eine besondere Stellung nimmt noch der sog. vernichtende Bauchschmerz ein, der bei der Perforation eines Magengeschwüres oder einer entzündeten Gallenblase oder im Beginn einer akuten Pankreatitis eintritt. Er ist von einer ganz besonderen Intensität, der selbst kräftige Männer zu hilflos jammernden Wesen macht. Auch dieser Schmerz wird in der Gegend des Ganglion coeliacum lokalisiert. Die Ursache dieser Lokalisierung und auch der Stärke des Schmerzes ist wohl in der direkten Reizung des Ganglion zu suchen durch entzündliche, toxische oder chemische Stoffe. Daß direkte Reizung des Ganglion coeliacum sehr schmerzhaft ist, wissen wir von Tierversuchen her. Dadurch erklärt sich auch die jedem Chirurgen geläufige Tatsache, daß die Entfernung der Tampons nach einer Operation an den Gallenwegen ganz besonders schmerzhaft ist.

Die Innervation der Blutgefäße.

Bei der Bedeutung, die die Frage der Innervation der Blutgefäße für deren Chirurgie hat, seien diese Zusammenhänge hier noch etwas ausführlicher besprochen.

Es ist bereits erwähnt worden, daß dem Sympathicus vasomotorische (constrictorische) Bahnen für die verschiedenen Gefäßprovinzen des Körpers entstammen. Die Antagonisten, die vasodilatatorischen Bahnen, gehören zum parasympathischen System. Das Vorhandensein der letzteren ist bisher erst einwandfrei bewiesen für die Gefäße der Speicheldrüsen und auch die des Gehirns. Für alle andern Gefäßgebiete steht der zwingende Beweis, daß sie auch vasodilatatorisch innerviert sind, noch aus. Die Schwierigkeit der Beurteilung

beruht darauf, daß ja die Vasodilatation auch durch Lähmung der Vasokon-
striktoren bedingt sein kann.

Von wo die innervatorischen Impulse für das Spiel der Gefäßnerven ausgehen,
steht noch nicht fest. Nach physiologischen und klinischen Beobachtungen
muß man annehmen, daß im Zwischenhirn, im Thalamus opticus und im Höhlen-
grau des 3. Ventrikels diejenigen Stellen zu suchen sind, an denen sensible
und psychische Reize auf vasomotorische Bahnen übergehen. Es deckt sich
also diese Stelle mit dem allgemeinen vegetativen Zentrum. Ob sich in der
Medulla oblongata ein dominierendes Zentrum 2. Ordnung für die Innervation
der Blutgefäße befindet, ist zum mindesten zweifelhaft. Sicher ist jedoch, daß
sich im Rückenmark segmentäre Zentren befinden für die Gefäßinnervation,
die im Sinne einer Tonusregulierung wirksam sind. Diese segmentären spinalen
Zentren liegen in dem bereits erwähnten Nucleus sympathicus; sie reagieren
auf alle Reize, welche von der Körperoberfläche ausgehen, und auch auf solche,
welche mit dem Blut zugeführt werden. Darüber, wie die spinalen Zentren
mit den ihnen übergeordneten cerebralen verbunden sind, ist nichts bekannt.
Für die Katze ist lediglich festgestellt, daß vasomotorische Reize vom Zwischenhirn für den Halssympathicus durch jede Hälfte des Halsmarkes zu beiden
Halssympathici gehen (KARPLUS und KREIDL: Sympathicusleitung im Gehirn
und Rückenmark. Pflügers Arch. f. d. ges. Physiol. Bd. 143, S. 109. 1911).

Bei den peripheren Bahnen für die Gefäße des Rumpfes und der Extremitäten wollen wir die vasoconstrictorischen und vasodilatatorischen gesondert
betrachten.

Die vasoconstrictorischen Bahnen (Sympathicus) verlassen die Medulla
spinalis mit den vorderen Wurzeln und gelangen mit den Rami communicantes
albi zum Grenzstrang als präganglionäre Fasern. Von den Ganglien des Grenzstranges ziehen sie als postganglionäre Fasern mit den Spinalnerven zur Peripherie.
Die Vasoconstrictoren für die Gefäße der Brust- und Bauchhöhle und des Schädels
gehen nicht mit Spinalnerven, sondern treten von den Ganglien des Grenzstranges unmittelbar zu den Gefäßen, sie als periarterielles Geflecht umspinnend.
Auch an die Stammgefäße der Extremitäten, die Arteria subclavia und die
Arteria iliaca treten unmittelbar ohne Vermittlung spinaler Nerven sympathische
Bahnen heran, und zwar an die Arteria subclavia vom Ganglion stellatum und
an die Iliaca von den caudalen Teilen des Grenzstranges. Es gelangen also zu
den Gefäßen der Extremitäten sympathische Bahnen einmal durch Vermittlung
spinaler Nerven, aber auch unmittelbar. Ob diese unmittelbar vom Grenzstrang
an die Gefäße herantretenden sympathischen Bahnen mit den Gefäßen bis zur
Peripherie verlaufen, ist noch zweifelhaft, nach neueren Feststellungen von
KROGH jedoch wahrscheinlich. Gewisse klinische Tatsachen und Beobachtungen
nach Operationen am periarteriellen Geflecht der Gefäße lassen ebenfalls diese
Annahme bis zum gewissen Grade als berechtigt erscheinen.

In der Wand der Gefäße verlaufen die sympathischen Bahnen zum Teil
in der Adventitia, zum Teil aber auch in der Media bis hinab auf die Intima.
Ganglienzellen (periphere Regulationszentren) sind in der Wand der peripheren
Gefäße nicht nachgewiesen. Wohl aber sind solche bekannt in der Adventitia
der großen Gefäße der Körperhöhlen.

Die dem parasympathischen System angehörenden vasodilatatorischen
Bahnen verlassen die Medulla spinalis durch die hinteren Wurzeln mit den

sensiblen Bahnen. Mit diesen verlaufen sie durch das Spinalganglion, durch die Spinalnerven zur Peripherie und gelangen hier in segmentärer Anordnung mit den von Spinalnerven an die Gefäße herantretenden Ästen zur Wand der Gefäße (vgl. Abb. 10—14 auf S. 14—16).

Es verlaufen also mit den peripheren Nerven zu den Gefäßen der Extremitäten sowohl vasoconstrictorische als auch vasodilatatorische Bahnen, und zwar alle vasodilatatorischen Fasern, aber nur ein Teil der vasoconstrictorischen. Ein anderer Teil der vasoconstrictorischen Bahnen hat keine Beziehungen zu den Spinalnerven; sie verlaufen vom Grenzstrang unmittelbar über die periarteriellen sympathischen Geflechte.

Während für die Gefäße der Extremitäten die postganglionären Fasern zum Teil mit den spinalen Nerven verlaufen, liegen die Verhältnisse bei den Gefäßen des Halses und Kopfes anders. Für diese Gefäße ebenso wie für die der Brust- und Bauchhöhle schließen sich die postganglionären Bahnen nicht an Spinalnerven an, sondern sie gehen vom Grenzstrang unmittelbar zu den Gefäßen, und zwar nur zum Teil als postganglionäre Fasern. Ein Teil der vasomotorischen Bahnen verläßt den Grenzstrang noch als präganglionäre Fasern, die ihre Umschaltung erst in den bereits erwähnten Ganglienzellen der Gefäßwand finden. Vom kranialen Ende des Grenzstranges, dem Ganglion cervicale supremum, verlaufen diese Bahnen dann im Plexus caroticus weiter zur Schädelhöhle und ziehen von dort dann auf den im Abschnitt Anatomie geschilderten Wegen weiter zur Peripherie mit den verschiedenen Hirnnervenästen. Der Verlauf der parasympathischen Vasodilatatoren für das Gesicht ist ebenfalls bereits geschildert.

Zahlreiche Fragen der Gefäßinnervation sind noch ungeklärt trotz der vielen bisher darauf verwandten Mühe. Und über die Innervation des wichtigsten und ausgedehntesten Teiles des menschlichen Kreislaufes, über die Innervationsverhältnisse der Capillaren, wußten wir bis vor kurzem so gut wie nichts. Erst die letzten Jahre haben darin einige Fortschritte gebracht (KROGH, ZIMMERMANN). Die überwiegende Menge dessen, was wir von der Blutgefäßinnervation des Menschen zu wissen glauben, ist zudem aus Tierversuchen abgeleitet worden. Wenn auch wohl hierfür zwischen Mensch und Warmblütler ein grundsätzlicher Unterschied im Bau und in den Verrichtungen kaum anzunehmen ist, so spielt doch beim Menschen die Gefäßinnervation für den Wärmehaushalt eine wesentlich größere Rolle als beim Tier. Die Haut des Menschen ist so gut wie nackt, die Haut des Tieres dagegen ist durch ihre Behaarung oder Befiederung von einer schützenden stehenden Luftschicht umgeben.

Experimentelle Untersuchungen über die Vasoconstrictoren des Schädels.

Infolge der anatomischen Besonderheiten der Innervation der Kopfgefäße sind diese besonders häufig der Gegenstand experimenteller Untersuchung gewesen. Es ist sehr leicht sie in ihrer Gesamtheit für eine Kopfhälfte auszuschalten, indem man einfach den Grenzstrang des Sympathicus am Halse auf einer Seite durchschneidet, oder indem man den Halsgrenzstrang auf einer Seite in toto exstirpiert. Nimmt man dann noch das Ganglion stellatum mit heraus, so werden auch diejenigen Fasern ausgeschaltet, welche von ihm aus an

die Carotis communis und die Arteria vertebralis herantreten und mit ihnen
zum Schädel gelangen.

Der erste, der einen derartigen Versuch gemacht hat, ist — wie schon in den
geschichtlichen Bemerkungen erwähnt — PETIT gewesen. Die Problemstellung,
die ihn zu diesem Versuche führte, hatte mit der Frage der Gefäßinnervation
nichts zu tun; es waren anatomische Fragen, die ihn diesen Versuch anstellen
ließen. Was er dabei an den Gefäßen beobachtet hat, waren für ihn Neben-
befunde. Er beobachtete nämlich nach der Durchschneidung des Halssympathicus beim Hunde eine Rötung der Conjunctiva oculi. Diese Rötung deutete
er als Entzündung. Und ebenso tat dies DUPUY, der als erster experimenti
causa das Ganglion cervicale supremum beim Pferde exstirpierte und ebenfalls
nach diesem Eingriff eine Rötung der Conjunctiva auf der operierten Seite sah.
Erst etwa 100 Jahre nach PETIT erkannte BRACHET, daß diese Röte nichts
mit einer Entzündung zu tun hätte, sondern die Folge einer „Congestion der
Blutcapillaren" wäre (BRACHET: Recherches experimentales sur le fonction du
système nerveux ganglionaire et sur leur application à la pathologie. Paris
1837. 2. Aufl., S. 439). Auf eine sehr eigenartige Weise führte er hierfür den
anatomischen Nachweis (Experiment 158, Seite 439f.). Ein Stück der nach der
Durchschneidung des Sympathicus geröteten Conjunctiva legte er in Wasser;
sie nahm dann schnell eine blasse Farbe an und stellte ein weißes, feinfaseriges,
zartes Gebilde dar. Wenn er an einem Auge durch Einträufeln einer reizenden
Flüssigkeit (Saft der Wolfsmilch) künstlich eine Entzündung der Conjunctiva
erzeugt hatte und von dieser Conjunctiva ein Stückchen in Wasser legte, so verlor
auch dieses sehr schnell seine rote Farbe, aber es blieb dicht und mehr homogen.
An einer anderen Stelle sagt er, daß die Folge der Sympathicusdurchschneidung
eine Lähmung der Gefäße sei, die zur Rötung und Blutüberfüllung führe.

Die volle Bedeutung des Sympathicus für die Innervation der Blutgefäße
erkannte jedoch erst CLAUDE BERNARD, der seine allgemein bekannten klassischen Beobachtungen 1851 und 1852 mitteilte (Compt. rend. des séances de
la soc. de biol. 1851. p. 163; 1852. p. 155; Cpt. rend. hebdom. des séances de
l'acad. des sciences. Tom. 34, p. 472. 1852; Arch. générales de méd. Tom. 28,
p. 1852). Von da ab und von den gleichzeitigen Veröffentlichungen von BROWN-
SÉQUARD beginnen die modernen Versuche. Von ihnen wollen wir nur über
ganz vereinzelte berichten, soweit bei ihnen etwas von Bedeutung für die
Chirurgie zu erwähnen ist und sie etwas enthalten, was für das Verständnis der
später zu schildernden klinischen Wirkungen am sympathischen System von
Wichtigkeit ist. Es sind das diejenigen Versuche, die sich im wesentlichen mit
der auf die Sympathicusdurchschneidung folgenden Hyperämie befassen[1]).

---

[1]) Wir erwähnen diese Versuche deshalb, weil jetzt, wo die Sympathicus-Chirurgie
in einem gewissen Brennpunkt des Interesses steht, von verschiedenen Seiten experimentelle
Untersuchungen angestellt und veröffentlicht werden, welche nur Wiederholungen von
solchen sind, die in früherer Zeit andere Untersucher schon angestellt haben, ohne daß
anscheinend die neueren Untersucher Kenntnis von den früheren Ergebnissen haben. Dabei
finden sich solche Versuche an einer jedem Chirurgen ohne weiteres zugänglichen Stelle
ausführlich beschrieben, nämlich in LANGENBECKS Archiv Bd. 67, S. 229. 1902 in der
Arbeit von LIEK: „Über den Einfluß der arteriellen Hyperämie auf die Regeneration".
In dieser Arbeit wird auch die alte Literatur ausführlich besprochen.

Anmerkung bei der Korrektur: Vorstehende Fußnote war bereits gedruckt, als LIEK
in gleichem Sinne im Arch. f. klin. Chirurg. das Wort nahm.

So hat z. B. LIEK in einer Reihe von Tierversuchen (Kaninchen) den Halssympathicus auf einer Seite durchschnitten oder einseitig das Ganglion cervicale supremum exstirpiert. Stets sah er, wenn er nach dieser Operation an beiden Ohren einen flächenhaften Hautdefekt setzte, auf der operierten Seite eine raschere Heilung. Ebenso verlief bei penetrierenden lochförmigen Defekten die Regeneration auf der operierten Seite schneller als auf der andern. Die Ursache für den schnelleren Defektersatz sieht LIEK in der durch die Sympathicusdurchschneidung bedingten Hyperämie. LERICHE und HAOUR (Presse méd. 1921. p. 856), welche die gleichen Versuche angestellt haben, kommen zu demselben Ergebnis, ebenso PLACINTIANU (Arch. f. klin. Chirurg. Bd. 128, S. 248. 1924).

BUNZEL (Über den Einfluß der Vasomotoren und sensiblen Nerven auf die durch Verbrühung hervorgebrachte Entzündung des Kaninchenohres. Arch. f. exp. Pathol. u. Pharmakol. Bd. 37, S. 445. 1896) sah, wenn er den Halssympathicus resezierte und unmittelbar hinterher die Ohren des Versuchstieres mit Wasser von 53° verbrühte, daß die Entzündungserscheinungen auf der operierten Seite stärker waren und sich langsamer zurückbildeten. Diese Erfahrung stimmt mit den Beobachtungen von SAMUEL überein (S. SAMUEL: Entzündungsherd und Entzündungshof. Virchows Arch. f. pathol. Anat. u. Physiol. Bd. 121, S. 273. 1890 und „Über anämische, hyperämische und neurotische Entzündungen." Virchows Arch. f. pathol. Anat. u. Physiol. Bd. 121, S. 396). Hatte BUNZEL die Vasoconstrictoren 14 Tage vor der Verbrühung ausgeschaltet, so verliefen die Entzündungserscheinungen auf der operierten Seite außerordentlich viel stürmischer als auf der andern; sie traten um Stunden früher ein, und ihre Erscheinungen waren wesentlich stärker.

Die Ursache für diese Erscheinungen sehen die verschiedenen Untersucher in der durch die Ausschaltung der Vasoconstrictoren bedingten Hyperämie und in dem Nachlaß oder Fehlen des vasoconstrictorischen Tonus. JORES konnte den anatomischen Nachweis erbringen (am Kaninchen), daß die Gefäße der operierten Seite meßbar erweitert sind, und zwar noch neun Monate nach der Operation. Dieser Nachweis hat eine besondere Bedeutung im Hinblick darauf, daß für gewöhnlich die Erscheinungen der sichtbaren Hyperämie nach der Sympathicusdurchschneidung nach einiger Zeit verschwinden. Näheres siehe darüber S. 66 u. 67.

Sensibilität der Gefäße.

Es ist eine jedem Chirurgen geläufige Tatsache, daß die Unterbindung von Arterien auch solcher kleineren Kalibers bei Operationen in Lokalanästhesie und besonders in Leitungsanästhesie nicht immer schmerzlos ist, daß also mindestens die Arterien sensible Bahnen aufweisen. Nach den Untersuchungen von ODERMATT weist die Innenwand der Arterien keine Sensibilität auf, die Intima ist gefühllos. Dagegen ist das periarterielle Gewebe gegen Druck und Zug empfindlich. Diese Empfindlichkeit des adventitiellen Gewebes ist die Ursache für die Schmerzhaftigkeit der Arterienunterbindung. Bei dieser Schmerzhaftigkeit ist es aber auffallend, wie schlecht die Schmerzen lokalisiert werden. So gut wie nie wird von intelligenten Patienten ein ganz kleiner, eng umschriebener Punkt als schmerzende Stelle angegeben, sondern stets ein etwas größerer Bezirk; fast nie fehlt die Angabe, daß die Schmerzen nach irgend einer Richtung ausstrahlen, z. B. bei der Unterbindung der Arteria thyreoidea superior nach dem Ohre zu. Im ganzen ist die Lokalisation der Gefäßschmerzen eine durchaus unsichere. Für den arteriellen Anteil des Kreislaufes steht also die Versorgung mit schmerzempfindlichen Bahnen fest. Ob auch die Venen und die Capillaren solche Fasern haben, steht nicht fest. Ganz sicher haben sie auch afferente Bahnen; ob unter diesen aber auch schmerzleitende sind, ist nicht bekannt. Ebenso stehen auch noch Untersuchungen darüber aus, auf welchen Bahnen die Schmerzempfindung der Arterien zentralwärts geleitet wird. In einem Tierversuch (Hund) führte HELLWIG an der Arteria femoralis die periarterielle Sympathektomie aus. Injizierte er dann in diese Arterie unterhalb der Operationsstelle 0,4 ccm einer $5^0/_0$igen Bariumchloridlösung, so trat einmal keine Reaktion ein, ein anderes Mal nur eine sehr schwache, während auf der anderen nicht operierten Seite die Schmerzreaktion eine außerordentlich starke war. Dieses Ergebnis läßt nach HELLWIG zwei Deutungen zu: entweder kommt nach der Sympathektomie ein schmerzhaft empfundener Arterienkrampf überhaupt nicht zustande, oder der Krampf tritt zwar ein, die Weiterleitung des Schmerzes aber wird durch den Eingriff unterbrochen. Im letzteren Falle würde also ein Nachweis geliefert sein, daß der Kontraktionsschmerz der Gefäße über sympathische Bahnen geleitet wird[1].

V. Chirurgie des Sympathicus.

Chirurgie des Grenzstranges und seiner Ganglien.

Verletzungen und Schädigungen.

Verletzungen des Grenzstranges des Sympathicus sind verhältnismäßig selten und ganz überwiegend an dessen Halsteil beschrieben; meist handelt es sich dabei um Kriegsverletzungen. Den ersten Fall (Schußverletzung) veröffentlichten die Amerikaner MITCHELL, MOREHOUSE und KEEN (1864, amerikanischer Bürgerkrieg). Im Anschluß an den Feldzug 1870/71 haben BERNHARDT und SEELIGMÜLLER solche Fälle beschrieben. Aus dem Weltkrieg stammen Mitteilungen von GROSS, RIDDER, ZAFFIRO, ZANGER u. a. COBB und SCARLETT konnten über 11 Fälle berichten, KARPLUS über 32, bei denen der Halssympathicus beteiligt war. Häufig handelt es sich dabei nicht um isolierte Verletzungen des Grenzstranges, sondern es sind auch andere Nerven dabei beteiligt, so der Vagus, der Phrenicus und besonders der Plexus brachialis. Die sichtbare Erscheinung

---

[1] Anmerkung bei der Korrektur:

Über die Innervation der Capillaren läßt sich auf Grund des während der Drucklegung dieser Monographie erschienenen Buches von A. KROGH: Anatomie und Physiologie der Capillaren bei Julius Springer, Berlin 1924, kurz folgendes sagen:

Nach experimentellen Untersuchungen von HOOKER, KROGH, HARROP und REHBERG führt elektrische Reizung des Halssympathicus, ebenso die der unteren Ganglien des Grenzstranges sowohl zu einer Kontraktion der Arterien und Venen wie auch der Capillaren in dem zugehörigen Gefäßgebiet.

Während der Tonus der Arterien gewöhnlich schon wenige Tage nach einer Ausschaltung der sympathischen Bahnen wiederhergestellt ist, sind die Capillaren in der Regel sehr langsam in der Wiedergewinnung ihres Normalzustandes und blieben in einem Falle sogar für einen Zeitraum von 100 Tagen erweitert.

der Sympathicusverletzung ist der HORNERsche Symptomenkomplex. Er ist ein konstantes Symptom (KARPLUS, COBB und SCARLETT). Auf dem Gebiete der vasomotorischen und sekretorischen Störungen fand sich nicht selten statt der Erscheinungen der Lähmung solche der Reizung.

In einem Teil der Fälle, welche Zeichen einer Schädigung des Halssympathicus aufwiesen, handelte es sich nicht um Verletzungen des Halsgrenzstranges, sondern um solche des Halsmarkes, indem die sympathischen Bahnen getroffen waren. Derartige Fälle haben RÖPER und REITSCH und O. FISCHER eingehend beschrieben. O. FISCHER hat einen Fall beschrieben, der unseres Wissens einzigartig dasteht, der typische Erscheinungen einer Lähmung des rechten Halssympathicus aufwies, bei dem sich der Einschuß in Höhe des 6. Brustwirbeldornes befand und bei dem das Geschoß in der Mitte der Bauchhöhle lag. Es handelt sich hier also um eine Verletzung des Brustgrenzstranges mit Erscheinungen der Halssympathicuslähmung, ein Beweis am Menschen, aus wie tiefen Dorsalsegmenten (fünftes) noch Bahnen für die sympathische Innervation des Kopfes stammen.

KÜTTNER sah nach Unterbindung der Art. vertebralis Lähmungssymptome der Augenäste des Sympathicus. Die Ursache ist die Verletzung von Sympathicusbahnen, die mit der Arteria vertebralis verlaufen. Diese Beobachtung von KÜTTNER stimmt mit denen von ALEXANDER u. a. überein (siehe den Abschnitt Epilepsie S. 88). Eine große Seltenheit ist die Beobachtung von HUFSCHMID, der bei einem nichttraumatischen Aneurysma der Arteria vertebralis Verengerung der gleichseitigen Pupille sah, der Fall von PRICHARD mit gleichem Symptom bei einer Stichverletzung der Arteria vertebralis und der Fall von VAN DER BRIELE einer isolierten Durchschneidung des Halssympathicus in der Gegend des Ganglion cervicale supremum durch Stichverletzung.

Geschwülste, welche in der Nähe der oberen Brustapertur oder in den Seitenteilen des Halses sitzen, sind nicht selten von Erscheinungen begleitet, welche auf eine Störung im Gebiet des Halssympathicus hinweisen. Auch hier handelt es sich sowohl um Erscheinungen der Reizung als auch der Lähmung. Einen dem oben erwähnten Fall von FISCHER analogen hat ELZAS veröffentlicht, indem ein Teratom des hinteren Mediastinum Symptome von Sympathicusreizung am linken Auge gemacht hatte. Am Halse sind es besonders die Carcinome, welche verhältnismäßig früh Sympathicussymptome machen, seien es die primären Krebse der Schilddrüse oder Drüsenmetastasen anderweitig lokalisierter Geschwülste. Auch bei der Tuberkulose der Halslymphdrüsen und den Lymphogranulomen sind Fälle mit Sympathicusstörungen nicht so sehr selten.

Bei der Struma werden Erscheinungen von seiten des Halssympathicus beobachtet. CZERMAK sah unter 100 genau daraufhin untersuchten Fällen 5 die solche Symptome zeigten, KÄLIN 1,2%. Erklärt werden die Befunde durch die mechanische Einwirkung der vergrößerten Schilddrüse. Dabei handelt es sich sowohl um Reizungs- als auch um Lähmungserscheinungen, insbesondere der oculopupillären Bahnen. CZERMAK sah die Lähmungserscheinungen nach der Operation nie zurückgehen, ebensowenig WETTE, dagegen verschwinden die Reizerscheinungen nach der Operation (PAMPERL). Nach der Strumektomie sind wiederholt Fälle von Sympathicuslähmung beschrieben, z. B. von DUBS; KÄLIN sah sie in 6% der Fälle, DE QUERVAIN in 1,6%, FRITSCHE bei 1,2%. Besonders gefährdet ist der Sympathicus bei der extrafascialen Unterbindung der Arteria thyreoidea inferior nach DE QUERVAIN. Meist schwinden die Symptome später.

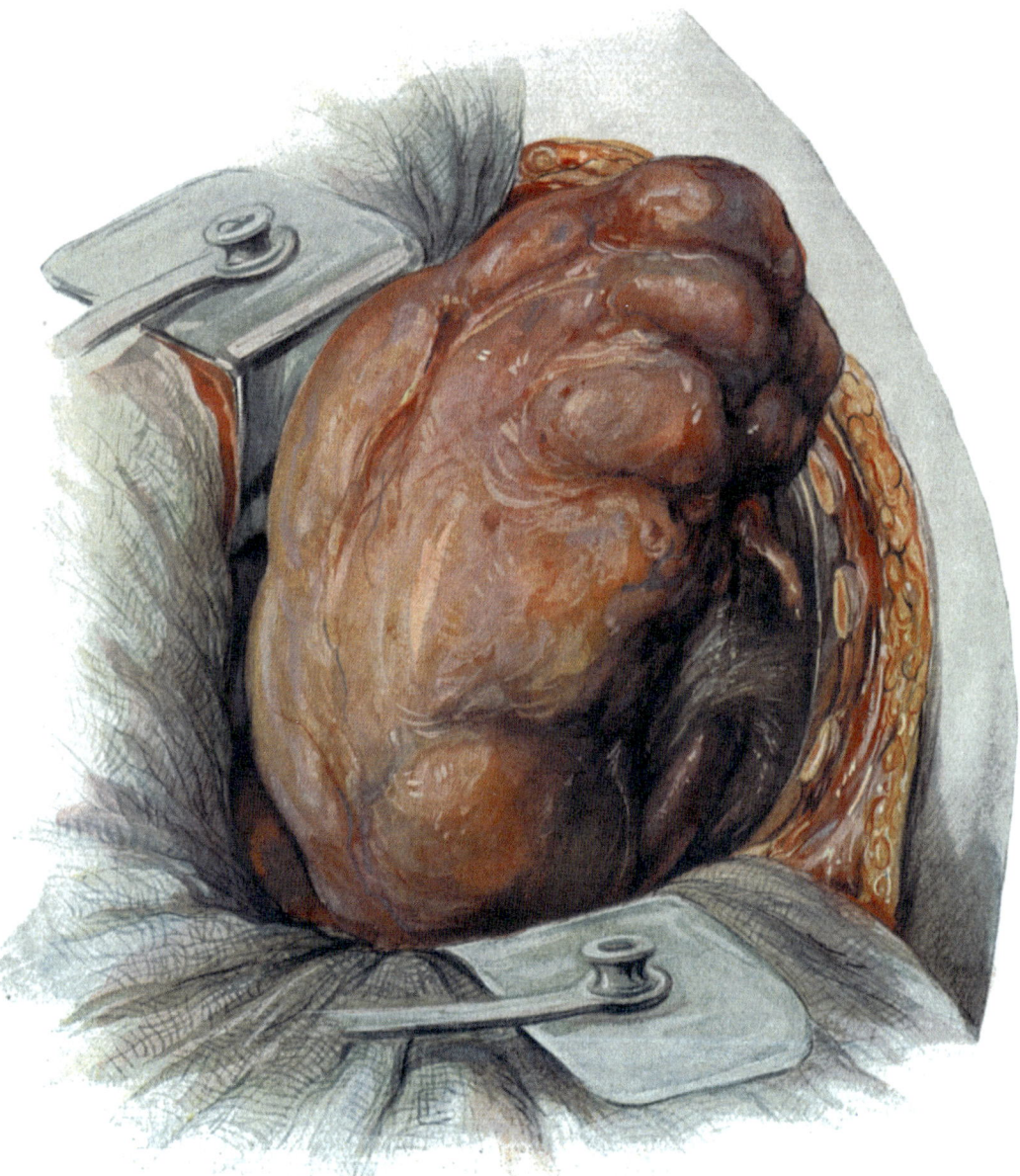

Abb. 28. Operation eines großen Ganglioneuroms des Sympathicus im hinteren Mediastinum.
(Nach SAUERBRUCH.)

Auch beim BASEDOW sind einseitige Augensymptome von seiten des Sympathicus beschrieben. Hier erscheint die zuweilen angeführte Begründung durch mechanische Ursachen unwahrscheinlich, worauf schon MOEBIUS hingewiesen hat. Die BASEDOW-Schilddrüse ist ja im allgemeinen nur mäßig vergrößert, dabei in der Regel von weicher Konsistenz. Gegen die mechanische Auffassung sprechen vor allem die Fälle, bei denen die Augenerscheinungen sich gar nicht auf der Seite finden, auf der die Schilddrüsenvergrößerung sitzt. HILDEBRAND hat eine ganze Reihe von solchen Fällen beschrieben.

Geschwülste.

Geschwülste, die vom Sympathicus ihren Ausgang nehmen, sind nicht gerade häufige Befunde. Meist handelt es sich bei diesen Tumoren um sog. Ganglioneurome, makroskopisch gewöhnlich derbe Neubildungen, die auf dem Durchschnitt kaum von Fibromen oder zellarmen Sarkomen zu unterscheiden sind. Mikroskopisch finden sich in ihnen sowohl markhaltige als auch marklose Nervenfasern, meist beide Arten nebeneinander. Der auffallendste Bestandteil sind jedoch die in ihnen enthaltenen Ganglienzellen, die in ein und derselben Geschwulst meist in außerordentlich mannigfaltigen Form vertreten sind. Neben sehr kleinen runden Zellen, den sog. Sympathicusbildungszellen sind große, ein-, doppel- oder gar vielkernige Zellen vertreten mit allen charakteristischen Merkmalen der Ganglienzellen.

Die Ganglioneurome sind als gutartige Geschwülste anzusehen, eine maligne Degeneration ist sehr selten. Nervöse Ausfalls- oder Reizerscheinungen werden im allgemeinen nicht beobachtet. So kommt es, daß sie zuweilen eine beträchtliche Größe erreichen können, bis sie durch rein mechanisch bedingte Beschwerden den Kranken veranlassen, ärztliche Hilfe in Anspruch zu nehmen.

BRUNNER konnte in einer kürzlich erschienenen Arbeit 52 Fälle von Ganglioneurom zusammenstellen und über einen besonders großen Tumor berichten, der im hinteren Mediastinum saß und von SAUERBRUCH mit Erfolg entfernt werden konnte (vgl. Abb. 28).

Die Geschwulstbildung im vegetativen Nervensystem kann vergesellschaftet sein mit einer Geschwulstbildung an den peripheren Nerven (Neurofibromatose; RECKLINGHAUSENsche Krankheit). Dabei wird im allgemeinen angenommen, daß die Geschwulstbildung in den peripheren Nerven von den in ihnen verlaufenden sympathischen Bahnen ausgeht. Demnach wäre auch die Neurofibromatose als eine Geschwulstbildung des Sympathicus aufzufassen.

Daß eine Geschwulst des Grenzstranges keine klinischen Erscheinungen zu machen braucht, beweist sehr eindringlich ein Fall von CHIPAULT. Er resezierte in einem Fall von Epilepsie doppelseitig das Ganglion cervicale supremum und medium. Bei der Operation fand sich ein dattelgroßes Myxosarkom zwischen den beiden Ganglien im Grenzstrang. Eine sehr genaue Untersuchung vor der Operation hatte keinerlei Symptome von Sympathicusreizung oder -lähmung ergeben.

Operationstechnik.
Halsgrenzstrang.

Die am Halssympathicus ausführbaren und bisher ausgeführten Operationen sind folgende:

A. Die Durchschneidung des Halssympathicus (Sympathicotomie).

1. Zwischen Ganglion cervicale medium und inferius (v. JAKSCH).

2. Zwischen Ganglion cervicale supremum und medium (JABOULAY).

B. Die Resektion des Halssympathicus (Sympathektomie):
 1. Partielle Resektion:
    a) Resektion des Ganglion cervicale supremum mit einem Stück des Grenzstranges (ALEXANDER).
    b) Resektion des Ganglion cervicale medium (BOGDANIK).
    c) Resektion des Ganglion cervicale supremum und medium einschließlich des zwischen ihnen gelegenen Grenzstranges (JONNESCU).
 2. Totale Resektion ohne und mit Wegnahme des Ganglion thoracale I (stellatum) (JONNESCU).
 3. Totale Resektion aller sympathischen Bahnen am Halse (Resektion des Halsgangstranges kombiniert mit einer periarteriellen Sympathektomie an Carotis und Vertebralis (BRÜNING).
C. Andere Operationen am Halsgrenzstrang.
 1. .Nervendehnung zwischen Ganglion cervicale supremum und medium (JABOULAY, zit. nach LORENTZ).
 2. Quetschung des Ganglion cervicale supremum (Sympathicotrypsie) (CHIPAULT).

Wir wollen hier den größten Eingriff darstellen, die Exstirpation des Halssympathicus mit seinen drei Ganglien und die des Ganglion stellatum.

Die Technik, wie wir sie uns ausgebildet haben, folgt im wesentlichen den Angaben TOMA JONNESCUs. Sie ist diejenige, die sich uns nach einer Reihe von Leichenversuchen am Lebenden bewährt hat.

Die Operation muß in Narkose ausgeführt werden, da eine zuverlässige und ungefährliche örtliche Anästhesierung der Gegend des Ganglion stellatum uns nicht möglich erscheint wegen der topographisch-anatomischen Verhältnisse dieser Gegend (Gefäße, Pleurakuppel). Der Kranke befindet sich in Rückenlage mit leicht erhöhtem Oberkörper. Das Gesicht wird nach der der Operation abgewandten Seite gedreht. Eine besondere Hochlagerung der Schultergegend durch eine untergeschobene Rolle, so daß der Kopf nach hinten überfällt, ist in manchen Fällen angenehm; notwendig ist sie nicht.

Der Hautschnitt verläuft im allgemeinen am hinteren Rande des Musculus sternocleidomastoideus, von der Spitze des Processus mastoideus bis zur Clavicula. Im oberen Drittel soll der Hautschnitt etwa 1 cm vom hinteren Rande des Sternocleido nach rückwärts verlaufen (Abb. 29). Man vermeidet auf diese Weise, daß der Nervus occipitalis minor und der Nervus auricularis magnus in die Narbe fallen. Wir haben dies im Anfang nicht beachtet und zweimal eine sehr hartnäckige Neuralgie erlebt, die uns in einem Falle zur sekundären Resektion des Nervus auricularis zwang. Das Plathysma und die Vena jugularis externa werden durchschnitten, letztere nach doppelter Unterbindung. Dann wird von der Austrittsstelle des Plexus cervicalis an nach abwärts der hintere Rand des Musculus sternocleidomastoideus freigelegt. Dies gelingt im unteren Teil der Wunde meist stumpf mit einer KOCHERschen Sonde oder der geschlossenen COOPER-Schere. Nach oben zu ist das Gewebe dichter, so daß hier meist einige Scherenschläge erforderlich sind. Etwa störende Zweige des Nervus cutaneus colli werden durchschnitten. Einen Nachteil außer einer vorübergehenden Sensibilitätsstörung haben wir danach nie gesehen. Der Accessorius muß, wenn er zu Gesicht kommt, geschont werden. Die mehr vertikal verlaufenden Zweige, die Nervi supraclaviculares stören in der Regel nicht. Ist der hintere

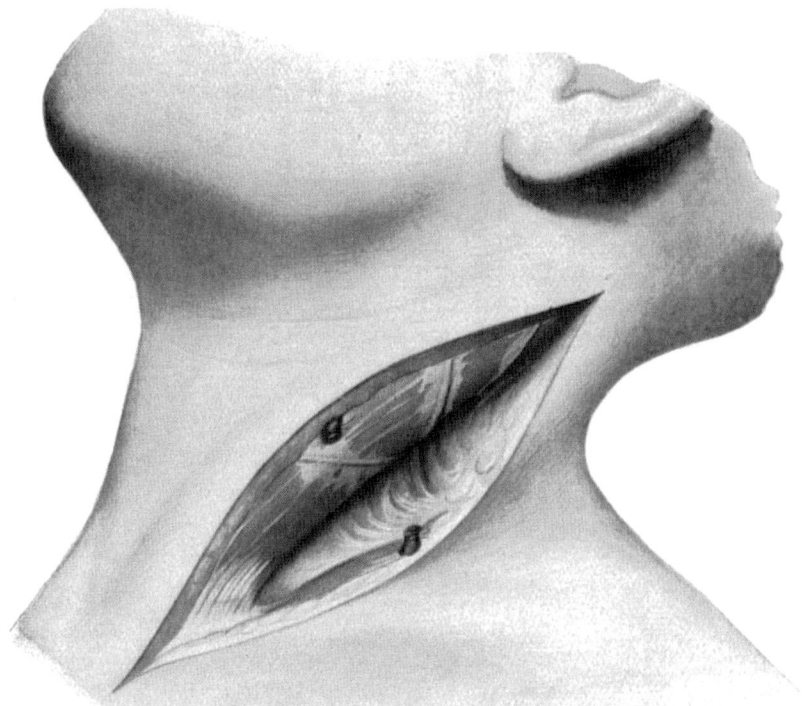

Abb. 29. Exstirpation des Halsgrenzstrangs. I. Akt.

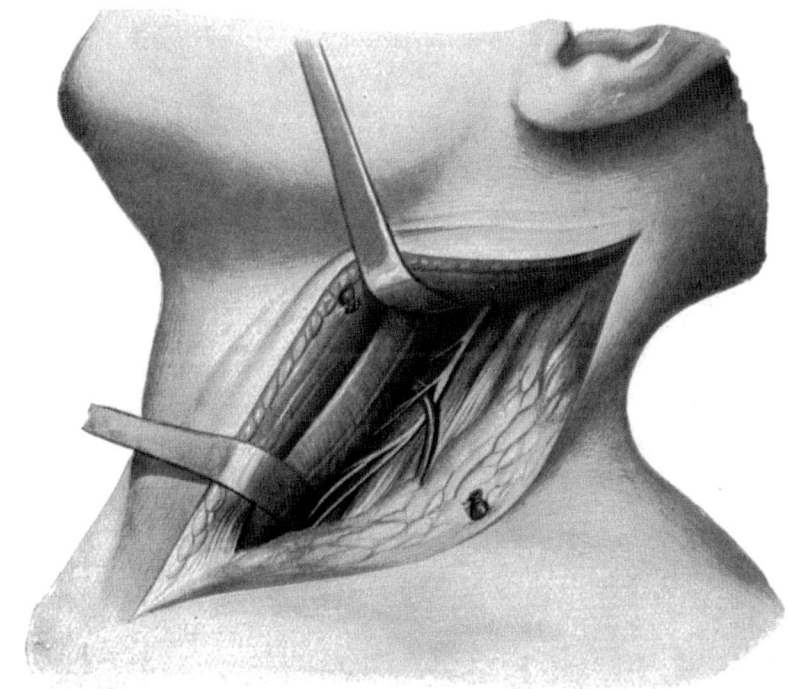

Abb. 30. Exstirpation des Halsgrenzstrangs. II. Akt.

Rand des Musculus sternocleidomastoideus freigelegt, so wird der Muskel mit
einem runden Haken nach medial verzogen. Es stellt sich dann das große Gefäß-
Nervenbündel ein. Auch dieses wird mit einem stumpfen Haken nach medial
gezogen. JONNESCU hat hierfür einen besonderen breiten Haken angegeben;
wir sind mit den üblichen stets ausgekommen. Die Gefäßscheide wird nicht
eröffnet. Im mittleren Teil des Schnittes wird dann der Grenzstrang des Sympathicus aufgesucht. Er liegt medial von der Kette der Tubercula anteriora
der Halswirbel-Querfortsätze, medial vom Phrenicus, in der Regel eingescheidet
von einem besonderen dünnen Blatt der Fascia praevertebralis (Abb. 30). In
einzelnen Fällen sucht man ihn hier jedoch vergeblich. Man findet ihn dann
an der hinteren Wand der Gefäßscheide lateral vom Vagus. Er wird stumpf
herauspräpariert, auf einen Schielhaken gelagert
und zunächst nach unten zu verfolgt bis an seine
Kreuzung mit der Arteria thyreoidea inferior. Diese
wird doppelt unterbunden und durchschnitten, auch
dann, wenn der Sympathicus, was selten ist, als
geschlossener Stamm vor der Arterie verläuft. Nach
Durchtrennung der Arteria thyreoidea superior ist
der Zugang nach den weiter fußwärts gelegenen Teilen
ein bequemerer. Ist ein Ganglion cervicale medium
vorhanden, so liegt es in der Gegend dieser Kreu-
zungsstelle des Sympathicus mit der Arteria thyreoidea
inferior. Die in dieser Gegend abgehenden Äste
(Nerven der Schilddrüse, Anastomose mit dem Nervus recurrens, Nervus cardiacus medius usw.) werden
durchschnitten und der Grenzstrang weiter nach
unten zum Ganglion cervicale inferius verfolgt und
dieses freigelegt. Die Präparation gelingt in dem
lockeren Zellgewebe immer stumpf. Am besten eignet
sich hierzu ein schlankes gerades Elevatorium. Das
Präparieren in der Tiefe am Ganglion kann man
sich wesentlich erleichtern, wenn die Weichteile und
Gefäße mit zweckmäßig gebogenen stumpfen Haken
beiseite gehalten werden. Die üblichen Haken sind
sämtlich ungeeignet. Wir haben zuletzt 7,5 mm breite

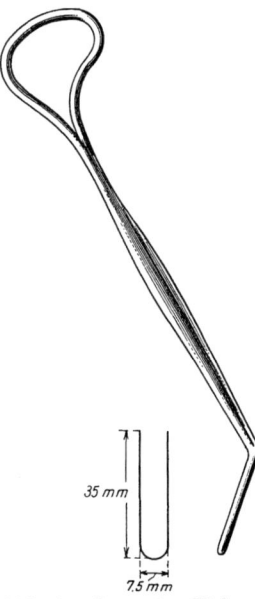

Abb. 31. Stumpfer Haken
nach BRÜNING für die Ex-
stirpation des Ganglion
stellatum.

35 mm

7,5 mm

stumpfe Haken benutzt, die gegen den Stiel um 45⁰ abgeknickt sind (WINDLER,
Berlin) (Abb. 31). Hat man solche Haken nicht, so gelingt das Freihalten des
Operationsfeldes gut mit Hilfe von zwei langen, schmalen, geraden Elevatorien.
Reicht der cleidale Ansatz des Sternocleido sehr weit nach hinten, so wird er
eingekerbt. Eine gute klare Übersicht ist unbedingt notwendig in dieser etwas
heiklen Gegend. Arteria und Vena vertebralis, die in der Furche zwischen
Scalenus und Wirbelsäule vor dem Grenzstrang und dem Ganglion liegen,
werden vorsichtig nach medial gezogen, das Ganglion freigelegt, die von ihm
abgehenden Äste durchschnitten, so daß nur noch die Verbindung mit dem Ganglion stellatum erhalten bleibt.

Um dieses freizumachen, geht man am besten auf der Hinterseite des Grenzstranges vor. Der Grenzstrang wird sehr vorsichtig — er reißt sonst leicht ab —
angezogen und das Ganglion an seiner Hinterfläche freigelegt. Hier findet

sich sehr lockeres Bindegewebe. Irgendwelche wichtigen Gebilde, die man verletzen könnte, sind hier nicht vorhanden. Erst wenn das Ganglion hinten bis zu seinem unteren Pol frei ist, wendet man sich zur Vorderseite, wobei man sich aber immer ganz dicht an das Ganglion halten muß; hier ist jetzt die größte Vorsicht geboten, vor allem wegen der Lagebeziehungen des Ganglion zur Pleurakuppel und den Vasa vertebralia. Sobald der obere Pol des Ganglion herauspräpariert ist, soll man das Ganglion mit einer Klemme fassen. Versucht man es nur am Grenzstrang in die Höhe zu halten, so reißt dieser leicht ab. Das Ganglion schlüpft dann nach dem hinteren Mediastinum zu in die Tiefe, und es ist außerordentlich schwierig, es wieder zu finden. Die Vorderfläche des

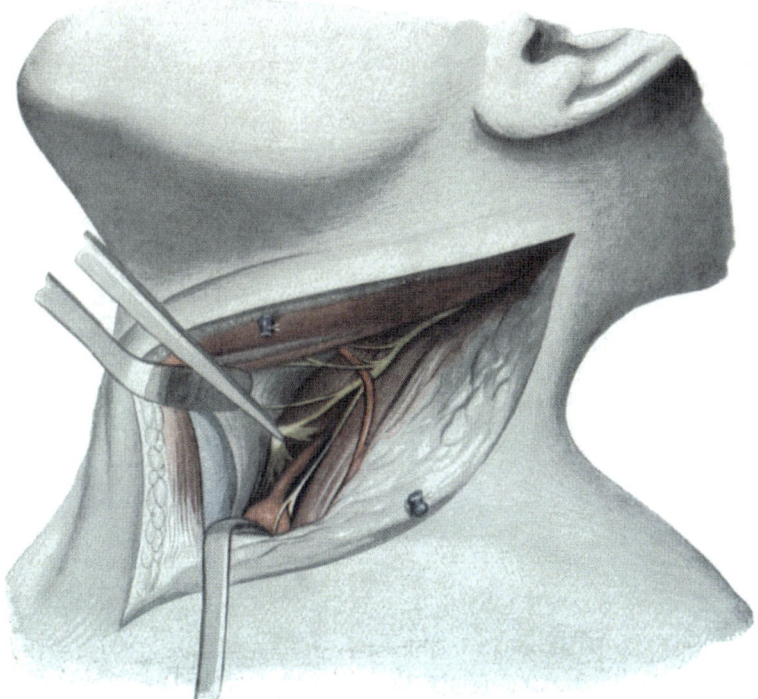

Abb. 32. Exstirpation des Halsgrenzstrangs. III. Akt.

Ganglion wird dann vorsichtig freipräpariert (Abb. 32), die von ihm abgehenden Äste durchschnitten und schließlich noch der Verbindungszweig zur Kette der thorakalen sympathischen Ganglien abgetrennt.

Ist eine periarterielle Sympathektomie an der Arteria vertebralis indiziert, so wird diese nunmehr ausgeführt. Über die Technik der periarteriellen Sympathektomie siehe später. An einem langen, fettlosen Halse ist dieser Teil des Eingriffes verhältnismäßig leicht und schnell ausführbar. Bei kurzem gedrungenem und fettreichem Halse ist er jedoch recht schwierig. Hier muß man sich dann mit einer einfachen zirkulären Durchtrennung der Adventitia begnügen oder sogar überhaupt von der Durchführung Abstand nehmen. Dann wird der mit den Ganglien frei in der Wunde hängende Grenzstrang nach oben zu verfolgt und noch das Ganglion cervicale supremum zu entfernen. Es ist hierzu in der Regel nicht notwendig, den hinteren Rand des Musculus sternocleidomastoideus von der Austrittsstelle des Plexus cervicalis an nach oben bis an die Schädelbasis freizulegen. Es gelingt tunnelierend unter dem Muskel vorzudringen und so wenigstens den unteren Pol des Ganglion supremum freizulegen (Abb. 33). Hier stört zuweilen die eine oder andere kleine Vene, die von dem tiefen venösen Halsgeflecht zur Vena jugularis interna zieht; sie werden gegebenenfalls nach doppelter Unterbindung durchtrennt. Der von dem unteren Pol des Ganglion supremum abgehende Nervus cardiacus superior wird durchschnitten, desgleichen die übrigen Äste (zum Pharynx, Oesophagus usw.). Bei der Präparation des Ganglion muß man sich wieder dicht an dasselbe halten, um nicht die unmittelbar anliegende Arteria carotis interna zu verletzen oder den Vagus zu schädigen (vgl. S. 11).

Wenn nötig, erfolgt jetzt die periarterielle Sympathektomie an der Carotis. Über die Technik siehe später. Die Wunde wird verschlossen, indem mit einigen Catgutknopfnähten die durchtrennte Halsfascie an den hinteren Rand des Musculus sternocleidomastoideus befestigt wird, das durchtrennte Plathysma wird vereinigt und die Hautwundränder durch Seidenknopfnähte oder Klammern zusammengefügt.

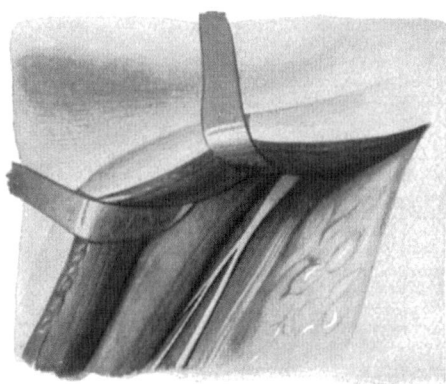

Abb. 33. Exstirpation des Halsgrenzstrangs. IV. Akt.

Bei vorsichtigem Vorgehen verläuft die Operation fast blutleer. Sie hat gewisse Gefahrenpunkte. Zunächst die Gefahr der Verletzung der Pleurakuppel. Bei hochstehender Lungenspitze reicht diese bis in die Gegend des Ganglion cervicale inferius. Wird die Pleura verletzt (JONNESCU), so muß die Öffnung sofort durch eine Klemme verschlossen werden. Das Loch wird durch Abbinden oder einige Knopfnähte definitiv versorgt. Das für eine Pleuraverletzung charakteristische, schlürfende Geräusch kann vorgetäuscht werden durch Ansaugung von Luft in die Wundhöhle und das hintere Mediastinum, wenn die Haken aus der Wunde herausgenommen sind oder ihr Zug nur nachgelassen hat. Zieht man die Haken wieder an, so daß die Wundhöhle nach unten zu ganz entfaltet ist, so verschwindet es sofort. Eine etwaige Verletzung der Arteria oder Vena vertebralis ist nicht allzu schlimm, wenn auch das Auffinden der Verletzungsstelle und ihre Versorgung in dem engen tiefen Wundtrichter recht schwierig sein kann, da das kleine Operationsfeld im Nu vollständig mit Blut überschwemmt ist. Daß eine Verletzung des im vorderen Teil des Operationsgebietes liegenden Bulbus venae jugularis zu den größten Schwierigkeiten führen kann, ist selbstverständlich. Sie läßt sich bei einigermaßen vorsichtigem Vorgehen immer vermeiden. Allen diesen Schwierigkeiten geht man aus dem Wege, wenn man sich bei der Präparation des Grenzstranges und besonders seiner Ganglien immer eng an diese hält und am Ganglion stellatum, wie bereits erwähnt, zunächst dessen Hinterseite freilegt. Auch die abgehenden Äste soll man erst dann durchtrennen, nachdem man sie auf einige Millimeter vom Ganglion aus freipräpariert hat. Wir haben uns hierfür mit Vorteil einer kleinen gebogenen Schere mit abgerundeten Spitzen bedient, wie sie die Augenärzte zur Durchschneidung des Opticus bei der Ausräumung des Bulbus oculi gebrauchen. Die Krümmung dieser Schere ist stärker als die der Cooper-Schere, so daß die die Schere führende Hand das Gesichtsfeld weniger verdeckt.

Über einen besonderen Zwischenfall hat Brüning berichtet. Beim Präparieren war der Grenzstrang zwischen dem Ganglion cervicale inferius und dem Ganglion stellatum durchgerissen und das Ganglion stellatum in die Tiefe geschlüpft. Bei dem Suchen fand sich ein schmales grauweißes Gebilde, das für den durchrissenen Nervenstumpf gehalten wurde; es wurde freipräpariert auf 5 cm und riß wieder ab. Es stellte sich heraus, daß ein 5 cm langes Stück des Ductus thoracicus unfreiwillig reseziert war. An eine Versorgung des Ductus war nicht zu denken. Er war in die Tiefe geschlüpft und blieb unauffindbar. Irgendwelche Folgen hat das Mißgeschick nicht gehabt. Das Ganglion stellatum wurde noch gefunden, freigelegt und exstirpiert. Daß bei der Entfernung des Ganglion supremum die Gefahr einer Verletzung der Carotis interna besteht, wurde schon erwähnt.

Im ganzen stellt die Operation „eine feine Sezierübung am Lebenden" dar (Jonnescu).

Die verschiedenen Operateure, die Resektionen am Halssympathicus ausgeführt haben, sei es partielle, sei es totale, sind zum Teil auf andern Wegen an den Sympathicus herangegangen als auf dem hier geschilderten. Einige sind am vorderen Rande des Musculus sternocleidomastoideus in die Tiefe gegangen; meist handelte es sich dabei um Resektionen des Ganglion cervicale supremum. Kümmell geht durch den Musculus sternocleidomastoideus stumpf hindurch, ihn dabei in seine beiden Teile aufspaltend. Uns hat sich der Zugang vom hinteren Rande des Musculus sternocleidomastoideus aus bewährt; er schafft besonders für das Arbeiten in der Gegend des Ganglion cervicale inferius und stellatum klare Übersicht. Beachtenswert ist der Vorschlag von Floerken, der den muskuloplastischen Schnitt von de Quervain empfiehlt, indem er den Musculus sternocleidomastoideus fingerbreit oberhalb der Clavicula quer durchschneidet. Er bringt bei kurzem, fettreichem Hals sicher eine große Erleichterung. In unseren 20 Fällen sind wir stets mit dem Längsschnitt ausgekommen.

Rami communicantes.

Es soll hier zunächst die Technik der Resektion in Höhe von D 9—12 beschrieben werden nach den Angaben, die v. Gaza darüber gemacht hat. Hautschnitt 3 cm neben der Reihe der Dornfortsätze in einer Länge von 12—15 cm vom Dornfortsatz des 7. bis zu dem des 12. Brustwirbels. Die Fascia lumbodorsalis und die letzten Ausläufer des Musculus trapezius und latissimus dorsi werden in der Richtung des Hautschnittes durchtrennt. Danach wird in ganzer Länge des Schnittes noch das tiefe Blatt der Fascia lumbodorsalis gespalten; unter ihr verlaufen, teilweise mit ihr zusammenhängend, der Longissimus und Spinalis dorsi. Zieht man diese Muskeln scharf beiseite, so lassen sich bereits

die Querfortsätze der Wirbel erkennen. Um an das Foramen paravertebrale
heranzulangen, müssen diese entfernt werden. Hierzu müssen die Querfortsätze zunächst skelettiert und die an ihnen ansetzenden, meist stark-sehnigen
kurzen Rückenmuskeln abgetrennt und beiseite geschoben werden. Liegen die
Querfortsätze frei, so werden sie hart am Wirbel mit einem Meißel an ihrer
Basis abgeschlagen und mit einer Knochenschere aus den letzten sie noch halten-
den Verbindungen gelöst. Jetzt ist der Zugang zum Foramen paravertebrale

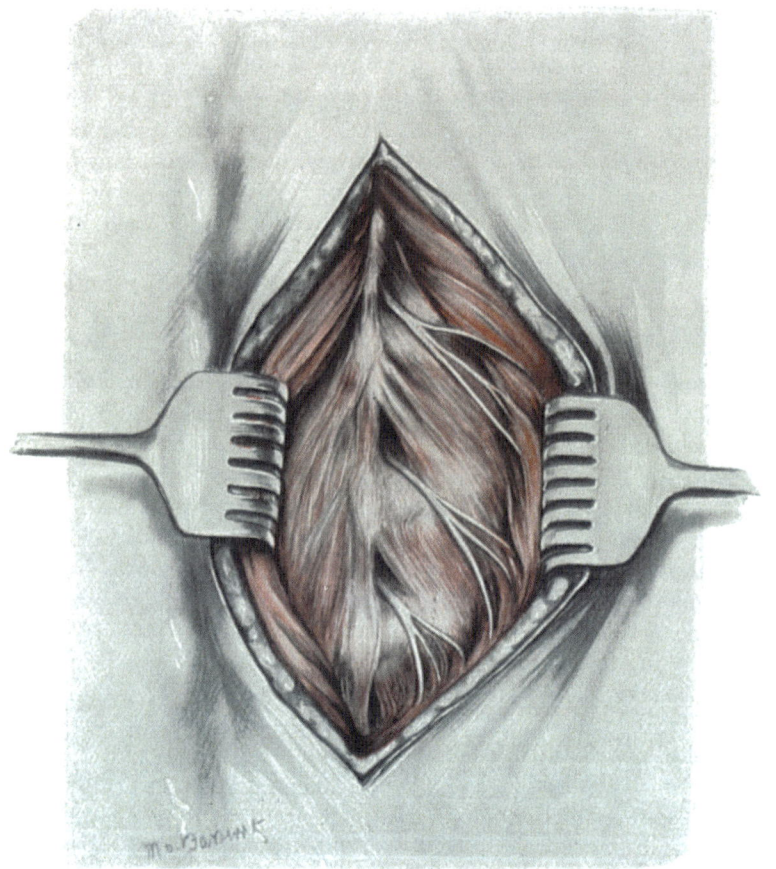

Abb. 34. Resektion der Rami communicantes nach v. Gaza. I. Akt.

frei. Als Leitbahn für das weitere Vorgehen dienen nun die Rami posteriores
der Nervi intercostales; sie treten zwischen den Querfortsätzen etwas seit-
wärts von ihnen zu den langen Rückenmuskeln. Sie werden in der Regel ohne
weiteres sichtbar, wenn man den lateralen Wundrand mit scharfem Haken
kräftig anzieht (Abb. 34). An ihnen entlang wird stumpf nach oben und medial
präpariert und so gelangt man zu dem gemeinsamen Nervenbündel am Foramen
paravertebrale. Vorsichtig wird noch der gemeinsame Stamm möglichst weit
nach medial stumpf präpariert (Abb. 35). Um an den Ramus communicans

herankommen zu können ist es noch notwendig, den Ramus anterior nach lateral zu auf eine Strecke freizulegen. Hierzu ist es nötig, die ihn bedeckenden, muskulärsehnigen Verbindungen zwischen den Rippen zu durchschneiden. Dies geschieht mit querem Schnitt vorsichtig, am besten auf einer vorher untergeschobenen Knopf- oder Hohlsonde. Zieht man jetzt an dem Ramus posterior mit einem Schielhäkchen schräg nach oben außen, so springt das ganze para-

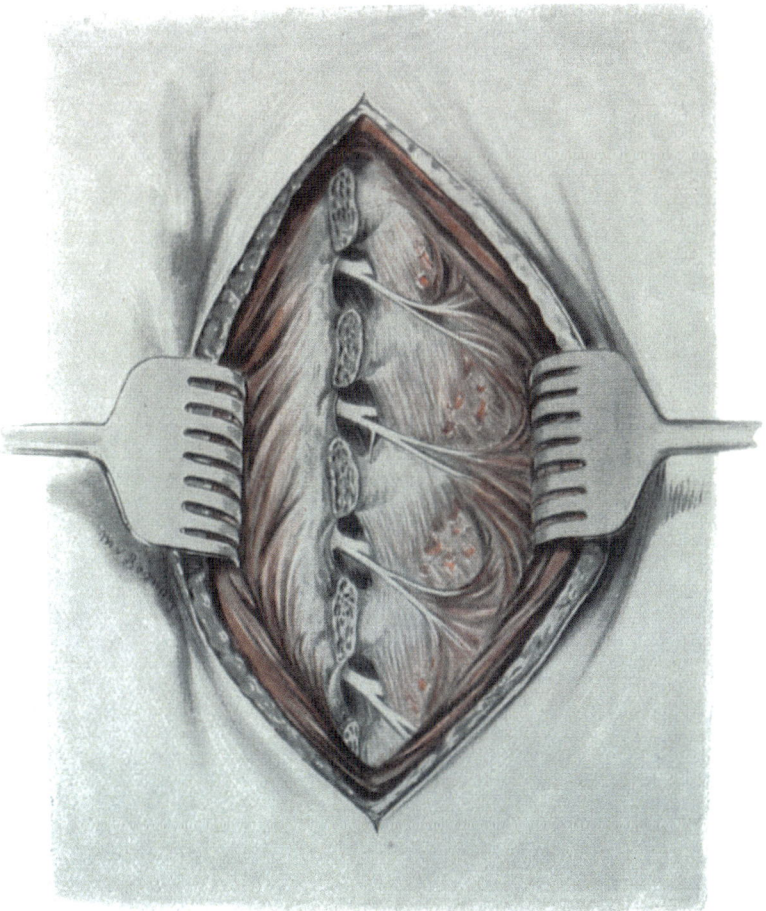

Abb. 35. Resektion der Rami communicantes nach v. GAZA. II. Akt.

vertebrale Nervenbündel vor. Das um die Nerven noch liegende Fettgewebe wird mit einem Tupfer beiseite geschoben und so der Ramus anterior auf 1 bis 2 cm Ausdehnung freigelegt; dabei wird jetzt auch der nach vorne-unten ziehende Ramus communicans sichtbar. Er wird auf einen Schielhaken geladen (Abb. 36) und durchschnitten. Dabei ist zu beachten, daß er sich häufig vor seinem Eintritt in den Ramus anterior in zwei feine Ästchen gabelt.

Nach Durchschneidung des Ramus communicans oder der Durchtrennung der paravertebralen Nerven werden die langen Rückenmuskeln durch Catgutknopfnähte vereinigt, in der gleichen Weise die Fascia lumbodorsalis versorgt und schließlich die Wunde durch Hautnähte geschlossen.

Handelt es sich um höher oder tiefer gelegene Segmente, so ist die Darstellung der paravertebralen Nerven und des Ramus communicans erheblich schwieriger. Nach oben zu verlaufen die breiten Rückenmuskeln mehr quer oder schräg zur Längsachse des Körpers und zu dem angelegten Hautschnitt. Außerdem

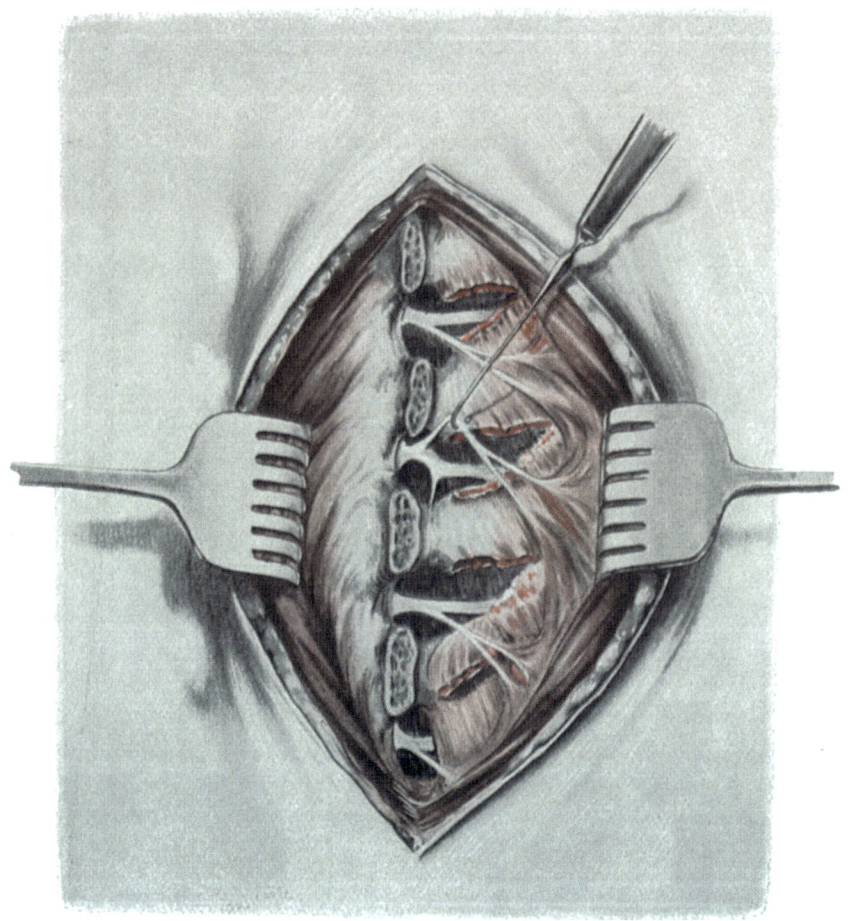

Abb. 36. Resektion der Rami communicantes nach v. GAZA. III. Akt.

sind an den oberen Brustwirbeln die Querfortsätze sehr viel stärker ausgebildet und ihre Bandverbindungen besonders nach lateral zu den Rippen (Articulatio costotransversaria) bedeutend stärker entwickelt. Dazu kommt, daß an den obersten Brustwirbeln die paravertebralen Nerven sehr tief liegen und die Zwischenrippenräume sehr eng sind. Daher können hier die Ramus communicantes nur sehr schwer freigemacht werden. — Die Darstellung der tiefer gelegenen Segmente (L 1 und 2) wird durch die Tiefe des Operationsgebietes und die sehr stark entwickelten Querfortsätze erheblich erschwert.

Anhang.

Die Resektion des sog. Nervus depressor.

Nach KREIDMANN hat der Nervus depressor beim Menschen zwei Wurzeln, eine aus dem Nervus laryngeus superior, die andere aus dem Vagus. Nach ihrem Zusammentritt läuft der gemeinsame Stamm eine kurze Strecke frei medial vom Nervus vagus, um dann in die Vagusscheide einzutreten (siehe Abb. 38). Danach möchte es so scheinen, als ob dieser Nerv, der aus dem Vagus entspringt, dem parasympathischen System angehört. Das ist jedoch nicht so ohne weiteres der Fall. Ganz sicher geht aus den anatomischen Untersuchungen von BRAEUCKER hervor, daß dieser Herznerv wie auch die andern (Rami cardiaci) des Sympathicus kein reiner Nerv ist. Die Stämme der Herznerven bilden mit ihren zahlreichen Anastomosen und accessorischen Wurzeln gleichsam einen großen Plexus, der vom obersten Halsteil bis in den Brustraum hineinreicht. Daß sich hierbei ein

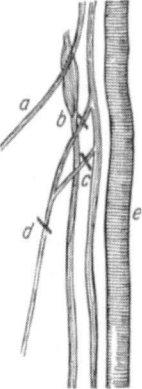

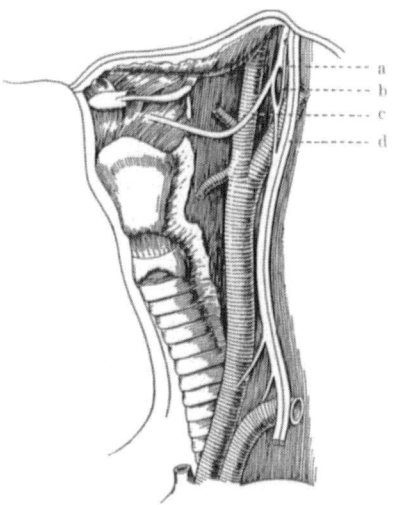

Abb. 37. Operationssitus bei Resektion des Nervus depressor. a N. laryngeus sup. b N. sympathicus. c N. vagus. d N. depressor. e Carotis. (Nach ODERMATT.)

Abb. 38. Der sog. Nervus depressor beim Menschen. a und b. Die beiden Wurzeln des Depressors. c Nervus laryngeus superior. d Vagus. (Nach KREIDMANN.)

ständiger Faseraustausch vollzieht, darf wohl mit Recht angenommen werden (BRAEUCKER). Unter Benutzung einer Zeichnung von BRAEUCKER gibt Abb. 39 eine Darstellung der Verbindungen, die der Nervus depressor mit dem Vagus und dem Sympathicus hat. Schon weiter oberhalb, zwischen dem Ganglion nodosum nervi vagi und dem Ganglion supremum nervi sympathici bestehen kräftige ausgedehnte Anastomosen. W. FICK konnte histologisch nachweisen, daß die Beziehungen der beiden Nerven an dieser Stelle außerordentlich enge sein können (vgl. S. 19).

Zur Resektion des Nervus depressor ist HOTZ (nach ODERMATT) am hinteren Rande des Musculus sternocleidomastoideus auf das Gefäßnervenbündel eingegangen. Hier wurden die Gefäße und Nerven sorgfältig präpariert, bis sich das in der obenstehenden Skizze aufgezeichnete Bild (Abb. 37) ergab. Von dem als Nervus depressor angesehenen Nerven wurde ein 1 cm langes Stück reseziert.

Wenn es nicht gelingt, die Depressorfasern präparatorisch darzustellen, soll man nach BORCHARD etwas oberhalb des Kieferwinkels das ganze Gewebe auf der Fascia praevertebralis quer durchtrennen. Dabei soll auch der Depressor sicher mit durchschnitten werden. BRÜNING empfahl für den gleichen Fall eine periarterielle Sympathektomie an der Carotis communis auszuführen, dann Carotis, Jugularis und Vagus aus der gemeinsamen Gefäßscheide auszulösen und nun in Ausdehnung der periarteriellen Sympathektomie die gemeinsame Gefäßscheide und das prävertebrale Bindegewebe zu resezieren. Auch auf diese Weise muß es unbedingt gelingen, den sog. Nervus depressor zu unterbrechen, es sei denn, daß er mit dem Vagusstamm vereinigt nach abwärts zieht.

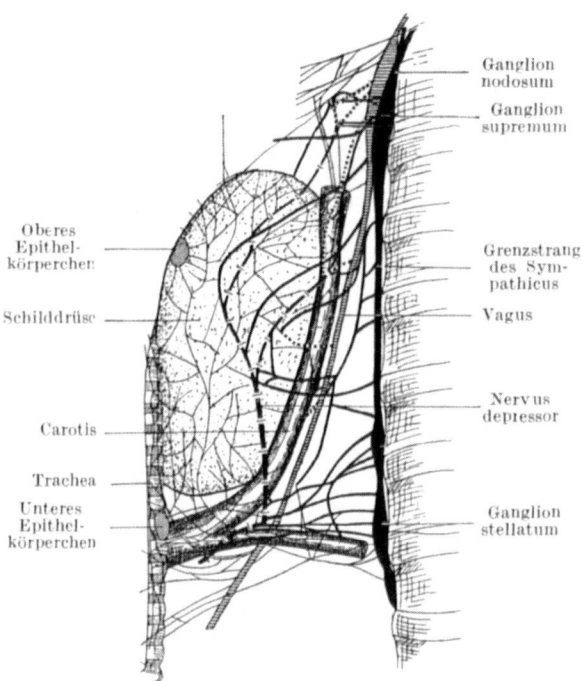

Abb. 39. Darstellung des Nervus depressor cordis nach seinen Ursprungsfasern aus dem Sympathicus und Vagus. Unter Benutzung einer Zeichnung von BRAEUKER: Anat. Anz. Bd. 56, 1923. Die in Frage kommenden Nerven sind stärker ausgezeichnet; ihre Stärke entspricht also nicht den natürlichen Verhältnissen.

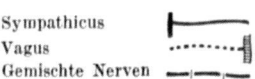

Nach EPPINGER und HOFER ist eine Vorbedingung für das Gelingen der Operation die vollständige Freilegung der Gefäßscheide bis hoch hinauf, nahe an das Foramen jugulare. Da der Verlauf der oberen Vagusäste außerordentlich variabel ist, muß jeder einzelne Zweig genau präpariert und bei seinem Abstieg verfolgt werden. Nur die frei in den Brustraum verlaufenden oder nach Abgang vom Nervus laryngeus superior oder vagus wieder in letzteren eintretenden Fasern sind als „Depressor" anzusehen. Die Folgen einer derartig subtilen Präparation können vorübergehende Paresen des Hypoglossus oder Recurrens sein oder Hypästhesien im Larynx (Nervus laryngeus superior). „Für jene Fälle, in denen ein sog. Depressor fehlt, käme wohl die totale Vagusdurchschneidung einseitig in Frage (EPPINGER und HOFER)."

Klinische Beobachtungen und Indikation.

Beobachtungen nach Operationen am Halsgrenzstrang.

Die Beobachtungen, die hier im folgenden zu schildern sind, beziehen sich auf das Auge, auf die Schweißsekretion, auf den Blutkreislauf an Kopf und oberer Extremität und auf den Blutdruck. Unsere Beobachtungen sind gesammelt an 20 Fällen, bei denen die Exstirpation des Halsgrenzstranges unter Mitnahme des Ganglion stellatum auf einer Seite ausgeführt worden ist. Von diesen Beobachtungen sind die eindruckvollsten und ohne weiteres sichtbaren diejenigen, welche das Auge betreffen.

Schon während der Operation können an dem Auge der operierten Seite Veränderungen gegenüber der nicht operierten Seite sichtbar werden, und zwar sobald der Grenzstrang freigelegt und an ihm manipuliert wird. Wenn man den Grenzstrang mit der Pinzette kneift oder gar ihn mit einer Klemme faßt, um ihn daran zu halten, wie in dem operationstechnischen Abschnitt beschrieben, so sieht man in einem Teil der Fälle auf der operierten Seite die Pupille sich deutlich erweitern. Es ist dies jedoch nicht bei allen Operationen der Fall gewesen, sondern nur etwa bei ²/₃ der Fälle (alle Kranken hatten vor Beginn der Narkose 1—2 cg Morphium subcutan bekommen). Nach Beendigung der Operation und dem Aufwachen aus der Narkose bestand in allen Fällen eine deutliche Miosis. Diese Miosis ist in allen unseren Fällen nach der Operation bis jetzt konstant geblieben. Bei dem ältesten Falle liegt die Operation nunmehr 14 Monate zurück. Der Grad der Anisokorie bei ein und demselben Patienten wechselt, je nachdem man ihn bei Hell- oder Dunkeladaptation untersucht. Die Anisokorie ist selbstverständlich am stärksten bei Dunkeladaptation. Einträufelung von 5 oder 10%iger Cocainlösung in den Bindehautsack führt auf der nichtoperierten Seite als dem normalen Auge zu starker Pupillenerweiterung, während die Pupille der operierten Seite unverändert bleibt. Die Miosis ist jedoch keine absolute, denn die Pupille reagiert auf Lichteinfall. Ebenso führt Atropin eine Dilatation der Pupille herbei, wenn diese auch lange nicht so stark ist wie auf der anderen Seite bei Atropinisierung.

Ebenso wie die Miosis ist nach dem Aufwachen aus der Narkose eine Verengerung der Lidspalte auf der operierten Seite sichtbar. Man bezeichnet das im allgemeinen als Ptosis des oberen Augenlides. Das ist, worauf schon Wölfflin hingewiesen hat, nicht ganz richtig, denn es handelt sich dabei nicht nur um eine Ptosis des oberen Augenlides, sondern auch um einen Hochstand des unteren, so daß die Bezeichnung Verengerung der Lidspalte richtiger ist. Diese Verengerung der Lidspalte ist bereits nach dem Erwachen aus der Narkose deutlich sichtbar. Sie nimmt in der Regel im Laufe der nächsten Tage noch etwas zu, so daß sie ihr Maximum etwa am 3. bis 4. Tage erreicht. Will man sich von der durch den Sympathicusausfall bedingten Verengerung der Lidspalte ein möglichst klares Bild machen, so ist es notwendig, die Lidspaltenweite beim Blick in die Ferne zu prüfen, da beim Blick in die Nähe durch absichtliche oder unabsichtliche Innervation des Musculus orbicularis oculi Täuschungen über den Grad der Verengerung möglich sind.

Der Enophthalmus ist nach dem Erwachen aus der Narkose stets deutlich sichtbar gewesen, meist schon bei Beendigung der Operation, während der

Kranke noch in Narkose war. Auch die Stärke des Enophthalmus nimmt im
Laufe der nächsten Tage nach der Operation noch etwas zu.

Die drei Erscheinungen: Miosis, Verengerung der Lidspalte und Enophthalmus — den HORNERschen Symptomenkomplex — haben wir in allen unseren
Fällen ohne jede Ausnahme nach der Operation eintreten sehen. Er besteht
in allen von uns beobachteten Fällen noch heute. Die Miosis ist dabei
unverändert stark geblieben, während die Verengerung der Lidspalte
und der Enophthalmus bei den meisten Fällen um ein geringes zurückgegangen, aber doch immer noch ohne weiteres sichtbar sind. In allen unseren
Fällen hat es sich um eine Exstirpation des Halsgrenzstranges gehandelt, bei
den meisten mit gleichzeitiger periarterieller Sympathektomie an Carotis communis und Arteria vertebralis. Sieht man die Arbeiten anderer Autoren auf diese
Erscheinungen durch, so findet man, daß nach ihren Angaben bei einfacher
Durchschneidung des Halsgrenzstranges die Erscheinungen zwar qualitativ die
gleichen sind wie bei der Exstirpation, daß sie jedoch quantitativ geringer sind
(HERBET, JABOULAY, JONNESCU u. a.). Man hat daraus den Schluß gezogen,
daß dem Ganglion cervicale supremum die Stellung eines Regulations-
zentrums zukomme. Wie lange bleibt der HORNERsche Symptomenkomplex
überhaupt bestehen? JONNESCU, der bei dieser Operation die größte und
am weitesten zurückreichende Erfahrung hat, sagt darüber in seiner
neuesten Arbeit (1923), daß der HORNERsche Symptomenkomplex nach
der Operation ein Dauerzustand ist. (Nachuntersuchungen $6^1/_2$ Jahre
nach der Operation.)

Es sei hier noch erwähnt, daß der HORNERsche Symptomenkomplex nach
der Angabe von LERICHE auch auftritt, wenn man, wie er es in einem Falle
getan hat, lediglich die periarterielle Sympathektomie an der Carotis interna
ausführt. Diese Veränderung ist nach seiner Angabe ebenfalls eine dauernde,
jedoch geht die Stärke der Veränderung ziemlich schnell erheblich zurück.
HELLWIG konnte das gleiche im Tierversuch beobachten, jedoch gingen die
Augenerscheinungen innerhalb von 45 Tagen vollständig zurück.

Eine weitere Veränderung am Auge, die nach der Exstirpation des Halssympathicus zu beobachten ist, betrifft den intraokularen Druck, die Tension
des Bulbus. Die ersten hierauf bezüglichen systematischen Versuche stammen
von ADAMÜK und von WEGNER, die beide gleichzeitig und unabhängig voneinander fanden, daß im Tierversuch nach Durchschneidung des Halssympathicus
regelmäßig eine Herabsetzung des intraokularen Druckes eintritt. Ähnliche
Beobachtungen hatten schon vor ihnen PETIT und CL. BERNARD gemacht.
HERTEL hat in einer größeren Versuchsreihe (31 Tiere) die Verhältnisse näher
geprüft. Er fand, daß beim Kaninchen nach der Exstirpation des obersten
Halsganglions der intraokulare Druck kurze Zeit nach der Operation abzunehmen
beginnt und seinen niedrigsten Stand etwa nach einer Stunde erreicht, dann
geht die Hypotension auf der operierten Seite allmählich wieder zurück, so daß
längstens nach 5 Tagen auf beiden Augen der Druck gleich war. Hierin trat
bei 12 Monate langer Beobachtung keine Änderung ein. Nur bei 3 von seinen
31 Versuchstieren fand sich nach dem 5. Beobachtungstage noch eine meßbare
Druckherabsetzung auf der operierten Seite, und diese Differenz blieb während
der gesamten Beobachtungsdauer von etwa 12 Monaten bestehen. Ein Grund
für diese Abweichung von der Regel war nicht zu finden. v. HIPPEL und

GRÜNHAGEN sahen nach der Sympathicusdurchschneidung keine Herabsetzung des intraokularen Druckes.

Unsere eigenen Beobachtungen an Menschen gehen dahin, daß wir in allen darauf untersuchten Fällen eine Herabsetzung des intraokularen Druckes gefunden haben, und zwar zum Teil eine sehr beträchtliche, die sehr lange Zeit anhielt. So ergab in einem Falle 9 Monate nach der Operation die Messung der Tension des Auges auf der operierten Seite einen Tonometerwert von 10 gegenüber 22 auf der andern. In anderen Fällen war die Differenz nicht so sehr stark und glich sich auch ziemlich schnell wieder aus, so daß nach 3 Monaten ein Unterschied nicht mehr feststellbar war. Fälle, wie sie JONNESCU und FLORESCU beschrieben haben, bei denen schon 5 Tage nach der Operation ein Druckunterschied nicht mehr nachweisbar war, haben wir nie gesehen. Nach den Angaben von JONNESCU geht aber in allen Fällen die Hypotonie vollständig wieder zurück. Es würde sich also dabei nicht um eine Dauerfolge der Operation handeln.

LERICHE fand nach der periarteriellen Sympathektomie an der Carotis interna ebenso wie den HORNERschen Symptomenkomplex auch eine Herabsetzung des intraokularen Druckes auf der operierten Seite. Nach 14 Tagen war der intraokulare Druck wieder der gleiche wie auf der normalen Seite. Wir betonen, daß es sich bei den von uns beobachteten Kranken stets um Augengesunde gehandelt hat, d. h. um solche, bei denen vor der Operation nicht ein gesteigerter intraokularer Druck vorgelegen hat. Über weitere Beobachtungen anderer Autoren siehe den Abschnitt über das Glaukom. Über eigene Erfahrungen mit der Exstirpation des Halssympathicus beim Glaukom verfügen wir nicht.

Von einzelnen Autoren ist als Folge des Sympathicusausfalles noch eine Abflachung der Hornhaut auf der operierten Seite beschrieben worden (so von TERRIEN und CAMUS, zit. nach METZNER und WÖLFFLIN) bis zu 1,5 D. Wir haben eine entsprechende Feststellung nicht machen können. HERTEL konnte sie in seinen bereits erwähnten Tierversuchen ebenfalls nicht nachweisen.

Was die Tränensekretion betrifft, so sahen wir in allen unseren Fällen wie auch die meisten anderen Autoren am Tage nach der Operation eine vermehrte Absonderung auf der operierten Seite. Diese Vermehrung hat in allen Fällen jedoch nur wenige Tage angehalten, niemals länger als eine deutliche Hyperämie der Conjunctiva sichtbar war. (Über die Erscheinung der Hyperämie siehe später.) Es bleibt zweifelhaft, ob die vermehrte Tränenabsonderung auf Rechnung der Hyperämie zu setzen ist oder aber auf die des Wegfalles sekretorischer Hemmungsfasern, so daß der Tonus des parasympathischen Anteils der Tränendrüseninnervation die Oberhand erhalten hat. Wie gesagt, hört dieses stets beobachtete anfängliche Tränenträufeln nach wenigen Tagen auf, sei es nun, weil die Hyperämie zurückgegangen ist oder sei es, weil nach dem Wegfall des Sympathicustonus auch der Tonus im parasympathischen Anteil nachgelassen hat. Vielleicht tritt aber auch nach Wegfall der zentralen Hemmungsbahnen eine periphere Regulierung ein. Das erscheint uns das wahrscheinlichste. Denn es wird tatsächlich ein echtes Gleichgewicht hergestellt, nicht wie wir nachher bei den Gefäßen sehen werden, nur ein scheinbares. Versucht man nämlich in das Gleichgewicht der Tränendrüseninnervation mit einem starken Reiz einzugreifen, z. B. durch Riechenlassen von Senföl, Essigsäure oder starken Ammoniaklösungen, so ist der Reizeffekt auf beiden Seiten ein gleich starker; die Tränenabsonderung ist auf der operierten Seite nicht stärker als auf der anderen, aber auch nicht geringer. KOHLER und v. d. WETH, welche die gleichen objektiven Feststellungen machten, kommen zu dem Schlusse, daß der Tonus im Sympathicus, falls er überhaupt sekretionshemmende Fasern für die Tränendrüse enthält, kein nennenswerter ist, und daß deshalb auch bei zentraler Erregung der Drüsentätigkeit eine Herabsetzung des Tonus kaum in Frage kommt.

Hier sei noch einer Erscheinung am Auge gedacht, die verschiedentlich in der Literatur erwähnt und in Beziehung zur Sympathicuslähmung gebracht wird; das ist die Heterochromie der Iris. Wiederholt sind schon nach Schädigungen des Halssympathicus während der Geburt Fälle von Heterochromie der Iris beschrieben worden (GALEZOWSKY, KAUFFMANN, MAYOU, SELIGMÜLLER u. a.), und zwar war stets die Iris der gelähmten Seite die pigmentärmere. Nach Ansicht von v. HERRENSCHWAND muß hier frühzeitig, und zwar nach dem Beginne der Entwicklung der vorderen Grenzschicht der Iris (1. bis 2. Lebensjahr) eine Ursache hemmend einwirken, die mit der Sympathicusparese in einem Zusammenhang steht. Eine später eintretende Schädigung des Halssympathicus führt zum mindesten nicht in allen Fällen zur Depigmentierung. So sah v. HERRENSCHWAND 13 Fälle von Sympathicusparese ohne Heterochromie der Iris. Wir haben in keinem einzigen der nach Exstirpation des Halssympathicus längere Zeit beobachteten Kranken eine Depigmentierung der Iris der operierten Seite feststellen können. Damit stimmt überein, daß bei den früher häufig gegen Glaukom am Halssympathicus operierten Kranken nicht ein einziges Mal von einer Feststellung in dieser Hinsicht berichtet wird. Alle diese letzteren Fälle sind doch von Augenärzten (!) kontrolliert worden. Und einem von diesen wäre diese Erscheinung sicher aufgefallen, zum mindesten, wenn sie häufiger vorkommt. Soweit die bei diesen Fällen überhaupt vorkam, wurde sie stets auf die dabei gleichzeitig bestehende glaukomatöse Atrophie bezogen, von der her sie ja auch bekannt ist. Danach erscheint es uns unwahrscheinlich, daß es nach der Exstirpation des Halssympathicus beim Erwachsenen zu einer sekundären Depigmentierung der Iris kommt. In der gleichen Richtung bewegen sich auch die experimentellen Feststellungen von HERTEL, METZNER und WÖLFFLIN, MOHR, REINHARDT, die keine Veränderung in der Farbe der Iris feststellen konnten. Nur ANGELUCCI und BISTIS sahen nach Exstirpation des Ganglion cervicale supremum einen Pigmentschwund der gleichseitigen Iris eintreten.

Demgegenüber erscheinen die von CURSCHMANN und KAUFFMANN mitgeteilten Befunde von „neurogener" Heterochromie sehr auffällig. So sah CURSCHMANN eine intermittierende Heterochromie bei einem Fall von Ulcus duodeni und KAUFFMANN beschreibt Fälle innerer Erkrankung (Lungentuberkulose, Dilatation der Aorta, Cholelithiasis), bei denen die Iris, die der erkrankten Körperseite entsprach, pigmentärmer war als die der anderen Seite. Die Ursache sehen sie in einem chronisch erhöhten Reizzustande des Halssympathicus, der entweder direkt oder reflektorisch zustande gekommen ist.

Fassen wir noch einmal unsere Beobachtungen am Auge nach Exstirpation des Halssympathicus zusammen, so bestehen die Folgen der Operation in dem

Auftreten der HORNERschen Trias — Miosis, Verengerung der Lidspalte, Enophthalmus —, der Herabsetzung des intraokularen Druckes und Vermehrung der Tränensekretion. Eine Abflachung der Cornea und eine Depigmentierung der Iris, wie sie vereinzelt beschrieben worden sind, haben wir am Menschen niemals beobachtet. Bei der Vermehrung der Tränensekretion handelt es sich stets um eine schnell vorübergehende Erscheinung. Die Herabsetzung des intraokularen Druckes haben wir in allen daraufhin untersuchten Fällen gefunden. In einem Teil der Fälle glich sich diese Druckherabsetzung in einiger Zeit wieder aus, vereinzelt besteht sie jedoch zur Zeit noch, und zwar ist hier die Druckdifferenz unter Umständen noch eine sehr starke (9 Monate nach der Operation). Ein Dauerzustand ist dies aber nach den Erfahrungen anderer Beobachter nicht. Stets handelte es sich, das sei hier noch einmal ausdrücklich hervorgehoben, um augengesunde Patienten. Die HORNERsche Trias ist eine absolut regelmäßige Folge der Operation. Von diesem Symptomenkomplex haben sich die Verengerung der Lidspalte und der Enophthalmus in einzelnen Fällen um ein geringes zurückgebildet, während die Miosis stets unverändert geblieben ist. Irgendwelche subjektiven Beschwerden resultieren hieraus nicht.

Die Wirkungen der Exstirpation des Halssympathicus auf die Schweißsekretion entspricht der anatomischen Ausbreitung der Sympathicusfasern, die durch den Halssympathicus gehen oder vom Ganglion stellatum aus mit den Spinalnerven zum Arm ziehen. Die Schweißsekretion fiel in diesem Gebiet vollständig aus. Wir haben bei einem Teil unserer Patienten Schwitzversuche angestellt durch Wärmeapplikation mittels eines Lichtbügels und durch subcutane Injektion von Pilocarpin, und zwar zu verschiedenen Zeitpunkten vom Nachmittag des Operationstages an bis zu 8 Monate nach der Operation. Die Schweißsekretion fehlte stets vollständig an der Gesichts- und Halshälfte der operierten Seite. Die Grenze war hier in der Mittellinie stets absolut scharf. Am Nacken war diese mediale Grenze nicht immer so deutlich ausgeprägt. Ebenso war auf der Schulterhöhe und am Schulterblatt die Begrenzung meist etwas unscharf. Am Arm der operierten Seite fehlte jegliche Schweißabsonderung. Die Achselhöhlen dagegen schwitzten beiderseits gleich stark (spinale Versorgung und damit auch sympathische durch die Nervi intercostales!). In der oberen und seitlichen Brustgegend war die Schweißsekretion auf der operierten Seite deutlich geringer als auf der anderen. Von unten nach oben gerechnet nahm hier die Schweißsekretion allmählich ab. Das erklärt sich dadurch, daß die Segmente der Spinalnerven und damit auch die der mit ihnen verlaufenden sympathischen Bahnen nicht scharf voneinander abgegrenzt sind, sondern übereinander greifen. Die Untersuchungsergebnisse von KOHLER und v. D. WETH decken sich mit unseren Erfahrungen. Jedoch haben sie in dem von ihnen untersuchten Falle eine, wenn auch gering schwitzende Stelle dicht oberhalb des Handgelenks gesehen. Wir haben etwas Derartiges nie beobachtet. Eine Erklärung für diese auffallende Erscheinung vermögen wir nicht zu geben.

Die Veränderungen, die während und nach der Operation den Kreislauf betreffen, sind sehr auffallende. Während man am Grenzstrang manipuliert, sieht man die entsprechende Gesichtshälfte blasser werden als die andere; dabei nimmt die Hautfarbe zuweilen einen bläulichen Ton an. Am deutlichsten ausgesprochen ist die Erscheinung stets bei der Freilegung des Ganglion stellatum gewesen. In diesem Abschnitt der Operation war oft am Arme eine deutliche Cyanose erkennbar, ja in einzelnen Fällen war der betreffende Arm dunkelblau verfärbt. Eine mechanische Behinderung des Kreislaufes war selbstverständlich durch entsprechende Lagerung des Armes auszuschließen. Sobald das Ganglion stellatum aus seinen Verbindungen gelöst war, oder doch sehr bald danach machte diese cyanotische Verfärbung des Armes einer lebhaften Hyperämie Platz. Nach Abschluß der Operation war in allen Fällen eine Hyperämie der entsprechenden Kopfhälfte und des entsprechenden Armes stets deutlich sichtbar als Ausdruck für den Wegfall der Vasoconstrictoren. Die Erscheinungen während der Operation sind dadurch zu erklären, daß es infolge der mechanischen Reizung des Sympathicus zu einer Kontraktion der Arterien gekommen ist, während das Capillargebiet sich nicht verändert hat.

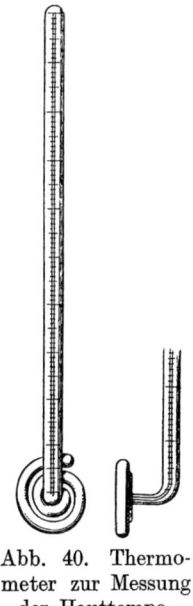

Abb. 40. Thermometer zur Messung der Hauttemperatur.

Dazu kommt noch möglicherweise eine Behinderung des Blutrückflusses durch Kontraktion der Venen. Die Frage, ob und wieweit die spärliche Muskulatur der Venen unter dem Einfluß besonderer Nervenbahnen steht (Venomotoren) ist noch wenig erforscht. Donegan gibt für den Tierversuch an, daß die Venomotoren der vorderen Extremität, die aus der 6. bis 8. Brustwurzel stammen, im Ganglion stellatum umgeschaltet würden (Katze). Über die Venomotoren des Menschen ist noch nichts bekannt. Sollten die am Tiere gemachten Beobachtungen auch für den Menschen zutreffen, so würden also beim Freilegen des Ganglion stellatum nicht nur die Constrictoren der Arterien gereizt werden, sondern auch die Venomotoren. Es würde also auch zu einer Kontraktion der Venen kommen und damit zu einer Behinderung des Blutrückflusses, zur Stauung. Wir halten diesen Mechanismus der Entstehung der öfters beobachteten Cyanose des Armes für sehr wahrscheinlich, denn er erklärt uns am einleuchtendsten den Unterschied der Reizung der Gefäßnerven während der Exstirpation des Halssympathicus und während und nach der periarteriellen Sympathektomie, bei der wir eine so deutliche Cyanose niemals gesehen haben. Stets ist die Reizfolge bei der periarteriellen Sympathektomie ein Blaßwerden des betreffenden Gliedes. Eine Cyanose ist, wenn überhaupt vorhanden, nur angedeutet, niemals ausgesprochen. Näheres über diese Erscheinungen siehe Seite 119.

Nach der Operation besteht infolge des Wegfalles der Vasoconstrictoren, wie bereits erwähnt, eine sichtbare Hyperämie am Kopf und Arm. Der Unterschied in der Hautfarbe ist so deutlich, daß er ohne weiteres in die Augen fällt. Am stärksten ist er an der Conjunctiva und am Ohr. Diese starke Differenz hält jedoch nur kurze Zeit an. Mitunter beginnt sie schon am Tage nach der Operation abzunehmen, in einzelnen Fällen erst nach mehreren Tagen. Im allgemeinen bleibt sie vier Wochen ohne weiteres sichtbar, an der Conjunctiva wohl auch noch länger. Später kann man sie noch eine Zeitlang erkennen, wenn man die Ohren bei durchfallendem Licht miteinander vergleicht. Nach etwa $1^1/_2$ bis 2 Monaten ist ein deutlicher Unterschied aber auch hier nicht immer mehr nachzuweisen. Drei Monate nach der Operation haben wir in keinem Falle mehr eine Hyperämie der operierten Seite gesehen. JONNESCU hat angegeben, daß an der Conjunctiva ein Unterschied der Durchblutung in einem Falle noch nach $6^{1}/_{2}$ Jahren nach der Operation sichtbar gewesen sei.

Um einen objektiven zahlenmäßig ausdrückbaren Maßstab für diese Hyperämie zu gewinnen, haben wir uns der Bestimmung der Hautwärme bedient. Zu diesen Bestimmungen haben wir ein Hautthermometer mit dünner Quecksilberspirale benutzt (LAUTENSCHLÄGER), das so empfindlich war, daß es sich in etwa 1 Minute einstellte. Infolge der spiralförmigen Anordnung des Quecksilbergefäßes (siehe Abb. 40) trat eine wesentliche Wärmestauung nicht ein, d. h. die Quecksilbersäule stieg, nachdem sie einen bestimmten Punkt erreicht hatte, innerhalb der folgenden drei Minuten nicht mehr als höchstens einen halben Zehntel Grad. Ein Thermoelement mit der entsprechenden elektrischen Meßapparatur stand uns leider nicht zur Verfügung. Wenn auch die Bestimmung der Hautwärme mit einem Quecksilberthermometer keine absolut genaue Methode ist, so erschien sie uns doch ausreichend, zumal es sich wenigstens in der ersten Zeit nach der Operation um Temperaturdifferenzen von mehreren Graden gehandelt hat. Daß wir im übrigen alle Vorsichtsmaßregeln gebraucht haben, um die miteinander zu vergleichenden korrespondierenden Körperstellen vor der Messung unter gleiche äußere Bedingungen zu setzen und so grobe Fehlerquellen auszuschließen, sei nur erwähnt.

Während der Operation haben wir die Hauttemperatur nie gemessen. Alle Operationen am Halssympathicus sind in Narkose ausgeführt worden. Während der Narkose ist nach den Untersuchungen von SCHÜCK das Wärmeregulationszentrum gelähmt, so daß die Körperwärme von der Temperatur der Umgebung bestimmt wird. Nach dem Erwachen aus der Narkose am Nachmittag des Operationstages ist die Differenz am stärksten. Der größte von uns beobachtete Temperaturunterschied hat an der Hand gemessen 7^{0} C betragen. Wie der sichtbare Unterschied in der Durchblutung nimmt auch der meßbare Unterschied der Hautwärme bald ab. Diese Differenz wird im Anfang schnell, später langsamer geringer. Als Beispiel für das Verhalten der Hautwärme siehe Abb. 41 und 42. Nach 2—3 Monaten ist eine Temperaturdifferenz mit dem Hautthermometer nicht mehr nachweisbar.

Wir beobachten also als Folge der Exstirpation des Halssympathicus mit Wegnahme des Ganglion stellatum während der Operation eine Vasoconstriction (Reizung des Sympathicus), nach der Operation eine Vasodilatation sichtbar durch eine Veränderung der Hautfarbe, meßbar durch eine höhere Hauttemperatur im Vergleich zur Gegenseite. Diese Vasodilatation nimmt allmählich ab und nach 2—3 Monaten ist ein Unterschied zwischen den beiden Seiten nicht mehr nachzuweisen. Diese Wiederherstellung eines anscheinend normalen Gefäßtonus hat ihren Grund in der bekannten weitgehenden Autonomie des peripheren Gefäßapparates und in dem Automatismus, den wir von experimentellen Untersuchungen her schon seit langem kennen. Es hat bei oberflächlicher Betrachtung den Anschein, als ob ein völliger Ausgleich eine Rückkehr zur Norm, ein Wiedereinspielen in den normalen Tonus der Gefäße erfolgt sei. Diese Wiederherstellung des Gleichgewichts ist jedoch nur eine scheinbare. Das Gleichgewicht ist tatsächlich gestört, und zwar, soweit wir bis jetzt es beurteilen können, für die Dauer (STAHL).

In zwei Fällen unserer 20 Beobachtungen haben wir uns eines Untersuchungs-
verfahrens bedient, das einen unmittelbaren Rückschluß erlaubt auf den Tonus
der Gefäßwand. Es ist dies die Bestimmung der Druck-Volum-Kurven
nach CHRISTEN. Aus diesen Kurven lassen sich u. a. zwei Zahlen ableiten,
die einen Maßstab abgeben für die Biegungselastizität der Gefäßwand.
Es ist dies der kubische Biegungskoeffizient, die Tangensfunktion des
aufsteigenden Kurvenschenkels und der Verschlußdruck. Der Biegungskoeffizient ist groß, wenn die Arterie erweitert, klein, wenn sie verengert ist.
Er ist groß bei dünnen, nachgiebigen Gefäßen, klein bei dickwandigen wider-
standsfähigen. Der Koeffizient nimmt ab unter dem Einfluß der Vasoconstrictoren und nimmt zu beim Nachlassen ihres Tonus. Der Verschlußdruck verhält sich umgekehrt; je stärker der Tonus der Gefäßwand, um so höher
der Verschlußdruck. In Abb. 43 geben wir die Messungsergebnisse wieder, die
wir 14 Tage nach der Exstirpation des Halssympathicus einschließlich des Gan-

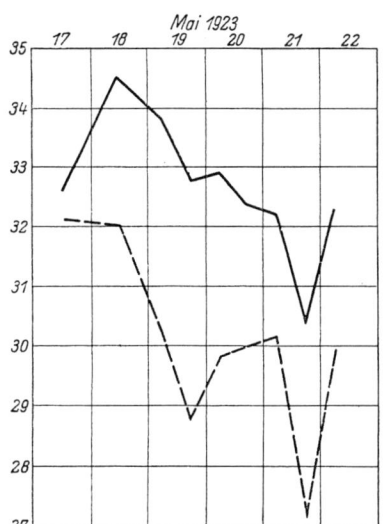

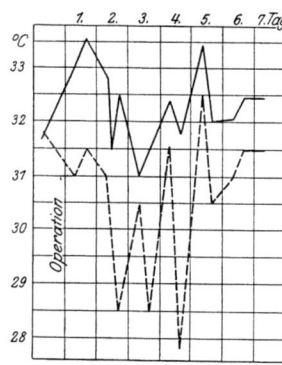

Abb. 41 u. 42. Kurven der Hauttemperatur am Vorderarm nach Exstirpation des Halssympathicus einschließlich des Ganglion stellatum. —— Operierte Seite. - - - - Nichtoperierte
Seite. Eigene Beobachtung.

glion stellatum in einem Fall von PARKINSON gewonnen haben. Es betrug hier
der kubische Biegungskoeffizient für die Arteria brachialis, gemessen im mittleren
Drittel des Oberarms auf der operierten Seite $25 \dfrac{\mathrm{mm^3}}{\mathrm{m\,At}}$ gegen $18 \dfrac{\mathrm{mm^3}}{\mathrm{m\,At}}$ auf der
anderen Seite. Der Verschlußdruck betrug auf der operierten Seite 50 m At
gegenüber 75 der anderen Seite. Der erhöhte Biegungskoeffizient und der
geringere Verschlußdruck auf der operierten Seite bedeuten, daß hier der Tonus
der Arteria brachialis gegenüber der anderen Seite herabgesetzt ist. In
dem zweiten Falle, in dem wir solche Untersuchungen vorgenommen haben,
fanden sich 30 Tage nach der Operation vollkommen gleichsinnige Veränderungen
im Kurvenbild und in den aus ihm abzuleitenden Zahlen.

Das Verhalten des Blutdruckes entspricht völlig dem, was infolge der
Herabsetzung des Tonus der Gefäßwand zu erwarten ist. Das, was wir mit
den üblichen klinischen Methoden bestimmen, ist ja nicht der wahre Blutdruck,
sondern der arterielle Seitendruck. Ein Teil der Kompressionskraft der

Manschette bei der Messung mit dem Apparat nach RIVA-ROCCI oder v. RECK-
LINGHAUSEN wird ja lediglich dazu verbraucht, den Widerstand der Gefäßwand
gegen die Zusammendrückung zu überwinden, wobei man von der Gefäßfüllung
abstrahieren muß. Dieser Teil des Druckes entspricht dem oben nach den
Druckvolumenkurven von CHRISTEN errechneten Verschlußdruck. Ist also der
Tonus der Gefäßwand des einen Armes durch die Exstirpation des Ganglion
stellatum gegenüber dem des anderen Armes herabgesetzt, so muß im allgemeinen der mit dem RIVA-ROCCI gemessene arterielle Seitendruck auf der operierten Seite geringer sein als auf der anderen. Dieser theoretischen Erwartung
haben auch unsere Untersuchungsergebnisse entsprochen. Sowohl für den
Minimal- als auch für den Maximaldruck war der gemessene Wert auf
der operierten Seite um 3—35 mm Hg geringer als auf der anderen Seite.
Die kleineren Differenzen fanden wir stets bei solchen Kranken, bei denen eine
ausgesprochene Arteriosklerose der peripheren Gefäße bestand. Hier reichte
das Nachlassen des Tonus nicht aus, um bei der anatomisch veränderten Gefäß-

wand-eine wesentlich leich-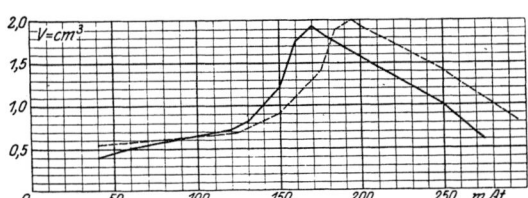
tere Zusammendrückbarkeit
des Gefäßes zu erzielen.
Weiter haben wir bei der
Beobachtung der einzelnen
Fälle die Wahrnehmung ge-
macht, daß die Differenz im
Laufe der Zeit in der Regel
etwas abgenommen hat; verschwunden ist sie nur in
zwei Fällen mit starker Arteriosklerose der peripheren
Arterien. Das spricht dafür,
daß sich der Tonus der Gefäßwand bis zu einem ge-
wissen Grade wiederherge-

Abb. 43. Exstirpation des Halssympathicus einschließlich Ganglion stellatum (links). Bestimmung der
Druck-Volum-Kurven nach CHRISTEN. Untersuchung
14 Tage post operationem am Oberarm. Erhöhter
Biegungskoeffizient, geringerer Verschlußdruck =
Herabsetzung des Tonus auf der operierten Seite,
Kubischer Biegungskoeffizient: Rechts 18 cmm/m At.
links 25 cmm/m At. Verschlußdruck: Rechts 75 m At,
links 50 m At. Eigene Beobachtung.

stellt hat. Aber auch nur bis zu einem gewissen Grade! Eine völlige Wiederherstellung tritt nicht ein. KOHLER und v. D. WETH, die einen bereits
erwähnten Fall genau untersucht haben, geben an, daß man aus der Herabsetzung des Seitendruckes aus der operierten Seite schließen müsse, daß die
Erweiterung des Gefäßes und seiner Äste größer ist als der Vermehrung der
Blutzufuhr entspricht. Im umgekehrten Falle wäre eine Erhöhung des
Seitendruckes zu erwarten. Sie halten es für durchaus möglich, daß nach
einer cervicalen Sympathektomie ein erhöhter arterieller Druck in den betroffenen Körpergebieten herrscht. Wir haben am Menschen eine dahingehende
Beobachtung nie gemacht. Allerdings haben wir unsere ersten Messungen
(abgesehen von denen, die der Operation vorausgingen), erst nach Beendigung
der Operation gemacht und nicht während derselben. Es ist also sehr wohl
möglich, daß ebenso, wie es DASTRE und MORAT für Esel und Pferd gefunden
haben, auch beim Menschen unmittelbar nach der Durchschneidung sich eine
Drucksteigerung findet, die wohl durch direkte Reizung der vasoconstrictorischen
Nervenbahnen durch den Schnitt zu erklären ist. Auf keinen Fall dauert aber
beim Menschen diese Drucksteigerung eine längere Zeit an.

Eine dauernde Herabsetzung des allgemeinen Blutdruckes durch die einseitige Exstirpation des Hals- und obersten Brustteiles des Sympathicus ist in keinem Falle eingetreten; dahingehende von uns gehegte, wenn auch geringe Erwartungen haben sich nicht erfüllt. Das in seinem Gefäßwandtonus herabgesetzte Gefäßgebiet ist zu klein, um in dieser Richtung eine Wirkung auszuüben.

Über das Verhalten der paroxysmalen Anfälle von Blutdrucksteigerung bei der Angina pectoris nach der Operation siehe den später folgenden Abschnitt über Angina pectoris (Seite 80).

Über eigene plethysmographische Untersuchungen nach der Operation verfügen wir nicht. In einem operierten Falle, den KOHLER und v. D. WETH längere Zeit nach der Operation beobachtet und eingehend untersucht haben — es handelte sich um einen unserer wegen Angina pectoris linksseitig operierten Fälle — haben diese auch plethysmographische Untersuchungen angestellt. Das Ergebnis war folgendes: Die Pulsschwankungen waren in allen Kurven links erheblich niedriger als rechts, und zwar war die Differenz bei geringem Gegendruck erheblich größer als bei höherem. Die respiratorischen Schwankungen waren bei der gewöhnlichen flachen Atmung links viel ausgesprochener als rechts, zuweilen waren sie überhaupt nur linksseitig erkennbar. Bei tiefem Atemzuge ging die Kurve mit der Einatmung nach unten (Verminderung des Volumens), bei der Ausatmung wieder nach oben; eine konstante Differenz zwischen den Kurven der beiden Arme war nicht zu erkennen. Während aber auf der linken operierten Seite die Kurve sich schnell auf die Norm wieder einstellte, sank sie auf der rechten nach dem Anstieg abermals ab, um dann allmählich im Bogen zur Ausgangshöhe zurückzukehren. Hier folgten dann noch zuweilen lange wellenförmige Schwankungen um die Ausgangslage.

Beim VALSALVAschen Versuch sank entsprechend der tiefen Einatmung die Kurve beiderseits tief ab, während des Pressens folgte nach kurzer Latenzzeit ein steiler hoher Anstieg. Das Maximum des Anstiegs fiel links mit dem Aufhören des Pressens zusammen, während rechts schon vorher meist eine geringe Absenkung sichtbar war. Mit dem Aufhören des Pressens fielen die Kurven senkrecht ab, und zwar rechts bis unter die Ausgangslage, die erst im allmählichen Anstiege wieder erreicht wurde, während sie links (operierte Seite) im steilen Abfall zunächst die Ausgangshöhe nicht ganz erreichte; die Normalhöhe wurde in weiterem langsamen Ausgleich dann erreicht.

Wurde Eis an die Stirn appliziert, so blieb an der ausgeruhten Kranken links jede Reaktion aus, rechts zeigte sich die normale vasoconstrictorische Reaktion. Wurde die Untersuchung nachmittags vorgenommen, so ergab sich beiderseits eine paradoxe Reaktion (Volumenvermehrung), und zwar links stärker als rechts. Hitzeeinwirkung auf der Stirn oder auf einen Arm rief meist keine vasodilatatorische Reaktion hervor.

Unlustbetonte Vorstellungen ergaben vasoconstrictorische Reaktionen nur rechts. Wurde Essigsäure auf die Zunge gebracht, so trat zuerst keine deutliche Reaktion auf. Nach Aufhören des Reizes trat eine stärkere Dilatation lediglich links auf. Erheben des Fußes ergab im ganzen nur geringe Reaktionen und zwar trat links eine Volumenvermehrung auf, rechts dagegen eine negative Schwankung.

Adrenalinversuche konnten nicht angestellt werden, da die Kranke gegen das Mittel sehr empfindlich war, eine Beobachtung, die man bei allen derartigen Kranken machen kann.

Betrachten wir die Versuchsergebnisse von KOHLER und v. D. WETH im ganzen, so ergibt sich die wichtige Feststellung, daß niemals eine Erscheinung aufgetreten ist, die eine reflektorische Verengerung der Gefäße des linken Armes zu deuten ist, während rechts diese Erscheinungen einwandfrei vorhanden waren (Kältereiz, psychische Einwirkung, sekundäres Absinken bei tiefer Inspiration und beim Valsalva). Die Versuche sind angestellt worden zu einer Zeit, in der von einer Hyperämie auf der linken operierten Seite nichts mehr zu sehen war, auch durch Bestimmung der Hautwärme nicht mehr nachzuweisen war, in der also scheinbar eine Wiederherstellung des Gefäßtonus wieder eingetreten war. Die plethysmographische Untersuchung ergibt, daß aber trotz allem anderen äußeren Anscheines die Innervation der Gefäße gestört ist: die Vasoconstriction fällt aus.

Eine Reihe von Erscheinungen lassen sich auch, worauf Kohler und v. D. Weth mit Recht hinweisen, dahin deuten, daß der Tonus der Gefäßwand auf der linken Seite herabgesetzt ist. Es sind dies die stärkeren Volumveränderungen bei tiefer Atmung und beim Valsalva, ferner die geringeren Pulsausschläge. Es führt also die graphische Registrierung der Gefäßarbeit zu dem gleichen Ergebnis wie die manometrische Bestimmung des arteriellen Seitendruckes und die Berechnungen für den Verschlußdruck und den Biegungskoeffizienten der Gefäßwand im Energometerexperiment nach CHRISTEN. Das Ergebnis der drei objektiven Untersuchungsmethoden geht dahin: Auf der operierten Seite ist der Tonus der Gefäßwand herabgesetzt.

Die reaktive Vasodilatation ist, wie die plethysmographischen Untersuchungen zeigen, links deutlich vorhanden. Im allgemeinen scheint die reflektorische Dilatation links sogar stärker aufzutreten als rechts (paradoxe Eisreaktion, Wärmeversuch, Essigsäurereiz der Zunge). Auch dieses läßt sich wohl in dem Sinne einer Herabsetzung des Vasomotorentonus auf der linken Seite verwerten.

Dies die Untersuchungen, die sich auf den Kreislauf und seine Gefäße beziehen, soweit sie mit Methoden angestellt worden sind, welche objektive Werte darstellen, dadurch, daß sie sich in Zahlen ausdrücken lassen oder daß sie eine graphische Registrierung ermöglichen. Sie stehen dadurch in ihrem Wert wesentlich höher als alle die vielen Untersuchungsarten, die an sich für Blutgefäße und Kreislauf noch möglich und auch zum großen Teil von uns angewendet worden sind, deren Ergebnisse aber sich nicht in dieser objektiven Weise ausdrücken lassen, welche nicht nur eine qualitative, sondern auch eine quantitative Nachprüfung zuläßt. Wir berichten aus diesem Grunde über diese Untersuchungen nur summarisch, ohne uns auf Einzelheiten einzulassen.

Die verwendeten Untersuchungsmethoden lassen sich in zwei Gruppen ordnen: eine, welche die vasodilatatorische Reaktion prüft und eine zweite, welche vasoconstrictorische Reize setzt. Zahlenmäßig überwiegt bei unseren Untersuchungen die erste Gruppe. In ihr haben wir in erster Linie die reaktive Hyperämie nach ESMARCHscher Blutleere verwandt (Methode von MOSZKOWICZ), dann den Senfölversuch nach BRESLAUER, die PIRQUETsche Tuberkulinprobe

(entzündlicher Reiz), die Hyperämie durch Wärmeeinwirkung, die reaktive
Hyperämie nach Kältereiz und die Dermatographie (roter Dermatographismus).
Über den Ausfall aller dieser Proben können wir zusammenfassend sagen, daß
auf der operierten Seite die Reaktionen schneller eintraten und auch länger
anhielten als auf der anderen Seite; häufig waren auch die Reaktionen auf
der operierten Seite quantitativ stärker ausgeprägt als auf der gesunden. Es
stimmen diese Beobachtungen überein mit den früher erwähnten Verbrühungs-
versuchen, die BUNZEL ausgeführt hat. Nur in den ersten Wochen (bis zu
etwa 4) nach der Operation klangen die Reaktionen auf der operierten Seite
schneller ab. Es entspricht diese Zeit ungefähr der der sichtbaren Hyperämie.
Die Erklärung für diese Erscheinungen geben die Untersuchungen von EBBECKE
über die lokalen vasomotorischen Reaktionen der Haut. Danach entwickeln
sich solche Reaktionen auf gut durchbluteter Haut schneller, klingen aber auch
schneller wieder ab. Der Ausfall der Reaktion nach dieser Anfangsperiode
der sichtbaren Hyperämie weist nach unserer Meinung auf eine Herabsetzung
des Tonus der Gefäßwand in den Arterien und Arteriolen hin. Es fallen
also die Untersuchungen mit den verschiedenen angeführten Methoden in demselben Sinne aus wie die mit den objektiven Methoden angestellten.

An vasoconstrictorischen Untersuchungen haben wir am häufigsten
die lokale Einwirkung von Kälte geprüft (Chloräthylspray), dann die Dermatographie (weißer Dermatographismus) und die Anlegung einer Adrenalinquaddel. In dem Ausfall der Proben fand sich im allgemeinen kein Unterschied zwischen operierter und normaler Seite. Die Proben greifen
nicht von den Nerven her oder ihren Endigungen, sondern unmittelbar an den
Gefäßwänden an.

Indikationen für die Resektion des Halsgrenzstranges.

Angina pectoris.

Die Indikation, bei Angina pectoris den Halssympathicus zu exstirpieren,
stammt von dem französischen Physiologen FRANÇOIS FRANK, der sie am 23. 5.
1899 aufgestellt hat in einem Vortrage vor der französischen Akademie der
Medizin über die physiologische Bedeutung der Resektion des Sympathicus
bei Basedow, Epilepsie, Idiotie und Glaukom, in dem er die gesamte Physiologie
des Halssympathicus abgehandelt hat. Die Indikationsstellung ist basiert auf
der damals neuen Erkenntnis, daß im Sympathicus zentripetale Bahnen vom
Herzen her verlaufen. Der achte und letzte Schlußsatz seiner Zusammen-
fassung, in dem er diese Indikation aufstellt, sei hier im Wortlaut wiedergegeben:

„Tout l'appareil sympathique, tant thoracique que cervical, superficiel et
profond, est doué de la sensibilité directe et transporte au bulbe et à la moëlle
cervico-dorsale des nerfs centripètes provenant surtout du coeur et de l'aorte.

Il nous paraît logique de penser, que la résection du sympathique agit au
moins autant pour supprimer la transmission vers les centres d'excitations
anormales d'origine cardio-aortique, que pour supprimer des influences centri-
fuges thyroïdennes, encéphaliques et cardiaques.

Les irritations aortiques et cardiaques tout comme celles du sympathique
sont capables de provoquer un ensemble des réactions circulatoires, qui rappellent
les accidents de la maladie de Basedow, y compris la vasodilatation thyroïdenne:

par suite les effets de la résection totale du sympathique s'expliqueraient par la suppression des voies de transmission centripète dans les formes réflexes d'origine aortique.

Cette notion nouvelle de la sensibilité aortique transmise par le sympathique thoraco-cervical suggéra peutêtre l'idée de pratiquer la résection dans l'angine de poitrine"[1]).

Dieser Vorschlag ist 17 Jahre später von TH. JONNESCU in die Tat umgesetzt, der am 2. 4. 1916 in einem Falle von Angina pectoris einen Teil des Halssympathicus und das Ganglion stellatum der linken Seite exstirpierte. Seitdem sind im ganzen 26 Operationen am vegetativen Nervensystem wegen Angina pectoris bekannt geworden, über die unten kurz berichtet werden soll.

Das Ziel der Operation nach dem Vorschlage von FRANK ist also, die zentripetalen Bahnen von Herz und Aorta zu unterbrechen, und so die qualvollen Anfälle von Herzschmerz, Beklemmungsgefühl und Todesangst zu unterdrücken.

Was pathologisch-anatomisch der Angina pectoris zugrunde liegt, ist nicht einheitlich. Bei einem Teil der Fälle, es ist dies die Mehrzahl, finden sich ausgedehnte Veränderungen an den Kranzgefäßen des Herzens, meist arteriosklerotischer Natur. Bei zunehmender Veränderung der Gefäßwand kommt es zur sekundären Thrombose, als Folge davon zur Nekrose und Schwielenbildung in der Muskulatur. Ausgedehnte Partien des Herzmuskels sind auf diese Weise mangelhaft mit Blut versorgt (Cardiopathia arteriosclerotica). Andere Fälle zeigen syphilitische Veränderungen der Aortenwand oder auch solche, die lediglich auf arteriosklerotischer Basis bedingt sind. Eine andere Gruppe zeigt die verschiedensten organischen Herzfehler. Schließlich gibt es auch vereinzelt solche Fälle, die in einem Anfall von Angina pectoris zugrunde gegangen sind, und bei denen die Sektion keinerlei Veränderungen an Herz und Gefäßen hat nachweisen können (HUCHARD).

Die pathologisch-anatomische Grundlage der Angina pectoris ist also keine einheitliche, ja in einzelnen Fällen fehlen alle Veränderungen, so daß wir annehmen müssen, daß es sich hier bei den Beschwerden um funktionelle handelt, wie z. B. bei der toxisch bedingten Angina pectoris des Coffein-, Tee- oder Tabakabusus oder den reinen Formen von Angina pectoris vasomotorica, die mit spastischen Erscheinungen in ausgedehnten Gefäßgebieten einhergeht, und bei der wohl die dadurch bedingte Erhöhung des peripheren Gefäßwiderstandes zu den Erscheinungen am Herzen führt.

Auch darüber, wo die krankhaften Sensationen entstehen und wo sie ausgelöst werden, besteht keine Übereinstimmung. Die meisten Autoren sehen die Ursache in einer Erkrankung der Coronargefäße, durch deren Sklerose die Blutversorgung des Herzens Not leidet, was besonders bei körperlichen Anstrengungen zum Ausdruck kommt. Die Ischämie des Myokard ist dasjenige, was den Anfall auslöst. HUCHARD ist derjenige, der am nachdrücklichsten für diese Theorie eingetreten ist. Diese Ischämie führt zur Reizung der Herznerven, die sich den nervösen Zentren mitteilt und von dort in verschiedene sensible Nerven ausstrahlt. Nach MACKENZIE ist die Angina pectoris ein Ausdruck der Erschöpfung des Herzmuskels, sei es, daß diese bedingt ist durch eine mangelhafte Blutversorgung infolge einer Störung im Coronarkreislauf, sei es durch

---

[1] Im Original nicht gesperrt.

eine chronische Myokarditis. VAQUEZ, R. SCHMIDT und WENKEBACH sehen den
Sitz der Erkrankung nicht im Herzen, sondern im Anfangsteile der Aorta.
Die Schmerzen kommen zustande in dem die Aorta umgebenden Plexus aorticus.
Die Veränderungen der Aortenwand, die ihre Elastizität vermindern, führen
zu einer Reizung der Nervenendigungen in der Gefäßwand, die so eine schmerzhafte Empfindung auslösen (VAQUEZ). Die Störungen im Coronarkreislauf sind
erst das Sekundäre, hervorgerufen durch das Übergreifen des Krankheits-
prozesses von der Aortenwand auf den Ursprung der Coronargefäße. Auch
R. SCHMIDT und WENKEBACH verlegen den Sitz der Erkrankung in den Anfangsteil der Aorta (Aortalgie), in dem die sensiblen Nerven gereizt werden durch
eine Dehnung der Aortenwand bei chronisch-entzündlichen Veränderungen
(WENKEBACH). Die Vertreter dieser „Aortentheorie" stützen ihre Anschauung
darauf, daß es Fälle schwerster Coronarsklerose gibt, ohne daß je ein Anfall
von Angina pectoris aufgetreten ist, andererseits darauf, daß es Fälle von
schwerster Angina pectoris gibt, bei denen jegliche Veränderungen an den
Kranzgefäßen fehlen, worauf bereits HUCHARD hingewiesen hat.

DANIELOPOLU sieht das Wesen der Erkrankung in einem Mangel an Gleichgewicht zwischen der Tätigkeit des Herzens und seiner Blutversorgung. Der
Schmerz entsteht nach ihm durch Reizung der sensiblen Nerven des Myokard
nach Art der Schmerzhaftigkeit des überanstrengten willkürlichen Muskels.

Darüber, auf welchen Wegen sensible Reize vom Herzen und der Aorta
aus zentripetal geleitet werden, siehe die Abschnitte Anatomie und Physiologie.
Hier sei nur noch einmal erwähnt, daß es sich um die Rami cardiaci des Sympathicus handelt, die zu den drei Halsganglien ziehen und die Wurzeln des
Plexus cardiacus aus dem Ganglion thoracale I bzw. stellatum. Vielleicht kommt
auch noch der Nervus vagus in Frage (vgl. den GOLTZschen Essigsäureversuch).
Nach allgemeiner Anschauung ist jedoch der Sympathicus der Hauptnerv,
der die Sensibilität des Herzens vermittelt, aber auch die der Aorta. WENKE-
BACH und mit ihm EPPINGER und HOFER halten den Nervus depressor für
den sensiblen Nerven der Aorta.

Entsprechend diesen verschiedenen Ansichten über den Weg der Schmerzleitung vom Herzen und der Aorta her sind auch zwei verschiedene Gruppen
von Operationen am vegetativen System bei der Angina pectoris ausgeführt
worden, nämlich am Sympathicus und am Nervus depressor.

Es sei hier zunächst eine Übersicht gegeben über die am Sympathicus ausgeführten Operationen:

Resektion des Halsgrenzstranges und des Ganglion thoracale I der linken Seite.

Fall 1. JONNESCU: 54jähriger Mann. Seit 18 Jahren zunehmende Anfälle von Herzschmerzen und Erstickungsgefühl. Syphilis. Spezifische Behandlung ohne Erfolg. Wassermann positiv. Starke Erweiterung des Herzens. Systolisches Geräusch über der Herz-
basis. Chronische Bronchitis. Lungenemphysem. Operation in hoher Rückenmarks-
anästhesie (Strychnin-Stovain). Kein Anfall mehr. Beobachtungsdauer 1½ Jahre. Geheilt.

Fall 2. JONNESCU: 42jähriger Mann. Beginn der Erkrankung vor 9 Monaten. Häufige,
sehr schwere Anfälle, 20—30 am Tage. Außerordentlich starkes Erstickungsgefühl, besonders im Liegen. Stark verbreitete Herzdämpfung, systolische und diastolische Ge-
räusche über dem ganzen Herzen. Sehr starke Atemnot. Rasselgeräusch über beiden
Lungen. Stark vergrößerte Leberdämpfung. Operation im Sitzen. Nach der Operation
kein Anfall mehr. Patient kann sich hinlegen, was vorher nicht möglich war. — Tod am

4. Tage nach der Operation. Sektionsbefund: Aortitis syphilitica, Aorteninsuffizienz mit enormer Hypertrophie und Dilatation des linken Ventrikels. Lungenödem.

Fall 3. Eigene Beobachtung: 59jährige Frau. Seit 12 Jahren Anfälle von Herzschmerzen und Herzangst mit Herzklopfen. Vor einem Jahre deshalb Selbstmordversuch. Jetzt etwa jeden 2. Tag ein Anfall mit Atemnot. Erstickungsgefühl, heftige Schmerzen in der Brustbeingegend, die in den linken Arm ausstrahlen. Im Anfall Blutdrucksteigerung auf 240 mm Hg. Typische Angina vasomotorica. Operation in Äthernarkose. Beobachtungsdauer 11 Monate. Geheilt. 11 Monate nach der Operation gestorben an rechtsseitiger Lungenentzündung. (Eine eingehende Beschreibung dieses Falles findet sich in der Arbeit von KOHLER und DE WETH sowie in der Dissertation von LIHTAUER.)

Fall 4. Eigene Beobachtung: 42jähriger Mann. Seit einem halben Jahr wiederholt Anfälle von Herzschmerzen, die in die linke Schulter ausstrahlen. Dauer der Anfälle $1/2$ bis 2 Stunden. Blutdruck minimal 70—85, maximal 105—130 mm Hg. Herz und Aorta verbreitert. Operation in Äthernarkose. Beobachtungsdauer 6 Monate. Geheilt. Blutdruck minimal 75—90, maximal 110—140 mm Hg. Zuweilen leichtes Beklemmungsgefühl in der Brust, besonders nach Anstrengungen.

Fall 5. KAPPIS: 62jährige Frau. Seit 3 Jahren zunehmende Schmerzen in der Herzgegend mit Ausstrahlen in den linken Arm. Innere Behandlung ohne Erfolg. Herz und Aorta nicht vergrößert. Operation in Lokalanästhesie. 4 Monate beschwerdefrei. Dann bei Anstrengung wieder Schmerzen hinter dem unteren Brustbein und im Rücken und Angstgefühl, die allmählich zugenommen haben. (Nach brieflicher Mitteilung ist später noch der rechte Halssympathicus durchtrennt; darauf sind die Herzschmerzen fast, aber nicht völlig verschwunden. 2 Monate später Zustand chronischer Herzschwäche, der die Patientin erlegen ist.) Autopsie: Schwere Coronarsklerose mit Hypertrophie und Dilatation des Herzens.

Fall 6. KÜMMELL: Näheres ist nicht veröffentlicht.

Fall 7. PLETH: 4 Fälle. Näheres ist nicht veröffentlicht. 1 Fall gestorben an Aspirationspneumonie.

Resektion des Ganglion cervicale medium und des Ganglion stellatum der linken Seite.

Fall 8. JONNESCU: 38jähriger Mann. 1. Anfall vor einem halben Jahr, dann noch weitere 3 schwere, typische Anfälle, mit Ausstrahlen der Schmerzen in den linken Arm. In der Anamnese Syphilis. Abusus von Alkohol und Tabak. Herz und besonders Aorta verbreitert. Wassermann positiv. Antisyphilitische Kur ohne Erfolg. Operation in hoher Rückenmarks-Anästhesie mit Stovain-Strychnin am 2. 4. 1916. 3 Tage nach der Operation kurzer Anfall von Parästhesie im linken Arm. Seitdem kein Anfall mehr. 6 Jahre später untersucht. Keine Anfälle. JONNESCU hatte ursprünglich bei dem Patienten die Operation doppelseitig in zwei Sitzungen ausführen wollen. Patient hatte aber die Vornahme der zweiten Operation verweigert, da er geheilt sei. Als der Kranke 1922 wegen eines Oberarmbruches wieder in die Abteilung JONNESCUS aufgenommen wird, gibt er seine Zustimmung, obwohl er keinerlei Beschwerden mehr hat. Totale Resektion des rechten Halssympathicus mit dem 1., 3. und 2. Ganglion thoracale. Beobachtungsdauer 7 Jahre. Geheilt.

Fall 9. TUFFIER: 50jähriger Mann. In letzter Zeit zunehmende schwere Anfälle von Angina pectoris, so daß „das Leben unerträglich wurde". Nach der Operation anfallsfrei.

Resektion aller vom Ganglion cervicale supremum abgehenden Äste bzw. des Ganglions selbst.

Fall 10. COFFEY und BROWN: 51jähriger Mann. Seit 4 Jahren Kurzatmigkeit und Anfälle von Herzschmerzen, zuletzt täglich 6—10 Anfälle. Geringe Herzvergrößerung. Operation links in Narkose (Lachgas-Sauerstoff). Nach einem Monat keine Brustschmerzen mehr, Kurzatmigkeit und Oppressionsgefühl schon nach geringen Anstrengungen. Schmerzen im linken Schultergelenk durch Arthritis.

Fall 11. COFFEY und BROWN: 62jähriger Mann. Seit einigen Monaten Anfälle von Angina pectoris. Unregelmäßiger Puls, Lebervergrößerung. Starke Herzvergrößerung. Operation links in Narkose (Lachgas-Sauerstoff). Bei Entlassung leichter substernaler Schmerz. Nach 5 Monaten voll arbeitsfähig, keine Angina, keine Kompensationsstörungen.

Fall 12. COFFEY und BROWN: 54jähriger Mann. Schwere Kompensationsstörungen mit Dyspnoe und schweren anginösen Anfällen. Starke Vergrößerung des Herzens. Herzgeräusche, Lungenödem. Operation links in Lokalanästhesie (Procain). Keine Schmerzanfälle mehr. Beobachtungszeit 1 Monat.

Fall 13. COFFEY und BROWN: 54jähriger Mann. Syphilis trotz Behandlung positiver Wassermann. Seit 7 Jahren Anfälle von Herzschmerzen, die in das Gebiet des linken Ulnaris ausstrahlen. Beginnendes Aortenaneurysma (Aorta ascendens). Operation links in Narkose (Lachgas-Sauerstoff). Unmittelbar nach der Operation ganz leichter Anginaanfall. Nach 1 Monat: Zeitweise geringer Druck auf der Brust und Schmerzen am linken Vorderarm. Ganz geringe Herzschmerzen.

Fall 14. COFFEY und BROWN: 44jähriger Mann. Seit einem Jahr anfallsweise starke Schmerzen in der Herzgegend und in beiden Vorderarmen bei Anstrengungen. Syphilis. Wassermann positiv. Starke Herzverbreiterung. Aneurysma der Aorta ascendens. Operation links in Narkose (Lachgas-Sauerstoff). 4 Stunden p. op. Herztod.

Fall 15. BACON: 78jähriger Mann. Seit 3 Jahren an Häufigkeit und Stärke zunehmende Anfälle von Angina pectoris mit Ausstrahlen der Schmerzen in linke Schulter und linken Arm. Innerliche Behandlung ohne Erfolg. Herz nach links verbreitert. Blutdruck 80/140. Wassermann negativ. Operation links in Lokalanästhesie. Geheilt. Blutdruck 78/120. Beobachtungsdauer 5 Monate.

Fall 16. BROWN: 58jähriger Mann. In 14 Wochen 7 sehr schwere Anfälle von Angina pectoris mit Ausstrahlen der Schmerzen in den rechten Arm. Blutdruck 98/160. Starke Verbreiterung des Herzens und der Aorta. Wassermann negativ. Operation rechts in Lachgas-Äthernarkose. Nach 6 Wochen: Keine Beschwerden. Blutdruck 80/140. (He said, that he felt like a young man.) Dann schwere Grippe mit Pneumonie, die der Kranke übersteht. Nachdem er 2 Tage außer Bett ist, plötzlich schwerster Herzkollaps und Tod. Keine Autopsie.

Resektion des Halssympathicus und des Ganglion thoracale I beiderseits.

Fall 17. JONNESCU: 23jähriger Mann. Seit $^3/_4$ Jahren häufig wiederkehrende Anfälle von Oppressionsgefühl und Schmerzen in der Herzgegend, die nach dem linken Arm ausstrahlen. Normale Herzgröße. Aorta verbreitert. Wassermann negativ. Operation in hoher Rückenmarksanästhesie (Strychnin-Stovain) auf beiden Seiten in einer Sitzung. Seitdem kein Anfall mehr. Beobachtungsdauer 11 Monate. Geheilt. (Zur Zeit der Operation Soldat, jetzt Holzfäller.)

Fall 18. JONNESCU: 75jährige Frau. Beginn der Erkrankung vor 9 Jahren; jetzt täglich Anfälle. Gering verbreitertes Herz, stark verbreiterte Aorta. Operation in hoher Rückenmarksanästhesie (Cafein-Stovain) auf der linken Seite. Es gelingt wegen technischer Schwierigkeit nicht, das Ganglion thoracale I ganz zu entfernen, sondern nur einen kleinen Teil. Nach der Operation kein Anfall mehr. Operation der rechten Seite 7 Tage später. Auch hier gelingt es nicht, das Ganglion thoracale I vollständig zu entfernen. Beobachtungsdauer 3 Tage.

Fall 19. JONNESCU: 35jähriger Mann. Beginn der Erkrankung vor 10 Jahren. Syphilis. Spezifische Behandlung ohne Erfolg. Jetzt täglich 20—30 Anfälle. Herz und Aorta stark verbreitert. Systolisches blasendes Geräusch. Leber vergrößert und druckschmerzhaft. Operation auf der linken Seite. Die anginösen Schmerzen sind fast verschwunden. 11 Tage später Operation rechts. 4 Tage später Exitus unter den Erscheinungen von Herzinsuffizienz und Lungenödem.

Gegenüber diesen 19 Operationen am Sympathicus, bei denen mehr oder weniger ausgedehnte Strecken des Halsgrenzstranges bis herab zum Ganglion thoracale I (stellatum) einschließlich reseziert worden sind, stehen 6 Eingriffe, die sich auf den Nervus depressor, je drei einseitig und doppelseitig, gerichtet haben:

Durchschneidung des Nervus depressor links.

Fall 20. EPPINGER und HOFER: 53jähriger Mann. Seit $^3/_4$ Jahren spontan und besonders bei Anstrengung Anfälle von Angina pectoris mit Ausstrahlen der Schmerzen in linke

Schulter und linken Arm. Durchschneidung des linken Depressor. Beobachtungsdauer 8 Monate. Gelegentlich leichtes Oppressionsgefühl.

Fall 21. EPPINGER und HOFER: 73jähriger Mann. Fast täglich Anfall von heftigen Schmerzen in der Brust, ausstrahlend in den linken Arm. Durchschneidung des linken Depressor. Beschwerdefrei. Beobachtungsdauer?

Fall 22. ODERMATT (HOTZ): 65jähriger Mann. In der Anamnese Syphilis. Seit 4 Jahren krampfartige Schmerzen in den Händen mit Cyanose der Hände und krampfartiger Beugung der Finger. Nach Salvarsankur Besserung. Seit 3 Monaten Schmerzanfälle in der Herzgegend und der rechten Schulter, später noch besonders in der linken Schulter. Anfälle werden schnell häufiger. In Lokalanästhesie Resektion eines 1 cm langen Stückes vom linken Nervus depressor. Keine Anfälle von Angina pectoris mehr. 14 Tage p. op. Tod an Herzinsuffizienz. Sektion ergibt hochgradige Verschwielung der linken Kammerwand. Dilatation des ganzen Herzens mit ausgedehnter Thrombose beider Ventrikel. Starke Mesaortitis luetica. Starke Coronarsklerose. Chronische und akute Stauung der Leber und Milz, arteriosklerotische Schrumpfniere.

Durchschneidung des Nervus depressor beiderseits.

Fall 23. EPPINGER und HOFER: 67jähriger Mann. Beginn der Erkrankung vor 5 Jahren, jetzt täglich mehrere typische Anfälle. Durchschneidung des Depressor beiderseits. Frei von Schmerz. Beobachtungsdauer?.

Fall 24. EPPINGER und HOFER: 49jähriger Mann. Seit 2 Jahren schwerste Anfälle von Angina pectoris bis zu 2 Stunden Dauer, zuletzt täglich mehrere Anfälle. Schwere Aorteninsuffizienz und Aortitis syphilitica. Durchschneidung des Depressor beiderseits. Anfälle hören sofort nach der Operation auf. 7 Tage p. op. Posticusparese beiderseits. Tracheotomie. Nach 2 Tagen Tod an Bronchopneumonie.

Fall 25. EPPINGER und HOFER: 57jährige Frau. Seit einem Jahr typische Anfälle von Angina pectoris. Depressordurchschneidung beiderseits. Beschwerdefrei.

Schließlich ist noch in einem Falle sowohl am Halssympathicus als auch am Depressor operiert worden:

Durchschneidung des Nervus depressor links und Resektion des Halssympathicus (Ganglion cervicale medium und supremum).

Fall 26. BORCHARD: 54jähriger Mann. Seit 20 Jahren Störungen im autonomen Nervensystem; zeitweise psychische Störungen. Seit einem halben Jahre typische Anfälle von Angina pectoris mit starken Durchfällen. Anfälle an Häufigkeit zunehmend; zuletzt täglich mehrere Anfälle. Hypertrophie des linken Ventrikels. Blutdruck wechselnd 135—180 mm Hg. Operation in Lokalanästhesie. 5 Tage nach der Operation leichter Anfall von Angina pectoris. Tod 3 Wochen nach der Operation an einem Erweichungsherd im Gehirn im Bereich des Endastes der linken Arteria fossae Sylvii. (Klinische Diagnose. Autopsie verweigert [1].)

---

[1]) Anmerkung bei der Korrektur: Während der Drucklegung dieses Buches stellte uns Herr Prof. Dr. FLÖRCKEN-Frankfurt a. M. noch folgende 3 Fälle, die wegen Angina pectoris operiert wurden, freundlicherweise zur Verfügung.

1. 44jährige Frau. Wassermannreaktion stark positiv. Seit Juli 1922 schwere Anfälle von Angina pectoris. Röntgenologisch Herz- und Aortenschatten hochgradig verbreitert. 10. Okt. 1923: Exstirpation des Halsgrenzstrangs einschließlich des Ganglion stellatum links. Zunächst nach der Operation Aufhören der Anfälle. Später wieder anfallweise Beschwerden.

2. 57jähriger Mann. Seit 1921 schwere Anfälle von Angina pectoris. Wassermannreaktion stark positiv trotz spezifischer Kur. Röntgenologisch Aortenaneurysma. 23. Oktober 1923 Operation. Resektion des linken Halsgrenzstranges einschließlich des oberen Brustganglions. Durch die Operation haben die störenden Anfälle mit Atemnot und Todesangst ganz aufgehört, jedoch hat der Patient noch Schmerzen hinter dem Sternum, ist aber mit dem Erfolg der Operation sehr zufrieden.

3. 52jähriger Mann. Seit $^1/_2$ Jahr schwere Anfälle besonders nachts. Wassermannreaktion negativ. Röntgenologisch Herz- und Aortenschatten verbreitert. Operation 26. Mai 1923. Es wurde reseziert ein Teil des Halssympathicus mit dem mittleren Ganglion, sowie ein als N. depressor angesprochener Ast des Vagus. Durch die Operation hervorragende Besserung der Beschwerden. Nachts noch Schmerzen hinter dem Sternum. 7 Monate nach der Operation Tod in der Heimat aus unbekannter Ursache.

Zunächst die Todesfälle nach der Operation. Von den Sympathicus-
operationen ist einer 4 Stunden nach der Operation an seinem schweren Herzleiden zugrunde gegangen (COFFEY und BROWN), zwei am vierten Tage nach
der Operation, die eine schwere Aorteninsuffizienz hatten (JONNESCU). Das
sind drei Herztodesfälle, bei denen wohl die Art der Operation keinen Einfluß
auf den Ausgang gehabt hat. Schließlich hat PLETH noch einen Fall an einer
Aspirationspneumonie verloren. Dieser Fall ist der operativen Behandlung
zur Last zu legen, aber nicht der Art der Operation. Von den Operationen am
Nervus depressor ist ein Fall 14 Tage nach der Operation seinem Herzleiden,
hochgradige schwielige Degeneration des Herzmuskels, erlegen (ODERMATT).
Ein Kranker starb 9 Tage nach der Operation an einer Bronchopneumonie
durch eine doppelseitige Posticusparese (EPPINGER und HOFER). Dieser Fall
fällt der Art der Operation zur Last; die Depressorresektion war doppelseitig
in einer Sitzung vorgenommen. EPPINGER und HOFER warnen daher vor dieser
Art des Vorgehens. Bei dem Präparieren des Depressor ist auch bei vorsichtigem
Vorgehen eine Schädigung des Vagus möglich, die zu einer Posticuslähmung
führt. Ist dies doppelseitig der Fall, so ist eine Lebensgefahr unbedingt gegeben.
Es ist dies also ein vermeidbarer Todesfall gewesen. Schließlich ist auch der
am Depressor und Sympathicus operierte Kranke (BORCHARD) den Folgen des
Eingriffes erlegen. Insgesamt sind dies also 7 Todesfälle, von denen jedoch
nur drei auf den operativen Eingriff zurückzuführen sind.

Welches sind nun die erzielten Erfolge? Bei den einseitig am Depressor operierten Fällen, ferner bei einzelnen von denen, die nur am oberen
Teil des Halssympathicus bis unterhalb des Ganglion cervicale medium operiert
sind, sind geringe Reste von Beschwerden bestehen geblieben. Bei allen anderen
sind zunächst sämtliche Schmerzen verschwunden und sind auch während der
weiteren Beobachtungszeit verschwunden geblieben, bis auf einen Fall (KAPPIS),
bei dem zwar die in den linken Arm einstrahlenden Schmerzen ebenfalls für die
Dauer aufgehört haben, bei dem aber die Schmerzen in der Brust- und Magen-
gegend nach 4 Monaten wiedergekehrt sind, obwohl der ganze linke Halssympathicus einschließlich des Ganglion thoracale I reseziert worden ist. Die doppelseitige Depressoroperation und die Sympathicusoperation haben demnach
dasselbe Ergebnis hinsichtlich des gewünschten Erfolges gehabt, eine Tatsache,
die im ersten Augenblick außerordentlich auffallend erscheint.

Wie ist die Wirkung der Operation am Halssympathicus zu erklären? Alle
Autoren, mit Ausnahme der Vertreter der Aortentheorie, sind sich darüber
einig, daß in der Pathogenese der Angina pectoris eine unzureichende Blutversorgung des Herzmuskels eine wesentliche Rolle spielt, wenn sie auch über
die Ursache hierfür verschiedener Meinung sind. Wird durch die Resektion
des Halssympathicus die Blutversorgung des Herzmuskels in günstigem Sinne
beeinflußt? Nach F. B. HOFFMANN (in NAGELS Handbuch der Physiologie) ist
die Existenz von Vasoconstrictoren, die etwa in ihrem Tonus durch die Sympathicusresektion herabgesetzt werden könnten, analog der sonstigen Wirkung
der Sympathicusdurchtrennung bei anderen Gefäßen, für die Kranzarterien
zweifelhaft. Ja nach MAASS hat es sogar den Anschein, als ob der Sympathicus
vasodilatatorische Bahnen für die Coronararterien führe und der Vagus die
Constrictoren. Andere Autoren bestreiten überhaupt einen erkennbaren Effekt
von Vagus- und Sympathicusreizung im Sinne einer Vasoconstrictorenwirkung.

Wir können demnach sagen, daß die Durchblutung des Herzens durch die Sympathicusresektion zum mindesten nicht wesentlich, wahrscheinlich gar nicht beeinflußt wird. Zentrifugale Bahnen, die für die Erklärung der günstigen Wirkung der Operation dienen könnten, werden also durch sie nicht getroffen.

Das Wesentliche der Operation liegt in der Unterbrechung der zentripetalen Bahnen im Sympathicus, in der Entfernung bzw. Unterbrechung der schmerzleitenden Bahnen. Der Hauptteil der sensiblen Bahnen vom Herzen her geht über das Ganglion thoracale I (stellatum) und die beiden unteren Cervicalganglien. Über das Ganglion cervicale supremum gehen aber auch mit Sicherheit solche Bahnen, sonst wären die Erfolge von COFFEY und BROWN nicht erklärlich. Diese Tatsache, daß ein sehr wesentlicher Teil der sensiblen Bahnen nur über den unteren Teil des Halsgrenzstranges geht, erklärt das Bestehen von Restbeschwerden nach denjenigen Operationen, bei denen dieser Teil nicht berührt worden ist (einzelne Fälle von COFFEY und BROWN, Fall von BORCHARD). Die sensiblen Bahnen, die in das Ganglion stellatum eintreten, führen ja von dort durch die Rami communicantes zum Rückenmark. In ihren entsprechenden Rückenmarkssegmenten gelangen sie zu ihren Ganglienzellen, und hier werden unter Umständen die von den gleichen Rückenmarkssegmenten ausgehenden spinalen sensiblen Bahnen erregt. So erklärt sich das Ausstrahlen der Schmerzen in den linken Arm, besonders das Ulnarisgebiet. Eine solche Irradiation braucht aber nicht immer stattzufinden. Fallen durch die Resektion des entsprechenden Sympathicusabschnittes die visceralsensiblen Bahnen fort, so entfällt auch ohne weiteres die Reizung der entsprechenden spinalsensiblen. So sind auch in allen Fällen, in denen dieser Sympathicusabschnitt mit reseziert worden ist, die in den linken Arm ausstrahlenden Schmerzen nach der Operation verschwunden und dauernd fortgeblieben, auch in dem Fall von KAPPIS.

Unter den von uns gesammelten Fällen findet sich dreimal die Angabe, daß auch noch im Bereich des rechten Armes Schmerzen aufgetreten seien. Rechtsseitige Schmerzen bei Angina pectoris sind recht selten. A. MORRISSON berichtet über einen Fall von schweren Veränderungen an der Arteria pulmonalis und ihren Klappen, bei dem während des Lebens Schmerzen in der rechten Schulter bestanden. Nach DRUMMOND treten bei Aortenaneurysmen die Schmerzen rechts auf, wenn die Ausbuchtung mehr an der Hinterwand und am Aortenbogen sitzt, während sonst der linksseitige Schmerz die Regel bildet. Zwei Fälle unserer Sammlung sind am Depressor operiert worden, einer am Sympathicus. Für diejenigen Fälle, bei denen der Schmerz rechts angegeben wird, müssen wir annehmen, daß auch der rechte Sympathicus der Hauptbeteiligte ist. In weitaus der Mehrzahl der Fälle ist es jedoch der linke, der den linken Ventrikel, den infolge der unzureichenden Blutversorgung notleidenden Triebmuskel des großen Kreislaufes versorgt.

Nimmt man an, daß der Depressor der sensible Hauptnerv des Herzens sei, so sind alle diese Erscheinungen nicht erklärbar, denn eine Verbindung zwischen ihm und dem Rückenmark in Höhe der Armsegmente besteht nicht. Die Annahme, daß der Depressor der sensible Hauptnerv des Herzens sei, ist mit der klinischen Tatsache der Häufigkeit der irradierten Schmerzen nicht vereinbar.

Bestände nun die Wirkung der Sympathicusresektion lediglich darin, daß nur die Schmerzleitung und damit die Schmerzapperzeption unterbrochen wäre, so würde das schon einen erheblichen Gewinn bedeuten, weil damit die

qualvollen Sensationen im Anfall für den Kranken fortfallen würden. Die
Wirkung der Operation geht aber noch weiter. Nach FRANK bewirkt Reizung
des kranialen Endes des durchschnittenen Halsgrenzstranges beim Hund Steige-
rung des Blutdruckes durch Vasoconstriction im Splanchnicusgebiet. Der
Halsgrenzstrang ist also zentripetaler Schenkel eines pressorischen Reflexes.
Diese Bahnen sind zuerst von AUBERT und ROEVER nachgewiesen. Dieser
zentripetale Schenkel wird durch die Resektion ausgeschaltet. Auch beim
Menschen hat nach FRANK die Reizung des kranialen Endes des durchschnittenen
Ramus vertebralis des Sympathicus eine pressorische Wirkung im Sinne einer
Steigerung des allgemeinen Blutdruckes. Die Ursprungsgebiete dieser Bahnen
liegen nach FRANK im Herzen und im Anfangsteil der Aorta. Es entsteht also
im Anginaanfall eine Art Circulus vitiosus: Reizung der zentripetalen Bahnen

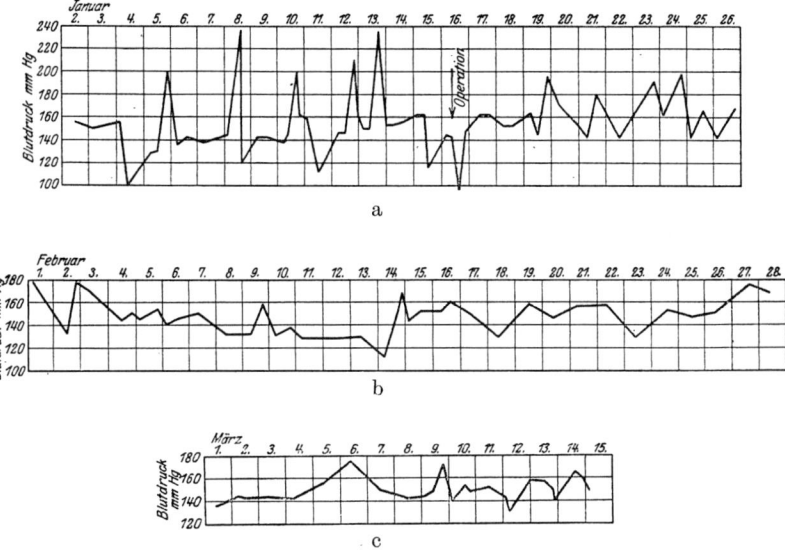

Abb. 44a—c. Blutdruckkurve eines Falles von Angina pectoris vasomotorica vor und nach
        der Operation (Fall 3). Eigene Beobachtung.

vom Herzen her im Beginn des Anfalls — infolgedessen Auslösen des pressori-
schen Reflexes — Steigerung des Blutdruckes — vermehrte Anforderung an
das Herz (linker Ventrikel) durch Erhöhung des peripheren Gefäßwiderstandes.
Das heißt, dem durch seine unzureichende Blutversorgung schon notleidenden
Muskel wird noch eine vermehrte Leistung abverlangt. Durch die Resektion
der zentripetalen Bahnen wird dieser Circulus ausgeschaltet, die durch die
Reizung der zentripetalen Bahnen bedingte Blutdruckerhöhung im großen
Kreislauf bleibt aus.
    Als Beispiel für diese Wirkung der Operation sei hier die Blutdruckkurve eines
Falles von Angina pectoris vasomotoria unserer eigenen Beobachtungen wieder-
gegeben (Abb. 44a—c). Vor der Operation zahlreiche Anfälle von paroxysmaler
Blutdrucksteigerung bis zu 240 mm Hg (zwischen den Anfällen auch anfallsfreie
Intervalle wiedergegeben), Druckschwankungen bis zu 100 mm Hg innerhalb
weniger Stunden. Nach der Operation ein relativ gleichmäßiger, wenn auch

im ganzen erhöhter Blutdruck. Es ist selbstverständlich, daß das Ausbleiben der paroxysmalen Blutdrucksteigerungen eine wesentliche Schonung der Gefäße und des Herzmuskels bedeutet.

Daß nach der Exstirpation des Halsgrenzstranges und des Ganglion stellatum bei Messung des Blutdruckes an beiden Armen gleichzeitig der Druck am Arm der operierten Seite niedriger ist als auf der anderen, ist selbstverständlich, da auf dieser durch den Fortfall der Vasoconstrictoren der Tonus der Gefäße herabgesetzt ist.

Es bleibt noch zu erklären, warum es in dem Fall von KAPPIS zu einer Wiederkehr der Schmerzen in der Brust gekommen ist. KAPPIS selbst ist der Ansicht, daß hierfür wohl spinalsensible Bahnen in Frage kommen. Er hält es für unwahrscheinlich, daß sie über den rechten Sympathicus gehen. Wir möchten eher glauben, daß es doch der rechte Sympathicus ist, der diese Schmerzen vermittelt, denn der sensible Hauptnerv des Herzens ist nun einmal der Sympathicus. Spinalsensible Bahnen sind an seiner Innervation nicht beteiligt. Etwa den Ursprung der Schmerzen in die spinalsensibel versorgte Umgebung des Herzens zu verlegen, erscheint uns nicht angängig. Nach brieflicher Mitteilung hat er später in diesem Falle noch den rechten Halssympathicus durchtrennt; darauf sind die Herzschmerzen fast, aber nicht völlig verschwunden.

Wie ist die erfolgreiche Wirkung der Depressoroperation zu erklären? Diese Operation geht von der Auffassung aus, daß der Ursprungsort der Schmerzen die Aorta ist und ihr sensibler Nerv der Depressor. Daß im Depressor sensible Bahnen verlaufen, ist bisher nicht einwandfrei erwiesen (TSCHERMAK). Es steht fest, daß der Anfangsteil der Aorta zahlreiche sympathische Bahnen hat, die wohl als Schmerzleitungsbahnen in Frage kommen. Damit ist also auch für den Anfangsteil der Aorta die Möglichkeit erwiesen, daß hier dieselben Sensibilitätsverhältnisse vorliegen wie bei den übrigen Arterien. Wenn nun WENKEBACH meint, daß der Aortenschmerz durch eine Dehnung der Aorta zustande komme, so können wir ihm nicht beipflichten; der adäquate Schmerzreiz für die Gefäße ist nicht die Dehnung, sondern die Kontraktion. Das gilt für Magen, Darm, Gallenwege und Harnwege, und gilt auch ganz besonders für die Gefäße, also für alle vom Sympathicus sensibel versorgten Organe. Auch die sensiblen Bahnen der Gefäße verlaufen im Sympathicus. Die günstige Wirkung der Depressoroperation ist nach unserer Ansicht so zu erklären, daß sie nicht auf der Durchtrennung der parasympathischen Depressorbahnen beruht, sondern der im Nervus depressor verlaufenden sympathischen Bahnen. Die zahlreichen Verbindungen, die der Depressor mit dem Sympathicus hat, sind auf S. 59 erwähnt. (Vgl. auch Abb. 39.) Das Ausbreitungsgebiet des Depressor liegt im Anfangsteil der Aorta, und die mit ihm verlaufenden sympathischen Bahnen sind wohl zum Teil zentripetale. Nun geht das Gros der sympathischen Bahnen des Anfangsteiles der Aorta wohl sicher ebenso wie die Herzbahnen über das Ganglion stellatum, so daß bei der Depressordurchschneidung nur ein verhältnismäßig kleiner Teil von ihnen durchtrennt wird. Wir erklären uns die erfolgreiche Wirkung dadurch, daß die Unterbrechung eines Teiles der sympathischen Bahnen den Tonus im ganzen zugehörigen Gebiete herabsetzt. Für diese allgemein für den Sympathicus geltend zu machende Auffassung bringen wir noch an anderen Stellen Beläge.

DANIELOPOLU und HRISTIDE haben in scharfer Form sich gegen die ausgedehnte Resektion des Hals-Brust-Sympathicus bei der Angina pectoris gewendet;
sie haben sie für unzulässig erklärt. Zunächst soll sie nicht alle sensiblen Bahnen
des Herzens unterbrechen, denn solche verlaufen auch im Vagus. Nach JON-
NESCU gibt es keinen experimentellen Beweis dafür, daß der Vagus sensible
Bahnen des Herzens führt; seine zentripetalen Bahnen sind Reflexbahnen, die
auf die Bewegung des Herzens und auf den Blutdruck einwirken. Vor allem soll
sie die vasodilatatorischen Bahnen für die Kranzgefäße unterbrechen und so
die Blutversorgung des an sich schon geschwächten Herzmuskels schädigen.
Es ist schon oben erwähnt worden, daß es zweifelhaft ist, ob überhaupt im Sympathicus vasodilatatorische Bahnen für die Kranzgefäße verlaufen. Ferner
soll die Operation die vasomotorischen Bahnen der Lungengefäße unterbrechen
und so die an sich bei Angina pectoris bestehende Neigung zum Lungenödem
vergrößern. Nach F. B. HOFFMANN ist wohl die Existenz von Vasomotoren für
die Lungengefäße ziemlich wahrscheinlich. „Daß ihre Wirkung nur sehr gering
ist, darin stimmen alle Autoren überein." Und schließlich soll besonders die
doppelseitige Operation fast alle extrakardialen motorischen Bahnen mit Ausnahme der im Vagus verlaufenden sympathischen Fasern unterbrechen und
dadurch fundamentale Eigenschaften des Herzmuskels, unter anderem seine
Contractilität schwächen. Dadurch würde die Leistungsfähigkeit des an sich schon
schwer geschädigten Herzmuskels noch weiter herabgesetzt. JONNESCU hat ihm
darauf erwidert, daß es keine physiologische Erfahrung gibt, daß die Resektion
des Sympathicus auf die Dauer die Kraft des Herzmuskels schädigt. Er hat
in seinen fast 200 Fällen, bei denen er den Halssympathicus einseitig oder doppelseitig mit oder ohne das Ganglion stellatum aus verschiedenen Indikationen
entfernt hat, niemals irgendwelche Herzschädigungen gesehen. Dabei hat die
längste Beobachtungsdauer 24 Jahre betragen. Insbesondere hat ein 7 Jahre
lang beobachteter, wegen Angina pectoris operierter Patient keine Verschlechterung seiner Herztätigkeit gezeigt. Ein zweiter von JONNESCU wegen Angina
pectoris operierter Kranker ist, wie wir hinzufügen wollen, Holzfäller von Beruf,
eine Tätigkeit, die an die körperliche Leistungsfähigkeit und an die Herzarbeit
gewiß beträchtliche Anforderungen stellt. Auch wir haben unter den 20 Fällen
unserer eigenen Beobachtungen, die größtenteils aus anderen Indikationen
heraus operiert worden sind, niemals eine Schädigung des Herzens feststellen
können. Wir glauben auch nicht, daß die bisher mitgeteilten Todesfälle an akutem
Lungenödem, die in unmittelbarem Anschluß an die Operation beobachtet
wurden (JONNESCU, EPPINGER und HOFER) als Folgen der Sympathicusaus-
schaltung anzusehen sind. Sie sind nach unserer Auffassung durch die bestehende
Herzmuskelerkrankung bedingt. Von den 20 Kranken unserer eigenen Beob-
achtungsreihe sind 4 Kranke 3—11 Monate nach der Operation gestorben,
davon zwei an akuter Lungenentzündung, die beide Male die nichtoperierte
Seite befallen hatte, einer an Apoplexia cerebri ebenfalls an der nichtoperierten
Seite und einer an seiner fortschreitenden Encephalitis lethargica. Auch diese
Spättodesfälle sind nicht mit einer etwaigen Schädigung durch die Operation
in Zusammenhang zu bringen.

DANIELOPOLU hat seinerseits bei der Angina pectoris ein eigenes Verfahren
vorgeschlagen. Mit MACKENZIE ist er der Ansicht, daß der Anginaschmerz
ein irradiierter ist. Er wird nicht an dem inneren Organ selbst gefühlt, sondern

nur auf die cerebrospinalen Bahnen übertragen, welche den betreffenden Rückenmarkssegmenten entsprechen. Von dieser Überlegung ausgehend hat er zusammen mit HRISTIDE bei einem Kranken mit syphilitischer Aortitis und schweren Anfällen von Angina pectoris folgenden Versuch angestellt: Der 2. und 3. Intercostalnerv links wurde neben der Wirbelsäule lateral von den Rami communicantes durch Novocain blockiert. Während vorher ein ein- oder zweimaliger Lauf durch das Untersuchungszimmer oder 4—5 Rumpfbeugen einen schweren Anfall von Angina pectoris auslösten, blieb jetzt jeder Anfall auch nach stärkeren Anstrengungen aus, und zwar bis zu $6^1/_2$ Stunden nach der Injektion. Der Versuch ist dreimal wiederholt worden, jedesmal mit dem gleichen Erfolge. Während die beiden Autoren ursprünglich zur Ausschaltung der cerebrospinalen Bahnen die Durchschneidung der hinteren 8. Cervical- bis 4. Dorsalwurzel vorgeschlagen hatten, kamen sie auf Grund dieser Versuche zu dem Schlusse, daß eine einfache Resektion der entsprechenden Intercostalnerven genüge, die ja in Lokalanästhesie leicht auszuführen ist. Es degenerieren dann die entsprechenden spinalen Ganglienzellen, die auch für die Weiterleitung der visceralen Sensibilität Bedeutung haben. Sie haben bei dem oben erwähnten Kranken einen solchen Eingriff versucht. Als jedoch nach der Resektion des zweiten linken Intercostalnerven ein schwerer Anginaanfall auftrat, haben sie den Versuch abgebrochen. 10 Tage später starb der Patient an einem Herztod.

DANIELOPOLU hat dann zur Behandlung der Angina pectoris die Resektion des 2. und 3. linken Intercostalnerven oder die Ausschaltung des linken 8. Cervical- bis 4. Dorsalnerven außerhalb der Rami communicantes durch Alkoholinjektion empfohlen. Um dann noch die letzten zentripetalen sensiblen Bahnen zu durchtrennen, empfahl er die Durchschneidung des Halsgrenzstranges unterhalb des Ganglion cervicale medium und die Resektion des Nervus vertebralis des Sympathicus. Jetzt (1924) hat er sich zur primären Sympathicusoperation bekannt. Er empfiehlt die Durchschneidung des Halssympathicus zur Ausschaltung der pressorischen Bahnen oberhalb des Ganglion cervicale inferius. Dadurch könnte eine Resektion der Intercostalnerven überflüssig werden.

Wann soll man operieren und wie soll man operieren? Es kann gar keine Rede davon sein, daß mit der Diagnose Angina pectoris die Indikation zur Operation gegeben ist. Nach wie vor gehört diese Krankheit in das Gebiet der inneren Medizin. In einem großen Teil der Fälle liegt eine Syphilis zugrunde; daraus ergibt sich die spezifische Therapie von selbst. In anderen Fällen schafft eine zielbewußte Digitalistherapie weitgehende Erleichterung, und zur Kupierung der Anfälle sind Morphium und vor allem das Amylnitrit bewährte Arzneimittel. KAPPIS hat zur Unterbrechung des Anfalles die Ausschaltung des Sympathicus mit Novocain vorgeschlagen, ein Verfahren, das wohl nur gelegentlich, unter besonderen äußeren Verhältnissen anwendbar ist. Nur wenn es nicht gelingt, mit internen Mitteln der Anfälle Herr zu werden, ist die Operation indiziert. Dann soll man aber auch möglichst radikal operieren, das heißt, den ganzen linken Halsgrenzstrang bis zum Ganglion thoracale I einschließlich resezieren. Fügt man dann noch eine periarterielle Sympathektomie an der Carotis communis und der Arteria vertebralis hinzu und entfernt alle an und in der Gefäßscheide verlaufenden Nervenästchen — damit fällt auch der Depressor fort —, so hat man sicher alle linksseitigen zentripetalen Sympathicusbahnen ausgeschaltet. Der Vagus bleibt bei der Operation erhalten.

Anhangsweise sei hier noch erwähnt, daß TUFFIER im Jahre 1914 in einem Fall von spindelförmigem Aneurysma der Aorta ascendens das Aneurysma freigelegt, und, um die Aortenwand zu verstärken und der Gefahr einer Ruptur vorzubeugen, es mit einem Streifen aus der Fascia lata eingescheidet hat. Der Erfolg dieser Operation ist vor allem der gewesen, daß die heftigen, bis dahin bestehenden anginösen Schmerzen und Anfälle nach der Operation fortblieben. Später ist dann dieser Erfolg darauf zurückgeführt worden, daß bei der Operation sympathische Bahnen der Aorta durchtrennt seien, also eine Art periarterieller Sympathektomie, wenn auch unbewußt ausgeführt worden sei (DÉLORME, RÉNON).

Asthma bronchiale.

Der Vorschlag beim Asthma bronchiale den Halssympathicus zu resezieren, stammt von H. KÜMMELL sen. und ist auch von ihm zuerst in die Tat umgesetzt (1923).

Das Wesen des Asthma bronchiale besteht in einem Krampf der bronchialen Muskulatur während des Anfalles. Nach unseren physiologischen Kenntnissen ist der Vagus derjenige Nerv, dessen Reizung zu einer Kontraktion der Bronchoconstrictoren führt, während die Reizung der sympathischen Wurzeln des Plexus pulmonalis zum Nachlassen des Muskeltonus und somit zur Erweiterung der Bronchien und Bronchiolen führt. In dem gleichen Sinne sind auch die Ergebnisse pharmakologischer Untersuchungen auszulegen, denn man kann sowohl mit Adrenalin = Reizung des Sympathicus als auch mit Atropin = Lähmung der Vagus-Endapparate einen bestehenden asthmatischen Anfall unterbrechen. Auf Grund anatomischer Untersuchungen kam KÜMMELL zu dem auch von uns in dieser Arbeit wiederholt betonten Standpunkt, daß Vagus- und Sympathicusfasern auf das engste ineinandergreifen, so daß eine scharfe anatomische Trennung der beiden Systeme vielfach gar nicht möglich ist. Sie bilden ein enges Geflecht, besonders am Halse. Er kam zu dem Schlusse, daß eine isolierte Durchtrennung des einen Stammes, des Sympathicus mit seinen Ganglien, ausgeschlossen ist, ohne zugleich indirekt, zum Teil auch direkt, Trennungen der Ausläufer des anderen Nerven vorzunehmen. Abb 45 .zeigt den Halsteil des Sympathicus und Vagus mit ihren peribronchialen Verzweigungen. Für die innigen Beziehungen des Vagus und Sympathicus untereinander sei auch auf Abb. 16 u. 17 Seite 17, sowie Abb. 6—8 Seite 12 u. 13 verwiesen.

KÜMMELL begründet seine Indikation mit folgenden Worten: „Wie uns unsere weiteren anatomischen Beobachtungen lehrten, sind es nicht nur Vagusfasern, sondern auch die des Sympathicus, welche in reicher Zahl die Bronchien umspinnen. Die letzteren kommen vom Ganglion cervicale medium und der Hauptsache nach vom Stellatum. Da wir den Vagus in seinem Halsteil einseitig nicht ohne große Gefahr durchschneiden können, und ich nach den mitgeteilten pharmakologischen Wirkungen einzelner Präparate, die wesentliche Wirkung dem Sympathicus und seinen Fasern beim Zustandekommen des Asthmaanfalles und der Erkrankung überhaupt zuschreiben mußte, so war naturgemäß unser Ziel auf die Unterbrechung der Sympathicusfasern mit dem geistigen und seelischen Zentralorgan gerichtet.“

KÜMMELL hat seinen Plan viermal ausgeführt. Er hat zweimal links den ganzen Halsgrenzstrang einschließlich des Ganglion stellatum exstirpiert und einmal in gleicher Weise rechts. In allen drei Fällen waren die Kranken, die jahrelang von schwersten Asthmaanfällen gequält waren, nach der Operation anfallsfrei und sind es auch während der weiteren Beobachtungszeit (bis zu 3 Monate) geblieben. In einem vierten Falle, in dem wegen alter Narben von früherer Exstirpation tuberkulöser Halslymphdrüsen die anatomische Orientierung und das Herauspräparieren des Halssympathicus außerordentlich er-

schwert war, gelang es nur, das Ganglion cervicale supremum und medium mit dem dazwischen liegenden Stück des Grenzstranges zu entfernen. Hier blieben die Anfälle zunächst aus, kehrten aber später wieder. In den drei Fällen, in denen sich der beabsichtigte Operationsplan durchführen ließ, wurde eine volle Heilung erzielt. Nach KÜM-MELLS eigener Angabe ist die Zeit nach der Operation noch zu kurz und Dauererfolge bleiben abzuwarten. FLOERCKEN hat die Operation in gleicher Weise auf Grund der Veröffentlichung von KÜMMELL in einem Falle ausgeführt; auch er hat die beabsichtigte Wirkung erzielt; CLAIRMONT (briefliche Mitteilung) hat in gleicher Weise erfolgreich operiert.

KÜMMELL nennt seinen Heilplan ein zielbewußtes, anatomisch und physiologisch wohl begründetes Vorgehen, nicht nur vorübergehend den Anfall zu

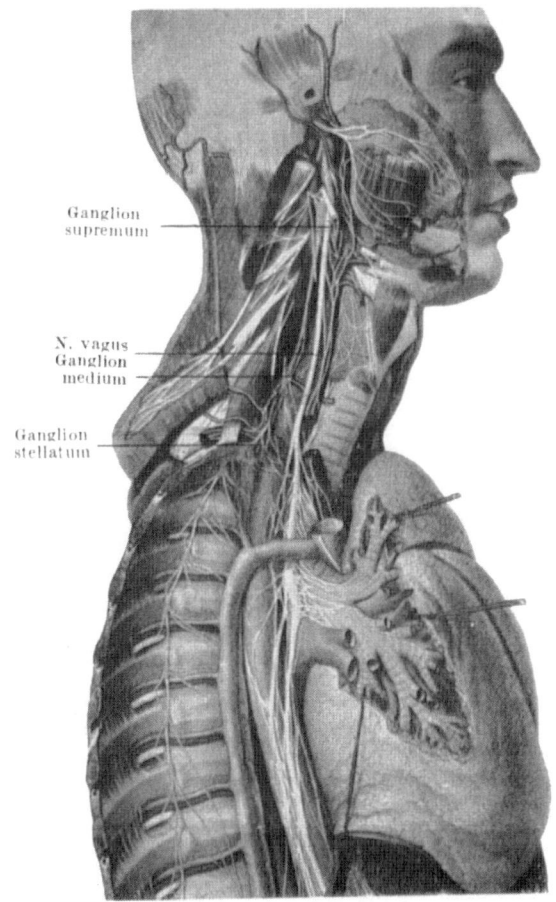

Abb. 45. Hals-Brustteil des Sympathicus und Bronchialplexus. (Nach L. HIRSCHFELD-LÉVEILLÉ.)

beseitigen, sondern bis jetzt die Patienten zu beschwerdefreien Menschen zu machen. Dem vermögen wir nicht zuzustimmen. Die physiologischen und ganz besonders die pharmakologischen Untersuchungen (Adrenalin und Atropin) zeigen ganz unzweideutig, daß der Vagus derjenige Nerv ist, welcher für die Tonussteigerung und die krampfhafte Kontraktion der Bronchialmuskulatur verantwortlich zu machen ist und nicht der Sympathicus. Ganz zweifelsohne werden bei der von KÜMMELL ausgeführten Operation auch Vagusbahnen durchtrennt. Aber die Hauptmasse der parasympathischen Bahnen läuft wohl kaum zusammen mit den vom Ganglion cervicale medium und stellatum abgehenden Ästen des Sympathicus, die bei der Resektion dieser Ganglien unterbrochen werden, sondern im Stamm des Vagus, von dem sie nach Abgang des Recurrens als Rami bronchiales und pulmonales zum Plexus pulmonalis als dessen parasympathische Wurzeln ziehen. Nicht die Resektion des Sympathicus ist dasjenige, was den Erfolg gebracht hat, sondern möglicherweise lediglich die Unterbrechung eines Teiles der parasympathischen mit den Sympathicusverzweigungen verlaufenden Bahnen für die Bronchialmuskulatur. Wir glauben, daß in den Fällen, in denen KÜMMELL seine schönen Erfolge erzielt hat, die Unterbrechung der verhältnismäßig kleinen Gruppe bronchoconstrictorischer Bahnen ausgereicht hat, wenn auch ihre Hauptmasse unberührt geblieben ist. Es ist also anzunehmen, daß die Unterbrechung eines Teiles der Bahnen eine Tonusherabsetzung in dem ganzen zugehörigen Gebiet zur Folge gehabt hat, eine Beobachtung, die man bei den verschiedensten Eingriffen im Bereich des vegetativen Nervensystems machen kann.

Auffallend ist auch hier wieder die Tatsache, daß eine einseitige Operation den vollen Erfolg gegeben hat, daß also die Tonusregulierung doppelseitig beeinflußt ist. Auch diese Erscheinung ist bei Eingriffen im Bereich des vegetativen Systems keine Seltenheit, wie wir bei verschiedenen Gelegenheiten zeigen können.

Erschien uns die Grundlage des Eingriffes theoretisch nicht hinreichend gesichert, so hat sich auf Grund der praktisch von KÜMMELL erzielten Erfolge doch der eine von uns (BRÜNING) entschlossen, in entsprechenden Fällen die Operation auszuführen. Das ist dreimal geschehen und jedesmal wurde es ein glatter Mißerfolg. Wohl blieben die Anfälle zunächst kurze Zeit ganz aus oder waren wenigstens seltener. Aber bald, nach 3—4 Wochen war alles wie vor der Operation, sei es hinsichtlich der Schwere der Anfälle, sei es nach ihrer Häufigkeit. In allen drei Fällen hatte es sich um Asthma bronchiale mit typischen schweren Anfällen gehandelt; stets wurde der Halsgrenzstrang einer Seite bis herab zum Ganglion stellatum einschließlich entfernt. Bemerkenswert ist, daß in keinem Falle eine Verschlimmerung eingetreten ist, denn man könnte annehmen, daß nach Wegfall des Sympathicus nun der bronchoconstrictorisch wirkende Vagus die Oberhand gewinne. Das ist nicht der Fall gewesen.

Die logische Folge dieser mißglückten Versuche war die, daß man nun versuchte, die Hauptmasse der parasympathischen Bahnen anzugehen, um sie auszuschalten. Auch dies ist geschehen durch einseitige Resektion des Nervus vagus unterhalb des Abganges des Nervus recurrens. Das läßt sich auf der rechten Seite, an der der Recurrens verhältnismäßig hoch abgeht, technisch nicht allzu schwierig durchführen. Die Operation ist dreimal ausgeführt worden, stets ohne Erfolg. Einem dieser drei Fälle, bei dem die Vagusresektion rechts ausgeführt worden ist, war schon vorher ohne Erfolg der Hals-Brustgrenzstrang rechts entfernt worden. Er ist völlig unbeeinflußt geblieben, wenn auch nach beiden Eingriffen die Anfälle in den ersten Tagen sehr viel seltener waren. Hier hat also die Unterbrechung der parasympathischen Bahnen und der sympathischen Bahnen ein und derselben Seite zu einem Erfolge nicht geführt. Dazu die parasympathischen Bahnen in ihrer Hauptmasse auch links auszuschalten durch Durchschneidung des linken Halsvagus — aus technischen Gründen wäre das bei diesen Kranken mit sehr gedrungenem fetten Hals nur vor dem Abgang des Recurrens möglich gewesen — haben wir uns nicht entschließen können bei den Gefahren, welche auch die einseitige Recurrenslähmung mit sich bringt.

GLASER glaubt die gute Wirkung der Halssympathicusresektion in den Fällen KÜMMELLS dadurch erklären zu können, daß durch sie zentripetal leitende Bahnen entfernt worden sind, deren Reizung auf dem Wege über das Vaguszentrum zum Bronchialmuskelkrampf führen. Solche zentripetalen Bahnen im Halssympathicus haben DIXON und RANSOM nachgewiesen; ihre elektrische Reizung führt infolge der Erregung des Bronchoconstrictorenzentrums (Vaguskern) zum reflektorischen Bronchialmuskelkrampf. GLASER nimmt also eine zentrifugale Vaguserregung an, die vom Bronchoconstrictorenzentrum her die Reize der Bronchialmuskulatur und Schleimhaut übermittelt, und eine zentripetale, schmerzleitende Bahn, die auf dem Sympathicuswege die Bronchialmuskelkrämpfe im Gehirn und Bronchoconstrictorenzentrum wieder übermittelt (vgl. das Schema der Abb. 46).

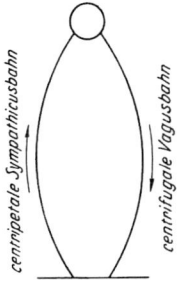

Abb. 46. Schema der Reflexbahnen beim Asthma bronchiale. (Nach GLASER.)

Nach unseren eigenen Erfahrungen glauben wir nicht, daß die Resektion des Halssympathicus beim Asthma bronchiale indiziert ist. Ja, es erscheint uns nach unseren Beobachtungen bei der Vagusresektion, als ob die Reflexe, die bei der Auslösung eines Asthmaanfalles ablaufen, gar nicht einmal alle über den Stamm des Vagus gehen. Ein Teil von ihnen tut es sicher; das beweist die Auslösung von Anfällen durch psychische Einwirkungen. Vielleicht spielt sich aber ein Teil der Reflexvorgänge nur in dem Plexus pulmonalis mit seinen eigenen Ganglienzellen ab, nach Art der intramuralen Reflexvorgänge des Magendarmkanals. Die Gesamtzahl der operierten Fälle ist gering, ihre Beobachtungsdauer noch viel zu kurz, als daß man ein endgültiges Urteil über die bisher als geheilt angegebenen Fälle abgeben kann. Vorläufig kann man nur sagen, daß das Asthma bronchiale nicht unbestreitbar in das Indikationsgebiet der Chirurgie des vegetativen Nervensystems gehört. Weitere Untersuchungen müssen abgewartet werden[1]).

Epilepsie.

Die Indikation, mit Hilfe einer Operation am Halssympathicus die genuine Epilepsie zu behandeln, findet ihre Grundlage in bestimmten Anschauungen über die Pathogenese der Epilepsie. KUSSMAUL und TENNER kamen im Tierexperiment zu dem Schluß, daß eine plötzlich eintretende Hirnanämie durch Kompression der das Gehirn versorgenden Arterien zu allgemeinen

---

[1]) Anmerkung bei der Korrektur:
Auf dem Kongreß der Deutschen Gesellschaft für Chirurgie 1924 wurde von verschiedenen Seiten über sehr gute Erfolge mit der Sympathicusexstirpation beim Asthma bronchiale berichtet. Rezidiviert nach einseitiger Operation das Asthma, so muß auch die andere Seite operiert werden.

An gleicher Stelle berichtete ferner KAPPIS, daß er durch einseitige Vagusresektion beim Asthma bronchiale ebenfalls Erfolge erzielt habe.

Krampfanfällen führe; Wiederfreigabe des arteriellen Blutzuflusses bringt dann die Krämpfe augenblicklich zum Verschwinden, wenn die vorherige Absperrung nicht gar zu lange gedauert hat. Durch die Anämie wird die Großhirnrinde außer Funktion gesetzt (Bewußtseinsverlust); daneben werden die „motorisch-excitablen" Bezirke des Pons und der Medulla erregt. Indem sie diese im Tierexperiment gemachten Erfahrungen auf den Menschen übertrugen, kamen sie zu dem Schlusse, daß die funktionelle Störung der zentralen Innervation durch Erregung der vasomotorischen Nerven oder deren Zentren in der Medulla oblongata zustande käme. Dieser pathologische Reizzustand bedingt dann die Anämie der Großhirnrinde und der excitomotorischen Teile des Mittelhirns (Konvulsionen).

KUSSMAUL und TENNER reizten nach Unterbindung beider Arteriae subclaviae und einer Carotis communis den Halsgrenzstrang der Seite der nicht unterbundenen Carotis mit dem faradischen Strom und erzielten dadurch Bewußtlosigkeit und Konvulsionen.

Eine gewisse Stütze dieser vasomotorischen Theorie der Pathogenese des epileptischen Anfalles bietet die klinische Beobachtung, daß einige Sekunden vor einem Anfall, spätestens aber bei seinem Beginn das Gesicht des Kranken plötzlich leichenblaß wird (FÉRÉ). KNIES sah wiederholt bei einem epileptischen Knaben am Augenhintergrund 10—20 Sekunden vor Beginn des Anfalles eine maximale Kontraktion der arteriellen Gefäße der Retina. Diese Verengerung hielt fast bis gegen das Ende des Anfalles an. Er schloß aus dieser Beobachtung, daß auch die arteriellen Gefäße des Gehirns sich vor Beginn des Anfalles krampfhaft kontrahierten. Eine dahingehende Beobachtung machte auch DOYEN (zit. nach HERBET). Während einer Schädeltrepanation, als das Gehirn schon freilag, bekam der Patient einen epileptischen Anfall. Die Anämie des Gehirns war sehr ausgesprochen. Im Gegensatz dazu berichten MARBURG und RANZI, die ebenfalls bei offenem Schädel einen epileptischen Anfall beobachten konnten, nur von einer ausgesprochenen Hyperämie, aber nicht von einer Anämie.

Es sind aber nicht theoretische Überlegungen gewesen, auf Grund deren man an die Operation des Halssympathicus herangegangen ist, sondern empirische Beobachtungen. In den 70er Jahren des vorigen Jahrhunderts hatte man die Anschauung vertreten, daß der epileptische Anfall ausgelöst würde durch eine Venostase im Gehirn. Dadurch sollten die Ganglienzellen in einen erhöhten Reizzustand versetzt sein. Um die Blutzufuhr zu verringern, gab WILLIAM ALEXANDER die Unterbindung der Arteria vertebralis an. Die Ergebnisse, die er und andere Operateure (v. BARACZ, BERNAYS, KÜMMELL u. a.) damit erzielten, waren teils gute, teils schlechte. Es zeigte sich nun, daß die relativ besten Erfolge in den Fällen erzielt waren, bei denen nach der Operation Symptome einer Verletzung des Sympathicus (Miosis, Verengerung der Lidspalte) sich zeigten. ALEXANDER schloß daraus, daß nicht die Unterbindung der Arteria vertebralis das wirksame sei, sondern die Unterbrechung von sympathischen Bahnen, die die Arterien begleiten. So ging er als erster bewußt den Sympathicus operativ an und resezierte am 12. 9. 1883 in einem Fall von genuiner Epilepsie die untere Hälfte des linken Ganglion cervicale supremum. Vier Wochen später führte er die gleiche Operation rechts aus. Im Jahre 1889 berichtete er über 24 in dieser Weise von ihm operierte Fälle; 4 waren geheilt,

5 gebessert, in 14 Fällen war die Operation im wesentlichen erfolglos gewesen, 1 Fall war drei Tage nach der Operation an Bronchopneumonie gestorben. Dem Vorgehen von ALEXANDER folgten JAKSCH (1889), KÜMMELL (1890), BOGDANIK (1892), JABOULAY (1895) und vor allem JONNESCU (1896), der 1900 schon über 97 von ihm ausgeführte Operationen berichtete. HERBET konnte 1900 86 Fälle aus der Literatur zusammenstellen und 1902 war die Zahl der veröffentlichten Fälle auf 213 angewachsen (WINTER). Die Art der bei diesen 213 Fällen ausgeführten Operationen war eine verschiedene. JABOULAY und PÉAN begnügten sich mit der einfachen Durchschneidung des Grenzstranges, ALEXANDER, BÉRARD, CHIPAULT, HÜLTL (bei DONATH), KÜMMELL resezierten das Ganglion cervicale supremum, BOGDANIK, TUFFIER (bei SCHAPIRO) das mittlere, JAKSCH das untere, BRAUN das obere und mittlere, v. BARACZ das mittlere und untere, POSTEMPSKI, RICHARD, WINTER u. a. nach dem Vorgang von TOMA JONNESCU den ganzen Halssympathicus.

Um die theoretischen Grundlagen der Operation hat sich JONNESCU bemüht. Er will durch die Operation eine „eingehende Änderung der Hirnzirkulation" herbeiführen, indem er eine „permanente Kongestion" erzeugt, „die die schlechte Ernährung der Nervenzellen verändert oder dieselben von den toxischen Produkten befreit. In den anderen Fällen, bei der Reflexepilepsie, wollen wir den Weg der Transmission der von den Visceren zum Hirn laufenden Reizungen ändern".

Welches sind nun die mit der Operation erzielten Erfolge? Nach WINTER lassen sich von den 213 von ihm gesammelten Fällen für die Beurteilung nur 122 verwenden. Von diesen waren geheilt (3 Jahre und mehr anfallsfreie) 6,6%, vorläufig geheilt (weniger als 3 Jahre anfallsfreie) 13,9%, gebessert 18,9%; ohne Erfolg war die Operation in 54,9% der Fälle geblieben und gestorben waren 5,7%. Die Ergebnisse sind also nicht gerade glänzend. Die Operation am Halssympathicus bei der Epilepsie ist im allgemeinen aufgegeben worden. JONNESCU tritt in seiner Monographie (1923) auf Grund einer Erfahrung an 130 Fällen noch jetzt für die Operation ein, wenn auch die Erfolge nicht immer seinen Erwartungen entsprochen haben, wie er sagt. Die von ihm erzielten Heilungen und Besserungen (zahlenmäßige Angaben fehlen) rechtfertigen nach seiner Ansicht den an sich ungefährlichen Eingriff. Er gibt (1923) an, daß er nur einen Kranken durch den Tod verloren hat im epileptischen Anfall nach der Operation[1]. Er berichtet über zwei Fälle, bei denen die Heilung durch die Operation jetzt 23 und 25 Jahre anhielt.

Fall 27. 18jähriges Mädchen. Erster epileptischer Anfall mit 15 Jahren. Zahl der Anfälle nimmt schnell zu, so daß jetzt Tag und Nacht zahlreiche Anfälle auftreten. Doppelseitige Resektion des Halssympathicus in zwei Sitzungen (Dezember 1898). Seitdem kein Anfall mehr. Verheiratet. Hat 7 gesunde Kinder.

---

[1] Diese Angabe von JONNESCU aus dem Jahre 1923 steht im Widerspruch zu seiner eigenen von 1899, Zentralblatt für Chirurgie, 1899, Seite 168. Damals hat er die Zahl der Todesfälle bereits auf sechs angegeben, die „nach kürzerer oder längerer Zeit, sei es im epileptischen Anfall, sei es infolge einer unterlaufenen Krankheit, gestorben sind". Nach der Dissertation von J. BRAUN (Bukarest 1898) — die Krankengeschichten sind bei HERBET zitiert — sind zwei Fälle am Tage nach der Operation im epileptischen Anfall gestorben, je einer nach 2 und 10 Wochen, ebenfalls im Anfall! Ein Kranker ist am 4. Tage nach der Operation gestorben; Ursache unbekannt. Ein Fall starb am Tage nach der Operation; die Obduktion ergab einen Hirntumor.

Fall 28. 17jähriges Mädchen. Erster Anfall mit 13 Jahren. Zuletzt mehrmals täglich Anfälle. Doppelseitige Exstirpation des Halssympathicus in zwei Sitzungen (Juni 1900). Nach der Operation noch zwei kleine Anfälle. Seitdem anfallsfrei. Verheiratet, hat drei gesunde Kinder.

Nach den Erfahrungen von JONNESCU gibt die Operation besonders gute Erfolge, wenn sie bei jungen Menschen und vor allem beim Beginn der Erkrankung gemacht wird.

Unsere Anschauung von der Operation am Halssympathicus bei Epilepsie deckt sich mit der Auffassung, die H. BRAUN auf dem Chirurgenkongreß 1901 vertreten hat. Die Operation ist in ihrem Einfluß auf die Epilepsie im allgemeinen unwirksam. Eigene Erfahrungen besitzen wir nicht. Unsere Anschauung beruht auf den in der Literatur niedergelegten Ergebnissen.

Über die oben geschilderten theoretischen Grundlagen über die Operation wollen wir uns nicht weiter auslassen. Die Pathogenese der Epilepsie ist noch immer unklar und die vasomotorische Theorie kann man wohl manche Erscheinungen erklären, aber nicht alle. In letzter Zeit hat FORSTER darauf hingewiesen, daß es Fälle von Epilepsie gibt, bei denen allgemeine vasomotorische Störungen, insbesondere Angiospasmen, nicht nur im Bereich des Gehirns nachweisbar sind, insbesondere während der Aura auftreten. In derartigen Fällen hält er die Sympathicusoperation für indiziert. VIDAL hat schon früher auf Grund von Tierexperimenten geschlossen, daß die besten Ergebnisse bei der sog. toxischen Epilepsie zu erwarten seien. Als diagnostisches Hilfsmittel empfahl er das Einatmenlassen von Amylnitrit, wobei diejenigen Epileptiker, die auf Amylnitrit leicht reagieren, die für die Operation geeignetsten wären.

Erwähnt sei noch, daß LABORDE im Tierexperiment am künstlich epileptisch gemachten Tier keinen Einfluß von der Exstirpation des Halssympathicus gesehen hat. Dabei bestand auch kein Unterschied, wenn er die Exstirpation des Sympathicus vor dem ,,Epilepsie'' erzeugenden Eingriff ausführte oder erst hernach.

Ob die Anschauung FORSTERS berechtigt ist oder nicht, kann nur der Erfolg entscheiden. Wir erhalten einen solchen Versuch bei der relativen Ungefährlichkeit der Operation für gerechtfertigt.

Glaukom.

Die Indikation, den Halssympathicus beim Glaukom operativ anzugehen, stammt von ABADIE, der im Jahre 1897 empfahl, den Halssympathicus doppelseitig zu durchschneiden. Er ging dabei von der Ansicht aus, daß das Glaukom bedingt sei durch eine Sekretionsstörung im Auge infolge Reizung des Sympathicus, und zwar handelt es sich nach seiner Auffassung um eine Reizung der Vasodilatatoren, denn das beste arzneiliche Mittel im Glaukomanfall sind das Eserin und das Pilocarpin, die beide vasoconstrictorische Wirkung haben. Dazu kommt eine durch Sympathicusreizung bedingte Hypersekretion, die so zur glaukomatösen Drucksteigerung führt. Bei der Durchschneidung des Halsgrenzstranges oder der Resektion des obersten Halsganglion beiderseits wird dieser Reiz ausgeschaltet. Die Folgen der Durchschneidung bzw. Resektion in einem Fall von Glaukom sind nicht ohne weiteres dieselben, wie wir sie vom Tierversuch her kennen. Nach Angabe von ABADIE fehlt z. B. der Enphothalmus;

der pathologisch veränderte Sympathicus soll anders reagieren als der gesunde, eine Angabe, die von den meisten anderen Autoren bestritten wird. Von vorneherein ist ABADIE in der Indikationsstellung für die cervicale Sympathektomie sehr zurückhaltend gewesen. Er empfahl sie lediglich für das chronische Glaucoma simplex, bei dem jeder irgendwie geartete operative Eingriff am Auge leicht schädliche Folgen haben kann, und auch nur dann, wenn trotz regelrechter Verwendung von Mioticis eine weitere Verschlechterung eintritt. ABADIE hat an dieser vorsichtigen Indikationsstellung stets festgehalten, nicht so die späteren Autoren.

Der Vorschlag von ABADIE ist zuerst von JONNESCU in die Tat umgesetzt, der am 30. 9. 1897 das Ganglion cervicale supremum beiderseits resezierte.

Welche Ergebnisse sind mit der cervicalen Sympathicusoperation beim Glaukom erzielt worden? Die besten Erfolge hat das chronisch entzündliche Glaukom ergeben. DEMICHERI, GRUNERT, JONNESCU haben Fälle beschrieben, bei denen unter Schwinden von glaukomatösen Erscheinungen das Sehvermögen sich gebessert hat und auch Gesichtsfeldausfälle zurückgegangen sind. Beobachtung bis zu 4 Monate nach der Operation. Darunter befinden sich auch solche Fälle, die vorher erfolglos iridektomiert worden waren. ALBERTOTTI hat 2 Fälle beschrieben, bei denen nach erfolgloser Iridektomie durch Exstirpation des obersten Halsganglions beiderseits wenigstens eine geringe Besserung eingetreten ist. Beim absoluten Glaukom sind nie Erfolge erzielt worden (ALBERTOTTI, GRUNERT, JONNESCU), wenn die Kranken nur längere Zeit nach der Operation beobachtet worden sind. Für kurze Zeit war eine geringe Besserung (Aufhören der Schmerzen) zuweilen festzustellen (MOHR).

Beim Glaucoma simplex sind ebenfalls recht günstige Ergebnisse durch die Operation beschrieben worden (ANGELUCCI, AXENFELD und ZIEHE, ABADIE, SCHIMANOWSKY, CUTTLER und GIBSON), während auch hier über einzelne völlige Mißerfolge berichtet wird (ABADIE, GRUNERT, JONNESCU). Gerade beim Glaucoma simplex ist aber die Beurteilung des Operationserfolges recht schwierig, denn ein Stationärbleiben des Zustandes nach der Operation braucht bei dem wechselnden, sehr langsamen Verlaufe des Leidens nicht notwendig eine Folge der Operation zu sein. Sowohl unter den durch die Sympathektomie günstig beeinflußten Fällen als auch unter den unbeeinflußt gebliebenen befinden sich solche, die vorher erfolglos iridektomiert worden sind.

Beim akuten entzündlichen Glaukom ist die Operation nach AXENFELD und ZIEHE absolut zu verwerfen, während beim hämorrhagischen Glaukom nach ihrer Auffassung ein Versuch immerhin gerechtfertigt erscheint. Im allgemeinen ist nach ihrer Auffassung eine Sympathicusoperation für nicht iridektomierte, glaukomkranke Augen nicht angezeigt; stets soll zunächst die Iridektomie ausgeführt werden. Sie halten eine Sympathicusexstirpation nur dann für angezeigt, ohne daß eine Iridektomie vorangegangen ist, wenn eine Augenoperation verweigert wird, wenn die Iridektomie auf einem Auge geschadet hat, beim Glaucoma haemorrhagicum, beim Glaucoma simplex, wenn schon eine sehr starke Sehstörung besteht. Ausdrücklich betonen sie dabei, daß keineswegs stets eine Hilfe von der Exstirpation der obersten Halsganglien zu erwarten ist.

Betrachtet man die in der Literatur niedergelegten Beobachtungen zusammenfassend — es handelt sich dabei im wesentlichen um Erfahrungen, die um 1900 herum gemacht worden sind — so ergibt sich, daß in der Mehrzahl der Fälle die Beobachtungsdauer nach der Operation doch eine recht kurze gewesen ist, so daß Schlüsse auf einen Dauererfolg nicht zulässig sind. Ein Teil der Fälle ist auch so wenig eingehend beschrieben worden, daß eine sichere Beurteilung gar nicht möglich ist. Einzelne Autoren (z. B. LAGRANGE) haben die Operation sehr schnell wieder aufgegeben, da sie nach der Operation überhaupt keinen Erfolg sahen. HILDEBRAND (mündliche Mitteilung) hat nie einen Dauererfolg bei einer ziemlich großen Anzahl von ihm ausgeführter Operationen gesehen. Auch JONNESCU, der im Anfang mit großem Nachdruck für die Operation eingetreten ist, gibt jetzt (1923) an, daß er bei 15 von ihm operierten Fällen zwar einzelne sehr günstige Ergebnisse vorübergehend gehabt, aber nie einen Dauererfolg gesehen habe. Immer ist, wenn auch zuweilen erst nach Monaten, eine Steigerung des intraokularen Druckes wieder aufgetreten. Dabei ist es gleichgültig, ob nur das oberste Halsganglion, wie in der Mehrzahl aller Fälle, oder der ganze Halsgrenzstrang (3 Fälle von DEMICHERI, 1 Fall von JONNESCU) exstirpiert wird. Dieses schnelle Wiederauftreten eines erhöhten intraokularen Druckes steht in auffallendem Gegensatz zu der von uns früher (S. 62 u. 63) erwähnten, länger bestehenbleibenden Druckherabsetzung des gesunden Auges.

Im allgemeinen scheint es, als ob die Exstirpation des Halssympathicus beim Glaukom jetzt völlig verlassen ist. Wir können sie nach der in der Literatur niedergelegten Beobachtungen nicht empfehlen. Sie erscheint uns aber als Versuch gerechtfertigt, wenn andere Heilverfahren erfolglos geblieben sind. Große Erwartungen können wir aber nicht an sie knüpfen. Im besten Falle bringt sie eine vorübergehende Besserung, die allerdings auch, wie es ABADIE sah, unter Umständen einmal bis zu zwei Jahren anhalten kann.

Wenn man operiert, so soll man möglichst radikal operieren mit Resektion aller sympathischen Bahnen der einen Halsseite, wie sie BRÜNING angegeben hat.

Hemiatrophia faciei progressiva.

Seit ROMBERG im Jahre 1846 als erster den halbseitigen Gesichtsschwund beschrieben und ihn als Trophoneurose aufgefaßt hat, ist eine Zeit gefolgt, in der die Hemiatrophia faciei als eine primäre Erkrankung der Haut und des Unterhautzellgewebes gegolten hat. Jetzt geht die allgemeine Anschauung dahin, daß die halbseitige Anordnung der Erscheinungen die Annahme einer lokalen Gewebserkrankung ausschließt. Aus dem gleichen Grunde erscheint auch die von MOEBIUS vertretene Gefäßtheorie nicht haltbar. Allgemein wird wohl jetzt die Ansicht vertreten, daß der Hemiatrophia faciei progressiva eine Schädigung im Bereich des vegetativen Nervensystems zugrunde liegt. Diese Schädigung ist in einem chronischen Reizzustand des Halssympathicus zu suchen.

CHIPAULT hat als erster bei diesem Leiden am Halssympathicus operiert, und zwar hat er das Ganglion cervicale supremum gequetscht (Sympathicotrypsie); der Eingriff blieb ohne Erfolg. LERICHE hat in einem solchen Fall das Ganglion cervicale supremum reseziert. Das bis dahin fortschreitende Leiden kam nicht nur zum Stillstand, sondern zeigte eine unzweideutige Besserung. BRÜNING sah in einem von ihm operierten Falle Stillstand des Leidens, aber keine Besserung.

Fall 29. (Eigene Beobachtung): 28jährige Frau. Vor 7 Jahren im Anschluß an einen Partus allmählich zunehmende Hemiatrophia faciei links mit hochgradigem, auch in letzter Zeit noch zunehmendem Schwund der Weichteile, Puls der Arteria temporalis links erheblich schwächer als rechts. Carotispuls beiderseits gleich stark. Resektion des Halssympathicus links. Nach der Operation Temporalispuls links stärker als rechts, auch noch drei Monate nach der Operation. Nach drei Monaten kein Fortschritt der Atrophie, aber auch keine Besserung. Über die pathologisch-anatomischen Veränderungen an den Ganglien siehe S. 106.

Migräne.

Von den verschiedenen Theorien, die über die Pathogenese der Migräne aufgestellt worden sind, wollen wir uns nur mit der sog. vasomotorischen kurz befassen. Diese Theorie geht zurück bis auf BARTHOLINUS (1684). Der erste, der sie eingehend begründet hat, war DUBOIS-REYMOND (1860), der selbst an Migräne gelitten und seine Anfälle analysiert hat. Während des Anfalles war die Schläfenarterie der befallenen Seite als ein harter Strang zu fühlen, dabei war die entsprechende Gesichtshälfte blaß. Nach seiner Ansicht ist das Wesen der Migräne eine tetanische Kontraktion der vom Halssympathicus innervierten Kopf- und Hirngefäße. Auf den Halssympathicus wies vor allem auch die Erscheinung, daß während des Anfalles die Pupille der befallenen Seite deutlich erweitert war, eine Beobachtung, die sich DUBOIS-REYMOND von einem ihn während eines Anfalles besuchenden Arzte bestätigen ließ. Es handelt sich also nach DUBOIS um einen Tetanus im Bereich des Halssympathicus (Hemicrania sympathico-tonica). Nach seiner Ansicht läßt sich jedoch nur ein Teil der Fälle in dieser Weise erklären; in anderen handelt es sich um Neuralgien. Ähnliche Beobachtungen wie DUBOIS-REYMOND machte BRUNNER an sich und seiner Mutter und HOLST an sich selbst.

Demgegenüber sah MOELLENDORF das Wesen der Migräne in einer Lähmung des Halssympathicus. Der Anfall ist eine Folge der Erschlaffung der Gehirnarterien, entstanden durch eine Lähmung im Bereich des Halssympathicus. In neuerer Zeit hält LEWANDOWSKY die Annahme einer Verengerung der Hirngefäße für die beste Erklärung der Erscheinungen des Migräneanfalles. HELLWIG ist vor kurzem in einer ausführlichen Arbeit dafür eingetreten. Nach ihm liegt dem Anfall ein Gefäßspasmus der Carotis interna und ihrer Verzweigungen zugrunde. „Die Kopfschmerzen erklären wir uns als Gefäßschmerzen entstanden durch Zerrung der periarteriellen Nervenelemente bei dem Spasmus. Die passageren Seh- und Sprachstörungen und eventuelle andere Herdsymptome fassen wir als kurzdauernde Ernährungsstörungen der betreffenden Ganglienzellen infolge des Gefäßkrampfes auf."

Für die Frage, in welcher Weise spastische Gefäßkontraktionen Schmerzen auslösen, und über die Leitungsbahnen verweisen wir auf den Abschnitt über die Innervation der Blutgefäße S. 45 u. 46.

Auf Grund der Anschauungen von DUBOIS-REYMOND hat JONNESCU am 29. 6. 1900 bei einem 10jährigen Kinde mit schwerer Migräne den Halssympathicus doppelseitig reseziert. 8 Tage nach der Operation ist noch ein leichter Anfall aufgetreten. Seitdem ist die Patientin während der Beobachtungsdauer (2 Jahre) anfallsfrei geblieben.

In der Literatur haben wir nur noch einen in dieser Weise operierten Fall von DELREZ gefunden (Heilung; Beobachtungsdauer 14 Monate).

CHIPAULT hat in einem Fall von „Augenmigräne", bei der vorwiegend die

linke Seite betroffen war, das Ganglion cervicale supremum doppelseitig reseziert.
Die 30jährige Kranke, die von ihrem Leiden so sehr gequält wurde, daß sie
mehrere Selbstmordversuche gemacht hatte, blieb nach der Operation anfallsfrei. Beobachtungsdauer 1 Jahr.

HELLWIG schlägt die periarterielle Sympathektomie an der Carotis communis und interna vor, um die Mehrzahl der vasoconstrictorischen und vaso-
sensiblen Bahnen auszuschalten. Eine Gelegenheit, die Operation auszuführen,
hat er bisher nicht gehabt.

WITZEL hat kürzlich über gute Erfolge mit der periarteriellen Sympathektomie an der Carotis bei Hemikranie berichtet.

Morbus Basedow.

Über die Ursache der Basedowschen Krankheit sind eine ganze Reihe von
Theorien aufgestellt worden und auch heute herrscht noch keine Übereinstimmung darüber, wo das Primum movens der Erkrankung zu suchen ist. Von
den verschiedenen Anschauungen, die miteinander streiten, soll uns hier nur
die Sympathicustheorie des Basedow beschäftigen. Wir bemerken, daß
wir persönlich nicht Anhänger dieser Theorie sind; wir halten sie nicht nur
für unzureichend begründet, sondern sogar für falsch.

Die Sympathicustheorie des Basedow geht zurück auf KOEBEN (1855),
und er begründet sie mit den anatomischen Verhältnissen, in denen diejenigen
Organe, welche die Haupterscheinungen machen, zum Sympathicus stehen:
„Nam e gangliis cervicalibus tribus nervi patent ad cor, glandulam thyreoideam,
ad mammas et oculorum bulbos". Die Ursache der Erkrankung ist nach ihm
der Druck der vergrößerten Schilddrüse auf den Sympathicus und die dadurch
bedingte Reizung dieses Nervenstammes. Hierdurch würden vor allem die
Augensymptome ausgelöst. CHARCOT lehnte den Druck des Kropfes als Ursache
ab. Die Ursache des Basedow ist nach ihm eine Neurose des Sympathicus
auf Grund einer degenerativen Anlage (Famille névropathique). v. GRAEFE
trat für diese Theorie ein, die das Hauptgewicht auf die vasomotorischen, vom
Sympathicus ausgehenden Erscheinungen legte. GROS und besonders PIORRY
nahmen wieder mehr den ursprünglichen Standpunkt von KOEBEN ein. Die
vergrößerte Schilddrüse ist nach ihnen das Primäre. ARAN trat auf Grund der
Veröffentlichungen der klassischen Experimente von CLAUDE BERNARD der
Physiologie des Halssympathicus dafür ein, daß dem Basedow ein Reizzustand
des Sympathicus zugrunde liege. TROUSSEAU (1862) sprach sich für eine
Neurose des Sympathicus aus, bei der nebeneinander Reizungs- und Lähmungs-
zustände bestehen. GEIGEL (1866) verlegte den Sitz der Erkrankung in die
Wurzeln der Sympathicusfasern in der Brücke und im Halsmark; die vasomotorischen Wurzeln befinden sich in einem Lähmungszustand, die oculopupillären dagegen in einem Reizzustand. Die Herzpalpitationen erklärt er
durch einen paretischen Zustand der Herzäste des Vagus. BENEDICT sah das
Wesentliche der Erkrankung in einer Vasodilatatorenreizung, durch die er auch
die Schilddrüsenvergrößerung erklären wollte. Im übrigen befände sich der
ganze Sympathicus in einem Reizzustand. Demgegenüber sah FRIEDREICH das
Wesentliche nicht in einer Reizung der Vasodilatatoren, sondern in einer Lähmung
der Vasoconstrictoren. Die Augensymptome, die ja mit der Annahme einer
Sympathicuslähmung nicht vereinbar sind, erklärt er ebenso wie später JACCOUD

für eine Folge der Reizung der ciliospinalen Zentren im obersten Mark durch die vermehrte arterielle Blutzufuhr zum Kopf. Diese Hypothese fand eine gewisse Stütze durch die experimentellen Untersuchungen von BODDAERT (zit. nach BUSCHAN). Er unterband beiderseits die Vena jugularis externa und interna und erhielt einen 3—4 Tage andauernden Exophthalmus. Dieser blieb bestehen, wenn er auf einer Seite noch den Halsgrenzstrang durchschnitt oder das Ganglion cervicale supremum exstirpierte.

Der erste, der beim Basedow operativ den Halssympathicus angegriffen hat, ist JABOULAY gewesen. Er hat dies getan, ohne zunächst lange theoretische Überlegungen anzustellen, inwieweit Basedow und Sympathicus miteinander in Beziehung stehen. Er hatte bei einer basedowkranken Frau im Laufe von drei Jahren nacheinander 5 Operationen an der Schilddrüse ausgeführt, von der zuletzt nur noch der Isthmus übrig geblieben war. Sie bekam zum Schluß wieder ein Rezidiv. Nun wollte er, wie er sich ausdrückt, auf den Strang einwirken, der die Schilddrüse mit den Nervenzentren verbindet, auf den Halssympathicus, denn zwei Erscheinungen aus dem Symptomenkomplex des Basedow entsprechen dem Bilde einer intensiven Sympathicusreizung: der Exophthalmus und das Herzklopfen. Er durchschnitt den Grenzstrang zwischen Ganglion cervicale supremum und medium (1896) und die Folge war eine wesentliche Besserung. JABOULAY faßte dann den Morbus Basedow als einen Reizzustand des Halssympathicus auf, und zu seiner Behandlung empfahl er die Durchtrennung des Halssympathicus und der vom Ganglion cervicale inferius abgehenden Äste, um auf diese Weise noch möglichst viele Acceleransfasern des Herzens zu unterbrechen. Noch im Jahre 1896 konnte er über drei in dieser Weise erfolgreich operierte Kranke berichten. JABOULAY hat dann im Laufe der Zeit die Operation am Halssympathicus in verschiedener Weise ausgeführt, sei es, daß er sich auf eine einfache Durchtrennung beschränkte, sei es, daß er Teile des Grenzstranges mit oder ohne Wegnahme der Ganglien (Ganglion cervicale supremum und medium) resezierte. JABOULAYs theoretische Anschauungen und therapeutische Vorschläge fanden zahlreiche Anhänger, die ihm auf dem eingeschlagenen Wege folgten, wie: PÉAN, RECLUS, BÉRARD, GAYET, PONCET, VIGNARD, CHALIER, FAURE. Sie haben meist das Ganglion cervicale supremum und ein Stück des Grenzstranges reseziert. Jedoch fehlte es schon von Anfang an nicht an warnenden Stimmen, die mahnten, nicht zuviel von der Operation zu verlangen, da sie zweifelsfrei in einzelnen Fällen versagte (CHAUFFARD und QUÉNU, SOULIÉ).

ABADIE bekämpfte die theoretischen Anschauungen von JABOULAY. Nach seiner Auffassung handelt es sich nicht um einen Reizzustand des gesamten Halssympathicus, sondern lediglich der in ihm enthaltenen Vasodilatatoren. Die Vergrößerung der Schilddrüse ist eine Folge der Vasodilatation ihrer Arterien, der Exophthalmus bedingt durch Erweiterung der retrobulbären Gefäße; die Tachykardie kommt nach seiner Ansicht immer zustande, wenn der Sympathicus sich irgendwie in einem Reizzustand befindet. Alle andern Erscheinungen (Händezittern, Schweiße, Diarrhöen usw.) sind eine Folge vermehrter Funktionen der Glandula thyreoidea, bedingt durch deren Hypertrophie. Die einzig rationelle Operation ist nach seiner Ansicht die Durchtrennung des Halsgrenzstranges unterhalb des Ganglion cervicale supremum oder die Resektion eines kleinen Stückes an dieser Stelle. Dadurch hört die Vasodilatation

der retrobulbären Gefäße auf und der Exophthalmus verschwindet. Dadurch
hört auch die Vasodilatation der Thyreoidea superior auf, die nach seiner Anschauung das Hauptgefäß der Schilddrüse ist, und so verschwindet die Vergrößerung und Hyperfunktion der Schilddrüse. Die Arteria thyreoidea inferior
spielt nach seiner Anschauung keine wesentliche Rolle. Die Theorie von ABADIE
hat zahlreiche Anhänger gefunden (u. a. DELAGÉNIÈRE, GÉRARD-MARCHANT,
SOULIÉ).

HERBET drückt sich in seiner Monographie am vorsichtigsten aus, wenn er
sagt, daß der Sympathicus der Vermittler ist zwischen dem causalen Element
und den peripheren Organen, Auge, Herz und Schilddrüse; der Ursprung der
Krankheit bleibt noch zu suchen.

JONNESCU, der besonders eindringlich für die Sympathicusoperation beim
Basedow eingetreten ist und auch heute noch für sie eintritt, ist im wesentlichen
der Anschauung JABOULAYS beigetreten, daß es sich um einen Reizzustand
im Sympathicus handelt. Durch die permanente Reizung seiner sekretorischen Bahnen für die Schilddrüse kommt es zu einer Hyperaktivität der Schilddrüse und zur Hypersekretion (BALACESCU). Tremor, Hitzegefühl, gastro-
intestinale Störungen, der nervöse Aufregungszustand, sind nach ihm die Folge
einer permanenten Hirnanämie durch anhaltende Reizung der Vasoconstrictoren. Die wirksamste Operation ist nach seiner Ansicht die totale Exstirpation des ganzen Halsgrenzstranges mit allen drei Ganglien und dazu noch des
Ganglion stellatum. Nur so ist es möglich, alle vasoconstrictorischen Bahnen
für das Gehirn, die sekretorischen Fasern für die Schilddrüse und die Acceleransfasern für das Herz zu unterbrechen.

JONNESCUS jetzige Auffassung (1923) von der Pathogenese des Basedow
ist folgende: Die ersten Symptome sind Folgen einer Veränderung der
Schilddrüse oder ihrer Funktionen, bedingt durch nervöse Einflüsse oder
durch Veränderungen anderer endokriner Organe (besonders der Nebennieren).
Zum vollen Ausbruch kommen die Erscheinungen erst dann, wenn der
Sympathicus aktiv teilnimmt. Besteht erst einmal ein Reizzustand im
Sympathicus, so führt dieser wieder zu Störungen im endokrinen
Apparat, während die endokrinen Störungen ihrerseits wieder eine Reiz-
wirkung auf den Sympathicus ausüben. So kommt es zu einer ständigen
Steigerung der Erscheinungen. Wenn auch die Resektion des Halssym-
pathicus nicht das Primum movens beseitigt, so durchbricht sie doch diesen
Ring.

REINHARD hat die Frage des Zusammenhanges zwischen Sympathicus und
Schilddrüse im Tierversuch geprüft, indem er den Halssympathicus einer Seite
längere Zeit hindurch regelmäßig mit dem faradischen Strom reizte. Die Folge
war eine Vergrößerung des entsprechenden Schilddrüsenlappens und
eine Vermehrung des Kolloids. Exstirpierte er den Halssympathicus einer Seite,
so ergab sich eine Verkleinerung des Schilddrüsenlappens auf der operierten
Seite mit einer deutlichen Verminderung des Kolloidgehaltes der Drüsen-
läppchen. Danach laufen also im Halssympathicus sicher trophische Bahnen
für die Schilddrüse, welche quantitativ die Produktion des Kolloids beeinflussen.
Bei einem Fall von Morbus Basedow zeigte eine bei Gelegenheit der Sympathicusresektion vorgenommene Probeexcision alle charakteristischen pathologisch-
anatomischen Veränderungen dieser Krankheit. Bei der gleichen Kranken

konnte er $3^1/_2$ Jahre später eine neue Probeexcision vornehmen; jetzt zeigte die Drüse normale histologische Verhältnisse. „Dies beweist unzweideutig, daß wir mit einer geeigneten Operation am Cervicalsympathicus eine Basedowstruma völlig zur Ausheilung bringen können." (REINHARD).

Gegenüber den Versuchsergebnissen von REINHARD sei darauf hingewiesen, daß TREROTOLI im Tierversuch keine Einwirkung einer Sympathicusreizung auf die Schilddrüse feststellen konnte, und nach den Angaben von CASAGLI enthält der Sympathicus weder sekretionshemmende Fasern noch sekretionsbeschleunigende. VAN DYKE sah nach Sympathicusreizung keine vermehrte Jodausscheidung aus der Schilddrüse.

Wann ist die Operation am Halssympathicus überhaupt indiziert? JONNESCU hält sie für die einzig berechtigte Operation beim Basedow. Er verwirft die Schilddrüsenoperation überhaupt. REINHARD empfiehlt die Resektion des Sympathicus mit einer Strumektomie zu kombinieren, da durch schnelle Ausschaltung des Giftdepots im Verein mit der Exstirpation des Halssympathicus ein schneller durchgreifender Erfolg zu erwarten ist. Er empfiehlt sie für den Thyreoidismus und die Forme fruste des Basedow, für die Struma mit thyreotoxischem Kropfherz sowie für schwere Herzneurosen. DELORE will die Sympathicusoperation nur angewendet wissen bei den Fällen, die ohne wesentliche Vergrößerung der Schilddrüse einhergehen, dafür aber einen besonders starken Exophthalmus aufweisen. JABOULAY empfiehlt sie für den frischen Basedow mit kräftigen Symptomen und für diejenigen Fälle, die keine Vergrößerung der Schilddrüse aufweisen. Die anderen Fälle will er der Schilddrüsenoperation vorbehalten. Über unsern eigenen Standpunkt siehe später.

Welches sind die mit der Sympathicusoperation beim Basedow erzielten Erfolge? Wir haben davon abgesehen, das ziemlich große, besonders in der französischen Literatur in zahllosen Einzelmitteilungen verstreute Material tabellarisch zusammenzustellen. Der größte Teil dieser Mitteilungen ist für eine Beurteilung des Erfolges ungeeignet, denn die Beobachtungszeit ist in der Regel viel zu kurz gewesen. Würden wir den strengen Maßstab HILDEBRANDS zugrundelegen, daß man erst dann von einer definitiven Heilung beim Basedow sprechen kann, wenn der Zustand fünf Jahre gut geblieben ist, so kommen für die Beurteilung der Erfolge der Sympathicusoperation knapp 2 Dutzend veröffentlichte Fälle in Betracht.

Wie sieht es mit den unmittelbaren Folgen der Operation aus? LENORMANT hat die bis 1910 veröffentlichten Fälle zusammengestellt, im ganzen 76 und dabei 12 Todesfälle gefunden. Das sind 15,8%! Von JONNESCU und seinen Schülern ist gerade hervorgehoben, daß die Sympathicusresektion gegenüber der Schilddrüsenoperation viel weniger eingreifend sei. JONNESCU selbst hat eine Mortalität von 8% angegeben. Von den Anhängern der Sympathicusoperation ist hervorgehoben, daß sie die Gefahr des akuten Thyreoidismus vermeidet, der durch die plötzliche massenhafte Resorption von Schilddrüsensekret entstehen könne. Auch dies ist nicht richtig. GÉRARD-MARCHAND hat einen Fall beschrieben, der am 4. Tage nach der Operation unter starken Erregungszuständen bei zunehmender Pulsfrequenz zugrunde ging; er sah dies als ein Delirium tremens an. Schon HERBET hat die Frage aufgeworfen, ob es sich nicht um einen thyreotoxischen Tod gehandelt hat. Nach der veröffentlichten Krankengeschichte ist das mehr als wahrscheinlich. DURET hat über einen,

CURTIS über zwei und JABOULAY und DUROUSE über einen einwandfreien thyreotoxischen Tod nach der Operation berichtet. Vielleicht gehört auch der Fall von LANZ hierher. Daß Basedowkranke, vor allem schwere Fälle, bei allen operativen Eingriffen, gleichgültig wo sie vorgenommen werden, ganz besonders gefährdet sind, ist ja bekannt.

Welches sind die Erfolge hinsichtlich der Basedowerkrankung nach der Sympathicusoperation? BALACESCU hat 54 Fälle gesammelt; er trennt sie nach Art des Eingriffes. In 9 Fällen war der Halssympathicus gedehnt oder einfach durchschnitten worden; zwei Fälle geheilt, fünf gebessert, einer verschlechtert, einer 18 Monate nach der Operation an Herzinsuffizienz gestorben. Unter 27 partiellen Resektionen sind 9 geheilt, 11 gebessert, 2 ohne Erfolg operiert, bei 5 postoperativen Todesfällen. 18 totale doppelseitige Resektionen brachten 10 mal Heilung, 5 mal Besserung, 2 mal war der Eingriff ohne Erfolg und ein Patient starb. Zur Kritik der Zahlen von BALACESCU sei nur erwähnt, daß 15 Kranke nur einen Monat oder kürzer beobachtet waren, und daß 6 Fälle als geheilt betrachtet worden sind, die ihre Tachykardie behalten haben.

LENORMANT berichtet aus 76 von ihm gesammelten Fällen 28 Heilungen, 29 mehr oder weniger hochgradige Besserung, 7 Mißerfolge und 12 Todesfälle.

JONNESCU hat 50 Basedowfälle operiert mit 4 Todesfällen. 36 wurden nur 2—3 Wochen nach der Operation beobachtet, 14 längere Zeit. Von diesen 14 Fällen waren 11 geheilt, bei 10 lag die Operation vier Jahre und länger, bis zu 19 Jahren zurück, in einem Fall 7 Monate; 3 waren gebessert (Operation vor 2, 4 und 6 Monaten). Unter 19 doppelseitigen Sympathicusresektionen, die nur einen Monat oder weniger beobachtet wurden, war das Resultat zweimal zweifelhaft, bei den 17 anderen war die Besserung jedoch so ausgesprochen, daß man annehmen kann, daß die Operation schließlich einen Erfolg gehabt hat (qu'ils ont ultérieurement bénéficié réellement de l'opération).

REINHARD hat 8 Fälle operiert und länger als drei Jahre beobachtet; ein Fall ist am 4. Tage nach der Operation (Lokalanästhesie) an Herzinsuffizienz gestorben. 6 Fälle sind geheilt (3—6 Jahre), davon hat einer eine geringe Protrusio bulbi ohne Lidsymptome behalten, einer einen Exophthalmus mit Lidsymptomen. Ein Fall, der vier Jahre nach der Operation als geheilt bezeichnet werden konnte (19 Pfund Gewichtszunahme), stellte sich ein Jahr später mit einem Rezidiv vor.

Ist die Sympathicusoperation beim Basedow berechtigt? Diese Frage ist nach unserer Ansicht im allgemeinen zu verneinen. Zweifellos lassen sich manche Erscheinungen des voll ausgebildeten Morbus Basedow erklären mit einem Reizzustand im Bereich des Halssympathicus, so die Tachykardie, das vorstehende Glanzauge mit seiner weiten Pupille. Eine Anzahl von Erscheinungen steht aber in direktem Widerspruche mit einer solchen Annahme, wie z. B. die gerötete feuchte Haut des Gesichtes. Bei einer Sympathicusreizung müßten wir gerade das Gegenteil erwarten. Unvereinbar mit der Annahme eines Reizzustandes im Sympathicus sind die so häufig beobachteten gastrointestinalen Störungen mit ihrer beschleunigten Peristaltik, denn der bewegungsbeschleunigende Nerv für den Magendarmkanal ist der Vagus, während der Sympathicus ja nur bewegungshemmende Fasern aufweist. Kaum erklärbar durch die Sympathicustheorie sind die psychischen Veränderungen mit ihren Erregungszuständen und die starken Stimmungsschwankungen,

Alle diese Erscheinungen lassen sich besser erklären durch die Annahme
einer Thyreotoxikose, sei es, daß man nur eine Hyperthyreose annimmt
oder ein Nebeneinander von Hyperthyreose und Dysthyreose. Gerade die
Stoffwechselstörungen sind es, die auf einen derartigen Zusammenhang hinweisen.

Auch die Art des Auftretens und die Zeitfolge der Symptome spricht nicht
dafür, daß das Primäre der Erkrankung der Reizzustand im Sympathicus ist.
Exophthalmus ist selten ein Frühsymptom des Basedow (HILDEBRAND), viel
häufiger die Tachykardie, die man wohl auf den Sympathicus beziehen könnte,
oder aber der Tremor, der kaum etwas mit dem Sympathicus zu tun hat. ,,In
manchen anderen Fällen ist es die Nervosität, die Gereiztheit, Aufgeregtheit,
Schlaflosigkeit, die sich zuerst bemerkbar macht, in wieder anderen Fällen —
und das sind nicht wenige — tritt zuerst Abmagerung (bis zu 50, 60 Pfund auf),
Durchfälle, kurz und gut Verdauungsstörungen mit ihren Konsequenzen, während
erst später eine Anschwellung der Schilddrüse bemerkt wird‘‘ (HILDEBRAND).
Diese Erscheinungen lassen sich mit der Annahme einer primären
Sympathicusstörung nicht erklären, wohl aber durch eine Dysfunktion
der Schilddrüse.

Der außerordentliche Reichtum der Schilddrüse an nervösen Elementen ist
durch die Untersuchung von ANDERSON bekannt und BRAEUCKER hat die zahlreichen Äste, die vom Sympathicus und Vagus zur Schilddrüse ziehen, präparatorisch dargestellt und beschrieben. Nun könnte man annehmen, daß der
primäre Reizzustand im Sympathicus sich zunächst nur auf sekretorische
Bahnen für die Schilddrüse äußere. ,,Vieles scheint darauf hinzudeuten, daß
eher die sympathischen Fasern die Sekretionsnerven der Schilddrüse sind‘‘
(DRESEL). Auf Grund physiologischer Untersuchungen steht fest, daß die
Reizung des Nervus laryngeus superior die Sekretion der Schilddrüse steigert
(ASHER und FLACK, ASHER und v. RODT). Die Tatsache, daß der dem Vagus
entstammende Nerv eine derartige Wirkung auszuüben vermag, stände nicht
absolut im Widerspruch zur Annahme einer Sympathicusreizung. Vagus und
Sympathicus haben zahlreiche Anastomosen miteinander (BRAEUCKER), so daß
man beide Nerven als gemischte ansehen kann, die sowohl sympathische als
auch parasympathische Bahnen führen (BRÜNING).

Eine physiologische Tatsache gibt uns eine Möglichkeit, die Symptome,
die sich als Reizerscheinungen von seiten des Sympathicus darstellen, doch
mittelbar auf die Schilddrüse zu beziehen. Es ist dies die Tatsache, daß
das Sekret der Schilddrüse die Wirksamkeit des Adrenalins erhöht, d. h. die
Empfindlichkeit gegen Adrenalin nimmt unter seinem Einfluß zu (ASHER und
FLACK, FRÖHLICH, GOTTLIEB). Zudem wirkt das Sekret der Schilddrüse auch
noch fördernd auf die Produktion des Adrenalins (BIEDL). So ist auch bei
Basedowkranken ein Adrenalingehalt im Blut festgestellt, der weit über der
Norm liegt (BRÖKING und TRENDELENBURG, A. FRAENKEL). Das Adrenalin
wirkt aber ausgesprochen sympathicotonisch. Wir können also die auf den er-
höhten Reizzustand im Sympathicus bezogenen Symptome des Basedow letzten
Endes auf die Schilddrüse zurückführen.

Dazu kommt gleichsam als ein Beweis ex juvantibus die ausgezeichnete
Wirkung der Schilddrüsenoperation beim Basedow: HILDEBRAND 87,6% Erfolge,
KOCHER 76% und ähnlich andere Autoren.

7*

Die Basedowsche Krankheit ist bedingt durch eine Hypersekretion der Schilddrüse und diese Schilddrüsenstoffe wirken im Sinne einer Erregung oder Erregbarkeitssteigerung auf den sympathischen Anteil des vegetativen Nervensystems und auf die Tätigkeit anderer innersekretorischer Organe. In gleicher Weise, wenn auch geringer, wird der parasympathische Anteil des vegetativen Systems beeinflußt (FALTA, EPPINGER und RUDINGER). DRESEL konnte an dem Verlauf von Blutdruckkurven nach der Injektion nach Adrenalin nachweisen, daß beim Basedow eine mehr sympathicotone und eine mehr vagotone Form unterschieden werden muß. Die Tatsache, daß beim Basedow ein erhöhter Vagustonus bestehen kann, beweist, daß ein Reizzustand des Sympathicus nicht das Primäre der Erkrankung sein kann.

Nach unserer Auffassung ist die Sympathicusoperation beim Basedow nur eine symptomatische Operation, die nur die vom Sympathicus abhängigen Symptome beseitigt. Sie hat deshalb auch keinen Anspruch, als eine zwecksprechende Operation bei dieser Erkrankung zu gelten.

Nur in einem Sonderfalle halten wir es für gerechtfertigt, beim Basedow außer der Schilddrüse auch den Sympathicus operativ anzugehen. Das ist der Basedow, bei dem der Exophthalmus so hochgradig ist, daß die Cornea gefährdet erscheint. Wünschenswert wäre es in einem solchen Falle beiderseits den Halsgrenzstrang und auch noch die periarterielle Sympathektomie an der Carotis und Arteria vertebralis auszuführen. Das ist jedoch neben der Schilddrüsenoperation ausgeführt, für einen schweren Basedowkranken ein gewaltiger Eingriff. So wird man sich in der Regel wohl begnügen müssen, den Grenzstrang einfach zu durchschneiden oder ein mehr oder weniger langes Stück von ihm zu resezieren in der Gegend des Ganglion cervicale medium, wo die meisten Schilddrüsenäste abgehen. Dieser kleinere und einfachere Eingriff am Sympathicus läßt sich auch in schweren Fällen durchführen, wenn man in Rücksicht auf den Allgemeinzustand des Kranken schon von einem größeren Eingriff an der Schilddrüse absehen und sich zunächst mit der Unterbindung der Arterien begnügen will oder muß.

Durch den gleichzeitigen Eingriff am Sympathicus geht der Exophthalmus sehr schnell zurück und so wird die Cornea gerettet, während es ja nach den reinen Schilddrüsenoperationen in der Regel eine gewisse Zeit dauert, bis sich das Glotzauge zurückbildet.

Trigeminus-Neuralgie.

Als JABOULAY die Indikation der Trigeminusneuralgie für die Resektion des Halssympathicus aufstellte (erste Operation 22. 2. 1899), ging er von der Überlegung aus, daß einmal die verschiedensten bisher ausgeführten Operationen am Trigeminus selbst (mit Ausnahme der Exstirpation des Ganglion Gasseri) nicht auch nur einigermaßen sicher vor Rezidiven schützten, andererseits davon, daß der Trigeminus mit allen seinen drei Ästen außerordentlich nahe anatomische Beziehungen zum Sympathicus hat. Die nahen Beziehungen dieser beiden Nerven beginnen ja schon am Trigeminuskern und sind während des ganzen Verlaufes des Trigeminus und seiner Äste sehr enge, so daß JABOULAY diese Teile des Sympathicus direkt als Nervi nervorum bezeichnete. Er glaubte, daß für einen Teil der Fälle von Quintusneuralgie die Ursache in Zirkulations-

störungen im Bereich des Trigeminus zu suchen sei. Tatsächlich finden sich
ja auch, worauf kürzlich KULENKAMPFF wieder hingewiesen hat, bei einem Teil
solcher Fälle Störungen, die auf den Sympathicus zu beziehen sind, vasomotorische Störungen, Ödem und Blässe der Haut, trophische Störungen
und sekretorische Veränderungen, wie Tränenträufeln und Speichelfluß. Auch
JONNESCU hält es für wahrscheinlich, daß der Sympathicus durch seine vasomotorischen und trophischen Bahnen die Kreislaufverhältnisse in Kern und
Ästen des Trigeminus beeinflußt, wodurch es unter Umständen zur Auslösung
von Anfällen kommen kann. JABOULAY konnte schon 1900 durch seinen Schüler
TERMIER über 8 Fälle berichten, bei denen wegen einer Trigeminusneuralgie
der Halssympathicus operativ angegangen war. Stets war das Ganglion cervicale
supremum entfernt worden; vier Fälle waren geheilt (Beobachtungsdauer
$^1/_2$ Monat bis $1^1/_2$ Jahre), vier wesentlich gebessert (Beobachtungsdauer 1 bis
8 Monate). In fast allen Fällen waren in den ersten Tagen nach der Operation
noch einzelne Anfälle aufgetreten, die aber dann in den geheilten Fällen ganz
ausblieben. Die Operationen fanden bald vereinzelte Anhänger, die teils mit
Erfolg operierten (CAVAZZANI, CHIPAULT, DELBET, POIRIER), bei anderen blieb
der Erfolg aus (DELAGÉNIÈRE). Nach BÉGOUIN dauert es oft 1—2 Monate,
bis sich ein Erfolg zeigt; er empfiehlt deshalb außerdem die befallenen Äste
herauszudrehen, um so bis zum Eintritt der Wirkung der Sympathicusoperation
eine gewisse Schmerzfreiheit zu erzielen. Daß auch dieses Vorgehen keinen
sicheren Erfolg verspricht, beweist ein Fall von DELAGÉNIÈRE. MORESTIN ist
der Ansicht, daß, wenn die Erfolge der Sympathicusresektion auch unsichere
sind, sie sich doch denen der Exstirpation des Ganglion Gasseri ebenbürtig
an die Seite stellen (1908). VIDAL hat darauf hingewiesen, daß die Sympathicusresektion, die zu einer Hyperämie der betreffenden Schädelseite führt, zwar
in einzelnen Fällen Erfolge habe, in andern Fällen jedoch ein Eingriff, der
genau das Gegenteil beabsichtigt, nämlich die Herabsetzung der Blutversorgung durch Unterbindung der Carotis. Er empfiehlt, um diese Fälle differen-
zieren zu können, die Untersuchung durch Einatmenlassen von Amylnitrit
im Anfall. Die hierauf mit Aufhören des Anfalles reagierenden Fälle sind für
die Sympathicusoperation geeignet.

JONNESCU hat zwei Fälle operiert, bei denen er das Ganglion cervicale
supremum reseziert hat, in einem Falle ohne Erfolg (1904), in dem anderen ist
nach seiner Angabe eine wesentliche Besserung eingetreten (1902), jedoch ist
die Kranke nach ihrer Entlassung nicht weiter beobachtet. 1921 hat in zwei
Fällen doppelseitig den Halssympathicus einschließlich des Ganglion stellatum
reseziert (1 Fall geheilt, 1 gebessert, Beobachtung beide Male nur bis zur Heilung
der Operationswunde).

In Deutschland ist uns kein Fall bekannt geworden, bei dem in einem Falle
von Trigeminusneuralgie die Sympathicusresektion versucht wäre und auch in
Frankreich ist die Operation jetzt aufgegeben worden. „La sympathectomie
de JABOULAY n'a, semble-t-il, plus d'indication" (WERTHEIMER).

In letzter Zeit hat LERICHE bei der Trigeminusneuralgie dadurch Besserung
der Beschwerden zu erzielen versucht, daß er die periarteriellen Plexus der
Arteria temporalis superficialis und transversa faciei ausschaltete durch periarterielle Injektion von Alkohol an diesen Gefäßen. Er hat in einem Fall durch
wiederholte Injektion von 1 ccm Alkohol erreicht, daß die Anfälle drei Monate

lang ausblieben. Einen ähnlichen Erfolg hat CLOVIS VINCENT erzielt (zit. nach WERTHEIMER). Das Verfahren hat aber nur eine vorübergehende Wirkung und kommt nur in Frage, wenn Zeit gewonnen werden soll, oder der Kranke sich aus irgendeinem Grunde nicht in anderer Weise operieren lassen will (WERTHEIMER).

Vasomotorisch-trophische Störungen.

Die vasomotorisch-trophischen Störungen werden später bei der Chirurgie der peripheren sympathischen Bahnen abgehandelt werden (S. 135 ff.). Hier sei nur folgendes erwähnt: Handelt es sich um einen schweren Fall von RAYNAUD oder von Sklerodermie der Arme mit Beteiligung der Gesichtes, so ist es zweckmäßig, nicht eine periphere Operation an der Arteria brachialis auszuführen, sondern das Ganglion stellatum der betroffenen Seite zu resezieren. Einmal werden dadurch sämtliche vasoconstrictorischen Bahnen für die Gefäße des Armes unterbrochen — die Wirkung auf den Arm ist also eine intensivere als nach der periarteriellen Sympathektomie. Andererseits wird auch gleichzeitig durch Ausschaltung vasoconstrictorischer Bahnen für die Kopfgefäße eine Beeinflussung der Krankheitserscheinungen im Gesicht erzielt.

Verschiedenes.

JABOULAY sah bei Fällen von Epilepsie und Basedow nach der Resektion des Halssympathicus eine Besserung der Sehleistung eintreten, wenn eine Myopie bestand. Am stärksten war diese Besserung in einem Falle, in dem neben der Myopie ein Astigmatismus bestand. Die Ursache für diese Besserung sah er darin, daß die miotische Iris wie eine stenopäische Scheibe wirkte. In 2 Fällen von starker Myopie brachte die Resektion des Halssympathicus keine Änderung der Refraktion.

CHIPAULT sah einen spastischen Torticollis, der den linken Sternocleidomastoideus und die linksseitige Nackenmuskulatur betraf, nach doppelseitiger Exstirpation des Ganglion cervicale supr. sich wesentlich bessern. Beobachtungsdauer $1^1/_2$ Jahre. Die Ursache für die Besserung ist nach ihm eine vasomotorische Einwirkung auf die zugehörigen cerebralen und spinalen Zentren der Muskeln.

KOTZAREFF resezierte einseitig mit Erfolg den Halsgrenzstrang bei halbseitiger Hyperhidrosis. CLAIRMONT (briefliche Mitteilung), der aus gleichem Anlaß ein Stück in der Gegend des Gangl. medium resezierte, sah keinen Erfolg davon.

Indikation zur paravertebralen Resektion der Rami communicantes.

Die durch v. GAZA angegebene Resektion der Rami communicantes baut sich auf die Erkenntnis der segmentalen Innervation der Baucheingeweide durch die Arbeiten von KAPPIS und LÄWEN auf. Es handelt sich bei dem Verfahren um eine Therapie der Sympathicussegmente, die grundsätzlich verschieden ist von den Operationen am Grenzstrang und am Ganglion coeliacum.

Bei Kranken mit allgemeiner psychischer und vasomotorischer Übererregbarkeit finden sich nicht selten hyperreflektorische Zustände bauchinnerer Organe, die sich in hartnäckigen unbestimmten, im Bauche empfundenen Schmerzen und sekretorischen und motorischen Störungen der Bauchorgane äußern. Auch vasomotorische Störungen sind dabei vorhanden, die sich bis zu Hämorrhagien steigern können. Nach v. GAZA handelt es sich dabei um intraabdominale, vasomotorische und enteromotorische Neurosen, bei denen sich Segmente des vegetativen Nervensystems in einem Zustande neurotischer Dysfunktion befinden. Geht man von der Anschauung aus, daß es sich um eine Hyperreflexie handelt, so ergibt sich als Ziel der Behandlung die Unterbrechung des Reflexbogens oder eine Änderung seiner Erregbarkeit. Die Stelle, an der der Reflexbogen unterbrochen werden kann, ist der Rami communicans des betreffenden Segmentes.

Die topische Diagnose der dysfunktionell-neurotischen Organerkrankung kann mit Hilfe der diagnostischen paravertebralen Anästhesie nach LÄWEN gestellt werden. Es steht sicher fest, daß die Baucheingeweide ihre sensible Innervation durch folgende Segmente erhalten: Oesophagus durch D_5 und D_6, die Kardia durch D_6 und D_7, der Magen durch D_7 und D_8 (unter Umständen D_9). Der Dünndarm von D_9 und D_{10}, das Colon durch D_{11} und D_{12}, Leber und Gallenblase von D_9 und D_{10}, die Niere von D_{12} und L_1, die weiblichen Adnexe von D_{12} und L_1.

Ein weiteres diagnostisches Hilfsmittel ist nach v. GAZA die Feststellung HEADscher Zonen der Brust- und Bauchwand, die sich oft auffallend scharf auf bestimmte Segmente erstrecken und so den Sitz der Organ- oder Segmenterkrankung erkennen ließen.

Ein Teil dieser Kranken kann ja durch sachgemäße Allgemeinbehandlung in ihren Beschwerden wesentlich gebessert werden, doch ist häufig die hierfür unbedingt notwendige physische und psychische Ruhe für den Kranken infolge der äußeren Umstände nicht möglich. ,,So ist letzten Endes die Indikation zu den vorgeschlagenen Eingriffen eine soziale" (v. GAZA).

Als Behandlungsmethode schlägt v. GAZA in erster Linie die juxtavertebrale Injektion einer $1/2$—$2\,^0/_0$igen Novocainlösung (10 ccm) auf das betroffene Segment vor. In weitaus der Mehrzahl der Fälle hatte er dabei einen guten Erfolg. Fast immer gelang es ihm mit dieser Methode die HEADschen Zonen zu beseitigen und die manifesten Beschwerden des Kranken aufzuheben. In einigen Fällen ist ihm das jedoch nicht gelungen und diese wurden paravertebral operativ angegangen. Bei den Mißerfolgen der Injektionstherapie handelte es sich stets um solche Fälle, bei denen die Allgemeinerscheinungen der vegetativen Dysfunktion im Vordergrund standen. v. GAZA hat die Operation bisher dreimal ausgeführt, einmal hat er den paravertebralen Nerven des 10. Segmentes rechts reseziert einschließlich des Ganglion spinale. In den beiden anderen Fällen sind lediglich die betreffenden Rami communicantes durchtrennt. In allen drei Fällen war der Erfolg nach der Operation ein vollkommener.

Pathologisch-anatomische Befunde an den exstirpierten Ganglien.

Wir haben in allen unseren 20 Fällen von Exstirpation der sympathischen Halsganglien eine pathologisch-anatomische Untersuchung durchführen lassen[1] und können darüber folgendes berichten:

Im ersten Fall von Angina pectoris vgl. Fall Nr. 3 fanden sich besonders ausgesprochene Veränderungen im Ganglion stellatum. Es ist in ihm eine Vermehrung des

---

[1] Die histologischen Präparate verdanken wir der liebenswürdigen Mitarbeit des Herrn Privatdozenten Dr. STÄMMLER-Göttingen, dem wir auch an dieser Stelle verbindlichst danken.

Bindegewebes nachzuweisen, das besonders in den das Ganglion durchziehenden Nerven oft hyalin ist. Die Nerven sind ärmer an HENLEschen Zellen als normal. Die Venen zeigen eine oft schon recht deutliche hyaline Umwandlung und Verdickung ihrer Wand.

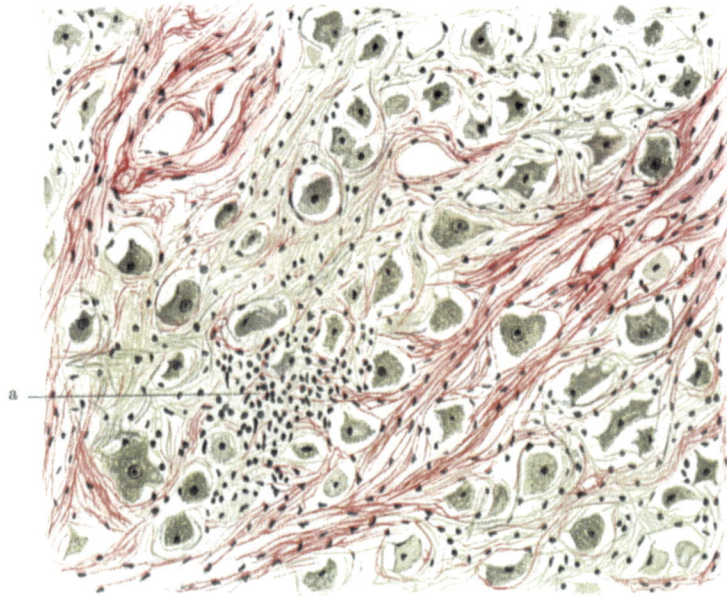

Abb. 47.   Ganglion stellatum bei Angina pectoris.   Bei a umschriebene lymphocytäre Infiltration.   Färbung VAN GIESON.   Leitz Obj. 6. Ok. 1.

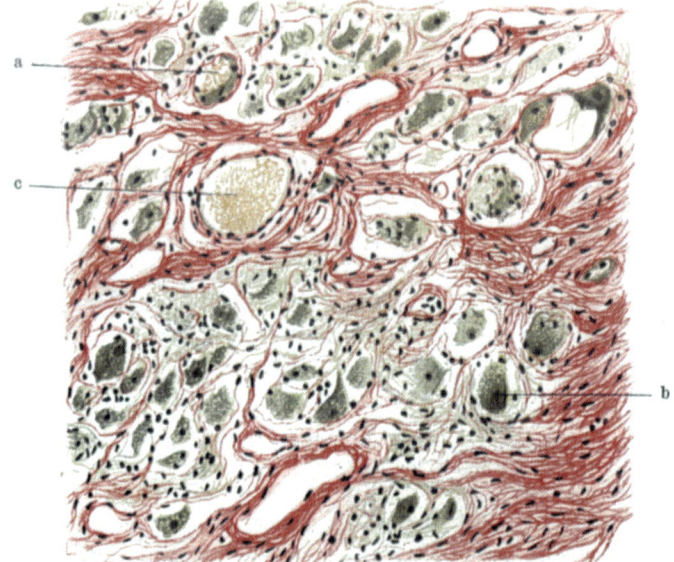

Abb. 48. Ganglion stellatum bei Angina pectoris. a, b Degeneration der Ganglienzellen, c Blutgefäß. Färbung VAN GIESON. Leitz Obj. 6. Ok. 1.

Lymphocytäre Infiltrate finden sich zum Teil perivaskulär, zum Teil mehr im Parenchym zwischen den Ganglienzellen (s. Abb. 47 u. 51). In kleineren Mengen sieht man sie noch an verschiedenen Stellen, zum Teil mit neuronophagieähnlichen

Bildern. Daneben fallen akute Ganglienveränderungen auf: Ganglienzellen stark vergrößert (bis auf das 4—6fache der Norm), homogen, kernlos. Sie sind nicht sehr zahlreich, deuten aber doch auf einen fortschreitenden Untergang von Ganglienzellen hin.

Demnach ist das ganze als eine progrediente, chronische, mit entzündlicher Reaktion und Bindegewebsvermehrung einhergehende Degeneration des Ganglions anzusehen.

Im zweiten Fall (vgl. Fall Nr. 4) fand sich eine starke Bindegewebsvermehrung mit ausgesprochener hyaliner Degeneration der äußeren Wandschicht der Blutgefäße. Ganglienzellen an Zahl reduziert. Keine akuten Veränderungen im Sinne von Zellnekrosen oder entzündlichen Infiltraten.

Hier entsprechen die Veränderungen denjenigen, wie man sie gewöhnlich bei Arteriosklerose findet (STÄMMLER).

Es ist nun sehr bemerkenswert, daß es sich in dem ersten Fall, in dem der pathologisch-anatomische Befund sehr wohl mit der Annahme eines chronisch-entzündlichen Reizzustandes sich vereinbaren läßt, um

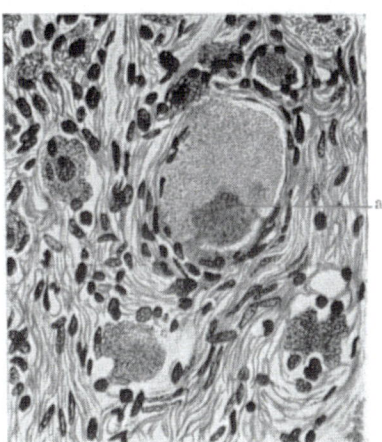

Abb. 49. Ganglion stellatum bei Angina pectoris. Nekrotische Ganglienzelle mit erhaltenem Protoplasmarest (a) (Vergr. 500 : 1). (Nach STÄMMLER.)

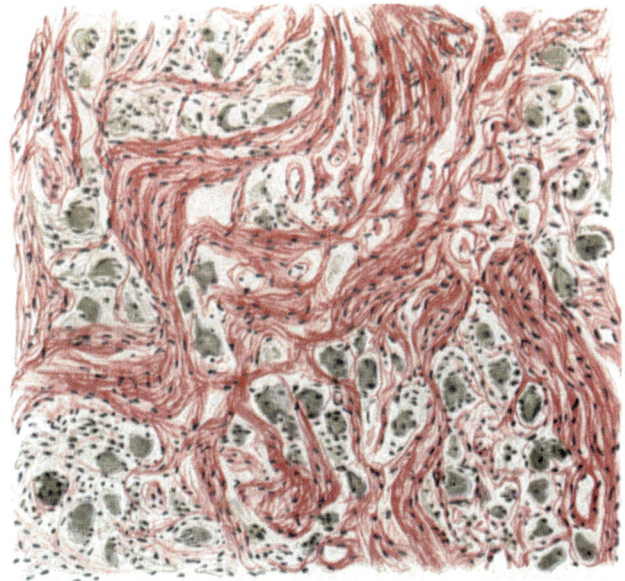

Abb. 50. Ganglion stellatum bei Morbus RAYNAUD. Bindegewebige Verdichtung des Gewebes. Färbung VAN GIESON. Leitz Obj. 6. Ok. 1.

einen typischen Fall von Angina pectoris vasomotorica handelte, während im zweiten Fall eine Stenokardie auf Grund einer Arteriosklerose der Aorta und der Kranzarterien anzunehmen ist[1]).

[1]) Anmerkung bei der Korrektur: In einem weiteren Fall von Angina pectoris vasomotorica fanden sich wieder ganz die gleichen Veränderungen, wie sie für Fall 3 geschildert sind.

In den Fällen, in denen die Exstirpation der Ganglien bei Hypertonie, Encephalitis lethargica und Asthma bronchiale vorgenommen wurde, fanden sich, abgesehen von Altersveränderungen bzw. von Veränderungen entsprechend der bestehenden Arteriosklerose keinerlei bemerkenswerten Befunde.

Stärkere Veränderungen fanden sich in einem Fall von Morbus RAYNAUD.

Man sieht ziemlich reichlich nekrotische kernlose, gequollene Ganglienzellen und zahlreiche andere, die sichtlich geschädigt sind. Außerdem stellenweise deutliche perivasculäre und mehr im Gewebe ausgebreitete lymphocytäre Infiltrate und schließlich sehr ausgedehnte bindegewebige Verdichtung des Gewebes.

Dagegen lassen beide Fälle von Sklerodermie auffallenderweise keinerlei Veränderungen an den Ganglien erkennen.

Um so bemerkenswerter ist dann aber wiederum der Befund bei der Hemiatrophia faciei:

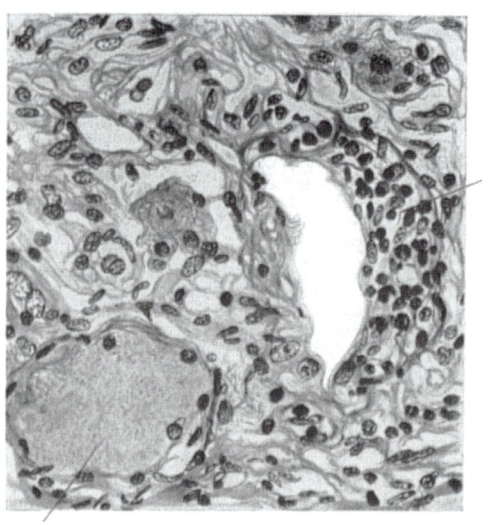

Abb. 51. Ganglion stellatum bei Morbus RAYNAUD. a Nekrotische Ganglienzelle. b Perivasculäres Infiltrat. (Vergr. 500 : 1.) (Nach STÄMMLER.)

Auffallend starke lymphocytäre Infiltrate in den Ganglien (s. Abb. 52). Die Veränderung ist so stark, wie man sie sonst kaum jemals zu sehen bekommt. Akute Veränderungen an den Ganglienzellen finden sich nicht.

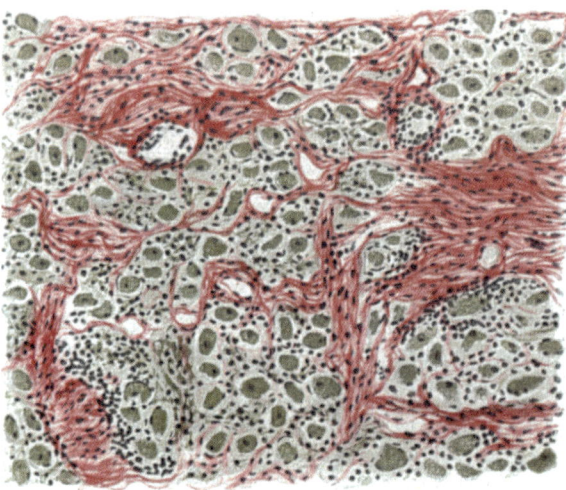

Abb. 52. Ganglion stellatum bei Hemiatrophia faciei. Diffuse lymphocytäre Infiltration. Färbung VAN GIESON. Leitz Obj. 6. Ok. 1.

Es liegt somit fraglos eine schwere, noch fortschreitende chronische Entzündung vor.

Betrachten wir die vorstehenden Untersuchungsergebnisse, so interessiert uns vor allem die Frage: haben diese pathologisch-anatomischen Befunde eine Bedeutung für die Pathogenese der vorliegenden Erkrankungen?

Wenn wir auch zugeben, daß schon innerhalb der physiologischen Breite alle möglichen Veränderungen an den sympathischen Ganglien histologisch festzustellen sind, so können wir uns trotzdem des Eindruckes nicht erwehren, daß der auf Grund unserer klinischen Erfahrungen supponierte Reizzustand im sympathischen System sein anatomisches Substrat in den histologisch nachzuweisenden Entzündungsvorgängen findet.

Dies gilt besonders für die Angina pectoris vasomotorica, die Morbus RAYNAUD und ganz besonders für die Hemiatrophia faciei.

Dagegen macht die Sklerodermie bemerkenswerterweise eine Ausnahme. Daß wir in der Sklerodermie die Folge eines Reizzustandes im sympathischen Nervensystem sehen dürfen, wird zur Genüge aus unseren Ausführungen im klinischen Teil hervorgehen. Daß sie Folge einer Erkrankung des sympathischen Systems ist, wird ja schon längst angenommen, in den letzten Jahren mehren sich aber die Stimmen, die sie ebenfalls als Folge eines krankhaften Reizzustandes ansprechen (vgl. GOERING).

Wenn nun trotzdem histologisch an den Ganglienzellen keine entsprechenden Veränderungen gefunden wurden, so beweist das noch nichts gegen eine durch Reiz bedingte krankhafte Funktion der Ganglienzellen. Bei den engen Beziehungen zwischen endocrinen Drüsen und deren Hormonen zum sympathischen Nervensystem kann es leicht durch hormonale Reizung der Ganglienzellen zur Dysfunktion derselben kommen, ohne daß sich histologische Veränderungen nachweisen lassen. Oder mit anderen Worten ein negativer histologischer Befund spricht nicht gegen das Bestehen eines funktionellen Reizzustandes, ein positiver macht aber den auf Grund klinischer Symptome angenommenen Reizzustand um so wahrscheinlicher.

Ganz besonders möchten wir nochmals auf den Befund bei der Hemiatrophia faciei hinweisen. Bekanntlich hat man die halbseitige Gesichtsatrophie schon lange mit einer Erkrankung des sympathischen Nervensystems in Verbindung gebracht, nur erklärten die einen Autoren sie für die Folge eines Ausfalls bzw. Herabminderung der Sympathicusfunktion, während die anderen einen Reizzustand des Sympathicus für ihr Entstehen verantwortlich machen wollen.

Der von uns mitgeteilte mikroskopische Befund an den exstirpierten Ganglien in Verbindung mit der Tatsache, daß nach den Hunderten von Operationen am Halsgrenzstrang niemals Veränderungen im Sinne der Hemiatrophia faciei gesehen wurden, läßt für uns keinen Zweifel daran entstehen, daß die halbseitige Gesichtsatrophie Folge eines krankhaften Reizzustandes im sympathischen System ist.

Chirurgie des Bauchsympathicus.

Der Bauchsympathicus ist zuerst von JABOULAY operativ angegriffen worden (28. 1. 1899), und zwar bei Fällen mit unbestimmten Beschwerden im Bauch, bei denen ein sog. organisches Leiden nicht zugrunde lag, Fälle von Meteorismus, Motilitäts- und Sekretionsstörungen, die er hoffte, vom Plexus solaris aus beeinflussen zu können. Er legte von einem medianen Laparotomieschnitt aus die Aorta frei und befreite den Truncus coeliacus von dem ihn umgebenden Gewebe durch Abschieben mit einer Hohlsonde. Die Operation ist angeblich wirksam durch die dabei erfolgende „Dehnung" des Plexus solaris. Er hat zwei derartige Fälle mit Erfolg operiert.

Auch bei Tabes dorsalis ist man in gleicher Weise vorgegangen. LERICHE und DUFOURT waren der Ansicht, daß diejenigen Fälle von gastrischen Krisen, bei denen Intercostalneuralgien oder Sensibilitätsstörungen im Bereiche der Intercostalnerven nicht nachweisbar wären, nicht auf eine Beteiligung der hinteren Wurzeln hinwiesen, sondern vielmehr auf das Ganglion coeliacum bzw. den Plexus solaris. In vier Fällen gingen sie nach dem Vorschlage von JABOULAY vor (1913). In allen Fällen erzielten sie eine Besserung, die jedoch immer nur kurze Zeit anhielt.

STIERLIN schlug 1920 vor, um beim Ulcus ventriculi die Magenmotilität und vor allem die Sekretion weitgehend zu beeinflussen, durch einen bis auf die Mucosa reichenden Zirkelschnitt, der möglichst hoch oben nahe der Kardia zu führen sei, die Vagusbahnen für den Magen zu unterbrechen. Erreicht soll dadurch werden: Aufhören des Pylorospasmus, rasche Entleerung des Magens, Herabsetzung der sekretorischen Reflexe und damit Beseitigung der Hyperacidität. Die Durchschneidung der sympathischen Bahnen soll die Gefäßspasmen unterdrücken, die wohl in der Ätiologie des Ulcus ventriculi eine Rolle spielen. STEINTHAL hat zwei Fälle mit Hyperperistaltik und Hypersekretion in dieser Weise operiert; der Erfolg war gleich Null.

LATARJET und WERTHEIMER „entnervten" den Magen, indem sie an der kleinen Kurvatur im kleinen Netz die Nerven einzeln aufsuchten, die man durch die Serosa nach ihrer Angabe leicht erkennen und von den Gefäßen unterscheiden kann. Die Nerven werden reseziert, ebenso die an den Pylorus und den Bulbus duodeni herantretenden. Zur Resektion der Nerven der Hinterwand wird die Bursa omentalis breit eröffnet, der Magen nach oben geschlagen und dann werden an der kleinen Kurvatur die Nerven aufgesucht. Auch das soll nach LATARJET und WERTHEIMER keine Schwierigkeiten machen. Wenn noch eine Gastroenterostomie indiziert sein sollte, wird sie nach der Entnervung angelegt. Nach LEMOINE ist die Operation bisher im ganzen 25 mal ausgeführt. Unter 6 Fällen von tabischen Krisen eine Heilung, vier Besserungen, ein Mißerfolg; 6 Fälle von Ulcus, sämtlich geheilt, 9 Fälle mit vago-sympathischen Magenstörungen ergaben zwei Mißerfolge und sieben Heilungen (darunter fünf mit gleichzeitiger Gastroenterostomie). Chronisches Erbrechen in einem Fall von Tuberkulose und in einem Fall von Pyloruscarcinom ergaben Mißerfolge.

BRAUN will bei schweren Reizerscheinungen am Magen oder Duodenum bei solchen Fällen, bei denen sich statt des erwarteten Geschwürs nur mehr oder weniger ausgedehnte Verwachsungen vorfinden, eine Dämpfung des Schmerzes und der Reflexerregbarkeit dadurch erreichen, daß er am Pylorusteil des Magens und am Duodenum an der großen und kleinen Kurvatur das Netz mit seinen sämtlichen Gefäßen und Nerven ablöst. Die Ergebnisse waren ermutigend.

Im Tierexperiment (KOENNECKE) führt doppelseitige subdiaphragmatische Vagotomie zur Magenektasie und Herabsetzung der Peristaltik, doppelseitige Durchschneidung des Splanchnicus, zu ,erhöhtem Magentonus und deutlicher Beschleunigung der Magendarmperistaltik. Exstirpation des

Plexus coeliacus führt zu den allerschwersten Störungen, die in einer Hypermotilität und Hypertonie höchsten Grades bestehen, verbunden mit Gefäßlähmung.

Die vegetativen Nerven der Nieren sind von PAPIN operativ angegangen. Die Niere wird freigelegt und luxiert; nach Freipräparierung des Nierenstieles werden die die Gefäße umspinnenden Nervenfasern mit einer Hohlsonde vorsichtig isoliert und reseziert. Der Hauptteil dieser Nervenbahnen verläuft an der Rückseite des Nierenstieles. PAPIN hat die Operation 24 mal ausgeführt bei Nephritis dolorosa, kleinen Hydronephrosen und bei Nephritis haemorrhagica. Die vorher bestehenden Schmerzen verschwanden in 18 Fällen; bei 2 Fällen von Nephritis haemorrhagica hörten die Blutungen auf. Funktionell trat keine Schädigung der Niere ein; die AMBARDsche Konstante blieb nach der Operation auf der operierten und nicht operierten Seite gleich. LEGUEU hat die Operation achtmal ausgeführt; siebenmal handelte es sich um kleine pyelographisch sicher gestellte Hydronephrosen, die zu klein waren, als daß eine Nephrektomie gerechtfertigt erschien; einmal handelte es sich um eine Nephralgie hématurique. Die Schmerzen verschwanden in allen Fällen vollständig und dauernd. Nach LEGUEU und FLANDRIN ist die Entnervung indiziert bei kleinen aseptischen ein- oder doppelseitigen Retentionen. Sie ist ein wertvolles Hilfsmittel bei der Fixation von Wandernieren. Sie ist von großem Wert bei Hydronephrose einer Einzelniere und ist ein mächtiges Beruhigungsmittel bei den sog. essentiellen Nierenkrisen, deren Herkunft unbekannt ist.

NEUWIRT empfiehlt bei reflektorischer Anurie die Splanchnicusanästhesie nach KAPPIS. Durch sie werden die Nierenvasomotoren gelähmt, deren Reizung durch Gefäßspasmus zur Anurie führt. In einem Fall von Kolikschmerzen der linken Niere durch eingeklemmten Stein und reflektorische Oligurie führte die Splanchnicusanästhesie innerhalb 15 Minuten zum Verschwinden der Schmerzen und zu einer Polyurie (2000 ccm in 12 Stunden gegen vorher 330 in 24 Stunden). Cystoskopisch wurde festgestellt, daß beide Nieren sezernierten. Die Splanchnicusanästhesie hatte also neben den Schmerzen und der Anurie durch Lösung des Krampfes der Muskulatur des Nierenbeckens und des Ureterenanfanges auch die Steineinklemmung beseitigt.

LATARJET hat für die hartnäckige Cystitis mit Tenesmen besonders bei der Cystitis tuberculosa zur Linderung der Beschwerden die Resektion der vom Ganglion hypogastricum zur Blase ziehenden Nerven vorgeschlagen und durchgeführt. Einen Erfolg hat er davon nicht gesehen, ebensowenig wie ROCHET und PAPIN (zit. nach LEMOINE).

Am sakralen Teil des Sympathicus hat JABOULAY operiert. In zwei Fällen von „Beckenneuralgie" mit schwerem Vaginismus hat er von einem Längsschnitt unterhalb des Steißbeines das Rectum aus der Kreuzbeinhöhlung herausgelöst und durch diese Mobilisation des Rectum (décollement) die von den Ganglien abgehenden Äste durchrissen; in anderen Fällen hat er von einem gleichen Schnitt aus die Ganglienkette exstirpiert. Bei den oben erwähnten Fällen war der Erfolg ein vorzüglicher. Er hat die Operation dann noch in einer Reihe von anderen Fällen ausgeführt, von Ischias und Neuralgien der unteren Extremitäten und bei vasomotorischen Störungen, bei denen er aus gleichzeitig vorhandenen Störungen im Bereiche der Genitalien glaubte schließen zu können, daß vielleicht der sakrale Teil des Sympathicus dabei beteiligt sei.

Fast immer will er mit dem Eingriff einen vollen Erfolg erzielt haben, so viermal in fünf Fällen von Ischias, bei denen vorher erfolglos eine Dehnung des Ischiadicus vorgenommen war.

JONNESCU, GOMOIU und BADULESCU haben bei inoperablem Carcinom des Uterus mit heftigen Schmerzen durch die doppelseitige Exstirpation des sakralen Grenzstranges nach ihrer Angabe die Schmerzen für den Rest des Lebens vollständig beseitigt. Sie sind dabei nicht sakral vorgegangen wie JABOULAY, sondern von der Bauchhöhle aus (Methode nach JONNESCU). Das hintere Peritoneum wird in der Gegend der Umschlagsfalte gespalten und von hier aus der Grenzstrang exstirpiert.

Chirurgie der peripheren sympathischen Bahnen.
Verletzungen und Schädigungen.

Die Verletzungen der mit den spinalen Nerven verlaufenden sympathischen Bahnen und ihre Folgen werden im wesentlichen auf S. 135ff. abgehandelt werden, worauf wir verweisen.

Hier sei darauf aufmerksam gemacht, daß es nicht nur durch Durchtrennung oder Narben-(Neurom)reiz zu einer Schädigung dieser Bahnen kommen kann, sondern auch durch blutige Imbibition der Nerven. Hierfür folgende zwei Beobachtungen.

Fall 30. (Eigene Beobachtung.) Eine 84jährige Frau bricht durch Fall den linken Oberarmkopf. Sehr starke subcutane Blutung. Während der langsam einsetzenden Resorption verteilt sich der Bluterguß über die ganze rechte Thoraxhälfte. Anfangs keinerlei Erscheinungen, die auf eine Schädigung nervöser Funktionen hingedeutet hätten. Erst in der 4. Woche, bei beginnender Konsolidation, nachdem der eigentliche Bruchschmerz längst abgeklungen ist, stellen sich sehr heftige Schmerzen im ganzen Arm ein, die besonders heftig in der Hand sind und sich nicht auf das Gebiet eines bestimmten Nerven beschränken. Gleichzeitig zeigen sich vasomotorische Störungen an Hand und Vorderarm. Cyanotische Verfärbung, ödematöse Schwellung, verstärkte Schweißabsonderung, später deutliche Glanzhaut. Der Puls an der Radialis blieb ständig gut fühlbar. Alle Erscheinungen klingen allmählich ab, schwinden aber schließlich ganz.

Fall 31. (Eigene Beobachtung.) 50jährige Frau mit typischem Radiusbruch an der linken Hand. Es entwickelt sich ein ganz enormer Bluterguß, der sich schließlich bis über die Achsel hinaus verteilt. Schmerzen und vasomotorisch-trophische Störungen verlaufen in ganz der gleichen Weise, wie im vorstehenden Fall geschildert.

Wir gehen wohl nicht fehl, wenn wir diese vasomotorisch-trophischen Störungen auf eine Schädigung bzw. Reizung sympathischer Bahnen zurückführen, und zwar kommt hierfür wohl nur der Bluterguß bzw. die blutige Imbibition der Nervenbahnen in Frage. Es läßt sich natürlich nicht feststellen, ob hierdurch nur die mit den spinalen Nerven verlaufenden sympathischen Bahnen oder auch die periarteriellen geschädigt werden. Das ist ja auch schließlich gleichgültig, sicher ist jedenfalls auf Grund unserer später folgenden Auseinandersetzungen, daß solche posttraumatischen vasomotorisch-trophischen Störungen nur als Folge eines Reizzustandes im sympathischen Nervensystem entstehen.

Wenn wir die oben geschilderten Störungen als sekundäre posttraumatische Schädigungen der vasomotorischen Bahnen bezeichnen können, so hat LERICHE (Lyon. chirurgical Bd. 20, H. 6, S. 746, 1923) darauf aufmerksam gemacht, daß auch schon primär im unmittelbaren Anschluß an eine Verletzung sich Störungen der Gefäßarbeit einstellen können. Er hat in einer größeren Anzahl von frischen Verletzungen der verschiedensten Art Messungen des Gefäßtonus mit dem Oscillometer von PACHON angestellt und konnte feststellen, daß schon wenige Stunden nach der Verletzung eine ausgesprochene Gefäßkontraktion bestand, die klinisch sonst keinerlei Erscheinungen machte. Diese Vasoconstriction kann länger andauern, in einem Falle wurde sie noch zwei Monate nach einer einfachen Weichteilverletzung, die längst vernarbt war, festgestellt. In anderen Fällen folgt früher oder später eine Gefäßdilatation. Hier sei noch auf die S. 158 mitgeteilte Beobachtung von LUBLIN verwiesen.

Wir sehen also, daß es durch Traumen aller möglichen Art zunächst zu einer Erhöhung, später zu einer Herabsetzung des Gefäßtonus kommt, ganz wie nach einer periarteriellen Sympathektomie (S. 119 ff.).

Es ist wohl sicher, daß solche primären posttraumatischen Störungen der Gefäßnervenfunktion mehr im Sinne einer Reflexwirkung als im Sinne einer unmittelbaren Schädigung der vasomotorischen Bahnen aufzufassen sind. Künftige Forschung wird hier noch mehr Klarheit schaffen müssen. Bemerkenswert ist es allerdings, daß sich diese vasomotorischen Störungen nur einstellen sollen bei Verletzungen der peripheren Teile der Extremitäten und des Gesichts, also von Teilen, die besonders reichlich mit vasomotorischen Bahnen versorgt sind, während sie nicht entstehen bei Verletzungen der proximalen Teile der Extremitäten und des Rumpfes, deren Gefäßnerven weniger zahlreich sind (vgl. S. 147).

Schädigungen dieser sympathischen Bahnen können ferner zustande kommen durch Druck von Geschwülsten und Knochenvorsprüngen auf die spinalen Nerven. Es hat den Anschein, als wären die sympathischen vasomotorischen Bahnen besonders empfindlich dagegen.

In erster Linie erwähnen wir hier die Schädigungen sympathischer Bahnen durch eine Halsrippe. Ebenso wie hierbei der Grenzstrang des Sympathicus durch Druck gereizt werden kann, so kommt es auch oft zur Reizung der vasomotorischen Bahnen zum Arm (DAGUINI, TODD). BUNSEN und FLEMING berichten, daß zunächst eine bläuliche Verfärbung der Fingerspitzen des Daumens und Zeigefingers entstanden sei, allmählich folgten die anderen Finger nach. Es kann dadurch der gleiche Symptomenkomplex sich herausbilden wie beim Morbus RAYNAUD, bei welchem bekanntlich auch ein Reizzustand im sympathischen System, wenn auch unbekannter Ursache, anzunehmen ist.

Die Behandlung hat in Resektion der Halsrippe zu bestehen, worauf die vasomotorischen Störungen meist schnell verschwinden.

Da die periarteriellen-sympathischen Bahnen histologisch nur sehr schwer nachgewiesen werden können, so ist es natürlich auch sehr schwer, ja einstweilen unmöglich, morphologisch die Verletzungen dieser Bahnen und ihre Folgen nachzuweisen und zu schildern.

Nachdem wir aber die Folgen der periarteriellen Sympathektomie genau kennen, die ja an sich eine Verletzung des periarteriellen Plexus reinster Form darstellt, können wir bestimmte andere Folgen von Verletzungen, welche die gleichen Erscheinungen wie nach einer Sympathektomie zeigen, per analogiam als Folgen einer Verletzung der periarteriellen sympathischen Bahnen ansehen.

Hier ist an erster Stelle der sog. „segmentäre Gefäßkrampf" zu nennen.
Er wurde zuerst beschrieben von KROH, dann von französischen Autoren.
KÜTTNER hat darüber eine zusammenfassende Darstellung veröffentlicht.

„Es handelt sich dabei um die mehr oder weniger vollständige Aufhebung
der Zirkulation eines Gliedes durch umschriebene, taillenartige Einschnürung
der Arterie, meist ohne eigentliche Verletzung der Gefäßwand. In schweren
Fällen, bei vielen Stunden langer Dauer des Spasmus, der eine Carotis und
Femoralis zu einem gänsekiel- bis stricknadeldünnen Strang zusammenschnurren
läßt, kann drohende Gangrän vorgetäuscht werden."

Diese Schilderung KÜTTNERS paßt fast wörtlich auch für eine Sympathektomie.

Nach welchen Verletzungen tritt denn ein segmentärer Gefäßkrampf auf?
Da ist es nun höchst bemerkenswert, daß nicht etwa direkte umschriebene
Verletzungen ihn auslösen, sondern meist breite, flächenhaft angreifende Gewalteinwirkungen, die das Gefäß selbst oft gar nicht unmittelbar getroffen
haben. Diese Gewalteinwirkungen führen entweder zum Décollement traumatique (KÜTTNER), also zur Entblößung der Arterie von der Adventitia lediglich durch Verschieben der einzelnen Gefäßwandschichten gegeneinander,
wodurch ohne weiteres die gleiche Wirkung wie durch die Sympathektomie
erklärt ist, oder aber ein Bluterguß bzw. Blutinfiltrat schädigt die sympathischen
Bahnen, wie wir es im vorhergehenden Abschnitt geschildert haben.

Nach Aufhören des segmentären Gefäßkrampfes tritt dann anscheinend auch
eine Gefäßdilatation ein, denn mehrere Autoren (z. B. REICHLE) beobachteten,
daß später die Durchblutung der verletzten Extremität eine besonders gute war.

KÜTTNER war nun der Ansicht, daß dieser segmentäre Gefäßkrampf myogener
Natur sei, also auf einer unmittelbaren Schädigung des Muscularis beruhe.
Dagegen sprach schon die Tatsache, daß wir bisher bei Operationen, bei denen
es durch Druck von Haken, Klemmen usw. zu einer unmittelbaren Schädigung
der Muscularis sicher gekommen war, für gewöhnlich einen segmentären Gefäßkrampf nicht beobachten konnten. Wir haben nun auch bei mehreren Operationen
absichtlich die Arterie durch Druck mit einer anatomischen Pinzette und
ähnlichem geschädigt, aber niemals einen segmentären Gefäßkrampf entstehen
sehen. Für sein Entstehen ist offenbar eine conditio sine qua non, eine Unterbrechung der Verbindung zwischen Adventitia und Muscularis im anatomischen
oder funktionellen Sinn.

Gegen die myogene Natur des segmentären Gefäßkrampfes spricht ferner
eine Beobachtung von GALLO. Er beobachtete einen traumatischen Angiospasmus auch oberhalb der verletzten Stelle, was sich doch nur durch eine traumatische Reizung der vasoconstrictorischen Nerven erklären läßt.

Vor allem aber sprechen die Beobachtungen bei und nach der
periarteriellen Sympathektomie dafür, daß der traumatische Gefäßkrampf nicht myogener, sondern neurogener Natur ist.

CALZAVARA sah nach einer Verletzung der Carotis communis einen Gefäßkrampf der Kopf- und Gehirngefäße. Er führt diesen Gefäßkrampf auf eine
Läsion des periarteriellen sympathischen Geflechtes zurück.

In das Kapitel des traumatischen Gefäßkrampfes und damit der Verletzung
des periarteriellen sympathischen Nervenplexus gehört auch der sog. spontane
Blutungsstillstand nach Verletzung größerer Arterien.

Es ist ja bekannt, daß diese spontane primäre Blutstillung vermißt wird nach einer glatten Durchtrennung einer Schlagader, daß sie dagegen dann besonders zur Beobachtung kommt, wenn flächenhafte, drehende Gewalteinwirkungen vorliegen, wieder im Sinne eines Décollement traumatique. Der örtlich einsetzende Gefäßkrampf wird dabei so stark, daß das Lumen dadurch völlig geschlossen wird.

Nachdem wir wiederholt unter unseren Augen bei der Sympathektomie an der Brachialis eine so hochgradige Kontraktion des Gefäßes haben entstehen sehen, daß der Radialpuls völlig schwand und der periphere Blutdruck auf 0 sank, besteht für uns kein Zweifel mehr über die Genese der spontanen Blutungsstillstände nach Verletzung größerer Arterien (vgl. auch die Arbeiten von MAGNUS und STEGEMANN).

Geschwülste.

Geschwulstbildung an den peripheren sympathischen Bahnen ist bisher nicht einwandfrei nachgewiesen.

Wir halten es aber für mehr wie wahrscheinlich, daß die multiple Neurofibromatose (RECKLINGHAUSEN) eine Geschwulstbildung dieser Bahnen ist.

Der Hauptgrund für diese Annahme liegt darin, daß an den von der Neurofibromatose befallenen Nerven sich gewöhnlich keinerlei Ausfälle der Funktion spinaler Elemente zeigen, wohl aber sehr häufig vasomotorisch-trophische Störungen wie auch Erscheinungen im Sinne eines vollständigen Ausfalles der sympathischen Innervation (Gewebshypertrophie, vgl. S. 143).

Operationen am periarteriellen Nervenplexus.
Periarterielle Sympathektomie.

Der erste, der den Gedanken faßte, das periarterielle sympathische Nervengeflecht operativ anzugehen, und der auch diesen Gedanken in die Tat umgesetzt hat, ist JABOULAY gewesen. Er ist zwar nicht als der Begründer der periarteriellen Sympathektomie anzusehen, wohl aber als ihr Vorläufer.

Er hat darüber zuerst berichtet im März 1899 in der Société de chirurgie de Lyon gelegentlich eines Vortrages über die Bedeutung der sympathischen Nerven für die Neuralgie und führt gegen Ende desselben folgendes aus: ,,Pour le membre supérieur, en cas des névralgies rebelles, on pourrait ou bien décoller tout le paquet vasculo-nerveux carotidien, y compris le sympathique cervical dans sa partie supérieure et le rejeter en avant; de la sorte on détruit les rami communicantes, qui vont aux branches antérieures des Ve, VIe, VIIe, VIIIe paires cervicales et Ire dorsale, ou bien dénuder l'artère sous-clavière, qui reçoit un réseau des fibres sympathiques."

Im August desselben Jahres veröffentlichte er dann einen Aufsatz unter folgendem Titel: ,,Le traitement de quelques troubles trophiques du pied et de la jambe par la dénudation de l'artère fémorale et la déstruction des nerfs vasculaires." Über die Technik dieses Eingriffes sagt er: ,,isoler l'artère comme pour une ligature sur toute sa périphérie et à arracher les nerfs vasculaires qui passent sur elle à ce niveau."

Es geht aus seinen Arbeiten hervor, daß er mit seiner Operation die sympathischen Gefäßnerven angreifen wollte. Er hat aber offensichtlich nicht das periarterielle nervöse Geflecht angegriffen, seine Operation bestand vielmehr darin, die an die Gefäße herantretenden feinen Nervenäste zu unterbrechen, indem er alle Nervenäste, die z. B. am Bein im SCARPAschen Dreieck in einer Gefäßstrecke von etwa 15 cm an die Femoralis herantreten, zerriß. Wohlbemerkt, hat er diese Operation besonders für die Behandlung trophischer Störungen am Fuß empfohlen, die auch heute noch die Hauptdomäne der periarteriellen Sympathektomie bilden.

Diese Operation wurde von JABOULAY in einigen Fällen mit wechselndem Erfolge ausgeführt, fand aber sonst keinen Eingang in die chirurgische Therapie.

Im Jahre 1901 hat dann HIGIER, wie er schreibt, auf Grund der Erfahrungen von CHIPAULT und seiner Schüler für die Behandlung der Claudicatio intermittens eine Durchreißung des sympathischen periarteriellen Nervengeflechtes empfohlen. Über persönliche Erfahrungen konnte er jedoch nicht berichten. Seine daraufhin später erhobenen Prioritätsansprüche sind von BRÜNING abgewiesen worden.

Es ist fraglos das nicht zu bestreitende Verdienst von LERICHE, eine konsequente operative Inangriffnahme der peripheren sympathischen Bahnen ermöglicht zu haben durch Einführung der von ihm so benannten periarteriellen Sympathektomie.

Wie er dazu kam, darüber schreibt er selbst folgendes: Mais l'opération de JABOULAY ne me paraissait pas le bon moyen d'atteindre la vaso-motricité des membres et, après un échec absolu, en cherchant à rendre plus sûre et plus précise, en même temps qu'applicable à tous les niveaux, une intervention sur le sympathique périphérique, j'eu vins à penser que le mieux serait sans doute de l'atteindre aux terminaisons du système, c'est à dire là où tout se résout en des plexus de distribution et de réaliser cela en enlevant sur une certaine distance l'adventice, siège des plexus vaso-moteurs artériels.

Im Jahre 1914 führte er diese Operation zum erstenmal aus bei einem Malum perforans pedis mit dem Erfolg, daß das Geschwür, das vorher allen anderen Behandlungsmethoden getrotzt hatte, schnell abheilte. Bei dieser Operation entfernte er die Adventitia nur auf 2—3 cm. Spätere Erfahrungen und theoretische Überlegungen brachten ihn dazu, die Exstirpation der Adventitia weiter auf 8—10 cm auszudehnen.

Nachdem er dann in den Jahren 1915 und 1916 einige weitere kasuistische Mitteilungen gemacht hatte, veröffentlicht er 1917 gemeinsam mit HEITZ eingehendere Beobachtungen über die physiologische Wirkung der Operation auf die Gefäßarbeit.

Während der Weltkrieg zunächst das Bekanntwerden der Operation im Auslande verhindert hatte, wurde mit Beendigung des Krieges durch zahlreiche neue Arbeiten von LERICHE auch das Ausland auf die Operation aufmerksam. In Deutschland wurde sie durch mehrere Arbeiten von BRÜNING, in Rußland besonders durch SCHAMOFF bekannt.

Technik.

Ob man die Operation in allgemeiner Narkose oder örtlicher Anästhesie ausführt, ist Geschmackssache. Sie läßt sich in Lokalanästhesie gut durchführen. Wir persönlich geben allerdings der Narkose den Vorzug, weil die minutiöse Technik sich in ihr in größerer Ruhe durchführen läßt. Nur bei bestehender Gegenindikation haben wir in Lokalanästhesie operiert.

Die Operation besteht in der Exstirpation der Adventitia an der das zu beeinflussende Gebiet beherrschenden Hauptarterie. Da die periarteriellen sympathischen Geflechte im wesentlichen in der Adventitia verlaufen, wird bei genügender Ausdehnung der Operation der periarterielle Plexus durch Exstirpation der Adventitia sicher unterbrochen. Um das bestimmt zu erreichen, genügt es nicht etwa die Adventitia längszuspalten und sie dann nur vom Gefäßrohr abzulösen. Sie muß vielmehr rings um das Gefäß herum, also auch an der Hinterfläche fein säuberlich exstirpiert werden. Man kann dabei in verschiedener Weise vorgehen. Leriche macht eine kleine Incision in die Adventitia, schiebt dann eine Hohlsonde vor und spaltet nun die Adventitia auf dieser Sonde in der nötigen Ausdehnung. Dann wird die Adventitia nach beiden Seiten abpräpariert und exstirpiert.

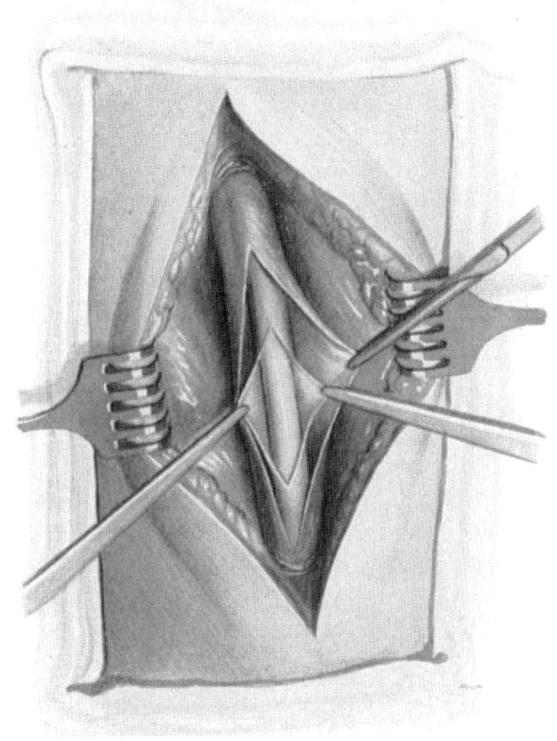

Abb. 53. Periarterielle Sympathektomie an der Arteria femoralis. I. Akt.

Wir empfehlen folgendes Vorgehen: Nach Freilegen des Gefäßes wird zunächst die Arterie in der gewünschten Ausdehnung einschließlich der Adventitia und des periadventitiellen Gewebes auch einschließlich des auf die Arterie entfallenden Anteiles der gemeinsamen Gefäßscheide aus der Umgebung, also auch an der Hinterfläche von der Vene frei präpariert. Feine Nervenäste, die man von den spinalen Nerven an das Gefäßrohr herantreten sieht, werden schon jetzt durchtrennt. Kleinere abgehende Gefäße, die hinderlich sind, werden nach doppelter Unterbindung durchtrennt, größere Seitenäste kann man meist umgehen und intakt erhalten.

Durch dieses vorhergehende Freimachen des also noch die Adventitia führenden Gefäßrohres erleichtert man sich die Exstirpation der Adventitia

besonders an der Hinterfläche des Gefäßes ganz bedeutend, da man das mobili-
sierte Gefäßrohr nun leicht um seine Längsachse etwas drehen kann. Dies
Drehen läßt sich am besten vornehmen, wenn man den abgebundenen Stumpf
eines durchtrennten Seitenastes mit der Pinzette peripher vor der Ligatur
faßt und als Leitseil benutzt.

Nunmehr wird die Adventitia entweder auf der Hohlsonde mit dem Messer
oder aber einfach mit einer feinen Schere in der Länge gespalten. Man benutzt
am besten feine Scheren, wie die Augenärzte sie brauchen, aber immer nur
Scheren mit stumpfer
Spitze, damit man davor be-
wahrt bleibt, versehentlich das
Gefäß anzustechen (BARDON
und MATHEY-CORNET). Sobald
man einen Zipfel der Adventitia frei hat, faßt man ihn
mit einer feinen Klemme
(Mosquito). Zieht man nun
die Adventitia vom Gefäß
ab, so sieht man meist sehr
deutlich ihre Grenze zur
Muscularis und präpariert sie
mit feinen Scherenschlägen
hier ab. So wird allmählich
die Adventitia nach beiden
Seiten türflügelartig abpräpariert, indem man noch weitere
feine Klemmen außen anlegt
und sie sich dann sprung-
tuchartig leicht angespannt
halten läßt. Schließlich wird
dann auch die Adventitia an
der Hinterfläche abgelöst und
in toto exstirpiert.

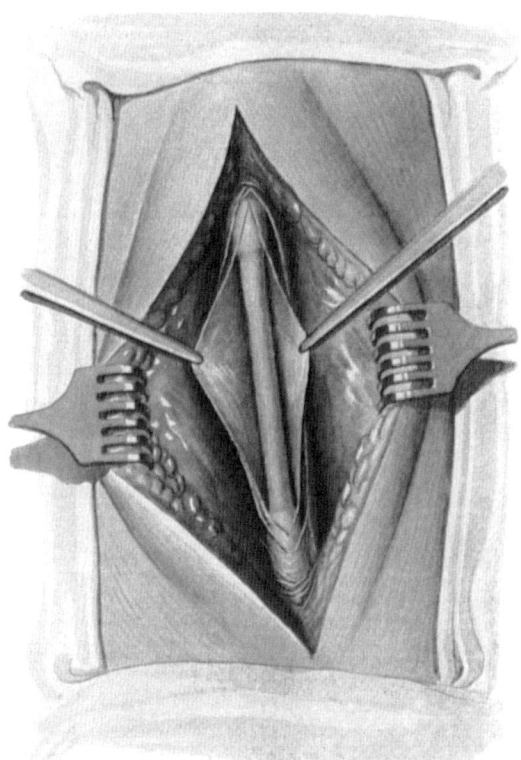

Abb. 54. Periarterielle Sympathektomie an der Arteria
femoralis. II. Akt.

Wenn die Adventitia wirk-
lich gründlich abpräpariert
ist, so zeigt das Gefäß ein
mattgraues Aussehen mit
leichtem perlmutterartigem Glanz. Von den Vasa vasorum ist nichts mehr
zu sehen, sie sind mitexstirpiert worden. Man sieht an dem sauber abge-
tupften Gefäß, besonders auch beim Abtupfen mit einem in Kochsalzlösung
getränkten Tupfer ohne weiteres die Stellen, an denen noch Reste der
Adventitia zurückgeblieben sind. Ferner kann man sich über die Gründlichkeit
der Exstirpation dadurch vergewissern, daß man mit feinster chirurgischer
Pinzette — auch hierfür empfehlen sich Augeninstrumente — versucht, ob
man oberflächlich noch feinste Gewebsteile spinngewebartig vom Gefäßrohr
abheben kann. Liegt die Muscularis bloß, so ist das ausgeschlossen. Es ist
selbstverständlich, daß man bei dieser Probe sehr sorgsam mit leichtester
Hand vorgehen muß, um nicht die Muscularis zu verletzen. Sichtbare und

nachweisbare Reste der Adventitia werden jedenfalls nachträglich mit Schere und Pinzette exstirpiert.

Die Gefahr des Ablösens der Adventitia liegt nicht so sehr in der Verletzung des Muscularis — das läßt sich bei vorsichtigem zarten Vorgehen immer vermeiden — als vielmehr in der Möglichkeit kleine Seitenäste unmittelbar an ihrem Austritt aus der Muscularis zu verletzen. Das ist deswegen unangenehm, weil die Blutstillung dann Schwierigkeiten machen kann. An dem von der Adventitia entblößten Gefäß läßt sich in solchen Fällen oft gar nicht oder jedenfalls sehr schwer noch eine Klemme seitlich anlegen. Man kann dann gezwungen sein zur Blutstillung eine feine Naht durch die Gefäßwand an der Verletzungsstelle zu legen. Solche Schwierigkeiten umgeht man, wenn man die kleinen Seitenäste sorgfältig vorher freilegt und unterbindet. Auch kann man ruhig an ihrer Abgangsstelle ein Stück Adventitia stehen lassen, ohne daß dadurch der Erfolg der Operation gefährdet wird. Die Blutung aus der abgetrennten Vasa vasorum steht auf leichte kurze Kompression, meist auch von selbst in kürzester Zeit.

In welcher Ausdehnung soll die Operation ausgeführt werden? Bei seiner ersten Operation hatte LERICHE, wie oben mitgeteilt, nur auf 2—3 cm die Adventitia entfernt. Später kam er auf Grund neuer Erfahrungen und theoretischer Überlegungen dazu, die Entfernung auf 8—10 cm zu verlangen.

Wir empfehlen die Operation auch mindestens in einer Ausdehnung von 8—10 cm auszuführen, und zwar aus folgenden Erwägungen. Wie aus unseren Ausführungen über die Anatomie der peripheren sympathischen Bahnen hervorgeht, treten von den spinalen Nerven aus feine Äste an die Gefäße heran. Höchstwahrscheinlich verlaufen in diesen Ästen sympathische Fasern, die bis dahin mit den spinalen Nerven gelaufen waren. Es ist nun ohne weiteres klar, daß wir, je ausgedehnter wir den Eingriff ausführen, desto zahlreichere derartige Anastomosen unterbrechen und damit den Eingriff wirkungsvoller gestalten.

Ferner wissen wir, daß die Gefäßnerven segmentär an die Gefäße herantreten, wie das schon aus den Untersuchungen älterer Anatomen hervorgeht und neuerdings einerseits durch die Untersuchungen von WIEDHOPF auf Grund von Tierexperimenten, andererseits durch die neueren anatomischen Untersuchungen von KRAMER und POTTS wahrscheinlich gemacht wurde. Beim Betrachten von Abb. 10 wird ohne weiteres klar, daß bei größerer Ausdehnung des Eingriffes eine größere Anzahl von Segmentnerven unterbrochen werden muß.

Doch nicht nur die Längenausdehnung des Eingriffs ist bedeutungsvoll, sondern auch die Ausdehnung in radiärer Richtung zum Gefäß. Wir sagten schon, daß nicht nur die eigentliche Adventitia, sondern auch das periadventitielle Gewebe und der auf die Arterie fallende Anteil der gemeinsamen Gefäßscheide mitexstirpiert werden muß. Auch hierfür liegt der Grund darin, daß die seitlich neben dem Gefäß verlaufenden Nervenkabel auch mit unterbrochen werden müssen. Bei der Operation an der Femoralis wird man auch den Nervus saphenus miteresezieren, um die in ihm verlaufenden sympathischen Bahnen zu unterbrechen (BRÜNING, KAPPIS). Sein Funktionsausfall ist ohne praktische Bedeutung.

Die folgenden schematischen Zeichnungen sollen die obigen Ausführungen illustrieren (Abb. 55).

An welcher Stelle soll die Operation ausgeführt werden?

LERICHE gab ursprünglich an, man solle die Operation möglichst hoch am Hauptgefäß der Extremitäten ausführen. Bei Operationen wegen trophischer Störungen nach Verletzungen spinaler Nerven solle man jedenfalls möglichst oberhalb der Verletzungsstelle des Nerven operieren. Dann empfiehlt es sich, eine Gefäßstrecke auszusuchen, an der möglichst wenig Seitennähte abgehen. Letztere Forderung ist ohne weiteres damit begründet, daß durch sie die Operation technisch leichter durchzuführen ist.

Die erste Forderung, daß man möglichst hoch oben operieren soll, erscheint damit begründet, daß man, je höher man operiert, desto mehr sympathische Bahnen unterbrochen werden, da ja mit jedem abgehenden größeren Seitenast des Gefäßes sich die Zahl der sympathischen Bahnen entlang des Hauptgefäßes verringern muss. Dies wäre der Fall, wenn wirklich das ganze sympathische

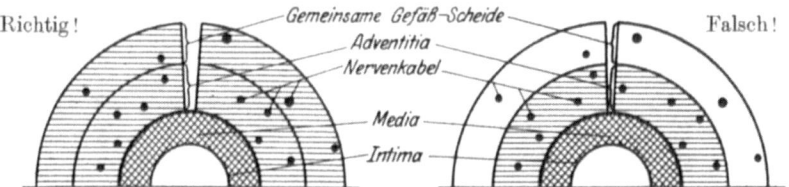

Abb. 55. Schematische Zeichnung über die Ausführung der periarteriellen Sympathektomie. Die durch die Operation in Fortfall kommenden Abschnitte sind längsschraffiert.

Nervensystem der Gefäße eng an den Verlauf der Hauptarterie gebunden wäre. Nun haben wir aber schon gehört, daß zahlreiche Anastomosen von den spinalen Nerven an die Gefäße herantreten und daß die Gefäßinnervation segmentär erfolgt. Wir erinnern uns ferner an die anatomischen Untersuchungen von KRAMER und POTTS, die ebenfalls bewiesen haben, daß Gefäßnerven auch erst später an die Gefäße herantreten (s. Abb. 11—14).

So empfehlen wir dann die Operation etwas tiefer auszuführen, d. h. am Arm etwa am Übergang von der Arteria axillaris in die brachialis beginnend, am Bein etwa 3 querfingerbreit unter dem Leistenband beginnend. Wenn wir so den Schnitt legen, haben wir die Aussicht, die Mehrzahl der Gefäßnerven, die erst später an das Gefäß herantreten, mitzuunterbrechen. Operiert man dagegen oberhalb, so bleiben diese Bahnen intakt, krankhafte Reize können auf ihnen entlang auch nach der Operation die Peripherie erreichen.

Folgende Beobachtung beweist die Berechtigung der obigen Ausführungen. In einem Fall von Sklerodermie wurde die Operation zunächst zu hoch an der Axillaris ausgeführt. Es blieb die gleich näher zu beschreibende örtliche Wirkung der periarteriellen Sympathektomie aus, die sonst immer sofort eintritt. Erst nachdem die Operation auf die Brachialis nach abwärts ausgedehnt wurde, zeigte sich prompt der örtliche Spasmus. Ferner sprechen Mißerfolge der Operation dafür, wie wir sie nach von anderer Seite ausgeführten Operationen sahen, wo die Operationen z. B. am Bein am Übergang der Iliaca in die Femoralis ausgeführt war.

Kurz zusammengefaßt läßt sich also sagen, daß der Schnitt oben am Hauptstamm der Arterie dort ausgeführt werden soll, wo noch zahlreiche nervöse Bahnen an die Gefäße herantreten, damit diese auch mitunterbrochen werden.

Zu hoch ausgeführte Operationen können unwirksam werden, weil auf diesen
Bahnen auch weiterhin krankhafte Reize peripherwärts verlaufen können, zu
niedrig ausgeführte Operationen können versagen, weil die mit stärkeren Ge-
fäßseitenästen abgehenden sympathischen Bahnen dann ebenfalls eine Art
nervösen Kollateralkreislauf — wenn wir so sagen dürfen — unterhalten können.
Ausdrücklich sei erwähnt, daß nach unseren Erfahrungen es nicht notwendig
ist, am Bein auch die Arteria femoralis profunda ihrer Adventitia zu entblößen.
Ihre Gefäßnerven kommen offenbar für die Gefäßarbeit am Unterschenkel
kaum in Betracht.

Wir sehen also, daß die Operation in der Art, wie wir sie jetzt
empfehlen, eine Kombination darstellt, von der periarteriellen
Sympathektomie nach LERICHE mit der ursprünglichen Operation,
wie sie JABOULAY angegeben hat.

Physiologische Wirkung.

Die primäre Wirkung der Operation zeigt sich schon während des Abprä-
parierens der Adventitia in Gestalt eines ausgesprochenen Gefäßspasmus an
dem entblößten Abschnitt der Arterie. Man sieht, wie sich das Kaliber dieses
Abschnittes zunehmend verkleinert. Zunächst ist dieser Spasmus nur auf den
entblößten Gefäßteil beschränkt, unterhalb der Operationsstelle wird die Adventitia führende Arterie wieder dicker. Das
Aussehen des Gefäßes erklärt am besten die
nebenstehende Abbildung.

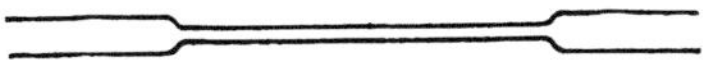

Abb. 56. Schematische Darstellung
des örtlichen Gefäßspasmus an dem
von der Adventitia entblößten
Abschnitt.

In manchen Fällen ist diese Gefäßkontraktion so stark, daß nach Operationen
an der Brachialis der vorher gut fühlbare
Puls an der Radialis völlig für kürzere oder
längere Zeit verschwindet, mit anderen Worten, daß also das Gefäß funktionell
verschlossen wird. Die Dauer dieser Gefäßsperre ist ganz verschieden lang,
in einzelnen Fällen kehrt der Puls schon gegen Ende der Operation zurück,
in der Mehrzahl der Fälle bleibt er einige Stunden aus (2—6 Stunden), wieder
in einzelnen Fällen hat man ihn erst nach Tagen zurückkehren sehen.

Diese primäre örtliche Wirkung tritt in allen Fällen ein, in denen die Operation
lege artis vorgenommen wurde, mit Ausnahme der Fälle, in denen hochgradige
Arteriosklerose der Arterie vorlag. Es ist einleuchtend, daß dann, wenn die
Arterie ein völlig verkalktes Rohr darstellt, der örtliche Spasmus nicht mehr
zur Ausbildung kommen kann.

In allen anderen Fällen muß dagegen dieser Spasmus eintreten. Bleibt
er aus, so kann man darin einen Beweis erblicken, daß die Ausführung der
Operation fehlerhaft war, d. h. nicht gründlich genug durchgeführt wurde.
Auch haben wir feststellen können, daß je hochgradiger der Reizzustand im
sympathischen System vor der Operation war, desto kräftiger die primäre Wirkung der Operation zur Ausbildung kam.

Neben dem örtlichen Spasmus im Operationsabschnitt entsteht aber auch
ein Spasmus im ganzen peripheren Gefäßgebiet. Man kann natürlich nicht
aus dem blutleeren Aussehen der peripheren Teile der Extremität auf einen
solchen Spasmus der peripheren Gefäßgebiete schließen, denn diese Anämie

könnte ja durch den örtlichen Spasmus, der ja wie gesagt zur kompletten Gefäßsperre führen kann, hervorgerufen sein.

Der Beweis für das Zustandekommen eines Spasmus auch an den peripheren
Gefäßabschnitten wird geliefert durch die Beobachtungen bei Operationen an
hochgradig arteriosklerotisch veränderten Gefäßen. An diesen bleibt, wie wir
aber gehört haben, der örtliche Spasmus aus und trotzdem bildet sich die auf
arteriellem Spasmus beruhende Anämie der peripheren Teile aus.

Diese unsere Beobachtungen, die wir nunmehr schon an einem Material
von fast Hundert Fällen erheben konnten, wurden von der Mehrzahl der
Autoren bestätigt.

Nur KAPPIS und MÜHSAM machten gegenteilige Beobachtungen. KAPPIS
beobachtete unter 26 Sympathektomien nur zweimal die Gefäßverengerung
für einige Stunden. Er schreibt dann: „Meist aber wurden die Femoralarterien
unmittelbar nach der Sympathektomie unter unseren Augen weiter." MÜHSAM
äußert sich wie folgt: „Die Erscheinungen an der Arterie waren verschieden.
In manchen Fällen blieb ihr Lumen unverändert, in einigen wurde es enger,
in der Mehrzahl aber erweiterte es sich sichtlich, so daß es sogar zu einer Schlänge-
lung des Rohres kam." (Vgl. auch MATHEIS.)

In diesen letzten Worten glauben wir eine Erklärungsmöglichkeit für die
gegenteiligen Beobachtungen dieser beiden Autoren zu finden. Wir sahen folgendes: Es gibt Fälle, in dem die Adventitia stärker verändert ist, näheres
über diese Veränderungen werden wir in einem späteren Abschnitt mitteilen.
Hier sei nur soviel gesagt, daß diese Veränderung in einer Verdickung und
Schrumpfung der Adventitia besteht. Spaltet man nun die Adventitia, so springt
die Arterie förmlich aus dem Spalt heraus und schlängelt sich etwas. Hierbei
kann zunächst der Eindruck entstehen, daß die Arterie sich erweitert hat.
Beobachtet man nun auch noch, daß nach Spaltung der Adventitia die vorher
pulslose Arterie Pulsation zeigt, so kann in der Tat der Eindruck der Gefäßerweiterung noch mehr verstärkt werden.

Es handelte sich hierbei aber nicht um eine Gefäßerweiterung durch Nachlassen des Vasomotorentonus, es ist vielmehr lediglich die Befreiung aus der
Umklammerung durch die geschrumpfte Adventitia, welche die Erscheinung
verursacht.

Exstirpierten wir dann aber sorgsam die Adventitia, so sahen wir doch
immer noch die örtliche Gefäßkontraktur auftreten, immer ausgenommen die
Fälle von stärkerer Arteriosklerose.

Objektiv nachweisen kann man die infolge des Spasmus veränderte Blutzufuhr nach den peripheren Teilen durch Feststellung des Blutdruckes. Wir
konnten wiederholt peripherwärts von der Operationsstelle mittels des Blut-
druckapparates nach RIVA-ROCCI den Blutdruck auf 0 sinken sehen. So stark
sinkt der Blutdruck allerdings nicht immer, in der Mehrzahl der Fälle sinkt er
aber unter die Hälfte seines Wertes, den er vor der Operation hatte, in
allen Fällen ist jedenfalls eine Blutdrucksenkung festzustellen. Mit dem Tonometer nach GAERTNER konnten wir die gleichen Feststellungen machen, so
sank z. B. der Blutdruck an der Arteria digitalis des Zeigefingers in einem Fall
von 120 mm Hg auf 50—60 mm Hg.

Sehr hübsch wird auch das Verhalten des Pulsdruckes illustriert durch
Pulskurven, die LERICHE mit dem Apparat nach PACHON aufnehmen ließ. Sie

zeigen, daß die arterielle Spannung unmittelbar nach der Operation gleich Null war.

Nach Abklingen des Spasmus und zwar sowohl des örtlichen, wie des auf den ganzen peripheren Gliedmaßenabschnitt ausgebreiteten, tritt dann das Gegenteil ein. Die Gefäßarbeit stellt sich völlig um, es tritt eine kräftige Hyperämie infolge Erweiterung der Arterien ein.

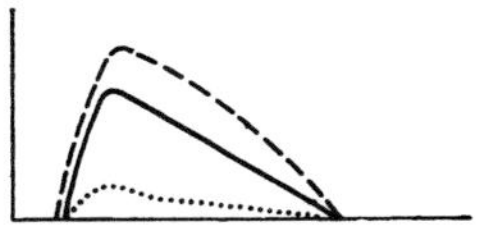

Subjektiv empfindet der Kranke, daß mit dem Eintritt der Hyperämie das Gefühl der wohligen Wärme in den Extremitäten auftritt.

Objektiv sieht man an der vorher blassen Extremität eine deutliche arterielle Hyperämie auftreten. Die Hyperämie führt nun zur Änderung des Blutdruckes, der Haut-

Abb. 57. Verhalten des Pulsdrucks (schematisch unter Benutzung der von LERICHE veröffentlichten Kurven).

——— Vor der Operation.
.... Unmittelbar nach der Operation.
- - - - 8 Stunden nach der Operation.

temperatur und des Gefäßtonus, die sich alle durch objektive Untersuchungsmethoden nachweisen lassen.

Der Blutdruck steigt mit dem Nachlassen des Spasmus an, erreicht bald die Höhe vor der Operation bzw. den Druck in der anderen, nicht operierten Extremität. Dann steigt er in manchen Fällen weiter, so daß schließlich der Druck in den Gefäßen der operierten Seite jetzt der höhere ist. (Vgl. die Kurven von LERICHE). Diese Steigerung über die Norm hält aber nicht lange an, bald sinkt der Blutdruck wieder und hält sich nun dauernd etwas unter dem Druck der anderen, nicht operierten Seite. Diese Blutdrucksenkung kann man oft noch mehrere Monate nach der Operation nachweisen. SEIFERT konnte dagegen noch vier Wochen nach einer Sympathektomie an der Femoralis einen erhöhten Blutdruck (155 mm gegenüber 125 mm) feststellen. Ja LERICHE glaubt sogar, daß der Blutdruck nach der Sympathektomie dauernd erhöht bleibt. Wir können das, wie gesagt, nicht bestätigen.

Wie läßt sich das Verhalten des Blutdruckes erklären? Das Sinken des Blutdruckes, solange der örtliche Spasmus stark ist, ist ohne weiteres durch den verringerten Blutzufluß erklärt; ebenso, daß mit Nachlassen des Gefäßkrampfes und stärker einsetzendem Blutzufluß der Blutdruck steigen muß. Er wird so lange steigen, als noch ein gewisser Tonus im Gefäß-

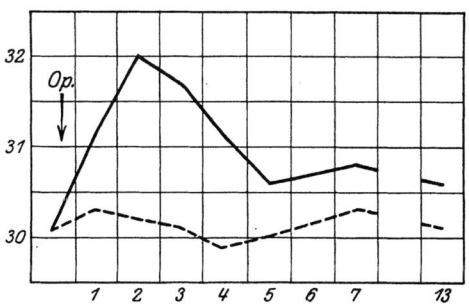

Abb. 58. Kurve der Hauttemperatur. Periarterielle Sympathektomie an der Arteria brachialis bei Morbus RAYNAUD.
——— Operierte, - - - - - nicht operierte Seite.

gebiet besteht und kann in dieser Zeit dann noch den vorhergehenden Blutdruck bzw. den der anderen Seite übersteigen. Tritt dann aber mit Nachlassen des Tonus eine stärkere Erweiterung der Gefäße ein, so muß der Blutdruck wieder sinken.

Die Hauttemperatur ist ebenfalls abhängig vom Blutzufluß. Je stärker die Durchblutung, desto höher ist die Hauttemperatur. Wir haben die

Hauttemperatur gemessen mit dem auf Seite 66 abgebildeten Quecksilberthermometer. Eine Thermosäule als Nadelelement mit der dazu gehörigen Meßapparatur stand uns leider nicht zur Verfügung. Da es für uns aber weniger

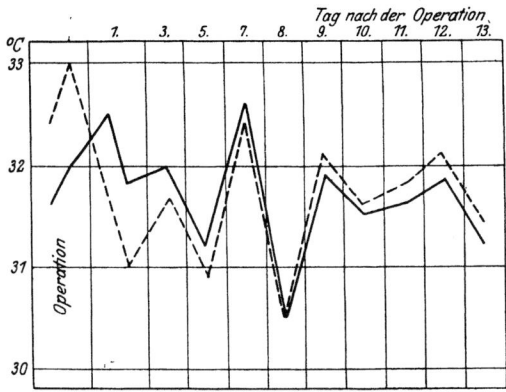

auf die von den äußeren Bedingungen weitgehendst ab-
hängige absolute Hauttemperatur ankam als vielmehr auf
den Unterschied der Haut-
temperatur zwischen der operierten und nicht operierten
Seite, genügten die Messungen
mit dem Quecksilberthermometer unseren Zwecken vollkommen.

Um einwandfreie Vergleichs-
werte zu erhalten, haben wir
die Messungen immer unter
den gleichen Bedingungen an
beiden Extremitäten vorgenommen, d. h. wir nahmen die
Messungen stets an derselben
korrespondierenden Stelle der

Abb. 59. Kurve der Hauttemperatur. Periarterielle
Sympathektomie an der Art. femoralis wegen eines
trophischen Ulcus am Fuß nach Ischiadicus-
Schußverletzung.
——— Operierte, - - - - - nicht operierte Seite.

Extremitäten vor und achteten darauf, daß auch beide Extremitäten vor
der Messung schon mindestens seit 10 Minuten den gleichen Außenbedingungen
unterworfen waren. Denn man kann natürlich nicht die Hauttemperatur eines

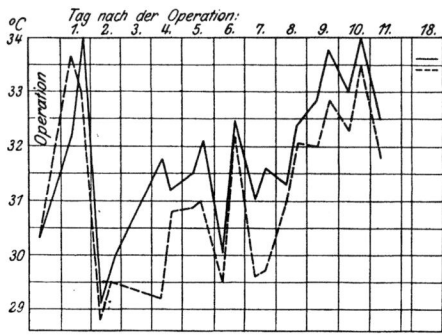

Beines, das offen, d. h. der Zimmer-
temperatur ausgesetzt gelegen hat,
vergleichen mit der Hauttemperatur
eines Beines, das zur Messung gerade
unter der wärmenden Bettdecke
hervorgeholt wird.

Die so gewonnenen Temperaturkurven zeigen die Abbildungen 58
bis 63. Auf ihnen ist die Kurve der
operierten Seite immer ausgezogen,
die der nicht operierten Seite immer
gestrichelt gezeichnet.

Wir sehen, daß immer mit Aufhören des Spasmus sich eine schnell
zunehmende Steigerung der Hauttemperatur an der operierten Seite
einstellt. War die Temperatur vor
der Operation an beiden Seiten

Abb. 60. Kurve der Hauttemperatur. Periarterielle Sympathektomie an der Art. brachialis
bei Morbus RAYNAUD. Meßpunkt: Beugefläche
des Vorderarmes, radiale Seite zwei Querfinger
unterhalb der Ellenbeuge.
——— Operierte, - - - - - nicht operierte Seite.

gleich, so sehen wir beide Kurven sich immer mehr voneinander entfernen, bis
schließlich, meist am 3. Tag das Maximum der Temperaturdifferenz erreicht
ist. Wir beobachteten als höchste Differenz 2,4°. LERICHE gibt an, daß das
Maximum der Differenz etwa am 6. Tage erreicht wurde, wir haben es aber so
gut wie immer am 2. und 3. Tage feststellen können. Vom 4. Tage an nimmt

dann die Differenz zwischen den Hauttemperaturen wieder etwas ab, stets bleibt aber die Temperatur an der operierten Seite höher als an der anderen Seite.

In den Fällen, in denen die Temperatur an der operierten Seite vor der Operation niedriger war als an der nicht operierten Seite — es ist das immer der Fall bei trophischen Störungen nach Nervenverletzungen, in denen die peripheren Teile der Gliedmaßen bläulichrot aussehen und schon für das Tastgefühl deutlich kälter sind — in solchen Fällen also sieht man sehr bald eine Kreuzung der Temperaturkurven eintreten; die Haut an der operierten Seite kann auch hier wärmer werden als auf der gesunden Seite. Wenn dann in den späteren Tagen die Hauttemperatur an der operierten Seite wieder sinkt, bisweilen wieder unter die der nicht operierten Seite, so bleibt aber jedenfalls auch in solchen Fällen die Differenz in den Temperaturen gegenüber den Werten vor der Operation herabgesetzt. In den meisten Fällen bleibt die

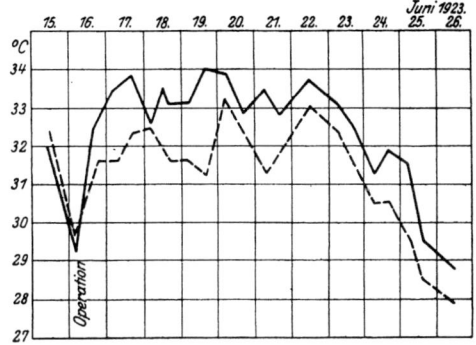

Abb. 61. Fall Nr. 35 (vgl. S. 163). Periarterielle Sympathektomie an der Art. femoralis wegen eines trophischen Ulcus am Fuß nach Ischiadicus-Schußverletzung (Messungen im Anschluß an die Operation).

vorher kältere Extremität dauernd wärmer als die der nicht operierten Seite.

Daß man bei den Beobachtungen verschiedener Fälle entsprechend dem Grundleiden große Schwankungen in den Hauttemperaturen wird feststellen können, darf nicht wundernehmen. So wird man z. B. bei Erkrankungen, die

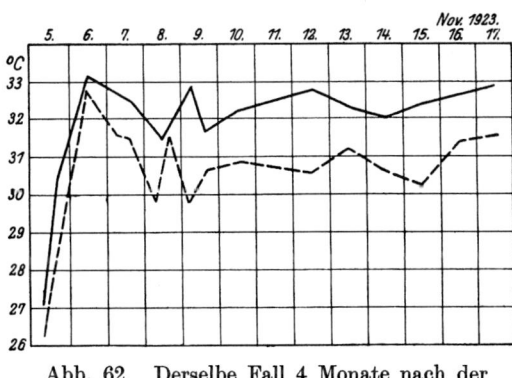

Abb. 62. Derselbe Fall 4 Monate nach der Operation.

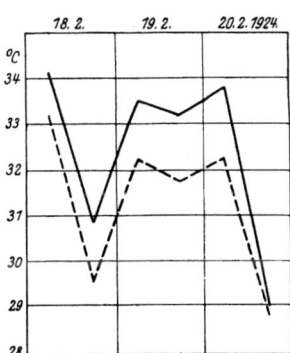

Abb. 63. Derselbe Fall 7 Monate nach der Operation.

mit schweren Anfällen von Angiospasmus einhergehen, bei den Messungen zu verschiedenen Zeiten trotz gleicher äußerer Bedingungen sehr verschiedene Werte finden. Setzen z. B. bei doppelseitigem Morbus Raynaud an der nicht operierten Extremität erneut Anfälle von Angiospasmus ein, so wird man beim Messen in einem solchen Anfall bedeutend größere Temperaturdifferenzen

zugunsten der operierten Seite feststellen können als beim Messen außerhalb
solcher Anfälle.

Wie lange hält nun eine solche vasodilatatorische Hyperämie an? Wir
hatten früher mitgeteilt, daß wir sie bis zu zwei Monaten nachgewiesen haben.
Wir können nunmehr mitteilen, daß sie in einzelnen Fällen bestimmt viel länger
andauert. Die vorstehenden Kurven wurden 4 bzw. 7 Monate nach der Operation
aufgenommen. Sie stammen von einem Fall, in dem vor der Operation das
operierte Bein stets kälter war als das gesunde, nicht operierte Bein. Hauttemperaturmessungen aus dieser Zeit liegen leider nicht vor. Wir sehen nun,
daß noch nach fünf Monaten die Hauttemperatur der operierten
Seite fast ständig 1—2⁰ wärmer war, als an der nicht operierten

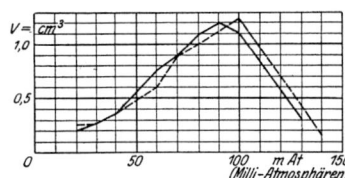

Abb. 64. Bestimmung des Gefäßtonus nach CHRISTEN. Periarterielle
Sympathektomie (Art. brachialis
dextra). Untersuchung 59 Tage post
operationem. Erhöhter Biegungskoeffizient, geringerer Verschlußdruck
= Herabsetzung des Tonus auf der
operierten Seite. Kubischer Biegungskoeffizient: R 15 cmm/mAt,
L 14 cmm/mAt. Verschlußdruck:
R 60 mAt, L 70 mAt.

Seite. Es ist sehr wohl möglich, daß dies
auf dem S. 46 geschilderten Verhalten der
Capillaren nach Ausschaltung der sympathischen Bahnen beruht.

Der Gefäßtonus, bzw. der Tonus der
Vasoconctrictoren läßt sich bestimmen nach
dem Vorgang von CHRISTEN. Bezüglich der
theoretischen Grundlagen und der Methodik
seines Verfahrens sei auf S. 68 verwiesen.
Es zeigt sich nun, daß der Gefäßtonus durch
die periarterielle Sympathektomie genau in
der gleichen Weise beeinflußt wird, wie wir
es für die Exstirpation des Ganglion stellatum
beschrieben haben. Auf der operierten Seite
ist der Biegungskoeffizient größer, der Verschlußdruck geringer als auf der nicht operierten Seite, beides beweist, daß der Gefäßtonus durch die Operation herabgesetzt wurde.

Die oben geschilderten Änderungen im Verhalten des Blutdruckes, der
Hauttemperatur und des Gefäßtonus, lassen sich ohne weiteres erklären durch
eine auf Lähmung der Vasoconstrictoren hervorgerufene Erweiterung der
Arterien und Capillaren. Daß sich im Laufe der Zeit in einem Fall früher,
im andern Fall später ein gewisser Ausgleich einstellt und sich der Tonus
wieder der Norm nähert, braucht bei der weitgehenden Automatie, welche
die peripheren Gefäße besitzen, nicht wunderzunehmen.

Wir wollen aber schon hier feststellen, daß in den Fällen, in denen es sich um
das Bestehen eines krankhaften Reizzustandes im sympathischen Nervensystem handelte, sich der Gefäßtonus nicht etwa wieder im Laufe der Zeit nach
der Operation auf krankhaft gesteigerte Höhe einstellt, sondern dauernd der
Norm genähert bleibt, daß er aber, wenn er vor der Operation annähernd normal war, einige Zeit nach der Operation sich allmählich wieder etwa auf die
Norm einstellt.

Neben diesen drei Hauptänderungen in der Gefäßarbeit treten die im folgenden zu beschreibenden Feststellungen mehr in den Hintergrund, vor allem deshalb, weil sie sehr inkonstant sind.

Die reaktive Hyperämie nach künstlicher Blutleere (Probe nach
MOSZKOWICZ) tritt auf der operierten Seite gewöhnlich schneller ein als auf der

gesunden, auch ist sie nach der Operation beschleunigt, gegenüber vor der Operation. Dies gilt besonders für Fälle, in denen vor der Operation ein ausgesprochener Angiospamus bestand.

Lag vorher ein solcher nicht vor, so fanden wir in Übereinstimmung mit KAPPIS ein sehr wechselndes Ergebnis dieser Untersuchungsmethode.

SEIFERT beschreibt, daß nach Abnahme der Gummibinde das Blut in der Extremität der operierten Seite hineingeschossen sei „wie in einen leeren Schlauch". Wir haben in den wenigen Fällen, in denen wir die Probe nach MOSZKOWICZ vornahmen, dieses Phänomen nicht beobachtet, KAPPIS sah es unter 11 Beobachtungen nur zweimal.

Die Senfölreaktion. Wir haben bei Ausführung dieser Reaktion die gleichen Vorsichtsmaßnahmen beachtet, wie wir sie für die Vornahme der Hauttemperaturmessungen geschildert haben, worauf verwiesen sei. Auch diese Reaktion verläuft an der operierten Seite beschleunigt gegenüber der nicht operierten Seite. Der Unterschied ist wiederum um so auffälliger, je stärker vor der Operation der Angiospasmus war.

KAPPIS berichtet, daß er auch bei Vornahme der Senfölreaktion sehr wechselnde Ergebnisse gehabt habe. Wir führen das darauf zurück, daß er die Operation vielfach auch dann ausgeführt hat, wenn angiospastische Zustände nicht vorlagen, z. B. beim Ulcus cruris varicosum und in solchen Fällen die Reaktion vornahm, während wir, wie gesagt, die Versuche anstellten an Operierten, bei denen vor der Operation ein krankhaft gesteigerter Gefäßtonus bestanden hatte.

Die Schweißsekretion. Um unabhängig von den Angaben der Patienten zu sein, kann man die Probe auf Änderung in der Schweißsekretion in der Weise vornehmen, daß man entweder die beiden vergleichend zu prüfenden Extremitäten in einen Wärmekasten setzt oder Pilocarpininjektionen vornimmt.

Wir haben nach der periarteriellen Sympathektomie nur wenige Schwitzproben vorgenommen, da wir bei den Versuchen nach Exstirpation des Ganglion stellatum eingehendere Untersuchungen vornehmen konnten, es sei daher auf den betreffenden Abschnitt verwiesen.

Gewöhnlich fanden wir die Schweißsekretion jedoch auch nach der periarteriellen Sympathektomie stark herabgesetzt.

KAPPIS sah unter sieben Fällen dreimal das Schwitzen vor und nach der Operation gleich, dreimal am kranken Bein vor der Operation stärker, die Operation brachte keine Änderung, einmal war das Schwitzen vor der Operation gleich, am operierten Bein trat keine Änderung ein, während das nicht operierte stärker schwitzte.

Dagegen berichtet UNGER, daß bei einer Frau mit alter spastischer Hemiplegie am Arm und Bein nach der Operation am Arm die Schweißabsonderung völlig aufgehört habe. Ebenso hören wir von SEIDEL, daß in seinen zwei Fällen von Operationen wegen trophischer Geschwüre am Fuß die Hypersekretion der Schweißdrüsen aufhörte, die in einem Fall besonders stark war.

Auch in der Pigmentierung der Haut sind nach der Operation Änderungen festgestellt.

So berichtet SEIDEL, daß er in zwei Fällen nach der periarteriellen Sympathektomie wegen trophischer Geschwüre am Fuß neben dem Verschwinden der Hypersekretion der Schweißdrüsen eine wochenlang anhaltende braune

Pigmentierung des ganzen Fußes bzw. des Unterschenkels beobachten konnte. Hierher gehört auch wohl eine Beobachtung von LERICHE. Nach Ausführung der Operation wegen trophischen Ödems des Beines fiel eine starke Pigmentation des ganzen Beines auf.

Plethysmographische und capillarmikroskopische Untersuchungen haben wir nach der periarteriellen Sympathektomie nicht vorgenommen. Es sei auch hier verwiesen auf die Beobachtungen nach Exstirpation des Ganglion stellatum.

LERICHE und POLICARD sahen bei capillarmikroskopischen Untersuchungen, daß bei Reizung des periarteriellen sympathischen Nervenplexus eine wesentliche Verkleinerung des Kalibers der Capillarschlinge eintritt.

KÜMMELL jr. teilt mit, daß NEVERMANN bei capillarmikroskopischen Untersuchungen nach der periarteriellen Sympathektomie eine Besserung der Strömung in den Capillaren beobachtet hat.

Wenn wir uns noch einmal die wechselnden Ergebnisse der zuletzt angeführten Untersuchungsmethoden vor Augen halten, so müssen wir die Erklärung dafür darin sehen, daß ja diese Untersuchungen an ganz verschiedenartigen Kranken vorgenommen wurden. Es ist ohne weiteres klar, daß solche Proben ganz anders ausfallen müssen, wenn wir an einem Kranken mit Raynaud operiert haben, als wenn wir die Operation beim Ulcus cruris varicosum vornehmen. Um es noch einmal zu sagen, die Differenz bei dieser Untersuchungsmethode wird um so sinnfälliger sein, je stärker der Grad der angiospastischen Zustände vor der Operation war.

Schließlich sei noch darauf hingewiesen, daß durch die Operation höchstwahrscheinlich auch eine Änderung in der Durchlässigkeit der Gefäßwand (Capillarwand) erzielt wird. Hierüber fehlen noch beweisende Untersuchungen (KROGH).

Tierversuch.

Es lag nahe, sich über die durch die Operation herbeigeführte Umstellung in der physiologischen Funktion der Gefäße und Gewebe durch den Tierversuch Klarheit zu verschaffen.

Wenn wir schon im allgemeinen mit der Übertragung von Ergebnissen, die bei Tierversuchen gewonnen wurden, auf den Menschen mit großer Vorsicht vorgehen müssen — denn, was am gesunden Tier gefunden wird, hat noch lange nicht Gültigkeit für den kranken Menschen —, so müssen wir insbesondere bei Versuchen über die Funktion des vegetativen Nervensystems mit der Nutzanwendung von Tier auf Mensch eine noch viel größere Zurückhaltung beobachten (vgl. auch SCHLESINGER).

Das vegetative Nervensystem ist beim Menschen viel feiner und komplizierter durchgebildet wie beim Tier. Das gilt insbesondere auch für die Versorgung der äußeren Haut mit vegetativen Nerven. Die physiologische Funktion der Haut insbesondere für die Wärmeregulierung (Gefäßverengerung und Erweiterung, Schweißsekretion), ist beim Menschen von einer wesentlich größeren Bedeutung als beim Tier, wo diese Funktion wegen des durch die Haar- bzw. Federbekleidung bedingten besseren Wärmeschutzes ganz bedeutend eingeschränkt ist.

Es ist daher auch sicher kein Zufall, daß die mit pathologischer Funktion des peripheren Gefäßapparates einhergehenden vasomotorisch-trophischen

Neurosen wie z. B. Morbus Raynaud und Sclerodermie beim Tier nicht beobachtet werden.

Schließlich sei noch darauf verwiesen, daß schon bei der Untersuchung des vegetativen Nervensystems verschiedener Tierarten sich weitgehendst unterscheidende, ja selbst gegensätzliche Beobachtungen gemacht wurden. Z. B. fand man, daß das Adrenalin an der Harnblase der einen Tierart anregend, bei der anderen Tierart hemmend wirkte (MEYER und GOTTLIEB).

Wenn also die bei einer Tierart erhobenen Befunde schon für eine andere Tierart keine Gültigkeit mehr haben und sich ins Gegenteil umdrehen, um wieviel mehr müssen wir die größte Zurückhaltung bewahren, wenn wir Beobachtungen vom Tier auf den Menschen übertragen wollen.

So hat denn auch das Tierexperiment uns in der Beurteilung der Wirkung der periarteriellen Sympathektomie bisher nicht sehr viel weiter gebracht.

Wir selbst haben Tierexperimente nicht angestellt. Folgendes ist bisher darüber von anderer Seite berichtet:

LERICHE hat zunächst am Kaninchen Versuche gemacht, da dieses Tier für das Studium der Vasomotoren am geeignetsten sei. Er fand jedoch, daß die periarterielle Sympathektomie an den kleinen zarten Gefäßen technisch nicht ausführbar ist. Ebenso erging es ihm mit der Katze.

Nur beim Hund gelang es ihm bisweilen, aber durchaus nicht immer, die periarterielle Sympathektomie in der gleichen Weise auszuführen wie beim Menschen.

Aber nur einmal, bei einem sehr großen Hund, konnte er die primäre Vasoconstriction beobachten, in allen anderen Fällen blieb sie aus. Er machte in diesem Fall die Operation an der Carotis: Unter seinen und seiner Mitarbeiter Augen zog sich die Arterie sehr stark zusammen „wie eine menschliche Arterie".

Bei mehrfacher Wiederholung derselben Operation an andern Hunden sah er niemals wieder die Vasokontraktion.

Über die gleichen negativen Erfahrungen hat auch SIMEONI berichtet.

SEIFERT berichtet dagegen über mehrere erfolgreiche Versuche:

1. Einem Hunde mittlerer Größe wurde an der rechten Leistenbeuge die Adventitia der Arteria femoralis umschnitten und auf $1^1/_2$ cm Länge als Manschette entfernt. Nach 9 Tagen erfolgte die Durchschneidung des ganzen rechten Nervus ischiadicus. Trophische Geschwüre am rechten Bein blieben vorerst aus; doch bildeten sich 6 Wochen nach der Operation an der Außenseite der Ferse und am Pfotenrücken je ein kleiner oberflächlicher Hautdefekt von kaum Kleinfingernagelgröße. Nach im ganzen 8 Wochen war die Wunde an der Pfote, nach 3 Monaten die an der Ferse wieder vollkommen geheilt.

2. Bei einem Kaninchen gelang trotz der Kleinheit der Gebilde die Circumcision der rechten Arteria femoralis. Nach drei Wochen wurde beiderseits der Nervus ischiadicus vollständig durchtrennt. Schon nach einer Woche war der linken Ferse ein großes Dekubitalgeschwür zu sehen, während die rechte Seite sich wohl gleichfalls gelähmt, aber nicht wundgelegen erwies. Als nach fünf Wochen das Tier zugrunde ging, lagen an den Belastungsflächen des linken Beines die Knochen in weiter Ausdehnung frei, am rechten Bein bestand lediglich die motorische Lähmung ohne auch nur die Andeutung trophischer Störungen.

3. Bei einem zweiten Kaninchen wurde an der linken Arteria femoralis die periarterielle Sympathektomie ausgeführt. Schon nach 5 Tagen wurde doppelseitig der Nervus ischiadicus durchschnitten. 5 Tage später begannen beide Fersen sich zu röten. Im Laufe der zweiten Woche entstanden hieraus kleinfingernagelgroße Krusten, unter denen sich bald trophische Geschwüre entwickelten. Diese blieben auf der linken sympathektomierten Seite stets kleiner und zeigten zeitweise auch Heilungstendenz.

Wenn aus der Beschreibung der drei Tierversuche auch nichts über die primäre Wirkung der Operation zu entnehmen ist, so geht doch daraus hervor, daß die Operation am Tier ausführbar ist und daß auch die sekundäre klinische Wirkung, Heilung bzw. Besserung trophischer Störungen als Folge besserer Durchblutung (sekundäre Hyperämie), beim Tier erzielt werden kann.

Dann hat auch WOJECIECHOWSKI über 30 Tierversuche mit periarterieller Sympathektomie Mitteilung gemacht. Er experimentierte ausschließlich an Kaninchen. Da die Ausführung der Operation in der beim Menschen ausgeübten Form beim Kaninchen unausführbar sei, so führt er die Operation in der Weise aus, daß er mit feinsten Augenpinzetten die sehr vorsichtig abgehobene Adventitia in mehr oder weniger kleinen Strecken vom Gefäß abzupfte, und zwar in einer Ausdehnung von 6—8 mm.

Er sah nun für gewöhnlich an der entblößten Gefäßstelle eine bedeutende Erweiterung des Gefäßes. Das Kaliber des Gefäßes überstieg hier nach der Operation das frühere Kaliber um das mehrfache. Peripher der entblößten Stelle sah er dagegen eine bemerkenswerte Kontraktion des Gefäßes. Die Operation wurde von ihm an der Femoralis und Carotis ausgeführt, die an der letzteren beobachteten Operationsfolgen waren nicht so typisch wie an der ersteren.

Er hat dann 3—200 Tage nach der Operation den operierten Gefäßabschnitt in einer zweiten Operation wieder freigelegt und zur mikroskopischen Untersuchung exstirpiert. Über seine mikroskopischen Untersuchungen wird an anderer Stelle berichtet werden (vgl. S. 131). Hier sei nur so viel gesagt, daß es nach seiner Ansicht weder beim Tier noch beim Menschen gelingt, im anatomischen Sinne eine vollständige Unterbrechung des periarteriellen Nervenplexus durchzuführen.

Die physiologische Wirkung der Operation beschreibt er wie folgt: „Die Arterie ist nach der Operation kontrahiert bis unterhalb des Kalibers im Beginn der Operation, aber am Abend bzw. spätestens am nächsten Morgen, ist die operierte Extremität viel wärmer, und die Gefäße, besonders die an Fingern und Zehen sind stark erweitert. Dieser Zustand dauert 2—3 Wochen, später kann man nicht den geringsten Unterschied in Temperatur und Gefäßarbeit feststellen.

Operiert man aber zum zweitenmal an derselben Stelle, so sieht man, daß die Gefäßerweiterung noch weitere 4—6 Wochen andauert, um gegen Ende des zweiten Monates ganz zu verschwinden.

Ferner seien hier kurz die Tierexperimente von WIEDHOPF angeführt, über die er auf dem Chirurgenkongreß 1923 berichtet hat.

Er experimentierte an Hunden. „Zieht man die Adventitia mit zwei Pinzetten stumpf als Schlauch nach proximal und distal ab, so bleibt jede Verengerung aus; im Gegenteil das Gefäß wird weiter. Die Verengerung tritt nur ein, wenn man die Adventitia mit dem Messer entfernt.“

Seine plethysmographischen Untersuchungen ließen eine Beeinflussung durch die Sympathektomie nicht erkennen.

Dagegen lähmt die Vereisung des Nervus ischiadicus außer den motorischen und sensiblen auch die vegetativen Nerven. Er kommt zu dem Schluß, daß die efferenten sympathischen Nerven in der hinteren Extremität des Hundes nicht kontinuierlich entlang der großen Gefäße verlaufen, auch nicht teilweise, sondern daß sie ihren Weg im gemischten Nerven zur Peripherie nehmen und

„segmentär" an das Gefäß herantreten, entsprechend der Verzweigung des gemischten Nerven.

In einem gewissen Gegensatz zu seinen Befunden stehen die Beobachtungen von FREUND und JANSSEN, welche sie gelegentlich ihrer Untersuchungen über Muskelstoffwechsel und Wärmeregulation an Katzen machten. Sie berichten darüber wie folgt:

Sub. 4. Da der motorische Nerv (Ischiadicus und Femoralis) und die mit ihm verlaufenden sympathischen Nerven durchschnitten waren, blieb als einzige Nervenbahn vom Wärmezentrum zum Muskel nur noch das perivaskuläre Nervengeflecht übrig, dessen Entfernung (nach LERICHE-BRÜNING) an der Arterie femoralis des einen Hinterbeines im weiteren Versuche vorgenommen wurde. Die gleichseitige Unterschenkelmuskulatur nahm nach diesem Eingriff an der chemischen Regulation nicht mehr teil. Auf der nichtoperierten Seite stieg bei Abkühlung des Tieres der O_2-Verbrauch der Unterschenkelmuskulatur an, auf der nach LERICHE operierten Seite sank er mit der Temperatur des Tieres, wie wir es am künstlich poikilothermen Tier sahen. Dementsprechend stieg der O_2-Verbrauch an dem periarteriell entnervten Tier bei örtlicher Erwärmung an; bei drohender Überwärmung des Tieres sank der O_2-Verbrauch auf der nicht operierten und stieg mit der Bluttemperatur auf der operierten Seite.

Sub 5. An fiebernden Tieren betrug der Sauerstoffverbrauch der Muskulatur etwa 0,012 ccm pro 1 g Muskel in der Minute, während an dem periarteriell entnervten Bein gleichzeitig um etwa 20—30 % tiefer lag (etwa bei 0,007—0,009 ccm); bei Überwärmung war im Gegensatz zum Fieber das Verhältnis umgekehrt. Nach der periarteriellen Entnervung „fieberte" also das entsprechende Bein nicht mit.

Sie kommen dann zu dem Schluß, daß die nervösen Impulse für den Stoffwechsel den Muskel auf der Bahn der periarteriellen Nervengeflechte erreichen.

Auch HELLWIG berichtet über Tierversuche.

Versuch 1. Periarterielle Sympathektomie an der rechten Carotis communis bei einem Kater. Während des Eingriffes besteht eine taillenförmige Einschnürung, ein typischer „segmentärer Gefäßkrampf". An der spastischen Stelle fehlt die Pulsation, zentral und peripher davon pulsiert die Carotis. Sofort nach der Operation läßt sich ein Unterschied in der Blutversorgung der rechten und linken Gesichtshälfte nicht feststellen. Beide Pupillen sind gleich weit.

Am Tage nach der Operation ist das rechte Auge deutlich eingesunken, seine Lidspalte ist stark verengt. Die rechte Gesichtshälfte (Ohr und Nase) ist ganz deutlich heißer wie die linke Seite. Auffallend starke Sekretion der rechten Tränendrüse.

Einen Monat nach der Operation sind die Zeichen der rechtsseitigen Sympathicuslähmung wieder geschwunden.

In weiteren Versuchen erbringt er besonders eindeutige Beobachtungen über die Schmerzleitung im periarteriellen Plexus:

Versuch 3. Hund. In Morphium-Äthernarkose werden beide Arteriae femorales freigelegt, und zwar bleibt links die Gefäßscheide völlig intakt, während rechts eine periarterielle Sympathektomie in 3 cm Ausdehnung ausgeführt wird. Es wird hierbei ein deutlicher Spasmus an der grauen, freipräparierten Stelle sichtbar.

Nachdem der Hund durch Weglassen der Narkose fast völlig erwacht ist, wird in die unverletzte linke Arteria femoralis 0,4 ccm 5 %ige Bariumchloridlösung injiziert. Zwei Sekunden nach Injektion der Flüssigkeit heftigstes Schmerzgeheul und starke klonische Muskelzuckung am Bein.

Die gleiche Injektion in die sympathektomierte rechte Arteria femoralis zeigt keine Schmerzreaktion, obwohl das Tier wach ist. Bei einer 2. Injektion reagiert das Tier nur mit leichtem Winseln.

Versuch 4 hatte an einem ausgewachsenen Kater das gleiche Ergebnis, d. h. keine Schmerzreaktion nach Exstirpation des periarteriellen Gewebes.

Die von SCHILF mitgeteilten Versuche hatten dagegen negative Ergebnisse.

Er experimentierte an Katzen und Hunden. Elektrische Reizung des periarteriellen Gewebes der Arteria femoralis hatte Ansteigen der plethysmographischen Kurve zur Folge, als Zeichen einer Gefäßerweiterung. Wird aber dann der Nervus femoralis durchschnitten, so bleibt eine abermalige elektrische Reizung der Arterie ohne Einfluß auf die Kurve. Dies weist darauf hin, daß vor der Durchschneidung reflektorisch durch Reizung der sensiblen Nerven der Gefäßscheide die Vasodilatation zustande gekommen ist.

Bei Durchströmungsversuchen hatte die elektrische Reizung eine Änderung der Gefäßweite nicht zur Folge.

SCHILF schließt aus seinen Versuchen, daß bei Katzen und Hunden in der Gefäßscheide der Arteria femoralis eine wesentliche Anzahl efferenter Fasern für das von diesem Gefäß versorgte Gebiet nicht vorlaufen kann.

LANGLEY hat zur physiologischen Deutung der klinischen Ergebnisse der periarteriellen Sympathektomie folgenden Versuch gemacht:

Er reizte bei Katzen den Lumbalsympathicus und beobachtete an der Pfote das bekannte Blaßwerden; dies ist immer deutlich sichtbar. Durchschneidet er aber den Ischiadicus und den Cruralnerven und reizt er jetzt den Sympathicus, so bleibt das Abblassen aus. Hieraus schließt er, daß in den durchschnittenen Nerven und nicht in den Nervenfasern der Gefäßscheide die Gefäßnerven zur Peripherie ziehen.

Überblicken wir die Resultate aller vorstehend aufgeführten Tierversuche, so können wir feststellen, daß es in der Tat möglich ist auch am Tier die periarterielle Sympathektomie auszuführen und daß auch beim Tier die postoperative Hyperämie an der operierten Extremität zu beobachten ist. Ferner beweisen die Beobachtungen SEIFERTS, daß auch beim Tier klinische Erfolge beim trophischen Geschwür erzielt werden können. Andererseits sind die Ergebnisse der Tierversuche zum Teil sehr widersprechend. Es bleiben noch manche Unklarheiten zu lösen.

Einen Punkt wollen wir hier noch besprechen, nämlich die Beobachtungen von WOJECIECHOWSKI und WIEDHOPF, daß bei Exstirpation eine Erweiterung des Gefäßes auftritt, eine Beobachtung, die mit dem von KAPPIS und MÜHSAM am Menschen erhobenen Befund also übereinstimmt.

Für die Erklärung dieser mit unsern Beobachtungen am Menschen nicht übereinstimmenden Befunde ist die Feststellung von WIEDHOPF wohl nicht unwesentlich, daß die Erweiterung des Gefäßabschnittes nur dann eintrat, wenn die Adventitia stumpf vom Gefäß abgezogen wurde, daß aber immer dann eine Gefäßverengerung beobachtet wurde, wenn die Adventitia mit dem Messer entfernt wurde.

WIEDHOPF glaubt letzteres durch eine mechanische Wirkung auf die Muscularis erklären zu sollen. Wir glauben aber, daß das stumpfe Abziehen der Adventitia im Sinne einer unvollständigen Operation aufzufassen ist, und daß hierdurch die unvollständige primäre Wirkung erklärt ist. Es ist ohne weiteres einleuchtend, daß beim einfachen Abziehen der Adventitia diejenigen Teile des nervösen Plexus, die nicht in der Adventitia, sondern zwischen Adventitia und Muscularis verlaufen (WOJECIECHOWSKI) nicht unterbrochen werden.

Eine andere Erklärung für die primäre Erweiterung haben wir auf S. 120 gegeben, worauf verwiesen sei. Sie kommt für die Tierversuche nicht in Frage, sondern gilt nur für bestimmte Fälle beim Menschen.

Pathologisch-anatomische Untersuchungen der operierten Gefäßabschnitte.

Schon LERICHE beobachtete mehrfach, besonders bei Ausführung der Operation wegen trophischer Geschwüre nach Nervenschußverletzungen, auffallende

Veränderungen an der Adventitia. Er fand sie stark verdickt, auffallend gefäßreich und sklerosiert. In solchen Fällen ließ sie sich schwer von der Muscularis isolieren.

Solche Veränderungen im Sinne einer chronischen Entzündung der Adventitia konnten auch wir wiederholt sehen, sowohl bei Operationen aus dem gleichen Anlaß, wie auch besonders bei Operationen wegen arteriosklerotischer Gangrän. Eine auffallend starke schwartige Verdickung sahen wir auch in einem Fall, der wegen beginnendes Gangrän an dem Fuße bei spastischer Paraparese nach Querschnitts-Myelitis infolge tuberkulöser Spondylitis operiert wurde (vgl. S. 168).

Spaltet man eine so veränderte Adventitia, so springt, wie das schon oben S. 120 beschrieben ist, das Gefäß oft wie aus einem umklammernden Ring heraus und zeigt jetzt die vorher fehlende Pulsation.

Über gleiche Beobachtungen berichtet KAPPIS. Er sah diese Veränderungen besonders bei seinen Operationen bei Ulcus cruris und schreibt darüber: „Die Gefäßscheide war derb und fest; nachdem man sie incidiert hatte, war die Arterie teilweise in sulzig-ödematöses, pralles Gewebe, teilweise in festes Bindegewebe geradezu eingemauert".

Ähnliches berichtet HORN über einen Fall von Sklerodermie (vgl. S. 176). SCHLESINGER konnte in 10 Fällen von intermittierendem Hinken regelmäßig bei der Operation eine Periarteriitis femoralis feststellen. Er hält es für möglich, daß diese Entzündung spezifisch für die Claudicatio intermittens ist.

Mit KAPPIS dürfen wir wohl annehmen, daß die rein mechanische Entklammerung der Arterie im selben, die bessere Durchblutung begünstigenden Sinne wirkt wie die Entfernung des periarteriellen Nervenplexus.

Über mikroskopische Untersuchungen der exstirpierten Adventitia ist bisher wenig mitgeteilt. PIÉCHAUD (nach BARDON und MATHEY-CORNAT) konnte darin markscheidenlose Fasern nicht nachweisen. Der Nachweis ist deshalb so schwer, weil sich die periarteriellen sympathischen Geflechte am besten durch die intravitale Färbung nachweisen lasse, eine Methode, die beim Menschen ja nicht angewandt werden kann.

Über histologische Untersuchungen beim Tier hat WOJECIECHOWSKI berichtet. Sie erbrachten ihm zunächst die schon erwähnte Tatsache, daß eine völlige Unterbrechung des perivasculären Nervenplexus im anatomischen Sinne nicht möglich ist, da einzelne Fibrillen bis an die Intima vordringen.

An dem entblößten Gefäßabschnitt findet man in der zweiten Woche Bindegewebsneubildung, und zwar überschreiten die Zeichen derselben die Grenzen des Operationsabschnittes.

Gegen Ende der zweiten Woche ist die Arterie völlig von einem zarten Narbengewebe umgeben. Später zieht sich dieses etwas zusammen und wird härter.

Nach mehreren Monaten findet man die Arterie oft in einer ringförmigen sehr festen Narbe. WOJECIECHOWSKI hält es für wahrscheinlich, daß diese Narbe den Blutzufluß zur Extremität behindert.

An den periarteriellen Nervenplexus fand er weder oberhalb noch unterhalb der Operationsstelle Zeichen von Degeneration. Das Auswachsen der Nervenfibrillen beginnt in der zweiten auf die Operation folgenden Woche, besonders am zentralen Ende des Plexus. Anfangs scheinen die Nerven nach allen Richtungen auszuwachsen, später legen sich die Fibrillen der Arterienwandung an.

Eine völlige Restitution des periarteriellen Nervenplexus fand er unter seinen 30 Fällen nur zweimal, einmal nach 50 Tagen und einmal nach drei

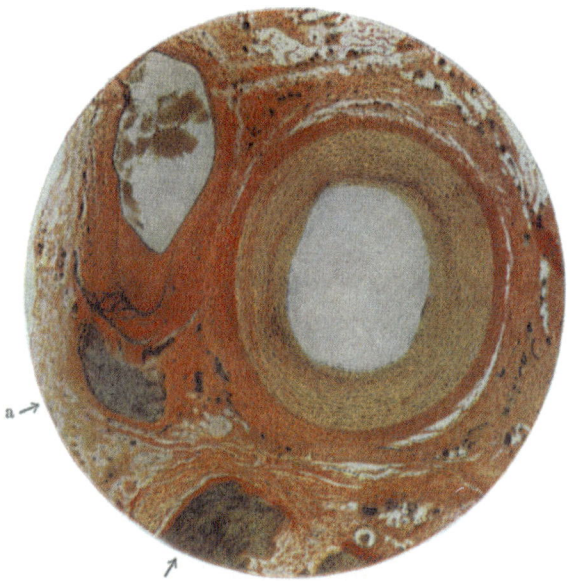

Abb. 65. Sympathektomierter Abschnitt der Art. brachialis. 6 Monate nach der Operation. Bei a Fremdkörperriesenzellen an Tupferfasern angelagert. Farbige Mikrophotographie.

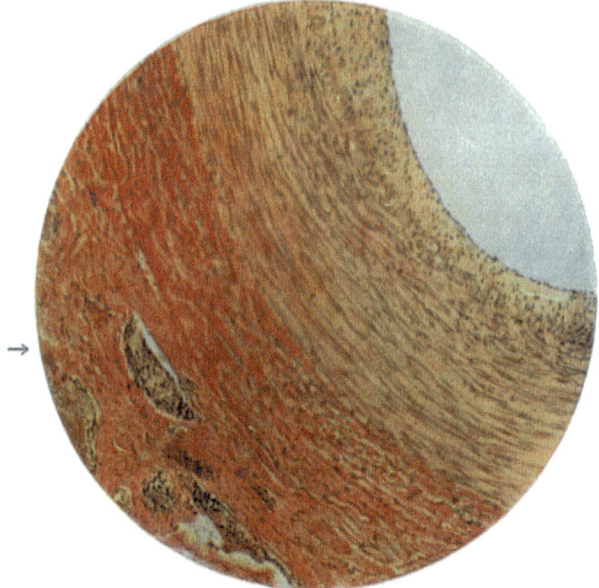

Abb. 66. Teil der vorhergehenden Abbildung bei stärkerer Vergrößerung. Hier ist ein kleinerer Fremdkörperriesenzellenherd sichtbar. Farbige Mikrophotographie.

Monaten. Bei beiden Fällen war die periarterielle Narbenbildung auffallend schwach, ein Umstand, der wohl die Nervenregeneration erleichtert hat.

Wir selbst konnten den sympathektomierten Gefäßabschnitt sechs Monate nach der Operation bei einem 20 jährigen Mädchen, das wegen Sklerodermie operiert war und an akuter Lungenentzündung starb, mikroskopisch untersuchen.   Wir verdanken diese Präparate der Liebenswürdigkeit des Herrn Dr. WALKHOFF, Prosektor am Kreiskrankenhaus Berlin-Lichterfelde.

Zu unserer angenehmen Überraschung war an dem operierten Gefäßabschnitt eine so ideale Restitutio ad integrum eingetreten, daß wir zunächst an eine Verwechslung denken mußten. Wiederholte Kontrollen ließen einen Irrtum aber ausschließen. Auch überhob uns ein Präparat jedem Zweifel. Wir fanden in ihm zahlreiche Fremdkörperriesenzellen, die sich an Fasern anlegten, die anscheinend

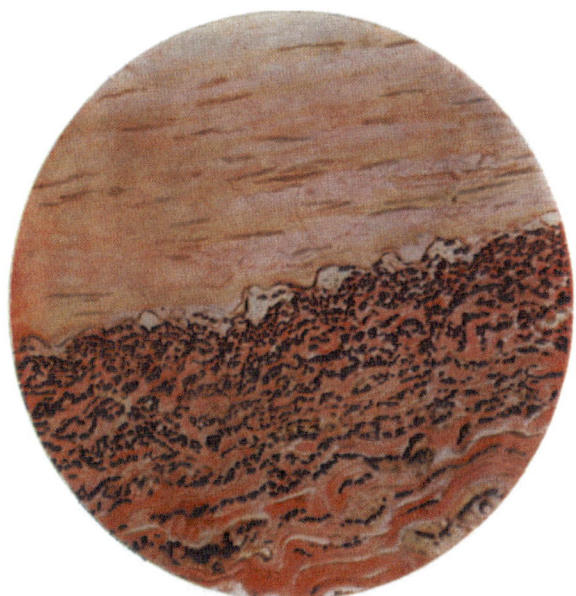

Abb. 67. Sympathektomierter Gefäßabschnitt der Femoralis bei starker Arteriosklerose. 11 Monate nach der Operation. Die Media zeigt nekrobiotische Veränderungen (Verminderung und schlechte Färbbarkeit der Kerne. An der Media-Adventitia-Grenze erkennt man den schmalen Gürtel von fibrillärem Bindegewebe, dem zahlreiche elastische Fasern beigemischt sind. Farbige Mikrophotographie.

von einem Tupfer stammten. Hiermit war der untrügliche Beweis erbracht, daß das Präparat wirklich von der Operationsstelle stammte (Abb. 65 u. 66).

Dieser Fall beweist, daß bei gesunder Arterie auch nicht die Spur einer Wandschädigung, insbesondere nicht der Media, eintritt.

Einen zweiten Fall konnten wir 11 Monate nach der Operation an der Arteria femoralis untersuchen. Es handelt sich um den auf S. 178 mitgeteilten Fall 55. Hier fand sich bei der histologischen Untersuchung der Arterienwandung allerdings eine sehr starke Veränderung der Media im Sinne der Nekrose, die man zunächst auf die Folgen der Sympathektomie zurückführen könnte. Eine Kontrolluntersuchung der Arterie der nicht operierten Seite zeigte jedoch ganz dieselben Veränderungen an der Media. Dadurch ist einwandfrei bewiesen, daß diese Media-Veränderungen lediglich als Folge der hochgradigen Arteriosklerose anzusehen sind (Abb. 67).

Dieser Fall beweist, daß selbst bei starker Arteriosklerose eine Ernährungsstörung der Gefäßwand durch die Sympathektomie nicht
erfolgt. Über den Zusammenhang der in diesem Fall festgestellten Thrombose
mit der Operation werden wir an anderer Stelle zu sprechen kommen (vgl. S. 185).

Ferner zeigen auch unsere Präparate sehr deutlich, daß durch die Operation
eine vollständige Entfernung der Adventitia nicht erzielt wird. Es bleibt immer
ein schmaler Gürtel von elastisch-fibrillärem Gewebe stehen. Durch dieses
Gewebe ist offenbar auch das von uns geschilderte perlmutterglanzartige Aussehen des sympathektomierten Gefäßabschnittes bedingt.

Einige kurze Bemerkungen über die Ernährung der Arterienwandung seien
hier noch eingeschoben.

Zwei Wege stehen zur Verfügung, einmal von außen durch die Vasa vasorum
und dann von innen vom strömenden Blut aus unmittelbar. Für die kleineren
Arterien, die keine Vasa vasorum führen, kommt nur der zweite Weg in Frage.
Für die Folgen der periarteriellen Sympathektomie interessieren uns aber mehr
die Ernährungsverhältnisse der größeren Arterien, welche in ihrer Adventitia
die ernährenden Vasa vasorum führen. Es fragt sich, wieweit die Gefäßwand
abhängig ist von der Vasa vasorum und wie weit die Ernährung vom Blutstrom aus sichergestellt ist.

Nachdem schon PETROFF mittels vitaler Färbung feststellen konnte, daß die
Ernährung von Intima und Media vom strömenden Blut aus gewährleistet wird,
hat kürzlich LANGE sehr instruktive Tierversuche veröffentlicht, die das gleiche
beweisen.

Die Gefäße werden streckenweise von der Adventitia entblößt und damit die Vasa
vasorum entfernt. Dann werden sie an dieser Stelle umscheidet mit sterilisierten Platten
aus Bienenwachs, die mit sterilem Lanolin bestrichen waren. Auf diese Weise war eine
Ernährung der Gefäßwand von außen, sei es durch die Vasa vasorum, sei es durch Gewebs-
flüssigkeit, ausgeschlossen. In 6 einwandfreien Versuchen stellte die nach 4—12 Tagen
später durchgeführte histologische Untersuchung fest, daß nur die Reste der Adventitia
im Sinne der Nekrose geschädigt waren, sie zeigten sich kernlos. Dagegen zeigten weder
Intima noch Media auch nicht die geringsten Schädigungen. Auch Injektions-
versuche mit Tuscheaufschwemmung zeigte, daß die Tusche vom Gefäßlumen aus durch
die Wand des Gefäßes bis zur Mediaadventitiagrenze vordringt.

Sowohl diese Tierversuche wie unsere Befunde nach periarterieller Sympathektomie beweisen also eindeutig, daß die Ernährung der Intima und Media vom strömenden Blut aus genügend
gesichert ist, und daß die in dieser Beziehung bezüglich der periarteriellen
Sympathektomie von einigen Autoren (z. B. KREUTER) geäußerten Bedenken
grundlos sind.

Theoretische Begründung des Verfahrens und die Indikation.

Beide Probleme getrennt zu besprechen, wäre unzweckmäßig, da sie, wie
wir im folgenden sehen werden, eng miteinander verknüpft sind.

Die Hauptdomäne für die periarterielle Sympathektomie sind die vasomotorisch-trophischen Störungen.

Um die Wirkung der Operation bei diesen zu verstehen, ist es notwendig,
daß wir uns etwas näher mit der Pathogenese dieser Störungen befassen. Am
besten orientieren wir uns darüber an Hand der vasomotorisch-trophischen
Störungen, welche nach Nervenverletzungen beobachtet werden.

Die Durchtrennung der sog. sensiblen peripherischen Nerven hat zur Folge:

1. Die Aufhebung der Sensibilität.
2. Störung der Gefäßinnervation.
3. Störung der sekretorischen Funktion.
4. Störung der sog. rein trophischen Funktion.

Letztere ist allerdings noch problematisch. Uns interessieren vor allem Punkt 1 und 2.

Die große Bedeutung des Fortfalles der Sensibilität für die Entstehung trophischer Gewebsschäden liegt darin, daß jede willkürlichen und reflektorischen Abwehrmaßnahmen gegen von außen einwirkende traumatische Schädigungen ausbleiben. Der sensible Apparat der äußeren Haut stellt einen Alarmapparat dar, welcher eine von außen eindringende Gefahr signalisiert. Sein Ausfall bewirkt, daß nunmehr äußere Schädlichkeiten unbemerkt ihre deletären Wirkungen auf die Gewebe ausüben können. Ein Zigarettenraucher verbrennt sich ohne etwas davon zu merken, die Haut seines Fingers, wenn sie anästhetisch ist. Aus solcher Brandwunde kann dann ein torpides Geschwür entstehen. Abnormer Druck am empfindungslosen Fuß kann ebenso durch immer wiederholte Einwirkung ein Geschwür verursachen.

Wir müssen nun von vornherein mit allem Nachdruck darauf hinweisen, daß dieser Ausfall der Sensibilität durch die periarterielle Sympathektomie in keiner Weise beeinflußt wird. Die üblen Folgen des Sensibilitätsverlustes bleiben also nach wie vor der Operation in vollem Umfang bestehen, eine Tatsache, die bei Beurteilung von Rezidiven trophischer Geschwüre nach der periariellen Sympathektomie für gewöhnlich nicht genügend beachtet wird. Andererseits ist der Ausfall der Sensibilität durchaus keine Conditio sine qua non für die Ausbildung vasomotorisch-trophischer Störungen. Diese sehen wir z. B. bei vielen Fällen von Acroparästhesie, Sklerodermie usw. sich einstellen bei absolutem Intaktsein der Sensibilität.

Wenden wir uns nunmehr zu Punkt 2. Die nach Nervenverletzungen auftretenden Störungen der Gefäßarbeit sah man bisher gewöhnlich als Folge der Nervenlähmung an. Man glaubte, daß nach Durchtrennung der mit den spinalen Nerven verlaufenden sympathischen Bahnen nun keine Reize mehr an die Gefäße weitergeleitet werden könnten. Bei näheren Untersuchungen fand man allerdings auch schon früher, daß nach Durchtrennungen peripherer Nervenstämme oder der hinteren Wurzeln die lokale Reaktionsfähigkeit der Gefäße zunächst ungestört erhalten bleibt. In der Folgezeit, d. h. etwa nach Ablauf der ersten Woche sah man, daß die aktive Gefäßerweiterung auf periphere Reize verloren ging (BRESLAUER).

Wir wollen nun gewiß nicht leugnen, daß die Störungen der Gefäßarbeit nach Nervenverletzung nicht auch z. T. durch Ausfall nervöser Funktionen bedingt sind, zum größten Teil sind sie aber nach unseren heutigen Kenntnissen ganz bestimmt nicht Folgen eines nervösen Funktionsausfalles, sondern eines nervösen Reizzustandes.

Wären sie Folgen eines nervösen Funktionsausfalles, so wäre es ausgeschlossen, daß durch die periarterielle Sympathektomie, die ja noch mehr Nerven außer Funktion setzt, eine Besserung der Gefäßarbeit erzielt wird, sie müßte im Gegenteil eine weitere Verschlimmerung zur Folge haben.

Sehen wir uns in der Literatur, besonders in der neurologischen, um, so finden wir, daß die Beschuldigung eines Nervenreizes als causa peccans für die vaso-motorisch-trophischen Störungen keineswegs ein Kind der neuesten Zeit ist.

Kein geringerer als CHARCOT hat wohl als erster darauf aufmerksam gemacht, daß für trophische Störungen, besonders nach partieller Nervenverletzung, nicht so sehr die Verminderung des nervösen Einflusses verantwortlich zu machen sei als vielmehr Reizzustände in den betreffenden Nerven. Er schreibt darüber:

„Le défaut d'action du système nerveux n'a pas d'influence directe immédiate sur la nutrition des parties périphériques ... au contraire l'excitation morbide, l'irritation des nerfs ou des centres nerveux sont de nature sous de certaines conditions à provoquer à distance les troubles trophiques les plus variés."

Die gleiche Bedeutung legt WEIR-MITCHELL einem Reizzustand im zuführenden Nerven bei.

VULPIAN modifiziert die Theorie CHARCOT-MITCHELL, indem er den Reizzustand der Nerven nicht unmittelbar peripherwärts schädigend auf den Nerven einwirken läßt, sondern auf dem Umwege über die Spinalganglien. Er sieht den Vorgang etwa so an: Krankhafte Reize im peripheren Nerven wirken auf das trophische Zentrum der affizierten sensiblen Fasern, also auf die Spinalganglien reizend ein und bedingen dort eine Abschwächung der trophischen Tätigkeit, die ihrerseits wieder durch dieselben sensiblen Fasern zentrifugal zur Peripherie geleitet wird.

VULPIAN will es nicht ausschließen, daß wohl auch die Reize im Nerven gelegentlich direkt zentrifugalwärts fortgeleitet werden, er hält aber den reflektorischen Weg zentripetalwärts über das zugehörige Ganglion für den gewöhnlichen.

Dieser Theorie von VULPIAN hat sich LELOIRE angeschlossen.

Auch OPPENHEIM nimmt an, daß der Reizzustand im peripheren Nerven sich auf das trophische Zentrum fortpflanzt, hier stimmt er dessen Funktion dahin um, daß es zu Ernährungsstörungen in den entsprechenden Nervengebieten kommt.

Über die Frage, wie weit ein ständiger abnormer Reiz im Nerven oder der Fortfall der normalen Reize des betreffenden Nerven sein trophisches Zentrum schädigen kann, haben zahlreiche Autoren gearbeitet (MARINESCO, KOPP, GOLDSCHEIDER u. a.).

GOLDSCHEIDER schreibt darüber: „Eine wesentliche Verminderung der die Ganglienzellen treffenden Reize wird eine Schädigung, ein Nachlassen der trophischen Funktion der Nervenzellen zur Folge haben.

Andererseits führt die übermäßige Zufuhr von Reizen gleichfalls zu einer Schädigung der Ernährungsverhältnisse der Nervenzellen.

Während somit ein gewisses Maß von Reizen notwendig ist, um die nutritive Kraft der Zellen zu erhalten, gibt es andererseits eine Grenze, oberhalb deren die Reize schädigend einwirken.

In der Tat weist die klinische Erfahrung fortwährend auf diesen doppelten Ursprung trophischer Störungen hin. Eine Theorie, welche nur in nervösen Ausfallserscheinungen die Ursache trophischer Veränderungen erblickt, wäre ebenso einseitig, als eine solche, welche lediglich von krankhaften Reizungen ausgeht."

Bemerkenswert ist in diesem Zusammenhang auch die Feststellung, daß WILBRAND und SÄNGER für die Entstehung der Keratitis neuroparalytica nicht mehr nur die Einwirkung äußerer Schädlichkeiten auf die Hornhaut verantwortlich machen, sondern eine krankhafte Irritation von Nervenfasern im Trigeminusgebiet mit als auslösende Ursache heranziehen.

Besonders erwähnenswert sind hier dann noch die sehr beachtenswerten Arbeiten von KREIBICH zur Angioneurosenfrage. Sie sind eine wahre Fundgrube für die Bedeutung des Nervenreizes bei der Entstehung vasomotorisch-trophischer Gewebsschäden; u. a. schreibt er:

„Die Veränderungen sind keine Ausfallserscheinungen, weil sie erst einige Zeit nach der Nervenverletzung (Tage und Wochen nachher) auftreten, weil die vasomotorische Veränderung auch auf der unverletzten Seite (Extremität) auftreten kann und weil sie keine vasomotorische Lähmungserscheinungen, sondern dilatatorische Reizphänomene sind."

Schließlich führen wir dann noch das zusammenfassende Urteil CASSIRERS über die trophischen Störungen der Haut an:

„Das wahrscheinlichste scheint mir, daß am häufigsten diese Störungen auf reflektorischem Wege in dem Sinne entstehen, daß an der sensiblen Leitungsbahn ein Reiz angreift, der in ihr zentripetalwärts verlaufend auf das sympathische System übertragen wird und in diesem zentrifugalwärts zur Peripherie fortgeleitet wird."

Aus all diesen Erklärungen geht hervor, daß im allgemeinen mehr die durch einen pathologischen Reiz bedingte Veränderung in der Innervation als ihre völlige Aufhebung zur Schädigung der Gewebe führt.

Während die Möglichkeit der Einwirkung krankhafter Reize auf die Peripherie bei partiellen Nervenverletzungen ohne weiteres gegeben erscheint, fragt es sich nun noch, ob auch bei totalen Nervendurchtrennungen ein solcher Reiz in Tätigkeit treten kann.

Im physiologischen Experiment sah LOVÈN, daß bei elektrischer Reizung des zentralen Endes des durchtrennten Nervus saphenus im Gebiet der Arteria saphena eine Verengerung der Gefäße eintritt, die dann sehr bald einer Erweiterung Platz macht. Er schließt daraus, daß der sensible Reiz am zentralen Nervenstumpf auf reflektorischem Wege den Tonus der Gefäßnerven ebensowohl erhöhen als herabsetzen kann. Die Erweiterung erstreckt sich ausnahmslos nur auf diejenigen Arterien, welche im Revier des gereizten Nerven oder mindestens in dessen Nachbarschaft liegen.

Das Experiment LOVÈNS beweist also eindeutig, daß ein Reiz am zentralen Stumpf eines durchtrennten Nerven zu Störungen der Gefäßarbeit im Gebiete dieses Nerven Veranlassung gibt. Schon dieses Experiment macht es mehr als wahrscheinlich, daß ein andauernder Reiz am zentralen Stumpf eines durchtrennten Nerven trophische Gewebsschäden auslösen kann.

Von klinischen Beobachtungen sei zunächst der viel zitierte Fall von BLUM aufgeführt:

Bei einem Manne, der vorher eine Durchtrennung des Nervus medianus erlitten hatte, fand man bei der Autopsie ein Neurom des zentralen Nervenstumpfes. Die Knochen des Vorderarmes und der Hand waren rarefiziert und verdünnt, mit rotem, gefäßreichem Mark gefüllt an Stelle des normalen gelben Markes.

Dieser Fall gab GAYET und BONNET zu folgenden Bemerkungen Anlaß:

Les phénomènes irritatifs s'exerçaient sur le but central du nerf sectioné. Le dernier point est à noter soigneusement et devra entrer en ligne de compte dans l'interprétation générale des troubles trophiques d'origine nerveuse.

RIEDEL konstatierte trophische Störungen besonders bei Einschnürung des Nerven durch Narbengewebe und bei Neurombildung. Er hebt aber besonders

hervor, daß er dies auch dann beobachtete, wenn die Operation eine völlige
Leitungsunterbrechung im Nerven aufdeckte. Er hält den im Nerven auftreten-
den Reizzustand für die Auslösung der Störungen verantwortlich. Auch HILDE-
BRAND läßt für vasomotorisch-trophische Störungen einen Reiz am zentralen
Ende des durchschnittenen Nerven als auslösendes Moment zu, wenn er schreibt:
„Aber es könnte doch die oberflächliche Nekrose, die Narbenbildung, später am
Stumpf einen Reiz ausüben".

Ferner sei auf den von HIRSCH veröffentlichten Fall aufmerksam gemacht:

Nach einer Schnittwunde des Nervus medianus am Handgelenk entwickelt sich allmählich im Laufe von 2 Jahren ein großes Neurom am zentralen Ende. Es kommt zu
erheblichen Sensibilitätsstörungen der Hand, zur Muskelatrophie und schließlich als auffallendste Erscheinung, Hand in Hand mit Ernährungsstörungen (Geschwüren) und Schrump-
fungen der Nägel zu einem langsamen Schwinden der beiden Endphalangen des 2. und
3. Fingers, ohne daß ein neues Trauma sich ereignet hätte. Nach Resektion des Neuroms
trat weitgehende Besserung ein.

In jüngster Zeit hat dann zuerst LERICHE auf das häufige Zusammentreffen
von Neurombildung und trophischen Gewebsschäden aufmerksam gemacht.

Durch seine Veröffentlichungen angeregt fand dann BRÜNING eine Erklärung
für folgende Beobachtungen.

Es handelte sich um zwei ganz gleichartige Fälle von schweren Schußverletzungen
des Nervus ischiadicus. Die Verletzungen lagen bei Beginn seiner Behandlung monatelang zurück. Neben der Muskellähmung bestanden ausgesprochene trophische Störungen
der Haut im Sinne einer venösen Hyperämie und Atrophie, außerdem große, tiefe, bis auf
den Knochen gehende Geschwüre, welche bisher jeder Behandlung, die andernorts schon
monatelang durchgeführt war, trotzten.

Wenn auch wegen der langen seit der Verletzung verstrichenen Zeit ein funktioneller
Erfolg der Nervennaht nicht mehr zu erwarten stand, so wurde doch der bestehenden
Schmerzen wegen die Nervenresektion und Naht ausgeführt. Überraschenderweise gingen
nun fast unmittelbar nach der Operation die trophischen Störungen zurück
und schon 4 Wochen später waren die großen tiefen Geschwüre glatt verheilt. Die Heilung
konnte während einer 6 Monate lang möglichen Nachbehandlung unverändert beobachtet
werden, während ein funktioneller Erfolg der Nervennaht ausblieb.

Daß diese überraschend schnelle Heilung nicht Folge der Wiederherstellung
der Kontinuität des Nerven sein konnte, war klar. Solange man die trophischen
Störungen als Folge eines Funktionsausfalles des durchtrennten Nerven ansah,
war eine Erklärung für die auffallend schnelle Heilung nicht zu finden.

Anders aber, wenn ein Reizzustand im Nerven angenommen wurde. Durch
Entfernung des reizauslösenden Momentes, nämlich durch Exstirpation des
Neuroms bzw. von Narbenmassen wurde der Reizzustand behoben, und nun
konnte nach Umstellung der Gefäßarbeit die Heilung ungestört vonstatten
gehen.

Einen noch eindeutigeren Beweis für das Vorhandensein eines Reizzustandes
im Nerven lieferten dann die folgenden Beobachtungen von LERICHE.

Er beobachtete nämlich, daß jedesmal dann, wenn sich nach der Resektion
des Neuroms mit folgender Nervennaht ein Rezidiv der trophischen Geschwüre
ausbildete, bei einer zweiten Operation auch ein neugebildetes interstitielles
Neurom an der Nahtstelle sich entwickelt hatte, während in all den Fällen, in
denen es gelang durch exakte Naht der Entwicklung eines neuen Neuroms zu
verhüten, auch eine dauernde Heilung der trophischen Geschwüre erzielt wurde.

Oder mit anderen Worten: Entstand durch Rezidivieren des Neuroms ein neuer Reizzustand im Nervensystem, so rezidivierten die

vasomotorisch-trophischen Störungen, blieb die Nervenreizung dagegen aus, so dauerte die Heilung an.

Diese Beobachtung hat die Beweiskraft eines Experiments für die Bedeutung der Nervenreizung.

Nun ist es auch leicht erklärlich, warum nach Durchtrennung desselben Nerven in einem Fall schwere vasomotorisch-trophische Störungen beobachtet werden, im anderen Fall aber ganz ausbleiben. Im ersteren Fall ist es eben zu einem Reizzustand im Nervensystem gekommen, im zweiten nicht.

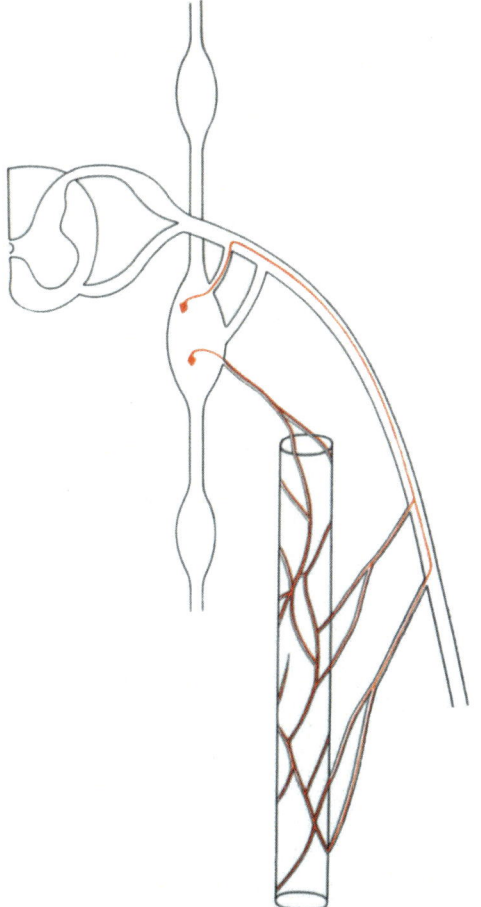

Abb. 68. Schema der sympathischen Innervation der peripheren Gefäße.

Ebenso ist es erklärlich, daß die trophischen Gewebsschäden niemals unmittelbar im Anschluß an eine Nervenverletzung entstehen, sondern immer erst nach Ablauf eines längeren Intervalls, d. h. des Zeitraums, der zur Ausbildung eines Neuroms bzw. Narbendruckes benötigt wird. Hiermit stimmen auch überein die Beobachtungen, die HENRIKSEN am Kaninchen machen konnte. Er sah trophische Störungen erst zwei Wochen nach der Nervenverletzung auftreten. Sie fehlten bei sofortiger Nervennaht. Dies beruht doch offenbar darauf, daß durch die Naht die Ausbildung eines Neuroms verhindert wurde.

Die trophischen Störungen waren besonders ausgesprochen bei Resektion eines
großen Nervenstückes.

LERICHE und BRÜNING erklärten den Vorgang folgendermaßen: Durch das
Neurom bzw. durch die Nervennarbe wird das zentrale Nervenende und mit
ihm auch die mit den spinalen Nerven verlaufenden sympathischen Fasern
gereizt. Dieser Reiz wird entlang dieser sympathischen Bahnen zentripetalwärts bis zu den nächst höher gelegenen sympathischen Ganglien weitergeleitet
und so entsteht ein Reizzustand in dem ganzen zugehörigen sympathischen
System. Der Reizzustand geht dann natürlich auch auf das periarterielle sympathische Nervensystem über und kann auf diesem entlang bzw. längs der mit
den übrigen intakten spinalen Nerven verlaufenden sympathischen Bahnen an
die Peripherie der Extremitäten geleitet werden und hier nun zu Störungen der
Gefäßarbeit führen.

Hiermit ist es auch erklärt, daß die trophischen Störungen sich oft durchaus
nicht auf das Gebiet des verletzten Nerven beschränken, sondern auf die g a n z e
E x t r e m i t ä t übergreifen.

So berichtet z. B. LEHMANN, daß er bei Radialislähmung eine Hyperhidrosis
der ganzen Hand sah, während doch das sensible Versorgungsgebiet des Radialis
sich nur auf die Rückseite des Metacarpus I und II erstreckt. Auch beobachtete
er in einem Fall, daß durch Druck zentralwärts von einem Ulnarisneurom prompt
Schweißausbruch im Medianusgebiet entstand, während das Ulnarisgebiet
trocken blieb.

Auf die Möglichkeit, daß der im zentralen Nervenstumpf ausgelöste Reiz
auch entlang der spinalen Nervenbahnen zentripetalwärts geleitet wird, und
daß nun der Reiz vom Spinalganglion bzw. erst im Rückenmark auf sympathische
Bahnen überspringen (irradiieren) kann, sei hier nur hingewiesen.

Wir stellen uns also die Reizleitung so vor, wie sie im umstehenden Schema
aufgezeichnet ist, machen aber, um nicht mißverstanden zu werden, ausdrücklich darauf aufmerksam, daß es sich um ein ganz grobes Schema handelt, welches
für Einzelfragen keine Gültigkeit hat (Abb. 68).

Weiter denken wir uns den Vorgang folgendermaßen: der Reiz im sympathischen System führt zur Erhöhung des Tonus. Dieser bewirkt an den Gefäßen eine gesteigerte Vasoconstriction (Angiospasmus) und damit verringerte
Durchblutung. Beseitigung des Reizzustandes oder besser gesagt Verminderung
desselben setzt den Tonus herab und bewirkt Gefäßerweiterung und damit
bessere Durchblutung.

Diese unsere Ansicht findet eine fast experimentelle Bestätigung durch
Beobachtungen LEHMANNS. Er sah nämlich nach Vereisung zentraler Neurome
eine intensive Hyperämie und Hyperthermie der ganzen unteren Extremität
und schnelle Heilung trophischer Geschwüre.

Sich darüber nun zu streiten, ob und wie weit Vasoconstrictoren und Vasodilatatoren an diesem Vorgang beteiligt sind, halten wir so lange für müßig,
als es nicht bestimmt bewiesen ist, daß es überhaupt an allen Stellen des Körpers,
besonders an den Extremitäten, Vasodilatatoren gibt. Jedenfalls lassen sich
alle uns interessierende Vorgänge aus einer Tonuserhöhung und Tonusherabsetzung der Vasoconstrictoren völlig erklären. Zukünftige Forschung wird uns
hoffentlich größere Klarheit über Einzelheiten geben. Einstweilen sind uns
die vielen schönen klinischen Erfolge der periarteriellen Sympathektomie am

Menschen wichtiger wie die theoretische Begründung des Verfahrens durch Tierversuche[1]).

Die während der periarteriellen Sympathektomie auftretende primäre Vasoconstriction wäre also als Folge eines erhöhten Reizes im sympathischen System, der durch das Operationstrauma gesetzt ist, aufzufassen, die sekundäre Gefäßerweiterung als Folge der Tonussenkung durch die Unterbrechung der Reizleitung.

Völlig ungeklärt ist noch die Rolle, welche die Venen bei diesen Vorgängen spielen. Es ist natürlich nicht nur möglich, sondern wahrscheinlich, daß auch die Venomotoren durch den Eingriff beeinflußt werden. Dafür sprechen Beobachtungen, die LERICHE bei der Behandlung von Gefäßstörungen nach phlebitischen Prozessen und beim traumatischen Ödem gemacht hat, auf die wir später noch zu sprechen kommen.

Kurz zusammengefaßt wollen wir also einstweilen daran festhalten, daß die vasomotorisch-trophischen Störungen nach Nervenverletzungen in der Hauptsache Folgen einer durch einen pathologischen Reiz gesteigerten Tonuserhöhung im Gebiet des sympathischen Nervensystems sind.

Hier seien einige kurze Bemerkungen über weitere Beziehungen des Sympathicus zur Gewebstrophik eingeschaltet.

Bisweilen sieht man nach Traumen an den Extremitäten vasomotorisch-trophische Störungen sich einstellen, ohne daß ein größerer Nervenstamm selbst verletzt ist. Exstirpiert man in solchen Fällen an der Verletzungsstelle die Hautnarbe, so sieht man die trophischen Störungen zurückgehen.

LERICHE glaubt nun, daß mit der Narbenbildung an den feinen und feinsten sympathischen Nervenfasern kleinste Neurome entstanden sind und daß durch die Exstirpation dieser reizauslösenden Neurome die Heilung herbeigeführt wurde. Er hält es für möglich, daß eine durch das Trauma verursachte leichte Infektion oder sonst eine uns noch unbekannte Ursache die Ausbildung solcher kleinsten Neurome verursacht habe.

Bei der Operation wegen chronischer Appendicitis hat man bekanntlich in der Appendix bei der histologischen Untersuchung in der narbig umgebildeten Wandung wiederholt zahlreiche Neurome festgestellt. LERICHE ist der Meinung, daß auch diese einen Reizzustand im sympathischen Nervensystem auslösen können, und daß dieser die Ursache von all den Erscheinungen sei, die wir bisher bei der chronischen Appendicitis mit chronischer Intoxikation oder ähnlichem nur sehr ungenügend und unbefriedigend zu erklären suchten.

Schließlich hält er es für nicht ausgeschlossen, daß nach Operationen am Magen-Darmtractus die Operationsnarbe am Magen und Darm einen ähnlichen Reiz in den sympathischen Nerven auslöst und so zur Entstehung des postoperativen Magen- bzw. Duodenalund Jejunalulcus im Sinne trophischer Störungen Veranlassung gibt (vgl. auch die Mitteilung von JENTZER).

Die Auffassung der Magengeschwüre als trophische Geschwüre ist ja nicht neu (v. BERGMANN). Man hat bekanntlich diese Frage auch experimentell durch Eingriffe am Sympathicus zu lösen versucht, kam aber dabei zu keinen positiven Ergebnissen. Wir sehen die Ursache für diese Mißerfolge darin, daß man bei den Experimenten mit der Ausschaltung bzw. Lähmung des Sympathicus gearbeitet hat. Gerade das Gegenteil, nämlich Steigerung des Sympathicustonus, hätte man erstreben müssen. Vielleicht bringt uns die Zukunft auf diesem Wege das experimentelle trophische Magenulcus. (Siehe auch ALKAN, HAYASHI, GRUBER.)

Wenn in den vorstehenden Ausführungen auch zugegebenermaßen noch sehr viel Hypothese steckt, so stimmen sie ihrem Kern nach doch dem oben

---

[1]) Anmerkung bei der Korrektur: Sehr wichtig erscheinen uns die neueren Untersuchungen von LEHMANN, nach denen sensible Gefäßnerven möglicherweise als vermittelnde Reflexbahnen eine Rolle spielen.

angeführten Satz zu, daß abnorme Steigerung des Sympathicustonus
zur Gewebsdegeneration führt. Hiermit stimmen auch überein die Tierexperimente, die HAHN angestellt hat.

Die im nächsten Abschnitt zu schildernden Erfolge der periarteriellen Sympathektomie und der übrigen operativen Maßnahmen, die man zur Beseitigung
des Reizzustandes angegeben hat (Neuromexcision, Nervenvereisung, Alkoholinjektionen usw.) beweisen, daß Herabstimmung des krankhaft gesteigerten Tonus wieder annähernd normale Verhältnisse schafft, also
sagen wir, das trophische Gleichgewicht wiederherstellt.

Was geschieht aber, wenn der normale Tonus geschwächt wird? Hierüber
gibt uns das Tierexperiment Aufschluß, worüber auf Seite 45 berichtet wurde.

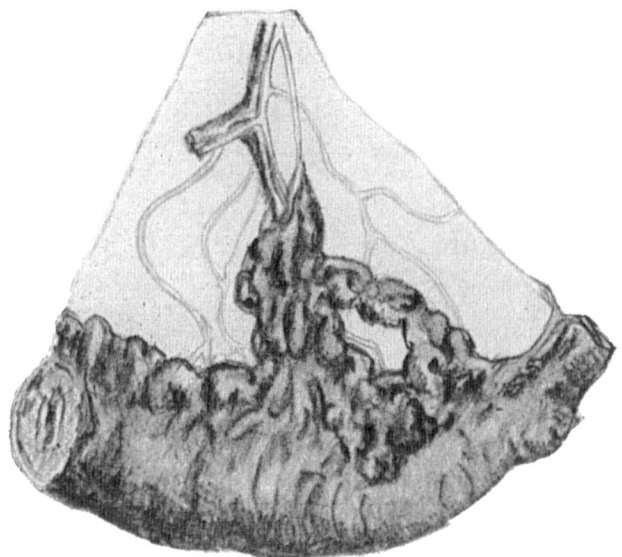

Abb. 69. Neurofibromatose der Darmnerven mit Hypertrophie der Muskulatur.
(Nach PICK-LOTZ.)

Daraus geht hervor, daß Herabsetzung des normalen Tonus im sympathischen Nervensystem im Sinne der Gewebsregeneration wirkt.

Wir haben absichtlich geschrieben Herabsetzung und nicht Aufhebung oder
völlige Ausschaltung. Denn vergegenwärtigen wir uns nochmals, auf welch
zahllosen Wegen Reize im sympathischen System fortgeleitet werden. Mit
jedem spinalen Nerven und mit jeder Arterie verlaufen sympathische Fasern,
und wie Nerven und Arterien sich in ein engmaschiges, allgegenwärtiges feines
Netzwerk auflösen, so findet sich auch überall in allen Geweben ein ebenso
feines Netzwerk sympathischer Nervenfasern. Wenn nun eine Hauptleitungsader
des Sympathicus unterbrochen wird, so ist wohl eine Abschwächung des Tonus
dadurch zu erzielen, eine völlige, längerdauernde Ausschaltung erscheint uns
undenkbar, wenigstens durch operative periphere Eingriffe. Auch auf pharmako-
logischem Wege ist das nicht zu erreichen, da die uns bisher bekannten spezifischen Sympathicusgifte nur vorübergehende Wirkung haben.

Dagegen ist es möglich, daß eine sehr weitgehende, wenn nicht völlige Ausschaltung der sympathischen Nerven durch eine Geschwulstbildung in diesen nämlich durch Neurofibromatose eintreten kann.

Sehr instruktiv ist da der von Pick veröffentlichte Fall: Am Dünndarm eines Pferdes fand sich in einem Sektor des Mesenteriums eine sehr ausgedehnte Neurofibromatose der Darmnerven. In der gleichen Ausdehnung wie sich diese Neurofibromatose entwickelt hatte, zeigte sich eine enorme Hypertrophie des Darmes, insbesondere der Muscularis. Unterhalb und oberhalb, wo unverändertes Mesenterium war, war auch der Darm normal (vgl. Abb. 69). An einem ursächlichen Zusammenhang zwischen Neurofibromatose und Darmhypertrophie ist also nicht zu zweifeln.

Da die Darmnerven ganz vorwiegend dem sympathischen Nervensystem angehören, so erscheint die zuerst von Brüning aufgestellte Hypothese, daß es sich hier um eine funktionelle Ausschaltung des Sympathicus mit konsekutiver Gewebshypertrophie handelt, weitgehend begründet. Heusch hat neuerdings weitere Beweise hierfür gesammelt, worüber er demnächst berichten wird.

Die Bedeutung des Sympathicus für die Gewebstrophik läßt sich also auf Grund der vorstehenden Ausführungen auf folgende Formel kurz zusammenfassen:

Sympathicus-Tonus

$+ + +$ = **Nekrose (Ulcera).**
$+ +$ = **Degeneration.**
$+ -$ = **Trophisches Gleichgewicht.**
$- -$ = **Regeneration.**
$- - -$ = **Hypertrophie.**

Diese Formel fand in gewissem Sinn ihre Bestätigung durch Untersuchungen, die R. Stahl über Herdreaktion und vegetatives Nervensystem angestellt hat. Er fand, daß Erhöhung des Vagustonus, die wir ja im allgemeinen mit Herabsetzung des Sympathicustonus gleichsetzen können, zu Sekretionsvermehrung, Herdreaktion, Besserung und Regeneration führt. Auch Luciani hat auf Grund von Untersuchungen, die er in den Jahren 1871—73 anstellte, die Meinung geäußert, daß Vasoconstriction (also Erhöhung des Sympathicustonus) identisch sei mit Beschleunigung der dissimilatorischen Prozesse, während die Dilatatoren den Aufbau im Gewebe begünstigen (also Herabsetzung des Sympathicustonus). Ferner stellte Vollmer die Hypothese auf, daß einer Stoffwechselverlangsamung eine Sympathicusreizung, einer Stoffwechselbeschleunigung eine Vagusreizung entspricht

Schließlich erwähnen wir noch eine Äußerung von L. R. Müller auf der Jahresversammlung des deutschen Vereins für Psychiatrie 1923, die im gleichen Sinne lautet: „Der Sympathicus regt die Abbauvorgänge an, der Vagus dagegen die Aufbauvorgänge".

Indikationen.

Wenden wir uns nunmehr der Indikationsstellung zu, so können wir ganz allgemein gesprochen sagen, daß die periarterielle Sympathektomie ein Verfahren ist, um den krankhaft gesteigerten Tonus des Sympathicus herabzusetzen, weil durch sie eine, und zwar eine sehr wesentliche Reizleitung unterbrochen wird.

Die periarterielle Sympathektomie wirkt niemals durch Unterbrechung aller sympathischen Bahnen, sie wirkt also um einen Vergleich aus der Elektrophysik zu gebrauchen, niemals im Sinne einer Ausschaltung des elektrischen Stromes, sondern immer nur im Sinne einer Drosselung bzw. Umformung auf niedrigere Spannung.

Das Hauptindikationsgebiet für die periarterielle Sympathektomie sind also alle krankhaften Zustände, die durch einen Reizzustand im sympathischen Nervensystem hervorgerufen sind.

Nach Nervenverletzungen auftretende vasomotorisch-trophische Störungen.

Nach den obigen Ausführungen können wir uns über diesen Punkt jetzt sehr kurz fassen.

Wenn wir uns darüber klar geworden sind, daß die periarterielle Sympathektomie nur durch Unterbrechung der Reizleitung wirkt, so werden wir ihr solche Verfahren vorziehen müssen, durch die es gelingt, das reizauslösende Moment überhaupt aus der Welt zu schaffen.

Ist also dieser Reiz durch ein Neurom oder Narbendruck ausgelöst, so kommt als erste therapeutische Maßnahme die Neurom- bzw. Narbenexcision mit konsekutiver Nervennaht in Frage. Wir müssen diese Operation so subtil wie möglich ausführen, um die Entstehung eines neuen Neuroms zu verhüten (vgl. S. 189).

Erst wenn es nicht gelungen ist das Rezidivieren des Neuroms zu verhüten oder aus irgend sonst einem Grund eine exakte Nervennaht überhaupt auszuführen, kurz, erst dann, wenn die kausale Therapie, durch die eine Ausschaltung der primären Reizursache möglich ist, versagt hat, erst dann ist nach unserer Ansicht die Indikation für die periarterielle Sympathektomie gegeben.

LERICHE, der anfänglich der periarteriellen Sympathektomie nach Nervenverletzungen ein weiteres Feld zugewiesen hatte, hat sich später unserer Anschauung mehr genähert.

Er schlug ferner die Operation vor aus dem Gedanken, zunächst durch sie die betreffende Extremität sozusagen zu sanieren, d. h. die Reinigung der chronisch entzündeten trophischen Geschwüre zu erstreben und damit die ganzen entzündlichen Vorgänge in der betreffenden Extremität (Lymphangitis usw.) zu bessern, kurz, so für die sekundär auszuführende Nervennaht von vornherein bessere Wundverhältnisse zu schaffen.

Uns erscheint diese, nennen wir sie einmal prophylaktische, periarterielle Sympathektomie nicht ganz unbedenklich, denn, sind die entzündlichen Vorgänge in der betreffenden Extremität noch so stark, daß sie die Ausführung der Neuromresektion und Nervennaht durch Wiederaufflackern der Infektion gefährden, so gefährden sie mindestens im gleichen Maße auch die periarterielle Sympathektomie. Eine Vereiterung der letzteren ist aber mindestens ebenso gefährlich, wenn nicht gefährlicher, wie die der Nervennaht, aus Gründen, die wir nicht weiter ausführen brauchen (vgl. S. 187).

Kausalgie.

Das Krankheitsbild der Kausalgie, mit dem uns zuerst WEÏR-MITCHELL näher bekannt gemacht hat, steht in innigster Wechselbeziehung zu den vasomotorisch-trophischen Störungen nach Nervenverletzungen und zu den vasomotorisch-trophischen Neurosen. Es wäre wohl überhaupt besser, in der Kausalgie nur ein Krankheitssymptom zu sehen. Nachdem aber seit Jahrzehnten mit diesem Krankheitsbegriff gearbeitet wird, wollen wir der Kausalgie auch eine besondere Betrachtung zukommen lassen.

Unter Kausalgie versteht man bekanntlich äußerst heftige Schmerzzustände in den peripheren Gliedmaßenabschnitten, Schmerzen, die oft jeder Behandlung trotzen, sich insbesondere auch durch Morphium wenig oder gar nicht beeinflussen lassen, meist nur durch den bekannten nassen Lappen, den sich die Kranken umwickeln, etwas gemildert werden.

Diese Schmerzen sind nicht an das Ausbreitungsgebiet eines peripheren, spinalen Nerven gebunden, was schon ihre Unabhängigkeit vom spinalen Nervensystem wahrscheinlich macht.

An sich bestehen zwei Möglichkeiten für die Entstehung solcher Schmerzzustände durch Störungen der Gefäßarbeit.

Einmal könnten durch die Folgen der ungenügenden Durchblutung, sei es unmittelbar, sei es infolge Reizung durch Zellabbauprodukte der trophisch geschädigten Gewebszellen, die Endigungen der sensiblen spinalen Nerven gereizt werden. Diese Möglichkeit ist unwahrscheinlich, weil dann eine Degeneration dieser Nervenenden und damit ein Nachlassen und Aufhören der Schmerzen sehr bald eintreten müßte.

Die andere Möglichkeit, die mehr Wahrscheinlichkeit für sich hat, ist die, daß es sich dabei vorwiegend um einen reinen Gefäßschmerz handelt.

Über den Gefäßschmerz haben neuere Untersuchungen von ODERMATT, FRÖHLICH und H. H. MEYER, sowie von HELLWIG mehr Klarheit gebracht.

ODERMATT fand, wie das ja längst bekannt ist, bei Kropfoperationen in örtlicher Betäubung die Ligatur der oberen Schilddrüsenarterie konstant schmerzhaft. Hatte er aber das Gefäß in einer Ausdehnung von 1—2 cm von allem periarteriellen Gewebe exakt freipräpariert, so blieb die Unterbindung jedesmal schmerzlos. Danach ist also die Sensibilität der Gefäße an das aufgelagerte periarterielle Gewebe gebunden.

Nach den Untersuchungen von FRÖHLICH und H. H. MEYER ist aktiver arterieller Gefäßkrampf außerordentlich schmerzhaft. Mit Adrenalininjektionen peripherwärts in eine Arterie konnten sie allerdings niemals eine Schmerzreaktion hervorrufen, dagegen löste Chlorbaryum stets einen sehr schmerzhaften Spasmus aus. Sie erklären den Unterschied damit, daß Adrenalin nur die kleinsten präcapillaren Arteriolen verengert, der schmerzhafte Chlorbaryumkrampf aber auch die größeren Arterien mit ihrer stark entwickelten Muskulatur betrifft.

Wir dürfen also annehmen, daß das auslösende Moment für den Gefäßschmerz die heftige Kontraktion der Gefäßmuskulatur ist. Bei der großen Rolle, die der Angiospasmus in der Pathogenese der vasomotorisch-trophischen Störungen, wie wir gesehen haben, spielt, ist daher das Auftreten von Gefäßschmerzen ohne weiteres verständlich.

Daß dieser Gefäßschmerz auf periarteriellen Bahnen fortgeleitet wird, beweist die mitgeteilte Beobachtung von ODERMATT, das beweisen aber auch die von HELLWIG angestellten Tierversuche. Er konnte zeigen, daß bei der Katze die Injektion von Chlorbaryumlösung in die Arteria femoralis nach ausgeführter periarterieller Sympathektomie völlig schmerzlos ist, während die sofort darauf erfolgende Injektion in die nicht sympathektomierte Arterie der anderen Seite heftigste Schmerzen auslöste.

Schließlich lassen auch die gerade bei der Kausalgie zu beobachtenden besonders guten Erfolge der periarteriellen Sympathektomie am Menschen den Schmerz als Gefäßschmerz ansprechen.

Somit ist bei allen Schmerzzuständen, die als Folgen eines krankhaft gesteigerten Angiospasmus, also als Folgen eines Reizzustandes im sympathischen Nervensystem anzusehen sind, ohne weiteres die Indikation zur periarteriellen Sympathektomie gegeben.

Vasomotorisch-trophische Störungen an Amputationsstümpfen.

Sind diese entstanden nach einer oberhalb der Amputation sitzenden Nervenverletzung infolge Neurombildung eben an dieser Verletzungsstelle, so gilt das oben Gesagte, d. h. erst, denn wenn es nicht gelingt, das reizauslösende Moment durch Neuromexcision usw. zu beseitigen, ist auch hier die periarterielle Sympathektomie angezeigt.

Besteht die Möglichkeit, daß von Neuromen im Amputationsschnitt aus der Reizzustand ausgelöst ist, so wird man ebenfalls zunächst durch Exstirpation der Amputationsneurome und durch Maßnahmen, die ein Rezidivieren derselben verhüten, auszukommen suchen und erst dann, wenn dieses Verfahren versagt, zur periarteriellen Sympathektomie greifen.

In den Fällen schließlich, in denen an Amputationsstümpfen vasomotorisch-trophische Störungen entstanden sind, ohne daß die beiden eben geschilderten Möglichkeiten vorliegen, wird man dagegen sofort die periarterielle Sympathektomie vornehmen.

Wie ist dann in letzterem Fall die Entstehung der vasomotorisch-trophischen Störungen zu erklären?

Hier hat offenbar die Nervenverletzung, von der der Reizzustand im sympathischen Nervengebiet ausgelöst wurde, unterhalb der Amputationsstelle gelegen.

Die Amputation wurde dann so tief ausgeführt, daß sie noch innerhalb der peripheren Zone zu liegen kam, innerhalb derer sich erfahrungsgemäß noch vasomotorisch-trophische Störungen ausbilden.

Nun wird man einwenden, durch die Amputation ist aber doch die Stelle, von welcher der Reiz ausging, in Fortfall gekommen. Gewiß, aber offenbar genügten die mit den Heilungsvorgängen an den amputierten Nervenstümpfen verbundenen Reize, um das Abklingen des Reizzustandes im sympathischen Gebiet zu verhindern. Jetzt kann nur noch die periarterielle Sympathektomie helfen.

Warum findet man diese zuletzt besprochenen vasomotorisch-trophischen Gewebsschäden nur an sehr langen Amputationsstümpfen?

Aus demselben Grund, aus dem sich die vasomotorisch-trophischen Gewebsschäden im allgemeinen ganz vorzugsweise an den peripheren Teilen der Extremitäten finden.

Diesen Grund dürfen wir wohl in der durch die Untersuchungen von GRÜTZNER und HEIDENHAIN, sowie LEWASCHEW festgestellten Tatsache erblicken, daß die gefäßverengernden Nerven teils wegen ihrer größeren Anzahl, teils auch wegen der größeren Anzahl der Blutgefäße eine kräftigere Wirkung auf die mehr peripheren Teile der Extremitäten ausüben. Im Tierexperiment ist z. B. ihr Einfluß auf die Zehen und Pfoten am größten, weniger stark auf den Unterschenkel und am schwächsten auf den Oberschenkel. Aus dem gleichen Grunde erklärt es sich auch, daß die Wirkung der Sympathektomie an den peripheren Gliedmaßenabschnitten stets am kräftigsten ist (vgl. auch S. 184, LÄWEN).

Hieraus geht auch hervor, daß man in solchen Fällen, in denen man an einem Amputationsstumpf wegen vasomotorisch-trophischen Störungen zur Reamputation gezwungen ist, die zweite Amputation so hoch machen muß, daß man aus dem durch Rezidive gefährdeten Gebiet herauskommt, d. h. also mindestens in der Höhe des Knies.

Die Erfahrung wird lehren, ob die periarterielle Sympathektomie es gestatten wird, auch in diesen Fällen die Reamputation mehr peripherwärts zu verlegen.

Traumatisches Ödem.

LERICHE zitiert folgende Experimente: Wenn man beim Tier die Vena femoralis unterbindet, so entsteht kein Ödem. Wenn man aber nach RANVIER dann noch den Ischiadicus durchschneidet, so erscheint ein Ödem. Ebenso, wenn man nach ROGER und JOSNÉ bei einem Kaninchen die drei Venen des Ohres unterbindet, so zeigt sich kein Ödem, wohl aber, wenn man nun auch den Halssympathicus durchtrennt.

Bewiesen also diese Tierexperimente einen Zusammenhang des Auftretens eines Ödems mit Störungen in der Gefäßarbeit, und hatte LERICHE nach Ausführung der periarteriellen Sympathektomie an Amputationsstümpfen das Verschwinden der Ödeme beobachtet, so war es konsequent, daß er mit der Operation auch das traumatische Ödem in Angriff nahm. Der Erfolg gab ihm recht. Hierbei werden wir ganz besonders daran denken müssen, daß vielleicht die Venomotoren eine wichtige Rolle spielen, aber das Wie ist noch völlig ungeklärt.

Die zum traumatischen Ödem führenden Störungen der Gefäßarbeit können wir uns so entstanden denken, daß in der gleichen Weise, wie wir es für die Verletzungen der Nervenstämme geschildert haben, auch von feinsten peripheren sympathischen Fasern aus, wie sie bei einer subcutanen Verletzung getroffen werden, ein Reizzustand im sympathischen System ausgelöst wird.

Anhangsweise sei hier noch die Beobachtung von LERI erwähnt, der ein Trophödem bei Spina bifida sah. Über den möglichen Zusammenhang geben unsere Ausführungen auf S. 148 Aufschluß. Das gleiche gilt für die Beobachtung von PAULIAN und BRUNNER, daß nach Verletzungen der Cauda equina die Fußtemperatur niedriger ist als beim Normalen.

Vasomotorisch-trophische Störungen nach Erfrierung

Daß die nach Erfrierung zur Beobachtung kommenden vasomotorisch-trophischen Störungen auch Folgen eines Reizzustandes im sympathischen Nervensystem sind, ist ebenfalls mehr als wahrscheinlich.

Nachdem schon MARCHAND festgestellt hatte, daß es bei der reinen Form der Kältegangrän durch Gefäßkontraktion zur Absperrung des arteriellen Blutes und damit zur Ischämie komme, trat vor allem WIETING auf Grund seiner

Beobachtungen im Balkankriege für die Bedeutung der Schädigung der Gefäßfunktion in der Pathogenese der Erfrierungen ein. TIZZONI und DE ANGELIS ver-
muten, daß die Kreislaufstörungen abhängig von einer Schädigung der Fasern
des Sympathicus sind. CONFORTI ist der Meinung, daß die Symmetrie der
Schädigungen an eine Neurosis vasomotorica denken lasse mit Übererregbarkeit der vasomotorischen Nerven, die auf Kältereiz wahre Spas-
men der Arterien hervorrufen.

Die veröffentlichten günstigen Erfolge der periarteriellen Sympathektomie
bestätigen sozusagen ex juvantibus diese Annahme.

Vasomotorisch-trophische Störungen nach Erkrankungen des Rückenmarkes.

Bei den vasomotorisch-trophischen Störungen, wie wir sie z. B. bei Spina
bifida nicht selten an den Füßen finden, erscheint auf den ersten Blick die Nervenreizung gegenüber der Nervenlähmung nicht in Frage zu kommen, da wir ge-
wohnt waren, ihr Entstehen auf angeborene Nervendegeneration zurückzuführen.

Günstige Operationserfolge, wie sie KATZENSTEIN und v. LICHTENBERG veröffentlicht haben, werfen jedoch ein anderes Licht auf diese Frage.

Beide haben Fälle von Blaseninkontinenz bei Spina bifida occulta, die
z. T. mit trophischen Geschwüren an den Füßen vergesellschaftet waren, operiert.
Sie fanden Verwachsungen zwischen Rückenmark, Dura und äußerer Haut, als
deren Folge Druck- und Zugwirkung auf das Rückenmark und die Nerven-
wurzeln anzunehmen sei, welche nun ihrerseits die Störungen auslösten.

Durch die Operation, die in Lösung der Verwachsungen bestand, wurde vollständige Heilung der Störungen der Harnentleerung und auch Heilung der
trophischen Störungen an den Füßen erzielt.

Auch HACKENBROCH berichtet, daß nach der Operation einer Spina bifida
occulta sich trophische Störungen an den Füßen zurückgebildet hätten.

Diese Heilerfolge beweisen unseres Erachtens, daß die Störungen Folgen
eines Reizzustandes in den Nerven waren. Hätte es sich um Folgen einer Nervendegeneration gehandelt, so hätte die Operation, nachdem die Degeneration viele
Jahre bestanden hatte, nach alle dem, was wir über Nervenregeneration nach so
langer Zeit wissen, keinen Erfolg mehr haben können.

So aber konnte durch Beseitigung des Reizzustandes im Nervensystem
Heilung erzielt werden.

Wenn auch bisher über Ausführung der periarteriellen Sympathektomie
wegen trophischer Störungen bei Spina bifida noch von keiner Seite berichtet
wurde, so tragen wir doch keine Bedenken auf Grund vorstehender Erwägungen
auch diese Fälle dem Indikationsgebiet der periarteriellen Sympathektomie
zuzuweisen.

Ähnliche Erwägungen bestehen für vasomotorisch-trophische Störungen
nach anderen Rückenmarkserkrankungen. Über einen Fall von beginnender
Gangrän bei spastischer Spinalparaparese infolge Spondylitis tuberculosa
werden wir später berichten (S. 168).

Handelt es sich bei Rückenmarkserkrankungen neben vasomotorisch-trophi-
schen Störungen auch um den völligen Verlust der Sensibilität, so gilt bei der
Beurteilung der Erfolge einer periarteriellen Sympathektomie das auf S. 135
Gesagte.

Röntgengeschwüre.

Von der Erwägung ausgehend, daß auch bei den Röntgengeschwüren trophoneurotische Einflüsse von Bedeutung seien, hat GUNDERMANN das Indikationsgebiet der periarteriellen Sympathektomie auf die Röntgengeschwüre ausgedehnt.

Die Ähnlichkeit zwischen trophischen und Röntgengeschwüren ist ja in der Tat sehr weitgehend. Ihr Aussehen, die mangelnde Heilungstendenz, vor allem die mit Ödembildung einhergehenden offensichtlichen Störungen der Gefäßarbeit in der Umgebung, ist bei beiden Geschwürsarten gleich.

Man hat schon früher zur Erklärung der unter dem Namen „Röntgenkater" zusammengefaßten Allgemeinschädigungen an die Möglichkeit der besondern Sensibilisierung der sympathischen Nervenenden gedacht, aber keine Beweise dafür erbringen können.

Wichtig für unsere Erwägungen ist auch wohl die Tatsache, daß im Plasma bestrahlter Tiere und Menschen vasoconstrictorische Stoffe auftreten, und daß das Auftreten dieser Stoffe parallel läuft mit dem einsetzenden Zellzerfall (MÜLLER-Marburg zitiert nach CZEPA und HÖGLER). Es ist also sehr wohl möglich, daß sich an dem Röntgenulcus eine Art circulus vitiosus entwickelt: Zellzerfall. Bildung vasoconstrictorischer Stoffe. Vasoconstriction in der Geschwürsumgebung. Schlechtere Durchblutung. Zellzerfall.

Wie die Vorgänge auch im einzelnen ablaufen mögen, die gerade in der Behandlung der Röntgengeschwüre durch die periarterielle Sympathektomie erzielten Heilerfolge sind der bündige Beweis dafür, daß eine große Anzahl der Röntgengeschwüre als trophische Geschwüre anzusehen sind, die entstanden sind infolge eines krankhaften Reizzustandes im sympathischen Nervensystem. Die periarterielle Sympathektomie ist für die Behandlung der peripheren Röntgengeschwüre die Methode der Wahl (PARTSCH). Es unterliegt für uns keinem Zweifel, daß auch das Röntgen-Ekzem der Hände ein dankbares Objekt für die periarterielle Sympathektomie abgeben wird.

Trophische Geschwüre aus unbekannter Ursache.

Da wir gesehen haben, daß trophische Geschwüre, deren Grundursache wir kennen, in erster Linie als Folgezustände eines krankhaften Reizzustandes im sympathischen Nervensystem anzusehen sind, so gehen wir wohl nicht fehl mit der Annahme, daß bei den trophischen Geschwüren, deren Grundursache wir nicht kennen, auch ein solcher Reizzustand vorliegt. Aus dieser Erwägung heraus können wir auch hierfür die periarterielle Sympathektomie dringend empfehlen.

Vasomotorisch trophische Neurosen.

Die unter dem Namen vasomotorisch-trophische Neurosen zusammengefaßten Krankheitszustände wie Morbus-Raynaud, Sklerodermie, Akroparästhesie, Angioneurotisches Ödem, Erythromelalgie sind schon lange als Erkrankungen des sympathischen Nervensystems, insbesondere als Folgen eines krankhaften Reizzustandes dieses Nervensystems aufgefaßt. Näheres darüber findet man bei CASSIRER.

So kamen denn LERICHE und unabhängig von ihm FORSTER auf den Gedanken, auch diese Erkrankungsformen in das Indikationsgebiet der periarteriellen Sympathektomie einzubeziehen.

Daß ein Reizzustand im sympathischen Nervensystem bei
diesen Erkrankungen vorliegt, wissen wir jetzt nicht zum wenigstens aus den durch die periarterielle Sympathektomie erzielten
Erfolge ganz bestimmt. Wodurch aber dieser Reizzustand ausgelöst wird,
ist noch ungewiß. Es ist wohl möglich, ja wahrscheinlich, daß die primäre Ursache in einer Dysfunktion des endokrinen Drüsensystems liegt, und daß dann
sekundär die sympathischen Ganglien gereizt werden.

Jedenfalls gibt es bisher noch kein Mittel, um das reizauslösende Moment
an seiner Wurzel zu treffen, wie ja denn überhaupt diese Erkrankungsformen
bisher therapeutisch so gut wie unbeeinflußbar waren, abgesehen von kurzen
vorübergehenden Besserungen.

Die Wirkung der periarteriellen Sympathektomie bei ihnen ist ganz im selben
Sinne zu erklären, wie wir es eben für die vasomotorisch-trophischen Störungen
nach Nervenverletzungen geschildert haben, d. h. die krankhaft gesteigerten
Reize werden durch sie abgedrosselt.

Die Beobachtungen, die wir bei der Ausführung der periarteriellen Sympathektomie bei diesen Erkrankungen machten, haben uns gezeigt, daß bei ihnen
angiospastische Zustände eine ganz besondere Rolle spielen.

Wenn wir auch nicht behaupten wollen, daß alle Krankheitserscheinungen
lediglich Folgen dieses Angiospasmus sind — die Möglichkeit, daß daneben auch
noch rein trophische Störungen im engeren Sinne mitspielen, halten wir für
gegeben, — so besteht für uns doch kein Zweifel darüber, daß dem Angiospasmus für die Pathogenese der trophischen Gewebsschäden eine ganz wesentliche Rolle zukommt.

Daß aber die periarterielle Sympathektomie für die Ausschaltung des Angiospasmus das Gegebene ist, darüber brauchen wir uns jetzt nicht weiter aus-
zulassen nach dem, was wir über die physiologische Wirkung des Verfahrens
gesagt haben.

Aus den Beobachtungen über den Angiospasmus bei vasomotorisch-
trophischen Neurosen sei folgendes mitgeteilt.

Schon RAYNAUD nahm an, daß die Syncope locale, das Vorstadium der
Asphyxie locale, entstehe durch Kontraktion der kleinen, und wie vorübergehende
Kontraktionszustände an der Arteria radialis beweisen, auch der größeren Arterien. CURSCHMANN und O. MÜLLER konnten durch Plethysmographie bzw.
capillarmikroskopische Untersuchungen die Erhöhung des Vasoconstrictorentonus bei diesen Erkrankungen nachweisen.

Ferner sei hier auf die Feststellungen HAHNS verwiesen. Er konnte im Anfall ein Sinken des Blutdruckes an der Radialis und capillarmikroskopisch zunächst eine fast völlige Blutleere, später neben verengerten Schlingen erweiterte
atonische Riesenschlingen sehen. Er glaubt, daß es sich um eine Kontraktions-
welle handelt, die vom subcapillären, arteriellen Plexus, vielleicht noch viel
weiter proximal an den großen Arterien ihren Anfang nehmend über die Capillar-
schlingen auf den venösen Plexus und schließlich die größeren Venen übergeht.

Die Beobachtung der vorübergehenden Kontraktionszustände an der Arteria
radialis, sowie an den Arteriolen und Capillaren war bisher das einzige objektiv
intra vitam festgestellte Merkmal angiospastischer Zustände.

Ob und wie weit sich dieser Angiospasmus nach oben erstreckte, war bisher
unbekannt. Wohl hat man bei Sektionen eine auffallende Kleinheit des

gesamten Gefäßsystems (CASSIRER, S. 493) oder eine Hypoplasie der Arterien (KOLISCH) festgestellt und daraus geschlossen, daß spastische Kontraktionen der Gefäße intra vitam diese Hyperplasie verursacht haben.

Wir konnten nun bei unseren Operationen wiederholt feststellen, daß sich dieser Angiospasmus weit hinauf, am Arm mindestens bis zum Übergang der Brachialis in den Axillaris erstreckt. Wir fanden das Kaliber der Gefäße oft so klein, daß wir zunächst an eine abnorm hohe Teilung dachten und uns durch weiteres Freipräparieren nach oben erst Klarheit schaffen mußten.

Unsere Beobachtungen finden ihre Bestätigung bei KÜMMELL, LOTSCH (mündliche Mitteilung), WIETING u. a.

LERICHE ist dagegen in dieser Frage anderer Ansicht. Er nimmt an, daß der beobachtete Angiospasmus schon die Folge der Gefäßfreilegung und einer besonders starken Reizbarkeit des periarteriellen Plexus gegenüber dem Operationstrauma sei, oder mit anderen Worten, daß sich im Moment der operativen Freilegung blitzartig der Angiospasmus einstelle und so das schon längere Bestehen einer Gefäßverengerung vortäuschen könne.

Wir haben aber immer wieder diesen Angiospasmus schon zu einer Zeit feststellen können, wo von einer operativen Verletzung oder auch nur Schädigung des periarteriellen Plexus noch gar nicht die Rede sein konnte. Vor allem aber spricht gegen seine Annahme die oben erwähnte Feststellung, daß man ohne Operation, also durch die intakte Haut, den Angiospasmus bei den Gefäßkrisen der RAYNAUDschen Krankheit durch Palpation an der Radialis feststellen konnte.

Wir haben bisher durch unsere Untersuchungen und Beobachtungen keine Klarheit darüber gewinnen können, ob und wieweit neben dem Angiospasmus auch noch eine Einschränkung rein trophischer Funktionen der sympathischen Nerven einhergeht. Bekanntlich lassen sich alle sog. rein trophischen Störungen ausnahmslos auch als Folgen der gestörten Gefäßarbeit erklären. Die Frage, ob es überhaupt eine rein trophische Funktion des sympathischen Nerven gibt, ist bis heute noch ungelöst.

In jüngster Zeit erklären L. R. MÜLLER und seine Schule auf Grund klinischer Beobachtungen, daß der geregelte Ernährungszustand der Gewebe weder durch sensible noch durch vasomotorische Nerven allein aufrecht erhalten wird. Sie nehmen also einen spezifisch trophischen Einfluß an, eine schlüssige Beweisführung können aber auch sie nicht beibringen.

Nur bei einer der zu den vasomotorisch-trophischen Neurosen gehörenden Erkrankungen spielt der Angiospasmus keine Rolle, nämlich bei der Erythromelalgie. Im Gegenteil, es handelt sich bei ihr um ausgesprochene Vasodilatation. Es darf daher nicht wunder nehmen, daß bei ihr die periarterielle Sympathektomie versagt hat. Handelt es sich doch nie um ein Zuviel, sondern eher um ein Zuwenig am Tonus im sympathischen Nervensystem.

Die Erythromelalgie gehört daher nicht in das Indikationsgebiet der periarteriellen Sympathektomie.

Hautkrankheiten.

Nachdem schon LERICHE den günstigen Einfluß der periarteriellen Sympathektomie auf das variköse Ekzem beobachtet hatte, war es KREIBICH, der darauf aufmerksam machte, daß entsprechend der günstigen Beeinflussung der vasomotorisch-trophischen Störungen der Haut (Angioneurosen) die Operation

auch bei anderen Hauterkrankungen, die diesen nahe stehen, erfolgreich angewandt werden könne.

Er glaubt, daß beim Pigmentsarkom von KAPOSI, bei dem die bisherigen
Behandlungsmethoden zu keinem Dauererfolg geführt haben, die periarterielle
Sympathektomie indiziert sei, besonders wenn die Annahme sich bestätigt, daß
es sich bei dieser Erkrankung um ein angiotrophisches Granulom handelt.

Ferner zieht er in Erwägung die Acrodermatitis atrophicans. Wenn auch eine
Wirkung auf den bereits atrophischen Zustand kaum noch zu erwarten sei, so
könnte doch ein Stationärbleiben bewirkt und das zentripetale Fortschreiten
verhindert werden.

Auch manche chronische Ekzeme der Hände, Psoriasis der Handteller, die
Keratodermia symmetrica RESNIERS, die Hyperhydrosis und das Röntgenekzem
kämen in Frage.

Auf letzteres verwiesen wir schon an anderer Stelle (S. 149).

Diese Vorschläge KREIBICHS sind durch die Operationserfolge von KÜMMELL
und PATSCHKE z. T. bestätigt worden (S. 176).

Claudicatio intermittens, endarteriitische und arteriosklerotische Gangrän.

Nach unseren Ausführungen über Angiospasmus, die wir oben gegeben haben
einerseits, und auf Grund der Tatsache, daß angiospastische Zustände bei diesen
Erkrankungen eine bedeutsame Rolle spielen, andererseits erscheint die periarterielle Sympathektomie zunächst ohne weiteres indiziert.

In der Tat können wir auf Grund unserer Erfahrungen die Operation bei
diesen Erkrankungsformen immer dann dringend empfehlen, wenn angiospastische Erscheinungen im Vordergrund stehen. In solchen Fällen
löst die Sympathektomie den auf einen Reizzustand im sympathischen Nervensystem beruhenden Gefäßkrampf.

Für die Claudicatio intermittens hat wohl als erster HIGIER die Operation
empfohlen zur Beseitigung der vasomotorischen Störungen, ,,die unter der Form
gesteigerter Erregbarkeit oder aufgehobenen Gleichgewichtszustandes der vasomotorischen Zentren dem Auftreten der Gangrän Vorschub leisten".

Auch für die beginnende Endarteriitis und Arteriosklerose ist es
bekannt, daß sie sehr oft mit angiospastischen Zuständen vergesellschaftet ist
(WIETING, CALANDER). Die peripheren Arterien zeigen bei ihr eine abnorme
Krampfbereitschaft, was KRAWKOW, ANITSCHKOFF und NETSCHNEFF jr. in sehr
instruktiven Experimenten nachweisen konnten.

Sie experimentierten an frisch amputierten Fingern und Zehen, welche sie von den
volaren bzw. plantaren Arterien aus mit RINGER-LOCKEscher Lösung durchspülten. Sie
setzten dann dieser Lösung die verschiedenen vasomotorischen Gefäßgifte in wechselnder
Konzentration zu und konnten nun einerseits durch unmittelbare Beobachtung der Arterien,
andererseits durch Beobachtung der Abflußgeschwindigkeit der Spülflüssigkeit aus den
Venen (Tropfenfolge) sich ein Bild über die Änderung der Gefäßarbeit machen.

Unter anderen fanden sie nun bei ihren Versuchen, daß die peripheren Arterien bei Arteriosklerose und spontaner Gangrän eine verminderte Erweiterungs-
fähigkeit und gesteigerte Fähigkeit zur Verengerung und eine bedeutend gesteigerte Neigung zum Gefäßkrampf zeigen. Allerdings wird das nur im Anfang
des Prozesses beobachtet, im weiteren Verlauf erlischt auch die Fähigkeit zur
Verengerung, und die Gefäße hören überhaupt auf, auf Gifte zu reagieren.

Darin liegt nun auch die Schwierigkeit der Indikationsstellen bei weiter vorgeschrittenen Fällen von Arteriosklerose z. T. begründet.

Je mehr das funktionelle Moment, d. h. der Angiospasmus zurücktritt zugunsten des pathologisch-anatomischen Zustandes, d. h. der Gefäßstarre, desto mehr wird das Indikationsgebiet der Operation eingeschränkt.

Neben dem Angiospasmus im Beginn der Arteriosklerose sprechen auch neuere Untersuchungen STAEMMLERS für den ursächlichen Zusammenhang zwischen einem Reizzustand im sympathischen Nervensystem und der arteriosklerotischen Gefäßerkrankung.

Bei der Sektion von 38 Fällen von allgemeiner Arteriosklerose fand er 28 mal ausgesprochene Ganglienveränderungen an den sympathischen Ganglien. Da die Arterien in den Ganglien selbst nie arteriosklerotische Veränderungen aufwiesen, die Atrophie der Ganglien sich auch in leichten Fallen von Arteriosklerose fand, wo eine allgemeine Beeinflussung der Zirkulation durch diese noch nicht angenommen werden konnte, auch Fälle von Mesaortitis syphilitica die Sympathicuserkrankung vermissen ließen, so glaubt er es ablehnen zu können, daß die Sympathicuserkrankung eine Folge von Arteriosklerose ist. Da andererseits ein rein zufälliges Nebeneinander beider Prozesse bei der funktionellen Abhängigkeit beider Organsysteme voneinander unwahrscheinlich ist, so bildete er sich das Urteil, daß die Veränderungen im sympathischen Nervensystem in diesen Fällen eine Ursache der Arteriosklerose waren[1]).

Er führt dann weiter aus, daß seine Befunde aber auch nicht ohne weiteres auf eine primäre Herabsetzung der Sympathicusfunktion schließen lassen. Die Erkrankung der Ganglien muß als chronische Entzündung aufgefaßt werden. Wie auch sonst nicht selten in nervösen Zentralorganen entzündliche Erkrankungen funktionell zu Reizerscheinungen führen, so könne man auch für den Sympathicus annehmen, daß dem atrophischen Endstadium ein entzündliches Reizstadium vorausgeht, das zur Tonuserhöhung der Arterien führt[1]).

Besteht die Annahme eines anfänglichen entzündlichen Reizstadiums zu Recht, so dürfen wir darin das pathologisch-anatomische Substrat für die erhöhte Krampfbereitschaft der arteriosklerotischen Gefäße im Beginn ihrer Erkrankung erblicken.

Die Indikationsstellung wird dadurch besonders schwierig, daß wir durch unsere Untersuchungsmethoden nicht Klarheit darüber schaffen können, wie weit der Angiospasmus und wie weit die Gefäßstarre und Gefäßverengerung an den Ernährungsstörungen schuld sind.

Allerdings ist ja auch in letzterem Fall insofern eine günstige Einwirkung der Sympathektomie zu erwarten, als die arterielle Durchblutung gebessert wird, es fragt sich aber, ob sie gegenüber der Gefäßstarre und Gefäßverengerung die Ernährungsverhältnisse an der Peripherie noch genügend heben kann.

Hinzuweisen ist auch darauf, daß selbst dann, wenn die Operation die Gangrän nicht aufhalten und eine Amputation nicht verhindern kann, doch insofern ein Nutzen durch sie erzielt wird, als für die Heilung der Amputationswunde bessere Durchblutung und damit bessere Heilungsaussichten geschaffen werden.

---

[1]) Im Original nicht gesperrt.

Wir fassen unsere Ansicht über die periarterielle Sympathektomie bei der beginnenden endarteriitischen und arteriosklerotischen Gangrän dahin zusammen, daß dann, wenn angiospastische Zustände vorherrschen, die Operation absolut, in allen anderen Fällen nur relativ indiziert ist. Fortgeschrittene Fälle, und vor allem infizierte Fälle von Gangrän bilden auch für uns eine Kontraindikation.

In den Fällen, in denen nach Amputation des einen Beines auch das andere erkrankt und von der Amputation bedroht ist, stellen wir dagegen die Indikation für die Sympathektomie weiter. In solchen Fällen sollte man immer die wenn auch geringen Chancen auszunutzen suchen, bevor man den doppelt verstümmelnden Eingriff ausführt.

Diabetische Gangrän.

Die oben für die Indikationsstellung bei der beginnenden arteriosklerotischen Gangrän betonten Schwierigkeiten werden nun noch wesentlich größer, wenn wir uns überlegen, ob wir die diabetische Gangrän mit in das Indikationsgebiet der periarteriellen Sympathektomie einbeziehen sollen.

Aber wenn auch einerseits bei dieser Gangränform das im Beginn der Arteriosklerose vorhandene funktionelle, angiospastische Moment fehlt, so ist doch andererseits zu bedenken, daß die nach der periarteriellen Sympathektomie einsetzende Hyperämie die Gewebsernährung an der Peripherie verbessern kann.

Diese Hyperämie ist aber vorübergehend, besonders dann, wenn vor der Operation wie bei diesen Fällen, ein Reizzustand im sympathischen Nervensystem nicht bestanden hat. Ferner ist zu bedenken, daß das Grundleiden durch die Sympathektomie nicht beeinflußt wird und unaufhaltsam weiter fortschreitet.

So sind denn auch die bisher veröffentlichten Operationsergebnisse nicht sehr ermutigend, so daß wir im allgemeinen die Operation hierbei für kontraindiziert halten.

In besonderen Fällen wird man aber, wenn es z. B. schwer zu entscheiden ist, ob der Diabetes oder die gleichzeitig bestehende Arteriosklerose den Hauptanteilen der beginnenden Gangrän haben, immer dann vor Ausführung einer Amputation noch zur Sympathektomie raten, wenn angiospastische Krisen im Krankheitsbild hervortreten.

Bei den bisher besprochenen Indikationen wurde die periarterielle Sympathektomie vorwiegend aus dem Grunde empfohlen, weil durch sie ein Reizzustand im sympathischen Nervensystem beseitigt und die gestörte Gefäßarbeit wieder geregelt werden sollte. Bei der Besprechung des letzten Punktes wurde aber schon darauf hingewiesen, daß die durch die Operation bewirkte Hyperämisierung an sich als Heilmethode ausgenützt werden könnte. So ist denn auch in der Tat das Indikationsgebiet der periarteriellen Sympathektomie in diesem Sinne, d. h. also zur Ausnutzung der Hyperämie ganz gewaltig erweitert worden.

Wir selbst können allerdings nicht über persönliche Erfahrungen in dieser Richtung Mitteilung machen, da wir uns bisher an die im vorstehenden aufgestellte, sagen wir mal strengere Indikation gehalten haben. Man hat behauptet, daß bei der relativen Ungefährlichkeit der Operationsmethode eine erweiterte

Indikationsstellung unbedenklich sei. Das mag sein. Trotzdem nehmen wir der erweiterten Indikationsstellung gegenüber eine etwas reserviertere Stellung ein. Eine gar zu weitgehende Indikationsstellung und die dadurch unausbleiblichen Mißerfolge führen nur zu leicht dazu, die ganze Operation in Mißkredit zu bringen.

Ulcus cruris.

Handelt es sich um ein trophisches Ulcus bzw. um ein Ulcus, in dessen Genese trophische und angiospastische Störungen als Mitursache angenommen werden können, so besteht natürlich eine absolute Indikation für die periarterielle Sympathektomie.

Anders aber beim gewöhnlichen Ulcus cruris varicosum. Hierbei können wir ja auf die eigentliche Grundursache, nämlich die mit der venösen Stauung verbundene Zirkulationsstörung, nicht einwirken, es sei denn, daß die Bedeutung der Unterbrechung der Venomotoren dafür erwiesen wird.

Die auf die Sympathektomie folgende Hyperämie wird gewiß durch die bessere Ernährung der Gewebszellen im Sinne der Beschleunigung der Heilung wirken. Es hat sich aber gezeigt, daß gerade in solchen Fällen, in denen eine Tonussteigerung im Sympathicusgebiet nicht vorliegt, auch die hyperämisierende Wirkung der periarteriellen Sympathektomie nur von vorübergehender Wirkung ist. Man sieht dann wohl einen Anstoß zur Heilung, der aber bald, meist nach 2—3 Wochen, wieder abklingt. Nun hat KAPPIS gezeigt, daß man dann durch Ausführung einer zweiten und selbst dritten Sympathektomie in Verlängerung der ersten einen neuen Anstoß schaffen und so schließlich volle Heilung erzielen kann. Die Wirkung dieser zweiten Operation erklärt sich aus dem segmentären Herantreten eines Teiles der Gefäßnerven an die Gefäße, so daß also bei der zweiten Operation noch Bahnen durchtrennt werden, die bei der ersten Operation intakt geblieben waren.

Da aber nunmehr von mehreren deutschen und französischen Autoren über zahlreiche auch längerdauernde Heilungen von jahrelang bestehenden Ulcera cruris berichtet wurde, so erscheint in solchen Fällen, in denen die bisherigen Verfahren versagt haben, ein Versuch mit der Sympathektomie begründet.

Verzögerte Konsolidation einer Fraktur.

Auch diese Zustände hat KAPPIS mit in das Indikationsgebiet einbezogen und über eine günstige Beobachtung berichtet. Hierbei ist allerdings das post hoc ergo propter hoc besonders schwer zu beurteilen. Bei der ausschlaggebenden Bedeutung des Gefäßsystems für die Knochenregeneration (ROHDE) ist die postoperative Hyperämie jedoch sicherlich von großem Nutzen.

Knochen- und Gelenktuberkulose

In diesem Punkt verhalten wir uns einstweilen am meisten reserviert. FLORESCU (Klausenburg) hat als erster auf die Möglichkeit hingewiesen, die Hyperämie nach der periarteriellen Sympathektomie im Sinne der BIERschen Behandlung bei der Knochen- und Gelenktuberkulose auszunützen. Gundermann ist ihm in der Indikationsstellung gefolgt. Er schränkte die Indikation allerdings insofern ein, als er die Operation nur in verzweifelten Fällen vor

Ausführung verstümmelnder Eingriffe ausgeführt wissen will. Mit dieser Einschränkung können wir ihm folgen. Für die erweiterte Indikation müssen dagegen wissenschaftliche Forschung und klinische Erfahrung bessere Grundlagen schaffen.

Chronische rheumatische Gelenkaffektionen.

Diese Indikation stammt von LERICHE. Er will durch Beeinflussung der Ernährung des Bindegewebes Contracturen verhüten. Er hält die Operation für besonders indiziert bei solchen chronischen Arthritiden, die mit Atrophie der Haut und vasomotorisch-trophischen Störungen einhergehen.

Auch die chronischen Arthritiden, wie sie oft bei älteren Frauen gesehen werden und als Folge einer Dysfunktion der Ovarien wohl aufzufassen sind, werden sich durch die Operation günstig beeinflussen lassen, wie wir das bei den chronischen Gelenkentzündungen der Sklerodermie öfters gesehen haben.

Die guten Erfolge der Sympathektomie bei solchen Gelenkveränderungen geben einen wichtigen Hinweis über den Weg, auf dem endokrine Störungen zu solchen Gelenkveränderungen und überhaupt zu trophischen Störungen führen. Zwei Wege sind möglich, entweder verursacht die Dysfunktion der endokrinen Drüsen eine Blutveränderung und auf dem Blutwege werden dann die betreffenden Gewebe, hier also die Gelenke, direkt geschädigt, oder aber die Dysfunktion der endokrinen Drüsen schädigt zunächst die sympathischen Ganglien, und erst auf dem Umwege über eine krankhafte Reizung der vegetativen Nerven bilden sich die trophischen Störungen aus. Die Operationserfolge sprechen für den zweiten Modus. Weiter spricht dafür der Umstand, daß wir sowohl bei der Arthritis der alten Frauen wie bei der Sklerodermie die Gelenkveränderungen nur an den peripheren Gelenken sehen. Ebenso fanden wir ja auch die sonstigen trophischen Störungen vor allem an den Enden der Extremitäten lokalisiert. Wären sie auf dem Blutwege ausgelöst, so müßten sie sich über den ganzen Körper mehr gleichmäßig verteilt finden. Geht der krankhafte Reiz aber durch das zwischengeschaltete vegetative Nervensystem, so ist die Bevorzugung der peripheren Gliedmaßenabschnitte ohne weiteres erklärt, da wir ja schon seit den Untersuchungen von LEWASCHEW, GRÜTZNER und HEIDENHAIN wissen, daß die Wirkung der Vasoconstrictoren an den peripheren Teilen der Extremitäten eine viel intensivere ist als an den mehr zentral gelegenen Teilen. So müssen auch krankhafte Reizzustände der Vasoconstrictoren an den peripheren Teilen schwerere Veränderungen zur Folge haben.

Mangelhafte Funktion endokriner Drüsen.

Haben wir soeben darüber gesprochen, daß die Folgen einer Dysfunktion endokriner Drüsen an den peripheren Gliedmaßenabschnitten sich durch die periarterielle Sympathektomie an der peripheren Gliedmaßenarterie herabmildern lassen, so müssen wir jetzt darauf aufmerksam machen, daß LERICHE empfohlen hat die mangelhafte Funktion endokriner Drüsen dadurch zu bessern, daß an der zuführenden Arterie dieser Drüsen (in Betracht kommen Schilddrüse, Hoden, Ovarien) die periarterielle Sympathektomie ausgeführt wird und die Drüsen durch sie hyperämisiert werden.

Hierbei wird man allerdings sehr vorsichtig vorgehen müssen deshalb, weil es möglich ist, daß man durch die Operation nicht nur die vasomotorischen, sondern auch die sekretorischen Bahnen der betreffenden Drüse unterbricht. Die Beobachtungen an der Schilddrüse beim Basedow nach Exstirpation des Halssympathicus geben da zu denken. Wir sehen doch, daß nach Exstirpation des Halssympathicus sich die Basedow-Struma zurückbildet. Wenn nun LERICHE vorschlägt, beim Myxödem durch periarterielle Sympathektomie an der Arteria thyreoidea eine Hyperämie der Schilddrüse und damit eine bessere Funktion derselben zu erwirken, so scheint hier ein unüberbrückbarer Widerspruch zu klaffen. Eine Lösung findet sich vielleicht darin, daß bei der Exstirpation des Halsgrenzstranges und seiner Ganglien alle Bahnen, auch die sekretorischen unterbrochen werden, bei der periarteriellen Sympathektomie an der Arteria thyreoidea vielleicht aber nur die vasomotorischen.

Da wir nun bei den in Betracht kommenden Drüsen noch nichts Sicheres über den Verlauf der sekretorischen und vasomotorischen Bahnen wissen, so kann es uns blühen, daß wir durch eine periarterielle Sympathektomie an der zuführenden Arterie nicht nur keine Besserung der mangelhaften Drüsenfunktion erzielen, sondern den geringen Rest von Funktion weiter schädigen oder gar ganz ausschalten.

Wir empfehlen daher noch größte Zurückhaltung in dieser Indikationsstellung.

Anhang.

Die periarterielle Sympathektomie an der Carotis.

Sie erfordert noch eine gesonderte Besprechung, nachdem unsere bisherigen Ausführungen abgesehen von dem letzten Punkte sich ausschließlich mit der Operation an den Hauptarterien der Extremitäten befaßt hat.

LERICHE hat die Operation an der Carotis ebenfalls als erster als selbständigen Eingriff empfohlen, während BRÜNING für die Ausführung derselben in Verbindung mit der Exstirpation des Halsgrenzstranges eingetreten ist.

Die Technik weicht nicht von der für die Arterien im allgemeinen geschilderten ab. Man führt sie am zweckmäßigsten an der Carotis communis aus, weil man hier noch die Chance hat, den ganzen Plexus zu unterbrechen und weil hier keine Seitenäste abgehen. Will man sicher alle sympathischen Bahnen unterbrechen, so geht man so vor, daß man zunächst Vena jugularis und Nervus vagus aus der gemeinsamen Gefäßscheide auslöst und nun letztere mitsamt der Adventitia der Carotis auf etwa 4—5 cm exstirpiert.

Der örtliche Spasmus tritt während der Operation an der Carotis nicht so deutlich auf wie an den Arterien der Extremitäten; feststellen kann man ihn aber auch hier immer. Er hält einige Stunden an, mit seinem Nachlassen zeigt sich dann im ganzen Ausbreitungsgebiet der Carotis eine starke Hyperämie.

LERICHE hat in drei Fällen die Zeit, in welcher der Spasmus andauert, in der also eine verminderte Blutzufuhr zum Kopf bostoht, prophylaktisch zur Blutersparnis bei Schädeloperationen ausgenützt (dans un but d'hémostase préalable). Er hatte den Eindruck, daß durch die vorausgeschickte Sympathektomie an der Carotis der beabsichtigte Zweck erreicht wurde. Er hat für diese prophylaktische Anwendung der Operation jedoch keine Nachahmer gefunden.

Sohr beachtenswert ist nun die Tatsache, daß sich nach Ausführung der Sympathektomie an der Carotis am Auge der HORNERsche Symptomenkomplex einstellt, allerdings nicht so schnell und nicht so ausgesprochen, wie man es nach Exstirpation des Grenzstranges und seiner Ganglien sieht. Wir besitzen hierüber allerdings keine eigenen Beobachtungen, da wir die Operation stets in Verbindung mit der Exstirpation des Grenzstranges ausgeführt haben, wir folgen in der Angabe über die Wirkung der reinen Sympathektomie an der Carotis daher ganz den Mitteilungen von LERICHE und HELLWIG. Letzterer hat darüber Tierexperimente angestellt. Das Auftreten des HORNERschen Symptomenkomplexes nach der reinen Sympathektomie an der Carotis ist deshalb so bedeutungsvoll, weil es beweist, daß die sympathischen Bahnen für das Auge nicht nur über den Grenzstrang und des Ganglion supremum, sondern auch über den Plexus pericarotideus verlaufen.

In einem Fall beobachtete Leriche auch eine Erhöhung des Bulbusdruckes (20 gegenüber 16 der gesunden Seite); nach der Exstirpation des Grenzstranges beobachteten wir dagegen eine Herabsetzung des Bulbusdruckes (vgl. S. 63).

Die sekundäre Hyperämie wurde beobachtet an den Hautgefäßen, besonders an denen der Ohrmuschel, an den Gefäßen der betreffenden Zungenhälfte, an den Gefäßen der Conjunctiva und Retina und auch an den Gehirngefäßen, letzteres gelegentlich einer Schädeloperation.

Die Erscheinungen blieben etwa 8 Tage lang intensiv, um dann allmählich nachzulassen. Nach drei Monaten war gewöhnlich nichts mehr nachzuweisen.

Abadie hat die Operation in einem Fall von Opticusatrophie ausgeführt, sah aber keinen Dauererfolg, Leriche hatte Erfolg mit der Operation bei der Behandlung rezidivierender Hornhautgeschwüre.

Klinische Beobachtungen.

Allgemeines.

Eine nunmehr schon von verschiedenen Autoren festgestellte Tatsache ist es, daß die günstige Wirkung der periarteriellen Sympathektomie sich nicht nur örtlich beschränkt, sondern auch oberhalb der Operationsstelle günstige Wirkung zeigen kann, ja daß sehr oft bei Operationen an einer Extremität auch die krankhaften Veränderungen der anderen korrespondierenden Extremität günstig beeinflußt werden.

So beobachteten wir einen Fall von Schußverletzung der Cauda equina. Seit 5 Jahren bestand ein trophisches Geschwür an der Ferse. Nach Sympathektomie an der Femoralis heilte nicht nur dieses Geschwür, sondern auch ein gleichzeitig entstandenes Decubitalgeschwür am rechten Gesäß. Diese auffallende Heilung läßt sich nur so erklären, daß nach operativer Unterbrechung der einen Hauptreizleitung des sympathischen Nervensystems der gesteigerte Tonus in der ganzen Extremität herabgesetzt wurde (vgl. auch die Beobachtung von Milko).

Kappis hat daraufhin bei einer 52jährigen Frau, die nach Apoplexie infolge von Lues cerebri an einem großen Decubitus über dem Steißbein litt, eine doppelseitige Sympathektomie an der Femoralis ausgeführt. Das Decubitalgeschwür blieb unbeeinflußt.

Kappis ist dabei in seiner Indikationsstellung von falschen Voraussetzungen ausgegangen. Die Operation mußte versagen, weil ja in seinem Fall ein Reizzustand mit Tonuserhöhung im sympathischen Nervensystem nicht vorlag, so konnte denn auch unmöglich eine peripher ausgeführte Operation eine Wirkung zentralwärts ausüben.

Auf welche Weise eine gewisse Beeinflussung zentralwärts eintreten kann, das zeigen auch die Beobachtungen von Lublin. Er konnte nachweisen, daß nach Oberschenkelamputationen die Rectaltemperatur nicht wie gewöhnlich $^5/_{10}^0$ höher ist als die Achselhöhlentemperatur, sondern im Gegenteil ebenso hoch, ja in extremen Fällen bis zu $1,3^0$ niedriger gefunden wird. Er kam zu der Annahme, daß die Muskulatur der Gefäße im kleinen Becken und

Oberschenkelstumpf durch das Amputationstrauma irgendwie in einen Spasmus versetzt sei. Wir halten diese seine Hypothese für begründet und glauben,· daß im speziellen das Operationstrauma und die einsetzenden Heilungsvorgänge an den durchtrennten vasomotorischen Bahnen und damit im ganzen sympathischen System einen Reiz auslösen.

In diesem Zusammenhang sei auch auf folgende von KREIBICH mitgeteilten klinischen Beobachtungen hingewiesen:

KREIBICH selbst sah nach umschriebener Verbrennung eine halbseitige Cutis anserina, solange die Wunde offen war. Sie verschwand, als sich die Wunde schloß. SOBOTKA sah halbseitige Cutis anserina von einem Narbenkoloid am Bauch ausgehend, v. TSCHERMAK sah einen Zoster proximal von einer Ulnarisverletzung. Nach Schußverletzung des Plexus brachialis verschwand Psoriasis der gleichen Körperhälfte.

Der Beobachtung, daß nach Operation der einen Seite auch die andere nicht operierte Seite günstig beeinflußt werden kann, liegen physiologische Tatsachen zugrunde.

So sah LOVÈN, daß bei Reizung des einen Nervus auricularis posterior die Gefäße in beiden Ohren erweitert wurden, wenn auch die Rötung an der nicht operierten Seite um ein merkliches schwächer war.

MASIUS und VOULAIR beobachteten, daß bei zentraler Reizung des Ischadicus die Hinterpfote an der entgegengesetzten Seite wärmer wurde.

HALLION und COMTE sahen bei Reizung des Nervus cruralis eine Gefäßkontraktion am gekreuzten Hinterbein. Andererseits fanden VULPIAN, BAYLISS und BRADFORD bei zentraler Reizung des Ischiadicus eine Gefäßverengerung in der entgegengesetzten Extremität.

Beim Menschen hat man entsprechende Erscheinungen beobachtet. BROWN-SÉQUARD und THOLAZAN fanden, daß sich die Gefäße der einen Hand kontrahierten, wenn die andere Hand in kaltes Wasser getaucht wurde.

Selbst bei so vollständiger Anästhesie, daß das Versuchsindividuum die Reizung nicht empfindet, tritt nach STEWART und LAFFER dieser Reflex auf. Dieses ist auch der bündige Beweis dafür, daß der Reflex auf periarteriellen sympathischen Bahnen verlaufen muß, da ja die spinalen Bahnen und die mit ihnen verlaufenden sympathischen Fasern durch die Anästhesie ausgeschaltet wurden.

Schließlich hat O. MÜLLER festgestellt, daß dann, wenn ein Arm durch warmes Wasser erregt wird, in dem anderen Arm nach schnell vorübergehender Gefäßkontraktion eine Gefäßerweiterung auftritt.

Auf Grund vorstehender Tatsachen ist es dann auch ohne weiteres erklärlich, daß z. B. bei Morbus Raynaud an beiden Händen nach einseitiger Operation oft eine doppelseitige Wirkung festzustellen ist (vgl. S. 173).

Deshalb soll man auch in solchen Fällen von doppelseitiger Erkrankung sich zunächst mit einer einseitigen Operation begnügen und erst dann, wenn ein Erfolg auf der anderen Seite nicht eingetreten ist, auch hier die Operation ausführen.

Ebenso erklärt es sich, daß man bei der Sklerodermie bisweilen nach einer periarteriellen Sympathektomie am Arm auch eine Besserung der krankhaften Veränderungen im Gesicht beobachten kann.

Die Tatsache, daß wir eine über den örtlich begrenzten Eingriff hinausgehende, allgemeinere Wirkung beobachten können, tritt uns in der Chirurgie des vegetativen Nervensystems immer wieder entgegen; darüber noch einige kurze Ausführungen.

1. Schon die Wirkung einer periarteriellen Sympathektomie an einer Extremität ist an sich dafür ein Beispiel. Sie unterbricht doch nur einen Teil, ja vielleicht den kleineren Teil aller zu der Extremität ziehenden sympathischen Bahnen — die mit den spinalen Nerven verlaufenden Bahnen bleiben ja intakt — und doch sehen wir die Umstellung der ganzen Gefäßarbeit am Unterschenkel und Fuß.

2. Die hauptsächlichen sympathischen Bahnen für das Auge verlaufen im Halsgrenzstrang. Unterbricht man ihn, so entsteht der HORNERsche Symptomenkomplex. Macht man aber an der Carotis communis eine periarterielle Sympathektomie, so entsteht ebenfalls der HORNERsche Symptomenkomplex, trotzdem doch die Hauptbahnen im Grenzstrang intakt geblieben sind.

3. Exstirpiert man bei der Angina pectoris das Ganglion stellatum, über welches die hauptsächlichen Herzbahnen verlaufen, so verschwinden die Schmerzen. Unterbricht man nach EPPINGER und HOFER den sog. Nervus depressor, so schwinden ebenfalls die Schmerzen, trotzdem doch die Hauptbahnen über das Ganglion stellatum intakt geblieben sind. Bekanntlich sehen wir in der Wirkung der Depressordurchschneidung die Folge der Durchtrennung der in ihm verlaufenden zahlreichen sympathischen Bahnen (vgl. S. 81).

Also in allen drei Fällen sehen wir bei einem Eingriff, der nur einen Teil der in Betracht kommenden Bahnen unterbricht, die Hauptbahnen aber intakt läßt, trotzdem eine Wirkung auf den ganzen zugehörigen Abschnitt des Systems.

Zu erklären ist eine solche Wirkung nur durch die Annahme einer Tonusherabsetzung.

Die klinische Wirkung der Operation zeigt als erstes und vom Kranken am meisten ersehntes Zeichen das Schwinden der Schmerzen.

Sie hören mit dem Eintritt der Hyperämie meist prompt auf. In den Fällen, in denen nach der Operation die Vasoconstriction noch länger andauert, dauern auch noch die Schmerzen an. Ja, dann, wenn die Vasoconstriction nach der Operation stärker ist als vorher, können die Schmerzen nach der Operation zunächst noch heftiger sein als vorher. Wir sahen das z. B. in einem Fall, der wegen arteriosklerotischem Gangrän operiert wurde. Hier löste sich der Spasmus der Gefäße erst am fünften Tag und damit hörten auch die heftigen Schmerzen auf.

Gewöhnlich aber hören die Schmerzen schon am Operationstage selbst völlig auf, es ist das am eindrucksvollsten in den Fällen, in denen die Kranken schon Monate oder gar Jahre unter den Schmerzen zu leiden hatten.

Auch über die Änderung der Sensibilität nach der Operation ist von einigen französischen Autoren berichtet worden (LERICHE, TOURNAY, JEAN, REGARD).

Im Gegensatz zu TOURNAY, der geglaubt hatte auf Grund von Tierversuchen, daß durch Ausschaltung der sympathischen Bahnen die Sensibilität verstärkt würde, glaubt LERICHE, daß die Besserung der Sensibilität, die er in einem Fall nach periarterieller Sympathektomie feststellen konnte, lediglich auf das Konto der besseren Durchblutung und der dadurch gebesserten Ernährungsbedingungen für die sensiblen Tastkörper zu setzen sei (Rev. de chirurg. Jg. 41, Nr. 10/11, p. 553. 1922).

JEAN sah ebenfalls nach periarterieller Sympathektomie wegen trophischer Störungen nach Ischiadicusverletzung die Rückkehr der Sensibilität in einem umschriebenen Bezirk, der vorher jahrelang anästhetisch war.

Wir selbst haben bisher Änderungen der Sensibilität nach der periarteriellen Sympathektomie nicht beobachtet, sind aber der Ansicht, daß aus dem von LERICHE angegebenen Grunde bisweilen einmal eine Besserung der Sensibilität wird eintreten können.

Die sekundäre Hyperämie empfinden die Kranken als wohlige Wärme in den vorher gewöhnlich untertemperierten Gliedmaßenenden.

Oft schon am zweiten Tage nach der Operation ändern die trophischen Geschwüre ihr Aussehen. Die schmierig belegten Granulationen beginnen sich zu reinigen, ihr Turgor wird kräftiger. Bald zeigen sich frische, körnige — kurz gesunde Granulationen. Besonders eindrucksvoll ist es nun zu beobachten, wie schnell von den Seiten her die Epithelialisierung vor sich geht an den Geschwüren, die vorher oft monatelang jeder Behandlung getrotzt haben.

Einige Kritiker des Verfahrens glauben darauf hinweisen zu sollen, daß vielleicht gar nicht die Operation, sondern die mit ihr verbundene ruhige Bettlage die schnelle Heilung der Geschwüre verursache. Sie vergessen aber dabei, daß doch alle diese Geschwüre vorher oft monatelang mit Bettruhe und allen möglichen anderen Behandlungsmethoden ergebnislos behandelt waren, ein Beweis dafür, daß die Bettruhe das heilende Moment nicht sein kann.

Wir haben ferner, um diesen Einwand zu entkräften, mehrere Patienten mit trophischen Geschwüren am Fuß schon am dritten Tage nach der Operation aufstehen und nach Belieben umhergehen lassen. Die schnelle Heilung der Geschwüre trat trotzdem ein.

Neben der auffallend schnellen Heilung der trophischen Geschwüre sieht man auch eine Neubelebung der umgebenden Gewebe. Die Haut nimmt wieder ihr natürliches Aussehen an, sie bekommt einen gesunden Turgor; man kann dadurch an Fuß und Wade einen meßbaren Unterschied im Umfang erhalten.

Hyperkeratosen, die man nicht selten an trophisch geschädigten Füßen findet, bilden sich bedeutend zurück.

Sehr deutlich sind auch die Änderungen im Zustand der Nägel. Die vorher brüchigen und rissigen, gewellt und oft verkrüppelt wachsenden Nägel mit stumpfen Aussehen wachsen wieder glatt und zeigen ein glänzendes, spiegelndes Aussehen. Man sieht dann, daß die älteren peripheren Teile des Nagels das kranke Aussehen zeigen, während die jüngeren, zentralen Teile, die erst nach der Operation gewachsen sind, wieder normal aussehen. Man kann so bisweilen aus dem Aussehen der Nägel den Zeitpunkt der Operation zurückrechnen.

Wir sehen davon ab, Statistiken über Erfolge und Mißerfolge aufzustellen. Die Indikationen, aus denen heraus die Operation vorgenommen wurde, sind zu verschiedenartig, als daß man die erzielten Erfolge vergleichend statistisch betrachten könnte.

Vasomotorisch-trophische Störungen nach Nervenverletzungen.

Bei diesen Erkrankungsformen erzielt die periarterielle Sympathektomie die schönsten Erfolge. Das geben selbst diejenigen Kritiker zu, welche sich sonst noch ablehnend oder sehr zurückhaltend gegenüber der Operation zeigen (z. B. KLUG).

Fall 32. (Eigene Beobachtung): A. K. 1916 Schußverletzung der Cauda equina. Lähmung beider Beine, der Blase und des Mastdarms. Nach mehrfachen Operationen der Verletzungsstelle der Wirbelsäule ging die Lähmung der Beine zurück. Dagegen bildete sich 1918 an der Außenseite der rechten Ferse ein bis auf den Knochen gehendes, gut talergroßes, trophisches Geschwür. Gleichzeitig trat an der rechten Gesäßhälfte ein großes Decubitalgeschwür auf. Beide Geschwüre trotzten 4 Jahre lang jeder Behandlung (plastische Operationen, Sequestrotomien usw.).

Am 13. 10. 1922 periarterielle Sympathektomie an der Femoralis. Schon nach 20 Tagen war das Geschwür am Fuß mit fester Narbe geheilt, trotzdem Patient vom 6. Tage nach der Operation an außer Bett war und umhergehen durfte. Die vorher ständig bestehenden heftigen Schmerzen, die dem Patienten schon die vorgeschlagene Amputation des Fußes erwünscht erscheinen ließen, waren seit der Operation geschwunden. Der früher durch sie stark behinderte Gang war jetzt unbehindert. Mit der Operation setzte auch eine auffallende Verkleinerung des Decubitalgeschwüres der rechten Gesäßhälfte ein, das ebenfalls nach 6 Wochen verheilt ist.

Nachuntersuchung am 25. 11. 1922. Beide Geschwüre mit fester Narbe verheilt. Blutdruck rechts (operierte Seite) 85/105, links 89/117.

Im März 1923 trat plötzlich oberhalb der Narbe des Fersengeschwüres eine starke Schwellung und Rötung der Haut mit heftigen Schmerzen auf. Dann brach plötzlich die Narbe auf und es entleerte sich eine große Menge Eiter.

Nachuntersuchung im Oktober 1923. Das Geschwür an der Ferse ist wieder völlig reizlos mit fester Narbe verheilt. Der Fuß ist in der Gebrauchsfähigkeit in keiner Weise behindert.

Dagegen hat sich an dem wiederaufgebrochenen Decubitalgeschwür an der rechten Gesäßhälfte eine ausgedehnte subcutane Phlegmone entwickelt, die erst nach wochenlanger Eiterung abheilte.

Nachuntersuchung im April 1924: Das Fußgeschwür ist dauernd reizlos vernarbt geblieben.

Hier hat also ein zur Amputation bestimmter Fuß durch die periarterielle Sympathektomie gerettet werden können. 1½ Jahre nach der Operation ist der Fuß in einem tadellosen Gebrauchszustand, der stundenlanges Umhergehen ermöglichte.

Einer besonderen Besprechung bedarf noch das Rezidiv im Frühjahr 1923. Die ganze Entstehung desselben (erst heftige Phlegmone, dann plötzlicher Aufbruch und starke Eiterentleerung) zeigt, daß es sich nicht um ein Rezidiv im strengen Wortsinne gehandelt haben kann. Es ist vielmehr anzunehmen, daß es zu einem Aufflackern eines in der Umgebung der Narbe liegenden latenten alten Infektionsherdes kam, der nach Vereiterung dann in die Geschwürsnarbe durchgebrochen ist. Es darf das nicht wundernehmen, da in den vier Jahren, während denen das Geschwür bestand, wiederholt schwere Infektionen u. a. auch Erysipel über den Fuß hingegangen waren. Das Bestehenbleiben eines Infektionsherdes in der Geschwürsnähe ist also erklärlich, ebenso daß dieser infolge des durch die Sympathektomie ermöglichten Mehrgebrauches des Fußes wieder mobil werden konnte. Ebenso ist es klar, daß die Sympathektomie das Auftreten eines solchen ,,Rezidivs" nicht verhindern konnte. Um so mehr spricht es für die gute Dauerwirkung der periarteriellen Sympathektomie, daß nach Abklingen der Entzündung das aufgebrochene Geschwür wieder prompt abheilte und auch bisher mit fester reizloser Narbe abgeheilt geblieben ist.

Wer aber ein solches ,,Rezidiv" als ein Mangel des Operationsverfahrens ansieht, der verlangt zuviel von der Operation.

Das Wiederaufbrechen des Decubitalgeschwüres am Gesäß erklärt sich aus der totalen Anästhesie der Gesäßgegend. Entsprechend der Verletzung der

Cauda equina ist eine typische Reithosenanästhesie zurückgeblieben. Es sei hierzu auf die Ausführungen auf S. 135 verwiesen.

Fall 33. (Beobachtung des Herrn Reg.-Med.-Rat Dr. PIPER-Berlin): R. S. Ischiadicus-schußverletzung am 13. 11. 1914. Seit März 1918 bestehen am Fuß Geschwüre, die jeder Behandlung trotzen (mehrfache Auskratzung, Ausschneidung, Spaltung usw.).

Befund: Auf der Innenseite der rechten Ferse Geschwür mit gewulsteten Rändern, auf der Fußsohle unter der Ferse ein zweites Geschwür bzw. Fistelöffnung. Verbindung zwischen beiden Geschwüren durch einen Gang. Kein rauher Knochen zu fühlen.

Am 23. 1. 1923 periarterielle Sympathektomie an der Femoralis. Gefäßkontraktion auf $1/_3$ des Umfanges. Nach der Operation nur ganz schwache Pulsation der Tibialis post. und Dorsalis pedis zu fühlen, nach 2 Stunden kräftiger.

30. 1. 1923. Geschwüre gereinigt, kräftige Granulationsbildung.

21. 2. 1923. Geschwüre fest verheilt.

Nachuntersuchung 30. 4. 1923. Feste derbe Narben auf der Ferse. Keine Beschwerden mehr, kann gut gehen.

Es sind also fast fünf Jahre lang bestehende trophische Geschwüre durch die Operation in vier Wochen zur Heilung gebracht.

Fall 34. (Beobachtung LERICHE): Schußverletzung des Nervus ischiadicus im Jahre 1918. 2 Monate nach der Verletzung Nervennaht. März 1919 Spitzfuß, schwere vasomo-torisch-trophische Störungen. Fuß kalt und blau. Zwei Geschwüre an der Kleinzehenseite. Im Oktober 1919 periarterielle Sympathektomie.

Nach 8 Tagen sind die Geschwüre verheilt.

Seitdem hat der Verletzte seinen Beruf als Landarbeiter wieder aufgenommen. Er ist dabei durch die komplette Muskellähmung wohl behindert, aber der Fuß ist immer warm, ohne Ödem, frei von Cyanose, die Geschwüre sind dauernd geheilt geblieben. Dieser gute Zustand konnte 3 Jahre 3 Monate nach der Operation unverändert festgestellt werden.

Dieser Fall beweist also eine über drei Jahre anhaltende Heilung, wobei nicht nur auf die dauernde Heilung der Geschwüre, sondern auch auf die anhaltend günstige Umstellung der Gefäßarbeit aufmerksam gemacht sei. Das Resultat wurde erzielt, trotzdem Muskellähmung und Sensibilitätsstörung unverändert bestehen blieben.

Fall 35. (Eigene Beobachtung): 26jähriger Kriegsverletzter. August 1916 Granat-splitterverletzung am linken Oberschenkel mit Nervenverletzung.

Oktober 1916. Nervennaht ohne Erfolg. Herbst 1917 trophisches Geschwür an der Großzehe, die Januar 1918 exartikuliert wird. Seit Frühjahr 1918 Geschwür unter dem Grundgelenk der 2. Zehe, in der Umgebung sehr starke Hornhautbildung. Anfang 1920 wird die Amputation des Fußes empfohlen, die verweigert wurde. Das Geschwür ist ständig offen, verkleinert sich auf Bettruhe, führt bisweilen zu entzündlichen Anschwellungen des ganzen Fußes. Der Fuß war ständig kälter als der gesunde. Juni-Juli 1923 verschlimmerte sich das Geschwür so, daß Patient nicht mehr Dienst als Bürobeamter tun konnte. Am 26. 7. 23 periarterielle Sympathektomie. Sofort starke Verkleinerung des Geschwürs. Es blieb aber eine kleine Fistel zurück, als dessen Ursache das Röntgenbild eine Zerstörung des Grundgelenkes zeigte. Nach Resektion desselben Heilung in 3 Wochen. Seit der Sympathektomie ist der kranke Fuß ständig gut warm, oft wärmer als der gesunde. Die starke Hornhautbildung hat aufgehört. Die Wade ist kräftiger geworden. Völlige Heilung noch nach 14 Monaten.

Dieser Fall bietet in zweifacher Richtung Interesse. Einmal, weil hier bis zu sieben Monate nach der Operation Messungen der Hauttemperatur vorgenommen wurden. Es ist dies der Fall, auf den sich die Ausführungen auf S. 124 beziehen. Zum andern deshalb, weil es so schien, als ob in diesem Fall die Operation keinen vollen Erfolg in bezug auf die Geschwürsheilung gehabt hätte. Unmittelbar nach der Operation setzte zwar prompt eine gute Abheilung des Geschwüres ein, zur vollen Heilung kam es aber nicht. Den Grund bildete eine Gelenkfistel.

Das Röntgenbild zeigte eine hochgradige Zerstörung des Zehengrundgelenkes, nach dessen Resektion volle Heilung erzielt wurde, die bisher anhält.

Nun wird man einwerfen können, daß vielleicht die periarterielle Sympathektomie gar nicht nötig war und das trophische Geschwür nach Resektion des Gelenkes auch so zur Heilung gekommen wäre. Die Möglichkeit läßt sich natürlich nicht bestreiten, wahrscheinlich ist es aber nicht, da ja die sonstigen Störungen der Gefäßarbeit, die sich in Schmerzen, ständigem Kältegefühl und Cyanose des Fußes zeigten, unverändert weiterbestanden haben würden. So sind auch sie restlos beseitigt worden.

In diesem Fall ist auch durch die Umstellung der Gefäßarbeit eine wesentliche Umfangszunahme der Wade eingetreten. Leider waren keine Messungen vorgenommen. Der Patient gab es aber spontan selbst an, da er merkte, daß ihm seine Strümpfe zu eng wurden. Nun wird man sagen, daß diese Umfangszunahme durch den Mehrgebrauch des Beines und Muskelzunahme bedingt sei. Dem ist aber entgegen zu halten, daß die Muskellähmung unverändert fortbestand und ein Mehrgebrauch des Fußes nicht stattfand. Denn die Umfangszunahme trat schon in den ersten Monaten ein, als der Gebrauch des Fußes noch durch die bestehende Gelenkfistel behindert war.

Wenn man im vorliegenden Fall das Nichtheilen des Geschwüres ohne weiteres auf ein Versagen der Operation zurückgeführt hätte, wie wir es anfangs selbst taten, bis das Röntgenbild Klarheit schaffte, so würde man wiederum zuviel von der Operation verlangen. Hier konnte eine volle Heilung erst eintreten, nachdem die sequestrierten Gelenkenden entfernt waren.

Auf das Zusammentreffen von trophischen Geschwüren mit Gelenkfisteln hat nachdrücklich KAPPIS hingewiesen. Auch er erlebte dabei, wie das ja nicht anders zu erwarten war, Versager der periarteriellen Sympathektomie. Es erhebt sich nun die Frage, soll man in solchen Fällen nur die Resektion des Gelenkes ausführen oder auch die periarterielle Sympathektomie.

Unser Standpunkt ist folgender. In allen mit Gelenkfisteln kombinierten Fällen von trophischen Geschwüren ist die Gelenkresektion immer unbedingt indiziert. Bestehen daneben aber auch andere vasomotorisch-trophische Störungen, so ist gleichzeitig auch die periarterielle Sympathektomie auszuführen.

Den gleichen Standpunkt nimmt auch HOHLBAUM ein.

Daß auch gleichzeitig bestehende Contracturen durch die Operation günstig beeinflußt werden können beweist folgender Fall.

Fall 36. (Beobachtung HOHLBAUM): Schwere Schußfraktur des Unterschenkels. Vasomotorisch-trophische Störungen am Fuß, die sich in starkem Kältegefühl, dauernden heftigen Schmerzen, Beweglichkeitsbeschränkung der Zehen und Neigung zu Contracturen äußern.

Nach der Sympathektomie schwanden Schmerzen und Kältegefühl, die schmerzhaften Contracturen waren beseitigt, die Zehen wieder gut beweglich, nur die Beugecontractur der großen Zehe wich nicht. Sie wurde nach der seinerzeit von PAYR angegebenen Methode operativ beseitigt.

LERICHE hat schon bis zum Jahre 1921 in 18 Fällen wegen posttraumatischer Contracturen operiert und in allen 18 Fällen einen Erfolg erzielt. Dagegen ließ ihn wie auch ELVING die Operation bei einer ischämischen Muskelcontractur im Stich, während OMBRÉDANNE dabei einen Erfolg erzielte.

Bekanntlich sind manche Autoren mit der Ansicht hervorgetreten, daß der Muskeltonus vom Sympathicus weitgehend abhängig wäre. Dieser Ansicht, die ja schon von vielen Seiten, z. B. von ASHER, widerlegt ist, müssen auch wir widersprechen. Wir sahen z. B. nach unsern Exstirpationen des Ganglion stellatum, daß der gesteigerte Muskeltonus beim Parkinson nach Encephalitis lethargica in keiner Weise beeinflußt wird. So müssen wir denn auch annehmen, daß die oben mitgeteilten guten Erfolge bei posttraumatischen Contracturen lediglich auf Konto der besseren Durchblutung, der Auflockerung der Gewebe und der Aufhebung der Schmerzen zu setzen ist, nicht aber auf Änderung des Muskeltonus.

Wir haben im vorstehenden nur eine kleine Auslese typischer Fälle sowohl aus unserem eigenen Material wie auch aus der Literatur gebracht. Denn gerade über die Ausführung der periarteriellen Sympathektomie bei trophischen Geschwüren nach Nervenverletzungen sind die Mitteilungen ganz besonders zahlreich. So berichten über Erfolge CHIARI, ENDERLEN, GUNDERMANN, HOHL-BAUM, KAPPIS, KÜMMELL jr., LERICHE, MENEAU, MÜHSAM, SANTY, SCHAMOFF u. a.

Überblickt man diese Fälle, so kann man feststellen, daß die Erfolge der Operation bei dieser Erkrankungsform besonders gute sind, ja daß sie hierbei so gut wie niemals im Stiche läßt.

Vasomotorisch-trophische Störungen aus anderen oder auch unbekannten Ursachen.

HOHLBAUM wie auch BUTOIANU sahen ein seit Jahren sich nicht schließen wollendes Ulcus in einer großen Verbrennungsnarbe am Fußrücken nach Sympathektomie rasch abheilen.

Über günstige Erfolge bei vasomotorischen Störungen nach Erfrierung wird von mehreren Seiten berichtet.

Fall 37. (Beobachtung HOHLBAUM.) Der Kranke erleidet im Dezember 1922 eine Erfrierung 3. Grades beider Füße. Abstoßen der Endphalange der linken 4. Zehe und Abstoßen eines großen Haut- und Fettgewebssequesters über beiden Fersen, so daß der Knochen beiderseits frei zutage liegt. Nach spontaner Ausstoßung einiger Sequester Heilung des linken Fersengeschwürs; rechts blieb eine solche aus, das Geschwür bestand unverändert fort. Kältegefühl, Schmerzen beim Auftreten und ein starkes Ödem an beiden Füßen trat in Erscheinung. Sympathektomie rechts. Kältegefühl, Schmerzen, bläuliche Verfärbung der Zehen und auch das Ödem schwanden. Das Fersenulcus heilte bis auf eine kleine Fistel aus. Als Ursache hierfür zeigte das Röntgenbild einen Knochenherd am Calcaneus. Durch Vergleich des rechten und linken Fußes, die vor der Operation gleich waren, kann man den eklatanten Erfolg der Sympathektomie deutlich erkennen. Der Kranke stand zur Zeit der Publikation noch in Behandlung.

Fall 38. (Beobachtung HOHLBAUM.) Erfrierung beider Füße und Unterschenkel im Felde 1918. Seitdem heftige Schmerzen im linken Fuß. Sämtliche Zehen sind hier bläulich verfärbt, fühlen sich kalt an. An der Außenseite der 2. und 3. Zehe oberflächliche Geschwüre. Der Kranke, der früher als Streckenwärter tätig war, mußte seinen Beruf aufgeben. Sympathektomie mit dem Erfolge, daß die Cyanose und die Schmerzen am Fuß schwanden, die Bewegungen der Zehen wieder frei wurden und das Geschwür an der 3. Zehe abheilte. Dagegen blieb an der Außenseite der 2. Zehe eine kleine Fistel zurück, die sich nach mehreren Monaten nicht schloß. Das Röntgenbild zeigte schwere Veränderungen im Metatarsophalangealgelenk. Die Fistel kommunizierte mit diesen. Daher Exstirpation der 2. Zehe.

Abgesehen von den schönen Erfolgen weisen auch diese beiden Fälle eindringlich darauf hin, bei anscheinendem Versagen der Operation nach einer örtlich bedingten Ursache zu forschen. Gelenkfisteln und Knochenherde verlangen eben auch eine örtliche Behandlung, man darf der Sympathektomie nicht zumuten, daß sie auch damit ohne weiteres fertig wird.

Auch BARDON u. MATHEY, MAKAI und KÜMMELL jr. sahen gute Erfolge bei Erfrierungen, während LERICHE dabei einen Mißerfolg erlebte.

Mehrere Autoren berichten über gute Erfolge bei trophischen Geschwüren (Mal perforant) aus unbekannter oder nicht angegebener Ursache, so z. B. ELVING, JAKOVLEVITSCH, KLUG u. a.

Fall 39. (Beobachtung DREVERMANN.) Bei einem 54jährigen Mann fand sich ein seit 4 Wochen bestehendes, 2 cm im Durchmesser messendes, tiefes kraterförmiges Ulcus unbekannter Ätiologie an der Fußsohle, das auf keine Therapie reagierte. Für irgendeine Erkrankung des Nervensystems, Lues oder Diabetes, fanden sich keine Anhaltspunkte. Nach der an der Femoralis ausgeführten Sympathektomie mit gleichzeitiger ausgiebiger Auskratzung des Geschwürs reinigte sich das Ulcus schnell und war nach 3 Wochen vernarbt.

WOLFES sah ein seit fünf Jahren bestehendes Mal perforant in drei Wochen heilen. KÜTTNER sah einen zunächst günstigen Erfolg bei Mal perforant, da das alte Ulcus abheilte. Später bildete sich jedoch bald darauf an einer Zehe ein neues Mal perforant, das bei der Veröffentlichung des Falles noch bestand.

Kausalgie.

Reine Fälle von Kausalgie sind ja verhältnismäßig selten. Dagegen werden wir praktisch hier auch solche Mischfälle mit anführen, bei denen die heftigen Schmerzen im Vordergrund der Erkrankung stehen.

Fall 40. (Eigene Beobachtung.) Amputation des linken Oberarms etwa in der Mitte nach kompliziertem Schußbruch des Vorderarms. Wegen heftiger Schmerzen im Amputationsstumpf waren andernorts unter dem Verdacht von Amputationsneuromen Resektionen an Medianus, Ulnaris und Radialis ausgeführt. Die Schmerzen bestanden jahrelang. Gleichzeitig bestanden vasomotorisch-trophische Störungen am Stumpf (Kälte, Cyanose). Vom Tage der Sympathektomie an sind die Schmerzen geschwunden und nicht wiedergekehrt und die trophischen Störungen beseitigt.

Fall 41. (Beobachtung HOHLBAUM.) Vor einem Jahr komplizierte, supramalleoläre und Malleolarfraktur links. Fuß steht in Spitzfußstellung und starker Supination. Beweglichkeit im Sprunggelenk sehr beschränkt; starke Schmerzen beim Auftreten, speziell an der Fußsohle, wo sich entsprechend dem Metatarsalköpfchen der 5. Zehe ein trophisches Geschwür zu entwickeln beginnt. Das Röntgenbild zeigt eine starke Verbildung der Malleolengabel und des Talus. Der ganze Fuß fühlt sich etwas kühler an als der gesunde, er ist leicht cyanotisch. Aufklappen des Sprunggelenkes nach KOCHER. Neuformung der Malleolengabel und des Taluskopfes. Fuß wird mit dem Ziele der Arthrodese in normaler Stellung eingegipst. 2 Monate später geht der Patient besser, der Fuß steht gut, trotzdem aber beim Auftreten immer noch heftige Schmerzen, deshalb Sympathektomie an der Femoralis. 2 Tage nach der Operation kann der Kranke die Zehen ohne Schmerzen frei bewegen. Der Fuß ist deutlich wärmer als auf der anderen Seite. Die Hauttemperatur zeigte einen Unterschied von 2,4° gegenüber der anderen Seite. Die Schmerzen am Fuß sind geschwunden.

Das prompte Verschwinden der Schmerzen ist für den behandelnden Arzt und natürlich besonders für den Patienten immer sehr eindrucksvoll. Die heftigen Schmerzzustände finden sich ja, wie gesagt, bei sehr vielen vasomotorisch-trophischen Störungen, so daß wir auch bei vielen der in anderen Abschnitten mitgeteilten Fällen entsprechende Hinweise finden, besonders sei in dieser Beziehung noch auf Fall 47 aufmerksam gemacht.

Weitere Mitteilungen über günstige Erfolge der Operation bei Kausalgie findet man bei BUTOIANU, CALLANDER, CHESIN, HELLWIG, GRÜNBERG, LERICHE, MASKEWITSCH, MENEAU, OPOKIN, PLATON und TURBIN.

Mißerfolge sah LERICHE in zwei Fällen unter 9 und PLATON in 3 von 18.

Vasomotorisch-trophische Störungen an Amputationsstümpfen.

Die klinischen Formen, unter denen die Störungen an Amputationsstümpfen auftreten, sind etwa dieselben wie nach Nervenverletzungen, also Kälte, Cyanose, Glanzhaut, trophische Geschwüre, und zwar meist in der Amputationsnarbe. Ferner heftige Schmerzen. Bei letzterem ist zu bemerken, daß sie nichts mit den Schmerzen eines evtl. gleichzeitig vorhandenen Amputationsneuroms zu tun haben. Die Schmerzen von einem Neurom sind bei Druck immer genau auf dieses lokalisiert. Spontan werden sie meist in den amputierten Gliedmaßenabschnitt projiziert.

Die Schmerzen, welche auf Grund vasomotorisch-trophischer Störungen entstehen, sind dagegen nicht an einen bestimmten Nerven oder sein früheres Ausbreitungsgebiet gebunden, sondern werden diffus im ganzen Stumpfende empfunden.

Zu den eben aufgestellten Symptomen kommt nun sehr häufig noch ein chronisches Ödem, das den ganzen Stumpf aufgedunsen erscheinen läßt.

Die mit solchen Stümpfen behafteten Amputierten sind übel dran. Abgesehen von den ständigen quälenden Schmerzen ist der Stumpf völlig unbrauchbar, da das Tragen einer Prothese unmöglich ist. Um so erfreulicher sind die auch hierbei erzielten guten Erfolge der periarteriellen Sympathektomie.

Fall 42. (Beobachtung LERICHE.) An einem primitiven Unterschenkelamputationsstumpf war im aseptischen Gebiet eine Reamputation gemacht worden mit primär glatter Heilung. Bald begann aber der Stumpf anzuschwellen und schmerzhaft zu werden, so daß die gelieferte Prothese nicht benutzt werden konnte. Seit einem Jahr werden daher fast ständig Krücken benutzt. Vor 54 Tagen entstand spontan ein Geschwür, das jeder Behandlung trotzte.

Am 24. 4. 1920 periarterielle Sympathektomie an der Femoralis. Die Adventitia war sehr stark vaskularisiert, verdickt. Gute Kontraktion der Arterien unter der Operation. Schon nach 3 Tagen ist das Geschwür flacher, die stark verdickten Ränder sind besonders deutlich abgeflacht. Nach einem Monat ist der Stumpf völlig vernarbt und schmerzfrei. Nachuntersuchung nach 4 Monaten ergibt: Feste Narbe, schmerzloser Stumpf. Der Kranke benutzt seit 3 Monaten beschwerdefrei seine Prothese und geht viel umher (bis zu 15 km). Dieser gute Erfolg wurde nach 2 Jahren erneut bestätigt.

Ferner berichten über gute Erfolge BUTOIANU, GUILLEMIN, KÜMMELL jr., MULLER, OUDARD und SANTY.

Nur LERICHE selbst hat über Rezidive von Geschwüren an Amputationsstümpfen nach der Sympathektomie berichtet.

Traumatisches Ödem und andere Circulationsstörungen.

Wie das Ödem an Amputationsstümpfen durch die Operation beseitigt werden kann, so gelingt es auch beim traumatischen Ödem.

Fall 43. (Beobachtung LERICHE.) Ein 32jähriger Mann erleidet eine Quetschung des rechten Handrückens ohne sichtbare Verletzung der Haut. 5 Stunden später entsteht ein starkes Ödem der Hand in ganz kurzer Zeit. Es trotzte jeder Behandlung und entwickelte sich zum richtigen harten Ödem, so daß die Bewegungen der Finger so gut wie völlig aufgehoben wurden. Die Röntgenphotographie ließ eine Knochenverletzung und die übrige Untersuchung eine andere Verletzung ausschließen.

2 Monate nach dem Unfall periarterielle Sympathektomie, die Arterie war normal und zog sich gut zusammen. Schon 5 Stunden nach der Operation trat plötzlich ein Umschwung ein. Unter leicht brennendem Gefühl war das Ödem in wenigen Augenblicken völlig geschwunden und sofort war auch die Beweglichkeit der Finger bedeutend gebessert.

Der Umfang der Hand, gemessen über den Metakarpophalangealgelenken, hatte sich in kurzer Zeit von 25 auf 23,5 cm verringert.

Diese Beobachtung von LERICHE steht einstweilen einzig da. Trotzdem aber ist dieser Beobachtung eine größere Bedeutung beizumessen. Durch den Umstand, daß mit Einsetzen der Gefäßdilatation auch prompt das Ödem zurückging, wird bewiesen, daß das Ödem wirklich der Folgezustand einer vasomotorischen Störung war. Wenn wir uns erinnern, wie machtlos sich meist gegenüber dem sog. harten traumatischen Ödem jede andere Therapie erweist, so wird man zur Vornahme einer periarteriellen Sympathektomie immer berechtigt sein.

FRAZIER (zit. nach MULLER) erzielte bei einer Trophoneurose mit Schmerzen und Ödemen unklaren Ursprungs einen vollen Erfolg, ebenso berichten KÜMMELL jr., LERICHE, LEFORT, BARTHELEMY (letzterer zit. nach LERICHE) über den gleichen Erfolg bei chronischem Ödem.

Anhangsweise sei hier erwähnt, daß KÜMMELL jr. auch einen Fall von Elephantiasis durch die Operation günstig beeinflußt sah.

Vasomotorisch-trophische Störungen nach Erkrankungen des Rückenmarkes.

Es ist selbstverständlich, daß hierbei eine periarterielle Sympathektomie nur dann in Frage kommt, wenn der auslösende Prozeß im Rückenmark selbst operativ oder sonst therapeutisch nicht zu beeinflussen ist.

Fall 44. (Eigene Beobachtung.) 23jähriger Mann, der an spastischer Paraparese nach Querschnittentzündung des Rückenmarkes infolge tuberkulöser Spondylitis leidet. In den letzten Wochen zeigt sich eine beginnende trophoneurotische Gangrän an den Zehen beider Füße, besonders links.

Befund: Am linken Fuß zeigt die 2. Zehe einen Verlust des Endgliedes, am Stumpf sieht man eine schmierig belegte Granulationsfläche, die jeder Behandlung trotzend keine Neigung zu Epithelisierung erkennen läßt. Neben dem hornartig mißbildeten Nagel der Großzehe ist der Nagelwall schwarzblau verfärbt als Zeichen beginnender Gangrän. Alle Zehen und der Fuß zeigen cyanotisch verfärbte atrophische Haut. Die Zehennägel sind alle mißbildet im Sinne hypertrophierender Verhornung. Rechts findet sich über dem Mittelgelenk der 2. Zehe eine schwärzlich verfärbte, gut linsengroße Hautstelle. Aussehen der Zehen und des Fußes wie links. Operation in Äthernarkose. Periarterielle Sympathektomie an der Femoralis in Ausdehnung von etwa 10 cm. Das Gefäß hat ein ganz auffallend geringes Kaliber. Die Adventitia erscheint verdickt. Eine enorm starke Kontraktion der Femoralis setzt ein, die das Gefäß auf das Kaliber einer Radialis reduziert. Peripher ist der Puls nicht mehr zu fühlen. Der Fuß sieht blaß aus.

Verlauf: Schon eine Stunde post operat. starke Rötung des Beines. Am Abend ist das operierte Bein deutlich wärmer als das rechte. Wundheilung ohne Störung. Nach 14 Tagen ist die granulierende Wunde am Stumpf der 2. Zehe völlig verheilt. Ebenso ist die beginnende Gangrän an der Großzehe nach Abstoßen des nekrotischen Hautbezirkes völlig verheilt.

Die Heilung konnte noch 2 Monate nach der Operation festgestellt werden. Weitere Nachrichten fehlen, nachdem Patient in seine Heimat (Ausland) zurückgekehrt ist.

KÜMMELL jr. berichtet über folgende Fälle:

Ein Taboparalytiker hatte trophische Ulcera an beiden Füßen. Diese trotzten jeder konservativen Behandlung seit mehreren Monaten. Nach der Sympathektomie setzte allerdings erst acht Tage später die Epithelialisierung ein, und zwar auch auf der nicht operierten Seite und gelangte nach zwei Monaten zur Abheilung.

Ein Fall von Ulcera an der Fußsohle bei Syringomyelie heilte nach der Sympathektomie ab und blieb auch weiterhin heil.

Bei einer Tabes gelang es, die lanzinierenden Schmerzen in beiden Beinen durch doppelseitige periarterielle Sympathektomie zu beseitigen. Ähnliches beobachtete auch JIANU.

HOHLBAUM, LEHMANN und MAKAI erzielten mit der Operation gute Erfolge bei trophischen Störungen nach Kinderlähmung. PAYR versucht sie nach HOHLBAUM zur Behandlung von Wachstumsstörungen nach Poliomyelitis. Über den Erfolg konnte wegen der Kürze der seit der Operation verflossenen Zeit noch nicht berichtet werden.

Fall 45. (Beobachtung MAKAI.) 14jähriger Knabe mit totaler Lähmung des rechten Beines nach Polyomyelitis. Am Fuß handtellergroße exulcerierte Fläche von livider Farbe mit schmutzig-grauem Belag; die Knochen der 2. und 3. Glieder der 5. Zehe sowie der distalen Metakarpalhälfte nackt liegend. Am 8. 1. 1923 Operation. 8 cm lange Entblößung der rechten Arteria femoralis von ihrer Adventitia. Die Ader zieht sich sofort auf die Hälfte zusammen. Entfernung der nekrotischen Knochenstücke. Am 10. 1. 1923 ist die Geschwürsfläche mit gesunden roten Granulationen bedeckt, am 28. 1. vollständige Heilung. Vom 24. 1. an geht das Kind im Apparat herum. Am 14. 2. Rezidiv des Geschwüres, etwa pfenniggroß. Am 5. 3. 1923 wiederholte Freilegung der Schenkelarterie. Diese liegt narbenfrei, der „adventitialose" Teil ausgesprochen dicker als distal davon. Nun wird von der distalen Grenze der bereits abgeschälten Ader 4 cm auf und 4 cm abwärts die spinnengewebsartige äußere Hülle sorgfältigst abpräpariert. Dies geschieht in beiden Richtungen mit gleicher Leichtigkeit; so ist die Ader in 8 cm Länge wieder von der Adventitia befreit. Schon am folgenden Tage schwindet der schmutziggraue Belag der Geschwürsfläche, es erscheinen frische, rote Granulationen, in weiteren 4 Tagen vollkommene Überhäutung.

Im vorstehenden Fall wurde also eine Wiederholung der Sympathektomie durchgeführt, es sei auf das S. 155 Gesagte verwiesen.

Schließlich wollen wir hier anhangsweise noch erwähnen, daß BUTOIANU von der Operation Gutes sah in einem Fall von trophischem Geschwür am Fuß bei Lepra nervosa, und daß LERICHE einen Mißerfolg erlebte bei dem Versuch eine spastische Spinalparalyse günstig zu beeinflussen.

Röntgengeschwüre.

Die klinischen Erfolge bei den Röntgengeschwüren sind besonders bestechend, da sie sich sonst bekanntlich jeder Therapie gegenüber sehr refraktär verhalten. Alle Beobachter rühmen besonders die prompte Beseitigung der vorher meist sehr lästigen Schmerzen.

Die periarterielle Sympathektomie kann natürlich nur für die peripheren Röntgenulcera der Extremitäten benutzt werden.

Bekanntlich hat man bei den Röntgengeschwüren des Rumpfes bisweilen von einer Umschneidung des Geschwüres Gutes gesehen. Es ist sehr wohl möglich, daß eine solche Umschneidung im selben Sinne wie die periarterielle Sympathektomie, d. h. durch Unterbrechung sympathischer Bahnen wirkt.

Fall 46. (Beobachtung GUNDERMANN.) 23jähriger Mann, seit August 1920 wegen Tuberkulose des rechten Handgelenkes mit Röntgen behandelt, etwa alle 4 Wochen eine Bestrahlung. Seit März 1922 dorsal über der Mitte des Handgelenkes ein pfenniggroßes Geschwür mit starren, steil abfallenden Rändern und schmierig belegtem Grund. Stärkere Schmerzen spontan und besonders bei Fingerbewegungen. Umschläge mit 10% NaCl-Lösung, Salbenverbände, Caseosaninjektionen ohne Erfolg. Am 17. 4. 1922 liegt in der Tiefe des Geschwürs eine Sehne frei. 6. 7. 1922 periarterielle Sympathektomie. 7. 7. 1922 geringe Schmerzen an der Operationswunde, Handschmerz verschwunden. 8. 7. 1922. Die Hand wird ohne Beschwerden pro- und supiniert, vor der Operation wurde auch die geringste Bewegung ängstlich vermieden. Der schmerzerfüllte Gesichtsausdruck ist verschwunden. Patient, der wegen seiner Handschmerzen schon längere Zeit bettlägerig ist,

äußert den Wunsch, aufzustehen. 9. 7. 1822: Das Aussehen des Geschwürs hat sich auffällig verändert, aus dem steil abfallenden, wie ausgestanzt aussehenden Krater ist eine
flache Mulde mit schrägen, wenig geneigten Rändern geworden. 11. 7. 1922: Beginnende
Epithelisierung. 5. 9. 1922: Das ursprüngliche Röntgengeschwür ist völlig geheilt, während
radialwärts bis weit auf die Beugeseite hin neue Hautnekrosen und Geschwüre entstanden
waren. Seit Anfang November hat sich die Fingerbeweglichkeit auffallend gebessert. Dem
Patienten ist es aufgefallen, daß die operierte Hand auch bei Kälte immer warm ist; er
friert nie daran und hat nicht wie an der gesunden Hand das Bedürfnis nach einem Hand-
schuh. Am 25. 1. 1923 sind auch die durch die neuentstandenen Hautnekrosen bedingten
Geschwüre bis auf zwei kirschkerngroße Stellen verheilt. Am 4. 3. 1923 ist alles verheilt.

Wir sehen also in diesem Fall promptes Verschwinden der Schmerzen, Besserung der Beweglichkeit und schnelles Abheilen des Geschwüres, sehen aber
auch, daß die Sympathektomie die Entstehung neuer Hautnekrosen und Geschwüre nicht hat verhindern können. Man könnte hier also im gewissen Sinne
von einem Rezidiv sprechen. Wir sind aber doch der Ansicht, daß es sich dabei
weniger um ein Rezidiv als vielmehr um ein späteres Manifestwerden von Röntgenschädigungen handelt.

GUNDERMANN sah dann in noch zwei Fällen gute Erfolge. Seine Beobachtungen
wurden bestätigt, durch die Mitteilungen von DREVERMANN, HAHN, PARTSCH
und REISINGER.

DREVERMANN berichtet z. B., daß ein Röntgenulcus der Hand, das seit
Monaten jeder Behandlung trotzte, wegen ständiger bis zur Unerträglich-
keit sich steigernder Schmerzen schon die Amputation zu erfordern
schien. Vor Ausführung der Ablatio wurde ein Versuch mit der Sympathektomie
gemacht mit dem Erfolge, daß unmittelbar nach dem Eingriff die Schmerzen verschwunden waren und sich bis sechs Wochen nach dem Eingriff immer
in ganz mäßigen Grenzen hielten, während ein Einfluß auf die Abheilung des
Geschwüres noch nicht festzustellen war.

HAHN teilt einen Fall mit, in dem ein vier Monate lang ohne jeden Erfolg
konservativ behandeltes Röntgenulcus in 4 Wochen nach der Operation völlig
geheilt war. Gleich nach der Operation war der Patient von seinen
Schmerzen befreit.

Der Fall von PARTSCH betraf ein 16jähriges Mädchen, bei dem vor vier
Monaten wegen eines periostalen Sarkoms der Fibula diese reseziert wurde. Die
Operationswunde wurde am fünften Tage post operationem mit Röntgen be-
strahlt (170 % der H. E. D.) und wurde darauf dehiszent. Es entwickelte sich
ein torpides Ulcus, das trotz aller möglichen Maßnahmen keine Neigung zur
Heilung zeigte und drei Monate lang unverändert blieb. 14 Tage nach der periarteriellen Sympathektomie war das 11 cm lange und 2 cm breite Ulcus gut
überhäutet.

Auch REHM sah anfänglich Gutes von der Operation bei Röntgengeschwüren,
teilt aber dann mit, daß die Erfolge nicht von Dauer waren.

Aus seiner kurzen Mitteilung ist nicht zu ersehen, ob es sich in seinem Fall
um ein echtes Rezidiv gehandelt hat, oder ob es auch wie in dem oben mitgeteilten Fall von GUNDERMANN in der Umgebung zu neuen Geschwüren gekommen ist.

Bei der Unberechenbarkeit der Röntgenschädigungen werden wohl Rückfälle
auch nach der Sympathektomie immer wieder eintreten können, wir dürfen
aber doch froh sein in der periarteriellen Sympathektomie ein Mittel zu besitzen,

welches gestattet, die bisher therapeutisch höchst undankbaren Röntgengeschwüre sehr günstig zu beeinflussen und vor allem die Schmerzen zu beseitigen.

Erfahrungen mit der Operation beim Röntgenekzem der Hände sind noch nicht veröffentlicht.

Vasomotorisch-trophische Neurosen.

Sehr zahlreiche Mitteilungen liegen vor über die Anwendung der periarteriellen Sympathektomie beim Morbus Raynaud, es ist das ja auch ganz erklärlich, weil gerade bei dieser Erkrankung der Angiospasmus besonders deutlich in Erscheinung tritt und seine Beseitigung wünschenswert macht.

Fall 47. (Eigene Beobachtung.) Es handelt sich um eine Mischform von Morbus Raynaud, Sklerodermie und Akroparästhesie, wie sie ja oft beobachtet werden.

Frau E. D., 45 Jahre, Kunstgewerblerin. Die frühere Vorgeschichte ist für die vorliegende Erkrankung ohne Belang. Es ist lediglich festzustellen, daß frühere Nervenerkrankungen nicht vorliegen.

Im Februar 1921 entstand durch Überanstrengung bei Schnitzarbeiten in hartem Holz eine Sehnenscheidenentzündung an den Strecksehnen des rechten Daumens. Im Anschluß daran entwickelten sich an der rechten Hand

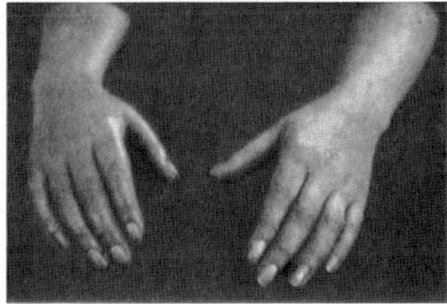

Abb. 70. Periarterielle Sympathektomie. Mischform von Morbus RAYNAUD und Sklerodermie vor der Operation. Man kann deutlich an der rechten Hand die sich auf der Glanzhaut spiegelnden Lichtreflexe erkennen.

schwere, vasomotorisch-trophische Störungen. Alle erdenkbaren Behandlungsarten kamen in Anwendung (Heißluftbäder, feuchte Verbände, Lehmpackungen, Moorbäder, BIERsche Stauung, Diathermie, Elektrisieren, intraneurale Cocaininjektionen, innerliche Medikation von Jod usw. Nichts erzielte Besserung, die Verschlimmerung ging unaufhaltsam weiter.

Im Dezember 1921 wurde die Operation zum erstenmal durch Prof. FORSTER vorgeschlagen. Erst zunehmende Verschlimmerung, insbesondere Zunahme der Schmerzen brachten die Patientin am 13. 2. 1922 zur Operation.

Zustand vor der Operation: Rechte Hand und Finger werden in leichter Beugestellung gehalten. Fingerbewegungen nur in sehr geringem Ausmaß möglich, aber schmerzhaft, ebenso im Handgelenk. Die Haut sieht bläulich

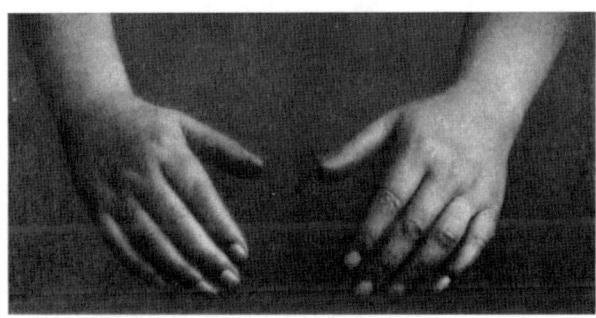

Abb. 71. 2 Monate nach der Operation. Die Haut der rechten Hand hat wieder ihr normales Aussehen.

verfärbt aus, bisweilen wie marmoriert mit rötlichen Flecken. Sie hat einen starken Glanz und ist hochgradig atrophisch (Glanzhaut), so daß z. B. die Konturen des Grundgelenkes des Zeigefingers dadurch sehr scharf heraustreten (vgl. Abb. 70 und 71). Die Nägel zeigen starke Rillenbildung und sind sehr brüchig.

Öfters starkes Hitzegefühl in der Hand. Das lästigste sind die quälenden Schmerzen, die fast ständig den Schlaf rauben. Die Hand ist dadurch völlig unbrauchbar und wird stets in einer Schlinge getragen. Die Schmerzen sind so heftig, daß schon der Gedanke, die Hand könnte berührt werden, unerträglich ist. Die Schmerzen können nur durch feuchte, verdunstende Umschläge zeitweise gemildert werden.

Operation am 13. 2. 1922. In Äthernarkose periarterielle Sympathektomie an der Art. brachialis in 10 cm Ausdehnung. Die Arterie zeigt ein ganz auffallend kleines Kaliber etwa von der Größe einer Arteria radialis, so daß der Verdacht aufkam, daß eine Gefäß-abnormität (hohe Teilung) vorläge, was aber nicht der Fall war. Ferner war es auffallend, daß die Arterie keinerlei sichtbare Pulsation zeigte, obwohl gleichzeitig der Puls an der Radialis gut fühlbar war. Nach Exstirpation der Adventitia zeigt sich eine ganz auf-fallend starke Kontraktion des Gefäßes bis unter die Hälfte seines ursprünglichen Kalibers, während unterhalb der freigelegten Stelle das alte Kaliber erhalten bleibt. Gleichzeitig verschwindet der Radialpuls und kehrt auch während des ganzen Verlaufes der Operation nicht zurück. Die vorher bläulich verfärbte Haut der Hand wurde unterdessen weißlicher.

Verlauf: 6 Stunden post operat. ist der Radialpuls wieder fühlbar. Die Schmerzen an der Hand sind geschwunden. Am nächsten Tage sieht die Hand rosarot aus. Wund-heilung ohne Störung. 4 Wochen später wird ein weitgehender Rückgang der trophischen Störungen festgestellt. Der eigenartige Glanz der Haut ist geschwunden. Die Haut ist derber, kurz, sie hat wieder ein normales Aussehen. Die Nägel wachsen glatt nach. Patientin kann wieder alle Verrichtungen des täglichen Lebens, wenn auch noch unbeholfen, mit der Hand ausführen. Vier Monate später ist die Hand wieder voll arbeitsfähig. Patientin nimmt ihren Beruf wieder auf.

Die volle Heilung kann jetzt nach über 2¹/₂ Jahren uneingeschränkt fest-gestellt werden.

Auch in diesem Fall war wieder das Verschwinden der Schmerzen besonders eindrucksvoll.

Ferner können wir hier wohl von einer vollen Dauerheilung sprechen, nachdem die Patienten nunmehr über zwei Jahre wieder vollerwerbsfähig ist und sich auch keine Krankheitszeichen wieder gezeigt haben.

Fall 48. (Eigene Beobachtung.) Frau H. B., 42 Jahre alt, leidet seit ihrer Jugend an vasomotorischen Störungen an beiden Händen, „Absterben der Finger". Diese Störungen sind links stärker, Patientin ist Linkshänder. Vor 4 Jahren zum ersten Male starke Schmerzen in beiden Unterarmen nach Anstrengungen. Diese Anfälle wiederholten sich in der Folge öfters trotz aller möglichen Behandlungsarten (Kur in Kissingen mit Moorbädern, Ab-reibungen der Arme mit Sole usw., ebenso Antineuralgika in großer Zahl und Menge). In letzter Zeit starke Zunahme der Schmerzen, auch nachts. Linderung tritt nur ein, wenn Patientin sich nachts im Bett aufsetzt und die Arme nach unten hängen läßt. Die Schmerzen in den Vorderarmen verhindern jede Tätigkeit im Haushalt.

13. 3. 24. Periarterielle Sympathektomie an der Art. brachialis links. 18. 3. 24. Keine Schmerzen mehr. Patientin gibt an, daß sie die Hände jetzt wieder im kalten Wasser waschen könne, was seit Jahren unmöglich war, weil dadurch sofort ein Anfall ausgelöst wurde.

Bericht des Ehemanns (Arzt) vom 17. 5. 24: Nachdem gleich nach der Operation die Hauptbeschwerden geschwunden waren, blieb zunächst eine Zeitlang ein Taubheitsgefühl in beiden Händen am Morgen zurück, nach Anstrengungen leichtes Kribbeln, besonders in den Fingerspitzen. Allmählich sind auch diese geringen Beschwerden fast völlig ge-schwunden. Der Schlaf war nie mehr im geringsten gestört. Jetzt traten nach größeren Anstrengungen nur noch ein vorübergehendes, leichtes Schwächegefühl, ein Gefühl des Lahmseins in beiden Händen — rechts eine Kleinigkeit stärker — auf. Meine Frau fühlt sich gesund und frisch. Sie sagt die letzten Monate vor der Operation mit ihren unerträglichen Beschwerden liegen wie ein böser Traum hinter ihr. Sie hat ihre alte Tatkraft, Lebensmut und Lebensfreude wieder gewonnen.

Fall 49. (Eigene Beobachtung). Frau M. 56 Jahre alt. Schwerster Morbus Raynaud, der an beiden Händen schon zur Gangrän und Mummifikation mehrerer Fingerspitzen geführt hat. Unerträgliche Schmerzen, besonders an der linken Hand. Deshalb zuerst im Mai 1923 periarterielle Sympathektomie am linken Arm. Blutdruck am Ende der Operation rechts 138, links 68. Es sollte ursprünglich abgewartet werden, ob die Operation auch günstig auf den rechten Arm einwirkt. Auf Drängen der Patientin wird wegen der heftigen Schmerzen rechts schon nach 8 Tagen auch hier operiert, und zwar wird hier die Exstirpation des Ganglion stellatum ausgeführt. Mit der Operation sind an beiden Händen die Schmerzen erträglich geworden, so daß in wenigen Tagen das Morphium entzogen werden konnte, an das Patientin stark gewöhnt war. Ganz schwanden die Schmerzen nicht, was durch die sequestrierende Entzündung an den gangränösen Fingerspitzen bedingt war. Die Hände waren seit der Operation immer gut durchblutet und warm. Es hatte den Anschein, als ob die sequestrierende Entzündung durch die Operation beschleunigt ablief. Im August 1923 wurde dann andernorts und aus unbekannter und unerklärlicher Ursache auch rechts noch die periarterielle Sympathektomie ausgeführt.

Eine Nachuntersuchung im Februar 1924 ergibt, daß beide Hände ausgezeichnet durchblutet sind. Sie fühlen sich warm an. Durch Druck entleerte Hautstellen am Finger füllen sich sofort wieder mit hellrotem Blut. Die spontan amputierten Fingerspitzen sind reizlos vernarbt. Nur der linke Mittelfinger ist im Endglied subluxiert und versteift. Da er beim Gebrauch der Hand stört, wird er im Mittelgelenk exartikuliert.

Dieser Fall ist deswegen beachtenswert, weil wir an ihm die Wirkung der periarteriellen Sympathektomie und der Exstirpation des Ganglion stellatum vergleichend beobachten konnten. Qualitativ bestand in der Wirkung kein Unterschied, quantitativ aber zugunsten der Ganglienexstirpation. Bei der Schwere der Erkrankung ist der erzielte Erfolg besonders erfreulich.

Fall 50. (Beobachtung STIEDA.) 33jährige Krankenschwester zeigte zuerst im Jahre 1922 eine Blaufärbung des 2. und 3. Fingers der rechten Hand, im Juni 1922 trat derselbe Zustand an der linken Hand auf; gleichzeitig krampfartige Schmerzen. Im Juli 1922 wurde andernorts an beiden Oberarmen die Sympathektomie ausgeführt. Der zuerst günstige Erfolg hielt nur kurze Zeit an, so daß Patientin wieder völlig arbeitsunfähig wurde; am Mittelfinger der rechten Hand wurde die Kuppe gangränös. Mitte Januar 1923 wurde deshalb die Arteria brachialis in einer Ausdehnung von etwa 10 cm nochmals freigelegt; sie schien in Narben eingebettet und hatte etwa die Ausdehnung einer Radialis. Nach glatter Heilung trat sehr rasch auffallende Besserung ein, die aber auch nur bis Anfang März anhielt. Zwar heilte die Wunde am rechten Mittelfinger gut zu, jedoch blieben Schmerzen in den Fingern bestehen.

Nunmehr stellte sich eine Blaufärbung auch an den Zehen beider Füße ein, ebenso fleckenweis an den Knöcheln. Krampfartige Schmerzen machten das Gehen unmöglich. Es wurde deshalb in 14tägigem Zwischenraum zuerst die linke und dann die rechte Arteria femoralis freigelegt, und zwar in einer Ausdehnung von etwa 12 cm. Die Adventitia wurde auf das genaueste entfernt. Der Erfolg der Operation war verblüffend. Sehr bald nach derselben hörten die Schmerzen vollständig auf und das Aussehen der Zehen besserte sich. Gleichzeitig aber mit der zweiten Oberschenkeloperation trat auch eine auffallende Besserung im Zustand beider Hände auf. Patientin bekam ein vollständig gesundes Gefühl in den Fingern und ist seitdem wieder arbeitsfähig. Der Blutdruck, welcher früher 230 und mehr (RIVA-ROCCI) betrug, ist auf 165—175 heruntergegangen.

Woran im vorliegenden Fall der ungenügende bzw. nur vorübergehende Erfolg der Sympathektomie an beiden Armen gelegen hat, wollen wir dahingestellt sein lassen, da wir nicht beurteilen können, ob die Technik der Operation allen Anforderungen, die wir an die Operation stellen, genügt hat. Das interessante an dem Fall ist jedenfalls die sagen wir mal Fernwirkung, die sich nach der am zweiten Bein ausgeführten Operation an den Armen zeigte. Diese Beobachtung zeigt wiederum, daß durch den örtlichen Eingriff offenbar eine Umstimmung im ganzen sympathischen System erzielt werden kann.

Die schon erwähnte Tatsache, daß bei Operation auch nur einer Seite, auch die andere Seite günstig beeinflußt wird, wurde gerade beim Raynaud öfters beobachtet (KÜMMELL sen., MAUCLAIRE, FORSTER, VUILLET, RAMOND und GERNEZ, letztere zit. nach LERICHE).

Über Erfolge beim Raynaud berichten ferner HAHN, HELLWIG, JEANNENEY, KIRSCHNER, KULENKAMPF, KÜMMELL jun., LERICHE, MULLER und VOLKMANN,

Neben mehreren schönen Erfolgen sahen wir einen Mißerfolg. Ein 45-jähriger Kranker (Ostjude) leidet seit Jahren an Anfällen RAYNAUDscher Krankheit, die allerdings nur bei stärkerem Frostwetter auftreten. Bei Ausführung der periarteriellen Sympathektomie fand sich ein nicht besonders enges, zartwandiges Gefäß, das die Erscheinungen des segmentären Gefäßkrampfes besonders deutlich erkennen ließ. Die Anfälle blieben nach der Operation unverändert[1]).

Den Grund für diesen Mißerfolg können wir nicht angeben. Die Technik war die gewohnte, die primäre, physiologische Wirkung der Operation, wie gesagt, besonders gut und trotzdem klinisch ein Mißerfolg.

SICARD und FORESTIER sahen nach vorübergehender Besserung sehr schnell ein Rezidiv auftreten.

Über Operationen bei Sklerodermie ist folgendes zu berichten.

Es ist selbstredend, daß man in vorgeschrittenen Fällen von Sklerodermie, in denen es zu schweren sekundären Gewebsveränderungen z. B. Gelenkzerstörungen mit Subluxationsstellungen an den Fingergelenken gekommen ist, durch die Operation eine volle Heilung im Sinne einer Restitutio ad integrum nicht mehr erzielen kann. Wer das von der Operation erwartet, verlangt zuviel von ihr. Es ist schon viel, wenn die Operation dieses Leiden, das bisher zu den therapeutisch wenig oder gar nicht beeinflußbaren gehört, zum Stillstand gebracht wird. Das aber erzielen wir immer, ja darüber hinaus können wir noch immer auf eine weitgehende Besserung rechnen.

Fall 51. (Eigene Beobachtung.) Frl. M., 57 Jahre alt.

Befund: Die Haut beider Hände, besonders rechts, zeigt lederartige Verdickung, so daß die Finger wie in Ledermanschetten zu liegen scheinen. Ihre Beweglichkeit ist dadurch stark behindert. Die Fingernägel sind rissig. Juckende und prickelnde Schmerzen in den Fingern. Öfters das Gefühl des Absterbens der Finger und bläuliche Verfärbung. Beginnende Hautveränderungen im Gesicht um den Mund herum. Die Operation läßt eine auffallende Enge der Arterie erkennen. Der örtliche Spasmus an dem entblößten Abschnitt der Arterie ist deutlich ausgesprochen, so daß der Puls an der Radialis kaum noch fühlbar ist. Gegen Ende der Operation ist er jedoch wieder deutlich fühlbar, wenn auch noch schwächer als links. Die Blutdruckmessung mit dem GAERTNERschen Tonometer zeigt, daß der Blutdruck um die Hälfte gegen den Befund vor der Operation gesunken ist.

Verlauf: Nach 8 Tagen ist die Schwellung der Hand deutlich zurückgegangen, so daß die normalen Konturen wieder mehr heraustreten. Keine Schmerzen mehr, Bewegungen weniger behindert. 2 Monate später anhaltende Besserung. Patientin kann die Hand wieder gut benutzen, insbesondere auch schreiben.

Nachuntersuchung nach einem Jahr: Die Beweglichkeit der Finger und die Gebrauchsfähigkeit der Hand sind weiter gebessert. Schmerzen sind nie wieder aufgetreten, insbesondere sind die Anfälle von Kälte und Cyanose niemals wieder aufgetreten, selbst nicht bei Frostwetter. Spontan gibt Patientin an, daß auch die Veränderungen im Gesicht sich gebessert haben. Das Spannungsgefühl um den Mund sei geringer, sie könne den Mund wieder besser öffnen.

Nachuntersuchung nach zwei Jahren: Die Besserung hält unverändert an.

Im April 1924 teilt Patientin mit, daß sich die nicht operierte Hand verschlimmert habe, sie will sich nun auch diese Seite operieren lassen.

Die Länge der Beobachtungszeit berechtigt uns auch in diesem Fall von einem Dauererfolg zu sprechen.

---

[1]) Anmerkung bei der Korrektur: Einen ganz gleichen, einstweilen unerklärlichen Mißerfolg erlebten wir in allerjüngster Zeit.

In einem weiteren Fall von schwerer Sklerodermie an beiden Händen, die zur völligen Gebrauchsunfähigkeit der Hände geführt hatte, besserte die rechts ausgeführte periarterielle Sympathektomie den Zustand beider Hände soweit, daß schon nach einem Monate alle Verrichtungen des täglichen Lebens wieder ausgeführt werden konnten.

Ein dritter Fall sei wieder ausführlich mitgeteilt:

Fall 52. (Eigene Beobachtung.) G. F., 20 Jahre altes Mädchen. Seit dem 7. Lebensjahr bestehende Sklerodermie.

Befund: Die Haut des ganzen Körpers ist stark pigmentiert und außerordentlich starr. Ausgesprochene Hautveränderungen im Gesicht geben diesem einen maskenhaften Ausdruck. Die stärksten Veränderungen fanden sich an den Armen und Händen. An den Fingern schwerste Atrophie der Haut. Schon die Ellenbogengelenke zeigen starke Behinderung der Bewegung. Die Handgelenke sind fast völlig versteift. Die Finger können im Grundgelenk ganz wenig, höchstens um 10° bewegt werden. Die interphalangealen Gelenke sind so gut wie versteift, mehrere Gelenke in Subluxationsstellung.

Etwas mehr beweglich sind die Daumen, so daß kleine Gegenstände durch Andrücken an den Zeigefinger ergriffen werden können. Greifbewegungen mit den Fingern sind nicht möglich.

Eine 1½ Jahre lang durchgeführte Behandlung mit Massage, aktiven und passiven Bewegungsübungen hatte eine wesentliche Besserung nicht herbeigeführt.

Wir bringen darüber im folgenden das Krankenblatt des Oskar-Helenen-Krüppelheims (Direktor Prof. Dr. BIESALSKI), das uns gütigst zur Verfügung gestellt wurde, in Originalabschrift.

„Therapie 20. 2. 1922: Tägliches Bad, danach Massage des ganzen Körpers mit Lanolin. 10. 4. 1922. Quengelgipslyra zur Streckung der linken Finger. 13. 5. 1922. Dasselbe rechts. 10. 11. 1922. Langsame, aber sichere Fortschritte in der Beweglichkeit aller befallenen Gelenke und Geschmeidigkeit der Haut. Weiter Massage mit Lanolin und Quengel für die Finger. 15. 7. 1923. Im letzten Vierteljahr ist eine wesentliche Besserung nicht erfolgt, nur hat die Patientin gelernt, ihre Hände besser zu gebrauchen und kommt bei Näharbeiten besser vorwärts. Sympathektomie vorgesehen. 31. 7. 1923 Operation (Prof. BRÜNING). I. Rechts am Halse Exstirpation des Halsgrenzstranges mit seinen Ganglien, sowie des Plexus pericarotideus. II. Links periarterielle Sympathektomie an der Arteria brachialis. Bei beiden Operationen fällt die Derbheit und Dürre der Gefäßscheiden auf. 28. 9. 23. Die Beweglichkeit in beiden Armen, in sämtlichen Gelenken, besonders den Fingern hat sich auffallend gebessert, so daß auch die Geschicklichkeit der Patientin im Nähen große Fortschritte machen konnte. Das Gesicht ist lebendiger geworden und hat sehr viel von seiner maskenhaften Starre verloren."

Wir selbst konnten im November 1923 die Patientin nachuntersuchen und die nachhaltige günstige Wirkung der Operationen bestätigt finden. Die Patientin machte dabei folgende Angaben: Ich fühle mich bedeutend gebessert. Die Haut ist weicher, die Gelenke sind beweglicher. Ich kann den Mund leichter und weiter öffnen. Die Hände sind dauernd wärmer als früher, nur das Endglied des rechten kleinen Fingers ist öfters kalt und schmerzhaft. Objektiv ließ sich feststellen, daß beide Hände gut durchblutet waren, die Haut insbesondere auf dem Handrücken war weicher und verschieblicher, so daß man schon wieder eine Falte bilden konnte, was früher unmöglich war.

Sowohl die rechte Arteria temporalis wie die rechte Arteria radialis zeigen eine stärkere Pulsation als die der linken Seite.

Im Dezember erkrankte die Patientin an einer linksseitigen akuten Pneumonie, der sie nach 4 Tagen erlag.

Dieser Fall bot also wiederum Gelegenheit periarterielle Sympathektomie und Exstirpation des Ganglion stellatum in ihrer Wirkung miteinander zu vergleichen. Es ergibt sich wieder nur quantitativ nicht aber qualitativ ein Unterschied.

Der Erfolg der Operation ist in diesem Fall für die Beurteilung des Wertes der Operationsmethode um so beweisender, als hier eine 1½ Jahre in klinischer stationärer Behandlung durchgeführte Massagekur voraufgegangen war und in ihrem Erfolg weit übertroffen wurde.

Fall 53 (Beobachtung HORN.) 23 Jahre altes Mädchen. Seit 3 Jahren Veränderung an der Haut der Arme. Deswegen schon mehrfach in anderen Krankenhäusern mit Jodpinselung, Salbenverbänden, Bädern, Massage, Höhensonne und Röntgenstrahlen behandelt. Trotzdem unaufhaltsame Verschlimmerung des Leidens.

Befund vor der Operation: Am ganzen linken Arm zeigte die Haut eine blaurote Verfärbung. Die Furchen, die Spaltlinien und die feine Riffelung der Hautoberfläche sind geschwunden. Bei der Palpation fällt die brettharte Konsistenz auf. Dieselbe ist am ausgesprochendsten entlang der Ulna und auf dem Handrücken. Die Haut ist vollkommen unelastisch. Ein Abheben derselben in Falten ist nicht möglich. Irgendwelche Sensibilitätsstörungen bestehen nicht. Der Arm fühlt sich im Vergleich zum übrigen Körper etwas kühl an. Rechts dieselben Veränderungen in geringerem Ausmaß. Operation: Am 24. 1. 1923 links periarterielle Sympathektomie. Die Adventitia ist verändert. An Stelle des lockeren, schaumigen Gewebes, das man sonst um die Gefäße herum anzutreffen pflegt, findet man hier die Arteria brachialis zusammen mit der zugehörigen Vene in derbes, hartes Gewebe fest eingebettet, so daß man den Eindruck hat, daß die Präparierung das Gefäß aus seiner festen Umklammerung freimacht. Während der Operation deutliche Verengerung des Arterienkalibers.

Nach der Operation war der Puls zunächst nicht zu fühlen. Erst 3 Stunden später stellte er sich andeutungsweise wieder ein, um dann am 3. Tage post operat. seine alte Stärke wieder zu erreichen. Während vor der Operation die Hand sich kühl anfühlte, war nach der Operation eine deutliche Wärme wahrnehmbar.

14 Tage nach der Operation zeigte sich schon ein Rückgang der trophischen Veränderungen. Die eigentümliche Verhärtung besserte sich. Die Haut gewann langsam ihre alte Elastizität zurück und ließ sich wieder gut in Falten abheben. Die Besserung machte in der nächsten Zeit noch weitere Fortschritte. Schrittweise gingen die Hautveränderungen zurück. In der Beurteilung der Besserung war der Vergleich mit dem noch unbeeinflußten rechten Unterarm von großem Nutzen. Der Erfolg war unverkennbar. Später trat ein stationärer Zustand ein.

Wir selbst sahen dann noch bei zwei Fällen von Sklerodermie an den Beinen von der Operation erfreuliche Erfolge.

Aus der Literatur sind noch Beobachtungen von ENDERLEN und LERICHE zu erwähnen.

Bei der Sklerodermie scheint die Operation bisher noch nicht im Stich gelassen zu haben, alle Beobachter sahen befriedigende Erfolge, während, wie schon eingangs erwähnt, entsprechend der Natur des Leidens von einer vollständigen Heilung von keiner Seite berichtet wurde.

Hautkrankheiten.

HOHLBAUM und LERICHE sahen das variköse Ekzem nach der Operation gebessert.

PATSCHKE sah gute Erfolge bei Dermatitis symmetrica dysmenorrhoica sowie bei hyperkeratitischem Ekzem der oberen Extremitäten.

Die gute Wirkung auf Hyperkeratosen konnten wir wiederholt feststellen bei den Hyperkeratosen, wie man sie oft nach Nervenverletzungen auftreten sieht (vgl. Fall 35, S. 163).

KÜMMELL jr. berichtet über eine Hyperkeratose, die 11 Jahre lang bestand und 6 Wochen nach der periarteriellen Sympathektomie abheilte und schließlich vollkommen verschwunden war. Der Fall ist identisch mit dem von PATSCHKE mitgeteilten. Auch ein Fall von schwieligem Ekzem begann sofort nach der Operation abzuschuppen und war schon nach 8 Tagen geheilt.

Dagegen blieb nach KÜMMELL jr. ein Fall von Pruritus, der als Begleit-
symptom einer Forme fruste von Basedow in heftigem Schwitzen, Haarausfall
und lebhaftem Juckreiz bestand, durch die Operation unbeeinflußt.

Über Erfolge der periarteriellen Sympathektomie bei schwerster Hyperhidrosis wurde bisher noch nicht berichtet, sie sind aber zu erwarten auf Grund
einer Operation, die deshalb am Halssympathicus von KOTZAREFF ausgeführt
wurde, auf Grund unserer Beobachtungen bei Stellatum-Exstirpationen (vgl.
S. 65) und schließlich auf Grund der auf S. 125 mitgeteilten Erfahrungen von
UNGER und SEIDEL.

Claudicatio intermittens und beginnende arteriosklerotische und endarteriitische Gangrän.

Die hierüber veröffentlichten Beobachtungen sind außerordentlich zahlreich.
Während wir bei den bisher besprochenen Erkrankungen fast ausschließlich über
gute Erfolge berichten konnten, ändert sich hier das Bild. Den Grund hierfür
haben wir ja schon bei der Indikationsstellung besprochen.

Bei der reinen Claudicatio intermittens, wo noch keine Anzeichen der
Gangrän bestehen, waren die Erfolge noch durchweg gut, so z. B. bei CASSIRER,
HIGIER, NORDMANN und SCHLESINGER. LERICHE sah dagegen einen Mißerfolg
(Fall 10 bei MENEAU), ebenso ELVING.

Bei der arteriosklerotischen Gangrän wurde im allgemeinen ein nur
vorübergehender Erfolg erzielt. Es ist das jedoch ganz erklärlich, da ja das
Grundleiden unaufhaltsam weitergeht, so daß das durch die Sympathektomie
erzielte Plus an besserer Durchblutung durch die zunehmende Gefäßstarre und
Gefäßobliteration allmählich wieder wett gemacht wird. In einem Punkt sind
sich fast alle Autoren einig, nämlich darin, daß die Schmerzen auch bei
dieser Erkrankungsform günstig beeinflußt oder gar völlig zum
Schwinden gebracht werden.

Doch auch hierin ist das Ergebnis unberechenbar, wie überhaupt bei
der arteriosklerotischen Gangrän. Es illustriert das z. B. sehr hübsch die Erfahrung von AUBERT, der in einem Fall von Altersgangrän gute Wundheilung,
aber Fortdauer der Schmerzen, in einem anderen Fall dagegen umgekehrt gute
Wirkung auf die Schmerzen, aber keinen Einfluß auf die Gangrän sah.

Wie man aber doch bisweilen erfreuliches von der Operation sieht, zeigen
folgende Fälle.

Fall 54. (Eigene Beobachtung.) Bei einem 65jährigen Patienten, der infolge hochgradiger Arteriosklerose eine beginnende Gangrän in Gestalt eines seit 4 Monaten nicht
heilenden Geschwürs an der rechten kleinen Zehe und unerträgliche Schmerzen im Fuß
hatte, wurde als Ultimum refugium vor Ausführung der beabsichtigten Amputation die
periarterielle Sympathektomie an der Femoralis ausgeführt. In den ersten Tagen nach
der Operation, bei der wegen hochgradiger Starre des Gefäßrohres der segmentäre Gefäßkrampf nicht beobachtet wurde, trat eine Verschlimmerung ein, insofern, als die Schmerzen
nicht im geringsten nachließen und der Fuß sein wachsgelbes Aussehen behielt und sich
am 3. Tage plötzlich die Spitze der Großzehe blauschwarz verfärbte. Die Hauttemperatur
war am rechten Fuß 3° geringer als am linken. Am 5. Tage post operat. sollte schon die
Amputation ausgeführt werden, als plötzlich nachts der Umschwung eintrat. Der Fuß
sah rosarot aus. Die Schmerzen schwanden fast völlig, die Granulationen am Geschwür
nahmen ein gesundes Aussehen an und die Hauttemperatur stieg ebenso hoch wie links.
Das Geschwür an der Kleinzehe war in 4 Wochen geheilt und blieb geheilt bis zum Tode.
Die Gangrän an der Großzehenspitze grenzte sich schnell ab und war auch nach 2 Monaten

zunächst geheilt. Der Patient ging wieder seinem Beruf nach. 4 Monate später zeigte sich an der Großzehe erneut die Gangrän, welche die Exartikulation derselben im Grundgelenk nötig machte. Bei der Operation einzelne gut spritzende Arterien. Heilung wegen Randnekrose per secundam. Nach weiteren 2 Monaten erliegt der Kranke einer akuten Pneumonie.

Die nach der periarteriellen Sympathektomie beobachteten Vorgänge erklären wir folgendermaßen: durch die Operation wurde zunächst im arteriellen System ein Spasmus ausgelöst. Dieser Spasmus, der für gewöhnlich in wenigen Stunden nach der Operation abgeklungen ist, dauerte in diesem Fall wahrscheinlich wegen der besonderen Neigung arteriosklerotischer Gefäße zum Spasmus über fünf Tage an. Das genügte, um die schon beginnende Gangrän an der Großzehe manifest werden zu lassen. In der Nacht vom 5. zum 6. Tage löste sich endlich der Spasmus und nun erst konnte sich die segensreiche Wirkung der Sympathektomie entfalten. Ganz besonders wohltuend war die erzielte Schmerzfreiheit, wenn man bedenkt, daß der Patient seit vier Monaten unter ständig zunehmenden Gaben von Morphium stand, oft vor Schmerzen brüllte und nach dem Revolver rief, um ein Ende zu machen. Ferner hat die Operation es erreicht daß der Patient wieder monatelang arbeitsfähig wurde und seinen Fuß bis zum Lebensende behalten konnte. Von einer vollen Heilung können wir nicht reden, da ja schließlich die Großzehe der Gangrän zum Opfer fiel. Bei ihrer Exarticulation war es besonders eindrucksvoll, das Spritzen der Arterien zu beobachten, wodurch die gute Durchblutung des Fußes bewiesen wurde.

Fall 55. (Eigene Beobachtung.) Frau von 59 Jahren. Seit drei Jahren Anfälle von Schmerzen im linken Fuß, der dabei oft kalt und blau wird, während die große und kleine Zehe schneeweiß aussehen. Bei der periarteriellen Sympathektomie wird eine hochgradige Arteriosklerose festgestellt. Gefäßspasmen und Schmerzen schwanden zunächst völlig für 6 Wochen. Dann kehrten sie für 3 Wochen wieder. Es entstand sogar ein gangränöses Ulcus an der kleinen Zehe. Dann aber ließ der Spasmus nach, die Schmerzen schwanden völlig. Das Ulcus heilte ab und dieser gute Zustand dauerte an bis zu dem 11 Monate später an Pneumonie erfolgten Tode. Die Sektion zeigte eine totale Thrombose der Arteria femoralis bei offener profunda. (Der Fall ist identisch mit Fall 3 (Angina pectoris).

Die Thrombose der Femoralis war alt, der Thrombus organisiert. Die Möglichkeit, daß er gleichzeitig mit der sechs Wochen nach der Operation einsetzende Verschlimmerung entstanden ist, liegt vor. Wenn es trotzdem zu einer weitgehenden Besserung, ja Abheilung des Geschwüres an der kleinen Zehe gekommen ist, so dürfen wir darin gewiß einen bemerkenswerten Erfolg der Operation erblicken.

Fall 56. (Beobachtung KAPPIS.) 58jährige Frau mit beginnender Gangrän der linken 4. und 5. Zehe. Seit 2 Jahren zunehmende seit 6 Wochen verstärkte, seit 8 Tagen unerträgliche Schmerzen in der linken 5. Zehe. Fortschreitende Verfärbung der Zehe von rot nach blau, ohne Neigung zur Demarkation. Leiseste Berührung außerordentlich schmerzhaft. Puls an Dors. ped. und Tibia post. deutlich fühlbar. Wassermann negativ. Alle Maßnahmen erfolglos. Deshalb Sympathektomie. Nach der Operation sofort schmerzlos, subjektives Wärmegefühl. Rasche Demarkation der trockennekrotischen, oberflächlichen Haut der Kleinzehe. Nach 4 Monaten völlig schmerzfrei. Haut zart, normal. Auch nach einem Jahr dauert die Heilung an.

Bald nach der Operation traten Kribbeln und bläuliche Verfärbung des 1. bis 3. Fingers rechts, die schon vorher vorhanden gewesen waren, stärker in den Vordergrund. Wegen zunehmender Beschwerden Sympathektomie. Arterie zündholzdick, stark geschlängelt. Die Beschwerden besserten sich, schwanden aber nicht vollständig.

Der gute Erfolg in diesem Fall erklärt sich daraus, daß hier das funktionelle Moment (Angiospasmus) gegenüber dem pathologisch anatomischen Substrat (Arteriosklerose) im Vordergrund stand.

Fall 57. (Beobachtung MATHEIS.) 64jähriger Mann, keine Lues. Mai 1921 Amputation des rechten Unterschenkels wegen Gangrän. Seit April 1922 Schmerzen im linken Unterschenkel und beginnende Gangrän mehrerer Zehen. 6. Mai 1922 periarterielle Sympathektomie. Die blaue Färbung bessert sich. 9. 5. 1922: Großzehe gut gefärbt. Schmerzen am Bein bedeutend gebessert, der abgestorbene Teil der Kleinzehe grenzt sich ab. 20. 5. 1922: Dieser Teil hat sich abgestoßen unter guter Granulationsbildung. 30. 6. 1922: Erneutes Fortschreiten der Gangrän. 26. 7. 1922 Amputation. Die Arteria poplitae ist völlig thrombosiert.

Dieser Fall ist gewissermaßen ein Paradigma für die Beobachtungen bei arteriosklerotischer Gangrän. Über solche vorübergehende Erfolge haben berichtet AIGROT, CALANDRA, ELVING, KÜTTNER, MARTYNOFF, MÜHSAM.

Sonst sei aus der Literatur noch folgendes erwähnt: CALANDRA macht in einem Fall, bei dem die Gangrän erst am Fuß, später an der Hand auftrat, die periarterielle Sympathektomie an der Brachialis mit dem Erfolg, daß die Schmerzen sofort aufhörten und die Gangrän nicht weiter fortschritt, der Kranke wurde geheilt.

CHATON hat einmal durch die Operation den einen Fuß fraglos gerettet, wo schon der andere amputiert war.

CHASTENET, ebenso wie JIANU erwähnen, daß sie bei Gangrän dank der Sympathektomie die Amputation tiefer ausführen konnten.

Wir sehen also, daß geringen dauernden Erfolgen zahlreiche nur vorübergehende Erfolge und Mißerfolge gegenüberstehen; über letztere berichten neben den vorgenannten Autoren auch noch JEANNENEY, PARTSCH und PHILIPOWICZ.

Die Mitteilungen über die endarteriitische Gangrän ähneln naturgemäß den vorstehenden über die arteriosklerotische Gangrän. Sie sind vielleicht um ein Geringes günstiger, weil es sich dabei ja meist um jüngere Individuen handelt.

Fall 58. (Beobachtung PHILIPOWICZ.) 27jähriger Mann, wegen schwerer Gangrän des linken Fußes Amputation im Oberschenkel. Die Arterien waren auffallend eng, die Wandung bindegewebig verdickt. Ausgedehnte Thrombose.

Rechts ist am Fuß objektiv nichts zu sehen, jedoch ist die Bewegung des Fußes und der Zehen infolge enormer Schmerzhaftigkeit unmöglich. Dorsalpuls fehlt. Die Schmerzen werden so unerträglich, daß Patient nach der Amputation des zweiten Beines verlangt. Am 12. 1. 1923 periarterielle Sympathektomie rechts. Die Arterie war klein, jedoch nicht wesentlich verdickt, während des Präparierens der Adventitia kontrahierte sie sich auf mehr als die Hälfte des Lumens und verharrte in diesem Zustand.

Die folgenden 8 Tage mußte Morphium wie bisher weitergegeben werden, es trat objektiv gar keine Änderung in dem Zustand ein. Dann gibt Patient an, daß die Schmerzen zwar allmählich nachlassen, er aber ein sehr unangenehmes Gefühl von innerlicher Kälte in der Ferse habe. Der Fuß fühlt sich dabei warm an. Das Morphium wird ihm allmählich entzogen. Nach einer weiteren Woche ist Patient vollkommen beschwerdefrei, hat guten Appetit, schläft ohne Medikamente und erholt sich sichtlich. Er versucht am 2. Februar selbst mit der Krücke aufzustehen. Die Ferse, die vor der Operation gar nicht berührt werden durfte, trägt nun ohne jeden Anstand die Last des ganzen Körpers. Patient wird noch 4 weitere Wochen beobachtet, während welcher Zeit keine Änderung eintritt, und dann geheilt entlassen.

Die Ähnlichkeit dieses Falles mit Fall 54 in bezug auf die primäre Wirkung der Operation ist auffallend. Unsere zu jenem Fall gegebenen Erklärungen dürften auch für diesen zutreffen.

Folgende Autoren berichten über Beobachtungen bei endarteriitischer Gangrän: BOLO, BUTOIANU, CALLANDRA, ELVING, GUILLEMIN, HALSTED, KAGAN, MOSCHKOFF, MÜHSAM und SCHLESINGER.

Während GILBERT die Operation hierbei auch theoretisch nicht für gerechtfertigt erklärt, kommt SCHAMOFF, der wohl die größten Erfahrungen in dieser Frage hat, zu anderen Schlußfolgerungen. Er hat 26 mal wegen Spontangangrän die periarterielle Sympathektomie ausgeführt. In den einen Fällen war das Resultat außerordentlich demonstrativ und dauernd, in anderen Fällen vorübergehend, und schließlich blieb der Eingriff in einer Reihe von Fällen ohne jeglichen Einfluß, so daß die Amputation nicht zu umgehen war.

Nur in einem Fall bestand der Puls in der Arteria dorsalis pedis und tibialis posterior, in den übrigen 25 Fällen fehlte der Puls. In sieben Fällen fand er die Arteria femoralis unterhalb des Abganges der Profunda völlig obliteriert. Trotzdem brachte die Operation in zwei Fällen auch dieser letzten Gruppe den gewünschten dauernden Erfolg (bis zwei Jahre). Von den 26 Fällen trat 11 mal entschiedene Besserung, 9 mal kurzdauernde, in 6 Fällen gar keine Besserung auf.

Während SCHAMOFF auch die Gangrän nach Flecktyphus durch die Operation günstig beeinflußt sah, beobachtete JEGOROW das Gegenteil.

Die wenn auch wenigen, so doch um so eindrucksvolleren guten Erfolge, die man mit der periarteriellen Sympathektomie bei der endarteriitischen Gangrän erzielt hat, haben uns veranlaßt den ablehnenden Standpunkt, den wir in unseren früheren Arbeiten hierin einnahmen, aufzugeben.

Wir können nunmehr über folgenden eigenen Erfolg berichten:

Fall 59. (Eigene Beobachtung.) Herr C. H., 39 Jahre alt. Vorgeschichte o. B. Vor 1$^1/_2$ Jahren entsteht ein kleines Geschwür an der rechten III. Zehe, das keinerlei Heilungstendenz zeigte. Bald heftige Schmerzen und Blauverfärbung der Zehe. Harnbefund o. B. Nach einem Monat (Oktober 1923) Exartikulation der Zehe. Kurz darauf die gleichen Erscheinungen an der kleinen Zehe, die ebenfalls exartikuliert werden mußte. Seit Anfang Januar 1924 Kribbeln an der linken Großzehe, bald sehr heftige Schmerzen und Blauverfärbung.

Befund bei der Aufnahme am 25. 2. 24. Linke Großzehe dunkelblau verfärbt, der Großzehenballen blaumarmoriert. Auch dritte und fünfte Zehe blau verfärbt und fühlen sich kalt an. Der Puls ist weder an der Dorsalis pedis noch an der Tibialis post. fühlbar, an der Femoralis links wie rechts nur sehr schwach. Seit Wochen sehr heftige Schmerzen, die selbst durch Morphium nur wenig gemildert werden.

26. 2. 24. Periarterielle Sympathektomie an der Femoralis. Der segmentäre Gefäßkrampf ist deutlich ausgesprochen. In den ersten Tagen nach der Operation sind die Schmerzen eher heftiger, vom 6. Tage an lassen sie nach und hören allmählich ganz auf. Gleichzeitig fortschreitende Entfärbung der Zehe. Pat. steht am 14. Tage post op. auf und wird am 22. 3. 24 entlassen.

Bericht des Pat. vom 10. 6. 24, also $^1/_2$ Jahr nach der Operation: Ich befinde mich ganz wohl. Kann $^1/_2$ Stunde lang beschwerdefrei umhergehen. Bei längerem Gehen (1 Stunde) stellen sich Schmerzen in Wade und Fußgelenk ein. Die Schmerzen sind natürlich zu ertragen, doch bin ich gezwungen nach einer Stunde Weges stark zu hinken und das Gehen dann überhaupt einzustellen.

Diabetische Gangrän.

Die bei der diabetischen Gangrän gemachten Versuche laden nicht zur Fortsetzung ein, sagen wir mit ELVING.

Wir selbst operierten zweimal deswegen. In einem Fall trat kein Erfolg ein, der Kranke starb 6 Wochen später kurz bevor die beabsichtigte Amputation ausgeführt werden sollte, an einer akuten Herzschwäche. Es war in der Operationswunde zur Eiterung gekommen.

Im anderen Fall konnte das Fortschreiten der Gangrän ebenfalls nicht auf-
gehalten werden, so daß nach 14 Tagen die Operation nach GRITTI ausgeführt
werden mußte. Hierbei erlebten wir allerdings eine so tadellose Heilung des
Stumpfes, daß der Kranke mit geheilter Wunde schon nach 14 Tagen in einer
Behelfs-Prothese herumgehen konnte. Diese auffallend gute Wundheilung noch
dazu bei einem Diabetiker sind wir geneigt, dem Konto der periarteriellen Sympathektomie gutzuschreiben.

Die Arteria poplitea erwies sich völlig thrombosiert. Die histologische
Untersuchung des Thrombus läßt die Möglichkeit offen, daß er mit der periarteriellen Sympathektomie in ursächlichem Zusammenhang steht, eine Frage,
auf die wir später noch zurückkommen.

KÜMMELL jr. berichtet über drei Fälle, zwei davon blieben unbeeinflußt, da
es sich um sehr alte und schwächliche Leute handelte. Sie kamen auch bald zum
Exitus. Bei dem dritten Fall, bei dem auch eine Arteriosklerose festgestellt
wurde, trat entschieden eine Besserung der Schmerzen und eine deutlichere
Demarkierung ein.

Man sieht, viel erfreuliches ist hier nicht zu berichten, so daß weitgehende
Zurückhaltung begründet ist.

Ulcus cruris.

Für die Anwendung der periarteriellen Sympathektomie beim Ulcus cruris
setzten sich in Deutschland KAPPIS und in Frankreich BARDON und MATHEY-
CORNAT vor allem ein.

Fall 60. (Beobachtung KAPPIS.) 70jähriger Mann. Über dem inneren Knöchel links
zweimarkstückgroßes, flaches Ulcus seit $^1/_2$ Jahr. Varicen. Ligatur der Vena saphena
beiderseits (26. 11. 1922) ohne Erfolg, daher Sympathektomie. Äußerlich erscheint die
Gefäßscheide frei. Nach ihrer Eröffnung ist jedoch die Arterie in sulziges Bindegewebe
geradezu eingemauert. Die Adventitia ist mit der Media besonders hinten fest verwachsen.
An der freigelegten Arterie fast keine arteriosklerotischen Veränderungen. Nach der
Operation heilt das Geschwür in 11 Tagen, bleibt auch geheilt, obwohl später am Unterschenkel
ein ausgedehntes Ekzem auftritt.

Wir sehen also hier nach Versagen der Saphena-Unterbindung einen schönen
Erfolg der Sympathektomie.

Die folgenden Beobachtungen sollen zeigen, wie selbst lange Jahre bestehende
Geschwüre durch die Operation zur Ausheilung kommen.

Fall 61. (Beobachtung KAPPIS.) 60jährige Frau. Seit 30 Jahren rezidivierende Ge-
schwürsbildung, seit 9 Jahren ständig offene Geschwüre. Auf der Außenseite der
linken Unterschenkelmitte sitzt in handtellergroßem Bezirk mehrere bis markstückgroße
Geschwüre. 15. 3. 1923: Sympathektomie. Arterienscheide verhältnismäßig zart. Adventitia sitzt sehr fest, läßt sich nur mit großer Mühe und Vorsicht auf etwa 8 cm entfernen,
worauf die Arterie deutlich pulsiert. Rasche Geschwürsreinigung und Heilung bis auf
pfenniggroßes Ulcus in 4 Wochen. Dann langsamere, aber nach einigen weiteren Wochen
doch vollständige Heilung.

BARDON und MATHEY-CORNAT, die im ganzen über 13 Fälle berichten, zeigen
im folgenden Fall wie auch ungewöhnlich große Ulcera durch die Sympathektomie
in kurzer Zeit zur Heilung gebracht werden können.

Fall 62. (Beobachtung BARDON und MATHEY-CORNAT). Frau von 59 Jahren. Seit
dem 15. Lebensjahre Varicen. 1914 Ulcus. Auf eine Transplantation nach OLLIER-THIERSCH
folgt sofort ein Rezidiv. Im Mai 1923 besteht das Ulcus in Größe der nebenstehenden
Abbildung. Unter Bettruhe und Alkoholverbänden vom 8. 5. bis 23. 5. 1923 nur unbe-
deutende Verkleinerung des Geschwürs. Der Durchmesser nimmt nur um 2 cm ab. Am

23. 5. 1923 Sympathektomie auf 6 cm Ausdehnung. Bei der Entfernung der Adventitia wird die Vorderfläche des Gefäßes durch die Spitze der kleinen Schere perforiert, wodurch eine seitliche Ligatur nötig wird. Wundheilung ungestört. Das Ulcus heilt schnell ab, worüber am besten die folgenden Zahlen orientieren.

Flächeninhalt des Geschwürs vor der Operation . . 9900 qmm
6 Tage post operationem . . . . 5950 ,,
9   ,,   ,,   ,, ... 4000 ,,
19 ,,   ,,   ,, ... 2800 ,,
23 ,,   ,,   ,, ... 2040 ,,
29 ,,   ,,   ,, ... 2100 ,,
36 ,,   ,,   ,, ... 1100 ,,
46 ,,   ,,   ,, ... 450 ,,
90 ,,   ,,   ,, ... 300 ,,

Das Aussehen des Geschwürs am 46. Tag post operationem zeigt die weitere Abbildung.

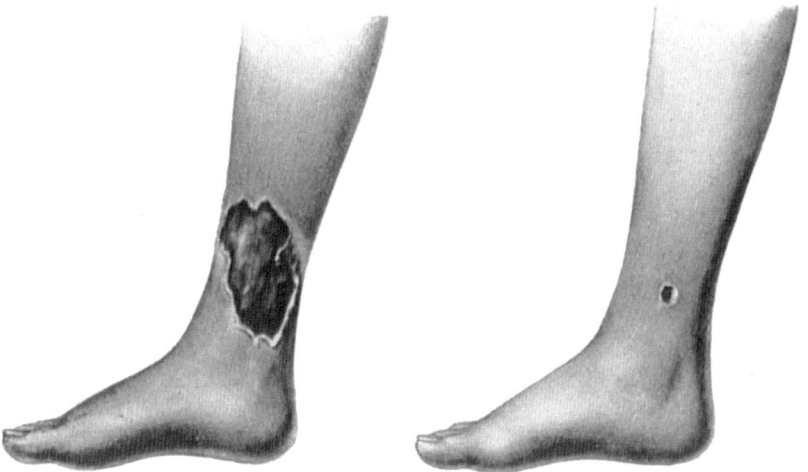

Vor der Operation.   46 Tage nach der Operation.

Abb. 72.   Großes seit 9 Jahren bestehendes Ulcus cruris.   Periarterielle Sympathektomie.
(Nach BARDON und MATHEY-CORNAT.)

Nach der Entlassung nahm die Patientin ihre anstrengende Arbeit als Tagelöhnerin wieder auf. Partielles Rezidiv am 102. Tage post operat., totales Rezidiv nach 5 Monaten.

Solche Rezidive sind von mehreren Autoren mitgeteilt. Da das Grundleiden, die variköse Entartung der Venen durch die Operation nicht beeinflußt wird, so dürfte es sich empfehlen, wie KAPPIS und DREVERMANN es getan haben, die Sympathektomie mit der Saphenaunterbindung zu kombinieren.

Daß aber die Operation auch Dauererfolge zeitigen kann, beweisen andere Fälle von BARDON und MATHEY-CORNAT, in denen die Patienten bis zu zwei Jahren nach der Operation rezidivfrei blieben.

Wie schon früher erwähnt, gibt die Operation zunächst immer einen guten Anstoß zur Heilung, der etwa 2—3 Wochen anhält. Dann tritt gewöhnlich Stillstand ein. Wie dann eine zweite oder gar dritte Sympathektomie wirken kann, darüber folgendes Beispiel.

Fall 63. (Beobachtung KAPPIS.) 52jähriges Fräulein. Beingeschwür links seit 20 Jahren, nach Unfall vor 10 Jahren einmal vorübergehend geheilt, seither ständig offen. Geschwür

14×7 cm groß. Nicht die geringste Heilung trotz monatelanger stationärer Behandlung. 19. 12. 1922: Ligatur der Vena saphena und gleichzeitig Sympathektomie an der Arteria femoralis auf 1 cm Länge. Danach zunächst bessere Heilung, aber nur zwei Wochen lang, deshalb 10. 1. 1923 zweite Sympathektomie. Femoralis unterhalb des Abganges der Profunda freigelegt, nicht bleistiftdick, in sulziges Bindegewebe fest eingebettet. Nach Isolierung kontrahiert sie sich ungleichmäßig mit einzelnen Einschnürungen. Nach Entfernung der Adventitia scheint die Arterie freier zu pulsieren, allmählich erweitert sie sich. In der ersten Woche auffallend schnelle Heilung, die allmählich nachließ, nach drei Wochen für 14 Tage zum Stillstand kam, dann unter feuchten Verbänden wieder besser wurde, so daß das Ulcus nach 6 Wochen nur noch daumennagelgroß, ganz flach, nach 8 Wochen fast geheilt ist, dann Stillstand. Die 3. Sympathektomie nach $^{1}/_{4}$ Jahr brachte keine wesentliche Änderung, doch heilte das Geschwür in etwa 2 Monaten lansnam zu.

Die erste Sympathektomie, die nur in einer Ausdehnung von 1 cm ausgeführt wurde, kann nach unseren jetzt gültigen Anschauungen nicht für voll zählen. Der Fall beweist aber, daß durch eine weitere Sympathektomie ein neuer Anstoß zur Heilung gegeben werden kann.

Mühsam machte folgende vergleichende sehr instruktive Beobachtungen. Bei einer Frau mit ganz gleichen riesigen, ringförmigen Geschwüren an beiden Unterschenkeln führte er an der einen Seite die periarterielle Sympathektomie aus, auf der anderen Seite unterband er die Vena saphena. Die sympathektomierte Seite heilte in wesentlich kürzerer Zeit als die andere. In ähnlicher Weise operierte er einen Mann mit gleichartigen beiderseitigen Unterschenkelgeschwüren auf der einen Seite mit Sympathektomie auf der anderen mit Umschneidung des Geschwüres. Ein nennenswerter Unterschied in der Wirkung wurde hier aber nicht festgestellt, beide Seiten heilten in gleicher Zeit.

Außer den genannten Autoren haben noch folgende über ihre Erfahrungen mit der periarteriellen Sympathektomie bei Ulcus cruris berichtet: Chaton, Constantini, Ecot, Gernez, Guillemin, Kümmell jr., Kulenkampf, Miginjac, Partsch, Reisinger, Robineau und Tietze.

Anhangsweise sei hier erwähnt, daß Leriche in einem Fall von Gefäßstörungen als Spätfolge einer Venenentzündung am Bein mit gutem Erfolg die periarterielle Sympathektomie ausgeführt hat, aus dem Gedanken heraus, daß eine Besserung der arteriellen Durchblutung auch zu einer Besserung des venösen Kreislaufes führe.

Verzögerte Konsolidation von Frakturen.

Nur eine Beobachtung von Kappis ist hier anzuführen.

Fall 64. (Beobachtung Kappis.) 23jähriger Mann. 13. 10. 1922 Bruch des linken Unterschenkels. Blutige Reposition. Nach 5 Wochen 2 cm Verkürzung, Nagelextension, dann Gipsverband zuerst im Liegen, dann zum Festtreten für 4 Wochen Gehgips, alles ohne Erfolg. Deshalb am 24. 1. 1923 Sympathektomie. Femoralis etwa zündholzdick, pulsiert kaum. Adventitia gerötet, leicht abziehbar. Nach der Sympathektomie wieder Gipsverband, nach 14 Tagen Bruchenden kaum mehr verschiebbar; erneuter Gips. Nach 8 Tagen federn die Bruchenden nur noch leicht. Im Röntgenbild Andeutung von Callusbildung. Neuer Gips. Nach 8 Tagen wieder etwas loser. Gehgips. Am 7. 3. 1923 nach 6 Wochen Bruch fest geheilt.

Der Befund an der Femoralis spricht für die Möglichkeit, daß angiospastische und somit neurotrophische Störungen im Spiel waren. Daß im Anschluß an Traumen, auch ohne sichtliche Nervenverletzung, eine Steigerung des Vasoconstrictorentonus eintreten kann, hat Leriche mit instruktiven Beispielen belegt (vgl. auch S. 110).

Knochen- und Gelenktuberkulose.

Hierfür liegen nur Erfahrungen von GUNDERMANN und LÄWEN vor, worüber
folgendes berichtet wird:

Die 4 Fälle GUNDERMANNS waren aussichtslose Fälle, bei 3 (Fußgelenkstuberkulosen),
hätte amputiert, beim 4. eine ausgedehnte Ellenbogenresektion ausgeführt werden müssen.
Die 3 älteren Fälle, die seit der Operation 4—6 Monate zurückliegen, sind so wesentlich gebessert, daß ein verstümmelnder Eingriff wohl nicht mehr in Frage kommt. Beim 4., der
erst vor 2 Monaten operiert worden ist, kann man ebenfalls eine Besserung feststellen, jedoch
ist sie nicht so auffällig wie bei den anderen Kranken.

LÄWEN führte die Operation in 19 Fällen von Extremitätentuberkulose aus,
davon 16 an der unteren Extremität und 3 an der oberen.

In 4 Fällen erzielte er einen vollen Erfolg, in 5 Fällen eine günstige Beeinflussung, während in den übrigen Fällen keine irgendwie günstige Wirkung
festzustellen war.

LÄWEN faßt sein Urteil über die Wirkung der periarteriellen Sympathektomie
auf die Extremitätentuberkulose, wie folgt, zusammen:

Ein günstiger Einfluß in einem bescheidenen Teil der Fälle ist vorhanden gewesen,
und zwar bei offener wie geschlossener Tuberkulose. Es macht den Eindruck, daß der Erfolg
besonders bei der peripher liegenden tuberkulösen Erkrankung eintritt, also vor allem
im Bereich des Fußes, dort wo nach unserer Erfahrung bei der Aufspaltung der Endgefäße
der vasodilatatorische Effekt am größten ist. Ferner scheint die Wirkung namentlich bei
der synovialen Form der Gelenktuberkulose einzutreten. Vielleicht kommt auch eine beschleunigende, resorbierende Wirkung bei tuberkulösen Gelenkergüssen zustande. In dem
größeren Teil der Fälle haben wir jedoch keine Heilwirkung feststellen können.

Über die Anwendung der periarteriellen Sympathektomie bei chronisch-
rheumatischen Gelenkaffektionen liegen klinische Beobachtungen noch nicht vor.

Beeinflussung der Funktion endokriner Drüsen.

Soweit wir die Literatur übersehen, liegt an klinischen Beobachtungen nur
ein Fall von LERICHE vor, in dem er an der Arteria thyreoidea superior die
Sympathektomie ausführte bei einem Fall von Parenchymkropf. Er sah darauf
ein fast völliges Verschwinden des zugehörigen Kropflappens. Der Fall ist jedoch
nach keiner Seite hin beweisend. Denn gleichzeitig wurden auch drei Knoten
enucleiert. Wir wissen ja aber, daß nach partiellen Enucleationen sehr oft eine
weitgehende Rückbildung der zurückgelassenen Abschnitte eintritt.

Überblicken wir noch einmal die klinischen Beobachtungen, so können wir
das Ergebnis kurz folgendermaßen zusammenfassen.

Bei den Erkrankungen, in denen ein krankhaft gesteigerter Tonus im sympathischen System, der zu Störungen der Gefäßarbeit durch Vasoconstriction
geführt hat, vorhanden ist, erzielt die periarterielle Sympathektomie in der
weitaus größten Mehrzahl der Fälle Erfolge, und zwar Dauererfolge.

Der Operationserfolg wird immer dann mehr und mehr beeinträchtigt, je
mehr die funktionelle Störung gegenüber pathologisch-anatomischen Veränderungen an den Gefäßen zurücktritt.

Wenn wir uns darüber klar sind, daß die Wirkung der periarteriellen Sympathektomie in einer funktionellen Umstellung beruht, und daß wir das Ausmaß
dieser Umstellung im einzelnen Fall nicht genau berechnen können, so liegt in

dieser Feststellung auch die Begründung dafür, daß die Operation sehr wechselnde Erfolge erzielen muß. Von besonderer Bedeutung ist die Frage, wie im gegebenen Fall das Verhältnis der periarteriell verlaufenden Fasern zu den mit den spinalen Fasern verlaufenden ist. Je stärker die peri- und paraarteriell verlaufenden Fasern an Zahl sind, desto größer wird auch die Wirkung ihrer Unterbrechung sein und umgekehrt.

Die Benützung der periarteriellen Sympathektomie lediglich zur Hyperämisierung also bei normalem Tonus des Sympathicus zeitigt in der Regel nur vorübergehende Erfolge.

Schließlich wollen wir nicht verfehlen, darauf hinzuweisen, daß in der Behandlung angioneurotischer Prozesse die psychische Beeinflussung eine bedeutende Rolle spielt. Wir leugnen durchaus nicht, daß ein Teil der Operationserfolge auf das Konto der mit der Operation verbundenen suggestiven Einflüsse beruhen kann. Sahen wir doch kürzlich einen als Elephantiasis cruris imponierenden Fall von angioneurotischem Ödem eines Unterschenkels, der lediglich durch Hypnose und Suggestion in 3 Tagen geheilt war.

Aber dieser psychische Faktor spielt bei den Operationserfolgen doch nur eine untergeordnete Rolle. Denn einmal waren viele Fälle vor der Operation mit Hypnose und Suggestion vergeblich behandelt und zum anderen wird selbst die schönste Hypnose niemals ein nach Nervenverletzung entstandenes trophisches Geschwür zur Heilung bringen.

Gefahren des Eingriffs. Todesfälle.

Zu den vermeidbaren Gefahren des Eingriffs gehören die Verletzungen des Gefäßes beim Abpräparieren, durch Anstechen oder Anschneiden der abgehenden kleinen Seitenäste unmittelbar am Austritt aus der Media. Hierüber ist das nötige bei Besprechung der Technik gesagt.

Unvermeidbar ist dagegen anscheinend die Thrombose der Arteria femoralis. Wohl ist es klar, daß bei unzartem Umgehen mit dem Gefäß beim Abpräparieren der Adventitia durch Maltraitieren der Media und Intima das Entstehen einer Thrombose begünstigt wird, doch selbst bei sehr vorsichtigem Vorgehen scheint sie bisweilen, allerdings in sehr seltenen Fällen zu entstehen. Nun könnte man ja auch hier einwerfen, daß durch Entfernung der Vasa vasorum die Ernährung der Gefäßwand Not litte und dadurch die Thrombose entstünde.

Warum dieser Einwand nicht berechtigt ist, darauf haben wir schon auf S. 134 hingewiesen.

Wir haben die Thrombose der Arterie bisher in zwei Fällen erlebt, in jedem Fall handelte es sich um alte 60 jährige Menschen mit schwerer Arteriosklerose. Wir gehen wohl nicht fehl, daß wir in letzterer die Ursache erblicken. Denn es ist ohne weiteres klar, daß die starren, unelastischen sklerotischen Gefäße durch die mit der Operation unvermeidbar verbundenen mechanischen Insulte sehr viel leichter auch an der Intima geschädigt werden können als gesunde Arterien.

Auch MARTYNOFF erlebte bei der Operation wegen Spontangangrän in einem Fall eine Thrombose.

Es sei hier aber nochmals ausdrücklich auf Fall 55 hingewiesen. Die Thrombose wurde erst bei der Sektion festgestellt. Die histologische Untersuchung

ergab, daß sie schon alt war. Es hat also in diesem Fall die periarterielle Sympathektomie die durch die Thrombose bedingten Störungen der Gefäßarbeit durch
Erweiterung der Kollateralen wieder wettgemacht.

Ferner wurde in einem Fall der chirurgischen Universitätsklinik der Charité
an der Operationsstelle eine Thrombose der Vena femoralis beobachtet,
die zur Lungenembolie und zum Exitus führt. Auch hier handelt es sich um eine
alte 55jährige Frau. Es ist bekannt, wie gerade alte dekrepide Frauen zur
Venenthrombose neigen.

Sie ist mehr auf das Konto der Operation überhaupt, als auf das der Operationsmethode zu setzen.

ECOT erlebte ebenfalls einen Tod durch Embolie am sechsten Tage post
operationem.

Das Gegenstück sozusagen zur Thrombose bietet das Aneurysma und die
Arterienperforation.

Die Bildung eines Aneurysmas ist bisher noch nicht in der Literatur mitgeteilt, wir haben aber von einer Seite die mündliche Mitteilung, daß eines
beobachtet ist. Ob hierfür die Mitentfernung des gewöhnlich bei der Operation
stehenbleibenden elastischen Ringes (vgl. S. 134) verantwortlich zu machen ist,
werden weitere Untersuchungen feststellen müssen.

Über eine Wandnekrose mit folgender Blutung, die zu Unterbindung
der Femoralis; Gangrän, Oberschenkelamputation und schließlich zum Tode
führte, berichtet KREUTER. An der Rückseite und ungefähr in der Mitte des
adventitiafreien Längenausmaßes fand sich eine kleine Wandnekrose. KREUTER
schreibt darüber: „Der Fall lehrt eindeutig, daß die Entfernung der Adventitia
für die Ernährung schwer sklerosierter Gefäße keineswegs gleichgültig ist, und
daß die Ernährung vom Blutstrom aus nicht genügt, so daß an Stellen mit
gleichzeitig geschädigter Intima Nekrose der Gefäßwand zu befürchten ist".

So ganz eindeutig scheint uns die aus diesem Fall zu ziehende Lehre denn
doch nicht zu sein. Einmal ist es möglich, daß bei der Operation die Media verletzt wurde, weiter aber ist KREUTER den Beweis schuldig geblieben, daß nicht
doch eine Infektion vorlag. Er schreibt zwar: Haut verdächtig gespannt, keine
Infektion. Berichtet aber über den Zustand des Patienten bei Ausführung der
Operation: Gangrän der II. Zehe. Zahlreiche lymphangitische und phle-
bitische Stränge am Unterschenkel". Bei einem solchen Befund ist doch
die Möglichkeit, daß eine Infektion schuld ist, sehr groß. Es fehlt eine bakterio-
logische Kontrolle, KREUTER begnügt sich mit dem Hinweis, daß die „Wunde
einen vollkommen aseptischen Eindruck machte".

Über einen weiteren Fall berichtet MILKÓ. Er erlebte 12 Tage nach einer
zweiten Sympathektomie an der Femoralis eine Perforation. „Eine Eiterung
bestand nicht, dagegen sickerte vom oberen Wundwinkel eine blutig seröse,
etwas übel riechende Flüssigkeit". Ligatur der Femoralis: Amputation
wegen drohender Gangrän. Heilung.

Auch in diesem Fall scheint uns die Infektion eine wesentliche Rolle gespielt
zu haben, wenn auch MILKÓ sie ausschließen will.

Er zieht aus seinem Fall die Folgerung, daß eine gewisse Vorsicht am Platze
ist in solchen Fällen, wo der allgemeine Ernährungszustand der Gewebe durch zu
lange bestandene Nervenlähmung schon stark gelitten hat. In solchen Fällen
scheine auch die Resistenz der Arterienwand vermindert und einer wiederholten

ausgedehnten Entfernung der ernährenden Adventitiaschicht nicht mehr gewachsen zu sein.

Mit dieser Mahnung zur Vorsicht mit der Operation an krankhaft veränderten Arterien können wir uns ohne Einschränkung einverstanden erklären.

In diesem Zusammenhang sei auch verwiesen auf einen Fall von LERICHE. Er fand bei Ausführung der Operation an der Carotis eines 61 Jahre alten Mannes eine ganz abnorme Brüchigkeit der Arterienwandung, die er mit dem Namen Arteriomalacie belegt. Die Wandung war brüchig wie harter Maccaroni. Es mußten oberhalb und unterhalb Klemmen angelegt werden, die LERICHE liegen ließ, da er bei dem Zustand der Wandung es nicht riskieren wollte sie durch Ligaturen zu ersetzen. Es erfolgte glatte Heilung, ohne Zeichen von Ernährungsstörung am Gehirn.

Neben der Gefäßwandschädigung bei krankhaft veränderten Arterien kann auch die Infektion sehr üble Folgen nach sich ziehen.

Daß die Infektion gerade für die periarterielle Sympathektomie an den Extremitäten besonders bedeutsam ist, darauf hat nachdrücklichst PELS-LEUSDEN hingewiesen. Wenn wir bedenken, daß die trophischen Geschwüre, die monate- und jahrelang bestehen, eine ständige offene Pforte für Infektionen bilden, so ist es in der Tat einleuchtend, daß die Lymphwege und Lymphdrüsen am Bein ziemlich reichlich mit Bakterien gesegnet sein können. Werden sie nun bei der Operation geöffnet, so kann gewiß dadurch eine Infektion der Operationswunde eintreten. Was wir eben für die trophischen Geschwüre ausführten, gilt natürlich in gleicher Weise für manifeste Gangrän.

Wir selbst erlebten zweimal eine Infektion, einmal bei einem alten trophischen Ulcus, das häufig schon zum Erysipelausbruch Veranlassung gegeben hatte, und einmal bei einer diabetischen Gangrän. Hier war allerdings die Gangrän so oberflächlich, daß wir geneigt sind, für die Infektion mehr den Diabetes an sich zu beschuldigen. Jedenfalls hatte in beiden Fällen die Infektion keine üblen Folgen.

Anders in den Fällen von MÜLLER und von MATONS.

MÜLLER erlebte bei einem älteren Mann mit Arteriosklerose eine Wundinfektion mit folgender tödlicher Blutung und MATONS starb ein Luetiker mit trophischen Geschwüren an den Füßen 25 Tage nach der Operation, die an der Arteria iliaca externa ausgeführt wurde, an einem vereiterten Hämatom und folgender Perforation der Arterie.

Die im vorstehenden aufgeführten 5 Todesfälle sind die einzigen, die bisher in der uns zugänglichen Literatur aufzufinden waren. Schätzen wir demgegenüber die bisher ausgeführten Sympathektomien auf 1000, so ergibt sich eine Mortalität von $^1/_2{}^0/_0$. Selbst dann, wenn wir rechnen, daß noch einmal so viel Todesfälle nicht veröffentlicht wurden, so ergibt das immer erst $1^0/_0$. Vergegenwärtigen wir uns dann noch, daß diese Todesfälle durchweg bei alten, arteriosklerotischen Menschen eingetreten sind, so halten wir uns für berechtigt die periarterielle Sympathektomie mit zu den wenig gefährlichen Operationen zu rechnen.

Alkoholinjektionen.

Die Einspritzung von Alkohol in die Adventitia wurde 1922 von HANDLEY empfohlen. Er legte die Arteria femoralis in Äthernarkose frei, spaltete ihre Scheide und injizierte mit sehr feiner Nadel in die Adventitia an vier Stellen ihres Umfanges je $^1/_4$ ccm Spiritus rectificatus, der nach einer Sympathektomie zu beobachtende segmentäre Spasmus blieb aus, an der Injektionsstelle entstand nur ein weißlicher Ring. Die Wirkung auf die Blutversorgung der peripheren Gliedmaßenabschnitte war im wesentlichen die gleiche wie wir sie für die periarterielle Sympathektomie geschildert haben.

HANDLEY sah einen guten Erfolg bei seniler Gangrän, der neun Wochen andauerte.

LERICHE empfiehlt diese Injektionen für Fälle von sog. Arteriomalacie, bei denen die Gefahr besteht durch Ausführung der periarteriellen Sympathektomie schwer stillbare Blutungen zu erhalten, wie ihm das bei einer Operation an der Carotis eines 61jährigen Mannes passierte (vgl. S. 187).

Angewandt hat LERICHE ferner die Alkoholinjektionen an der Arteria temporalis in einem Fall von Trigeminusneuralgie mit gutem Erfolg (zit. nach WERTHEIMER: Lyon chirurg. Bd. 20, H. 4, p. 475).

Von anderen Autoren sind Beobachtungen über diese Alkoholinjektionen noch nicht mitgeteilt.

Uns erscheint das Verfahren, abgesehen von den äußerst seltenen Fällen von Arteriomalacie, nicht ganz unbedenklich, und zwar deshalb weil der Alkohol doch nicht nur die periarterielle Nervenplexus schädigt, sondern sowohl das ganze periarterielle Gewebe, wie auch vor allem die Muscularis. Man kann das Ausmaß dieser Schädigungen nicht beherrschen, da die Tiefenwirkung unberechenbar ist.

Operationen an den mit den spinalen Nerven verlaufenden sympathischen Bahnen.

Wie wir gesehen haben, verlaufen die vasomotorischen Bahnen auf zwei Hauptwegen an die Peripherie der Extremitäten, einmal mit den periarteriellen Nervenplexus und zweitens mit den peripheren spinalen Nerven. Es sei hier nochmals ausdrücklich betont, daß wir noch nicht genügend darüber orientiert sind, in welchem Verhältnis diese beiden Wege zueinander stehen.

Auch diese zweiten Hauptbahnen, also die vasomotorischen Bahnen, die in und mit den peripheren sensiblen Nerven verlaufen, hat man chirurgisch angegriffen, um die gestörte Funktion der Gefäßarbeit an den peripheren Teilen zu bessern, bzw. um trophische Gewebsschäden zu heilen.

Da wir aber diese vasomotorischen Bahnen nicht isolieren können, so läßt sich eine Unterbrechung dieser Bahnen isoliert nicht durchführen, es muß der ganze Nerv durchtrennt werden. Es folgt also immer auch ein Ausfall der sensiblen und motorischen Funktionen des betreffenden Nerven. Hierin liegt der Hauptnachteil dieser Verfahren gegenüber der periarteriellen Sympathektomie.

Es ist klar, daß die nach Durchtrennung bzw. Vereisung spinaler Nerven im Tierexperiment und am Menschen zu beobachtenden Hyperämien und Besserung gestörter Gefäßarbeit nur auf die Unterbrechung der mit diesen Nerven verlaufenden vasomotorischen sympathischen Bahnen zurückzuführen ist, und nicht etwa auf den Ausfall der spinalen Sensibilität. Denn wir haben früher gesehen, daß dieser eher im Sinne der Verschlimmerung vasomotorisch-trophischer Gewebsschäden wirken muß.

Wir führen also die folgenden Methoden alle in dem Sinne auf, daß durch sie eine Unterbrechung der mit den spinalen Nerven verlaufenden sympathischen Bahnen erzielt und so eine Herabsetzung des normalen oder krankhaft gesteigerten Gefäßtonus herbeigeführt wird.

Neurolyse und Resektion von Neuromen.

Über diesen Punkt können wir uns hier kürzer fassen, indem wir auf unsere Ausführungen auf S. 138 ff. verweisen.

Günstige Erfahrungen mit der Resektion von Neuromen bzw. der Exstirpation schädigender Narbenmassen in der Behandlung vasomotorisch-trophischer Störungen nach Nervenverletzungen machten, abgesehen von den erwähnten Fällen von Leriche und Brüning, noch Kirner, Roth und Stradyn.

Jedesmal heilten im unmittelbaren Anschluß an die Neuromexcision die trophischen Geschwüre ab.

Auf die Tatsache, daß mit dem Rezidivieren der Neurome, also mit der Wiederentstehung eines Reizzustandes im sympathischen System auch die trophischen Störungen rezidivierten, machten wir ebenfalls schon weiter oben aufmerksam. Hierauf sind auch wohl die ungünstigen Erfahrungen von Kappis zurückzuführen.

Es kommt also alles darauf an, das Wiederauftreten von Neuromen zu verhüten.

Ist nach der Neuromexcision eine zirkuläre Nervennaht ausführbar, so wird man diese so exakt wie irgend möglich machen müssen. Ist sie nicht mehr möglich wie z. B. bei sehr ausgedehnten Nervendefekten oder an Amputationsstümpfen, so wird man das zentrale Nervenende nach den zur Verhütung von Amputationsneuromen angegebenen Methoden versorgen (Einnähen in Muskulatur, Vereisung, Durchquetschung des Nerven einige Zentimeter oberhalb des Stumpfes usw.).

Leriche empfiehlt in solchen Fällen oberhalb eine quere Durchtrennung des Nerven auszuführen mit folgender zirkulärer Nervennaht von der Erwägung ausgehend, daß die sich regenerierenden Achsencylinder wohl auch wieder in den peripheren Nervenstumpf einwachsen, aber nicht mehr die Kraft haben ein neues Amputationsneurom zu neurotisieren und damit einen neuen Reizzustand zu schaffen.

Es bleibt noch zu erörtern, wie sich die Indikationsstellung der Neuromexcision zu der Indikation der periarteriellen Sympathektomie verhält.

Die Beantwortung dieser Frage ergibt sich aus der Überlegung, daß die Neuromexcision das reizauslösende Moment ausschaltet, während die periarterielle Sympathektomie nur die Reizleitung unterbricht.

Wir stehen daher auf dem Standpunkt, daß die periarterielle Sympathektomie erst indiziert ist, wenn die Neuromexcision versagt hat oder unausführbar ist.

Auch Razzaboni ist der Ansicht, daß bei vielen Neurolysen gerade die Durchtrennung der sympathischen Fasern von entscheidender Bedeutung ist.

Anhangsweise sei darauf hingewiesen, daß Molotkoff durch partielle Nervenresektion des Nervus ischiadicus trophische Geschwüre am Calcaneus zur Heilung brachte. Es trat aber bald ein Rezidiv auf.

Nervendehnung.

Die Nervendehnung wurde im Jahr 1872 durch Nussbaum in die chirurgische Therapie eingeführt. Für die Behandlung des Malum perforans und später auch

für die der Unterschenkelgeschwüre wurde sie von BARDESCU und CHIPAULT angewandt. In der deutschen Literatur berichtete SICK über günstige Erfahrungen
bei Malum perforans, während LANDERER bei trophischen Geschwüren nichts
Gutes sah.

Im Jahre 1919 machte BLANC Y FORTACIN die Mitteilung, daß die Nerven-
dehnung am Nervus ischiadicus und popliteus bei entzündlichen und trophischen
Veränderungen am Unterschenkel und Fuß eine sofortige Lähmung der mit den
Nerven verlaufenden sympathischen Fasern hervorrufe und zur vermehrten
Wärmeentwicklung, Steigerung des Blutdrucks an den peripheren Teilen der
Extremitäten und zum Nachlassen der Schmerzen führe. In Fällen von
trockner Gangrän erhöhe das Verfahren die Vitalität der Gewebe, die an die
Gangrän angrenzen, und erlaube eine sparsamere Amputation. In mehreren
Fällen gelang es ihm, die Amputation überhaupt zu vermeiden.

Schließlich ist dann VOLKMANN (1921) für die Nervendehnung bei der
Behandlung der chronischen Unterschenkelgeschwüre eingetreten und veröffentlicht sehr günstige Ergebnisse. Er führte vor allem die Dehnung des Nervus
saphenus aus, in einzelnen Fällen nahm er auch die Nervus peronaeus communis,
Nervus peronaeus superficialis sowie die Nervi cutanei surae lateralis und
medialis vor.

Als Folgen sah er eine Herabsetzung der Sensibilität in dem Bezirk des gedehnten Nerven, die sich nach einigen Wochen wieder ausglich. Ferner ließ sich
im Beginn in der Umgebung des Geschwürs eine ödematöse Schwellung feststellen, die wohl als Zeichen der Umstellung der Gefäßarbeit aufzufassen ist.
Auch bemerkte er eine auffallende bräunliche Verfärbung der Haut (vgl. S. 125).

Die Geschwürsheilung ging in derselben Weise voran, wie wir es für die
Wirkung der periarteriellen Sympathektomie beschrieben haben.

Wir führen daher auch die Wirkung der Nervendehnung auf
eine Schädigung der in den Nerven verlaufenden sympathischen
Bahnen und die dadurch bedingte Tonusherabsetzung zurück.

Die Nervendehnung erscheint uns jedoch nicht ganz unbedenklich, und zwar
deshalb, weil wir nicht wissen, wie weit durch den mechanischen Insult die
anatomische Schädigung geht.

Es ist doch sehr möglich, daß es später zu einer mehr oder weniger ausgedehnten endoneuralen Narben-, ja auch Neurombildung kommt. Daraus wird
aber schließlich als Endeffekt nicht eine Tonusherabsetzung, sondern eine
Tonuserhöhung im sympathischen System resultieren.

Solange nicht die jetzt noch fehlenden Mitteilungen über Dauerwirkungen
des Verfahrens vorliegen, ist es nicht möglich, den Wert der Nervendehnung
für die Behandlung trophischer Störungen richtig einzuschätzen.

Nervenvereisung.

Die Nervenvereisung ist 1921 von LÄWEN in die Behandlung vasomotorisch-
trophischer Störungen eingeführt worden.

Er hat darüber folgende Beobachtung bekannt gegeben:

Fall 65. (Beobachtung LÄWEN.) 61 Jahre alter pensionierter Briefträger. Vor 7 Jahren
zum erstenmal beim Gehen Anfälle von Schmerzen in der rechten Wade. Bei solchen
Schmerzanfällen war der Fuß kalt, es bestand das Gefühl des Eingeschlafensein. 1920
traten diese Anfälle häufiger und stärker auf. Die Schmerzen wurden unerträglich. Bei

der Krankenhausaufnahme ist der rechte Fuß vollkommen kalt bis über die Knöchelgegend, kein Puls an den Fußarterien. Arteriosklerose der peripheren Gefäße. Sensibilität o. B. Operation: In Lokalanästhesie wird der rechte Ischiadicus freigelegt und längs in 2 gleichgroße Teile stumpf zerlegt. Dann wurden beide Hälften mit dem LÄWENschen Kohlensäure-Vereisungsapparat 20 Minuten lang durchgefroren. Ebenso wird nach Freilegung der Nervus saphenus 10 Minuten lang durchgefroren. Sofort nach der Vereisung hörten die Schmerzen auf. Als Folge der Vereisung trat eine motorische und sensible Lähmung an Zehen, Fuß und dem größten Teil des Unterschenkels ein. Schon abends ist der kranke Fuß erheblich wärmer als der gesunde. 6 Monate nach dem Eingriff entstanden trophische Geschwüre an der rechten Ferse und am Kleinzehenballen. Sie heilten rasch bis auf eines an der kleinen Zehe. Hier bestand eine Gelenkfistel, die erst nach Ausstoßung eines Sequesters nach 11 Monaten heilte.

Die Motilität begann nach einem Jahr wieder zu kommen, nach 2 Jahren ist auch die Sensibilität zurückgekehrt. Nie wieder zeigten sich Anfälle von Gefäßkrämpfen, der Fuß ist meist wärmer als der gesunde. Dieser erfreuliche Zustand wurde auch durch eine Nachuntersuchung im Februar 1924 erneut bestätigt.

Dieser Fall zeigt, daß die Unterbrechung der peripheren Nerven ganz im selben Sinne wie die periarterielle Sympathektomie wirkt. Ein Fuß, welcher der Gangrän verfallen zu sein schien, wurde durch den Eingriff gerettet. Für diesen Erfolg mußte jedoch eine motorische Lähmung für ein Jahr und Ausfall der Sensibilität für zwei Jahre mit in den Kauf genommen werden.

WIEDHOPF hat im Tierversuch die Einwirkung der Nervenvereisung auf die Gefäßarbeit eingehend studiert. Er bekam jedesmal nach der Vereisung eine starke Volumenzunahme infolge der sekundären Gefäßerweiterung und belegt diese Beobachtung durch plethysmographische Kurven.

LÄWENS Fall ist bisher der einzige geblieben. Sein Vorschlag ist von anderer Seite nicht aufgenommen worden.

Alkoholinjektionen.

Über Ausschaltung der peripheren Nerven und dadurch der mit ihnen verlaufenden vasomotorischen Bahnen durch Alkoholinjektionen haben SICARD, SILBERT und RASUMOWSKI berichtet.

SICARD sah Gutes davon in der Behandlung von Kausalgien, SILBERT machte in Lokalanästhesie Einspritzungen von absolutem Alkohol in den Nervus tibialis posterior in der Höhe des Malleolus internus bei Endarteriitis obliterans. Die Schmerzen schwanden rasch und die trophischen Geschwüre heilten.

RASUMOWSKY behandelte mit der Methode die arteriosklerotische Gangrän. In Narkose wurde die Teilungsstelle des Nervus ischiadicus in der Kniekehle freigelegt und sowohl in den Nervus tibialis wie peronaeus unter schrägem Einstich der Nadel 80% Alkohol injiziert. Dann wurde der Nervus saphenus ebenso behandelt.

Diese Behandlungsmethode der Alkoholinjektionen hat die gleichen Nachteile, wie die Vereisung. Motilität und Sensibilität werden mit ausgeschaltet und man weiß nicht, ob überhaupt und wann durch Nervenregeneration dieser Schaden wieder gut gemacht wird, und ob nicht durch sekundäre Narbenbildung ein neuer Reiz gesetzt wird.

Anhangsweise sei noch darauf hingewiesen, daß auch bei Kochsalzinjektionen in Nerven, wie sie z. B. zur Behandlung der Ischias angewandt wurden, die Ausschaltung bzw. Schädigung die mit den spinalen Nerven verlaufenden vasomotorischen Bahnen eine gewisse Rolle spielt (WIEDHOPF).

Catgutligatur.

Die Erfolge, die LORTAT und HALLEZ mit der Catgutligatur des Nervus medianus in der Behandlung von Kausalgien sahen, lassen sich ebenfalls durch Ausschaltung der in dem Nerven verlaufenden vasomotorischen Bahnen erklären.

Perineurale Sympathektomie.

Dieser von KAGAN gemachte Vorschlag beruht auf falschen Voraussetzungen, denn, wie wir gesehen haben, verlaufen die vasomotorischen Bahnen im Nerven und nicht in seinem Perineurium. Wenn er trotzdem unter 5 Operationen 2 mal einen guten Erfolg sah, so beruht das wohl darauf, daß durch die mit dem Eingriff verbundenen traumatischen Schädigungen trotzdem eine Einwirkung auf die sympathischen Bahnen erzielt wurde.

Durchtrennung peripherer Nervenäste und Nervenverlagerung.

MOUCHET sah nach Durchschneidung des Nervus saphenus eine bessere Durchblutung der peripheren Teile, die allerdings nur sehr vorübergehend und weniger intensiv war wie der nach periarterieller Sympathektomie. ELOESSER konnte trophische Geschwüre besonders über dem Malleolus internus durch Resektion des Nervus saphenus zur Heilung bringen.

NORDMANN hat bekanntlich empfohlen zur Heilung trophischer Geschwüre, die in einem anästhetischen Gebiet entstanden sind, einen funktionstüchtigen sensiblen Nerven in die Gegend des Geschwüres zu verlagern. Er sah einen guten Erfolg und glaubt ihn auf eine Neurotisation des Geschwüres zurückführen zu sollen, trotzdem eine exakte Sensibilitätsprüfung nicht vorliegt. Wir glauben seinen Erfolg viel eher damit erklären zu können, daß durch die Verlagerung des Nerven die mit ihm verlaufenden vasomotorischen Bahnen durchtrennt und so eine Umstimmung im Tonus der sympathischen Gefäßinnervation erzielt wurde.

Ebenso halten wir es für sehr wahrscheinlich, daß auch die Erfolge, die einzelne Autoren mit der Umschneidung trophischer Geschwüre erzielt haben, z. T. darauf beruhen, daß durch diese Umschneidung auch die Mehrzahl aller an das Geschwür herantretenden sympathischen Bahnen unterbrochen werden und dadurch eine Umstellung der Gefäßarbeit erfolgt.

VI. Chirurgie des Vagus

(mit Ausnahme des sog. Nervus depressor, der schon auf Seite 59 ff. mit abgehandelt wurde).

Der Vagus galt und gilt auch heute noch meist als ein chirurgisches Noli me tangere.

Verletzungen und Schädigungen.

Die doppelseitige Durchtrennung des Vagus im Tierexperiment hat immer den Tod des Tieres zur Folge, und zwar gehen die Tiere durchweg an Lungenentzündung oder Lungenödem zugrunde.

Es scheint, daß diese Lungenentzündungen weniger die Folge einer unmittelbaren Schädigung der Lungen durch Ausfall der Vagusinnervation sind als

vielmehr die Folge des Fortfalles der Sensibilität der oberen Luftwege (Kehlkopf, Luftröhre). Durch den Ausfall der Schleimhautsensibilität ist die Entstehung von Lungenentzündungen im Sinne der Aspirationspneumonie ohne
weiteres erklärt.

Ob die doppelseitige Durchtrennung des Vagus unterhalb des Abganges
des Nervus recurrens auch von tödlichen Pneumonien gefolgt ist, ist uns nicht
bekannt.

Beobachtungen über doppelseitige Verletzungen des Vagus am
Menschen, z. B. bei Schußverletzungen liegen nicht vor, bzw. sind nicht einwandfrei (Fall STROHMEYER).

Einseitige Verletzungen (Durchtrennungen) des Vagus sind dagegen
mit dem Leben vereinbar. Sie sind vielfach beobachtet und beschrieben. Sie
sind zustande gekommen entweder bei zufälligen Verletzungen oder bei Halsoperationen, insbesondere bei der Exstirpation von bösartigen Geschwülsten.

REICH hat über die bis zum Jahre 1908 veröffentlichten Fälle eingehend
berichtet.

Nach ihm sind glatte Durchtrennungen des Vagus, wenn sie keine Reizerscheinungen auslösen, ungefährlich, da sie weder momentan, noch durch
Beeinflussung des postoperativen Verlaufes schwere Erscheinungen von seiten
des Herzens, der Atmungsorgane oder des Verdauungstraktus erzeugen, ausgenommen die bleibende Stimmbandlähmung. Letztere kommt auf Konto
der mit der der Durchtrennung des Halsvagus verbundenen Ausschaltung des
Nervus recurrens.

Bisweilen wurden nach einseitiger Vagusdurchtrennung leichte Störungen
beobachtet, und zwar von seiten des Herzens eine Tachykardie, von seiten der
Atmung eine Verlangsamung und Vertiefung der Atemzüge.

Dagegen sind traumatische Vagusreizungen, wie sie gelegentlich von
Halsoperationen durch unbeabsichtigtes Klemmen mit einer Gefäßklemme usw.
vorgekommen sind, nicht unbedenklich. Die Folge war öfters eine momentane
Hemmung der Herz- und Atmungstätigkeit. Die Veränderungen der Herztätigkeit schwankten zwischen einer leichten Blutdrucksenkung und Verlangsamung
des Rhythmus einerseits und einem plötzlichen Herzstillstand andererseits.
Von seiten der Atmung kam es zu krampfhaften Hustenstößen mit Dyspnoe,
zu einer beträchtlichen Abnahme der Frequenz und der Größe der Atmung
und schließlich gleichfalls zu totalem Atmungsstillstand. Eine solche akute
Reizwirkung kann sich bis zum Tode durch Hemmung der Herz- und Atmungstätigkeit steigern.

Man wird also bei allen Operationen am Vagus jeden stärkeren Reiz vermeiden
müssen. REICH empfiehlt zur sicheren Ausschaltung eines solchen Reizes den
Vagus oberhalb und unterhalb durch Novocaineinspritzung zu blockieren.

Die Nervennaht am Vagus wurde zuerst durch RIEDEL 1892 ausgeführt,
außerdem konnte REICH noch fünf weitere Fälle zusammenstellen. In einem
Fall von MAKINS soll sich nach der Naht auch die Funktion der Stimmband-
adduktoren wiederhergestellt haben.

REICH kommt zu folgendem Schluß: „Obgleich die Resultate der Vagus-
naht noch unsicher sind, so dürfte die Tatsache der Gefahrlosigkeit ihrer Ausführung genügen, um am Vagus, wie an anderen wichtigeren Nerven nach

Durchtrennung oder Resektion eine Wiederherstellung der Funktion durch Nervennaht zu versuchen".

Die Nervennaht am Recurrens ist mit Erfolg ausgeführt, seine Verletzung kommt bekanntlich nicht so selten bei Kropfoperationen zustande. Ist dagegen die Naht der Recurrens unausführbar oder erfolglos, so ist die Knorpelplastik nach PAYR zu empfehlen.

Handelte es sich in den bisher besprochenen Fällen um unbeabsichtigte bzw. unvermeidbare Durchtrennungen oder Resektionen des Vagus, so ist man in den letzten Jahren dazu gekommen, auch systematisch operative Durchtrennungen am Vagus auszuführen.

Operationen.

Die erste typische Vagusoperation ist die von EXNER. Er empfahl 1911 die **doppelseitige Vagotomie unterhalb des Zwerchfells bei gastrischen Krisen**, die er später mit einer gleichzeitigen Gastroenterostomie kombinierte. Diese Operation hat gegenüber der FÖRSTERschen (Durchtrennung der hinteren Wurzeln) den Vorteil, daß sie weniger gefährlich ist. Sie ist aber leider ebenso unsicher im Erfolg, so daß man mit etwa 40 % Mißerfolgen bzw. Rezidiven rechnen muß. Die Operation hat daher keine allgemeine Anerkennung gefunden. Die doppelseitige Vagusdurchtrennung unterhalb des Zwerchfells ist, da die Bahnen zum Herzen und den Lungen intakt bleiben, an sich unbedenklich, denn Magen und Darm arbeiten nach anfänglichen Störungen dank ihrer weitgehenden Automatie annähernd ungestört weiter (vgl. auch die Tierexperimente von BORCHERS).

KÜTTNER hat dann 1913 aus der Annahme heraus, daß die EXNERsche Operation den Vagus an falscher Stelle träfe, da der tabische Prozeß an der Vaguswurzel sitze, die **intrakranielle Durchtrennung der sensiblen Vaguswurzeln** empfohlen und auch einseitig in einem Fall ausgeführt.

Sein heroisches Vorgehen hat Nachahmer nicht gefunden.

Nach FÖRSTER gibt es zwei klinisch zu unterscheidende Formen der gastrischen Krisen. Die eine geht mit kolikartigen Schmerzen, starker Hyperästhesie der Bauch-, Rücken- und unteren Thoraxhaut und mit gesteigertem Bauchdeckenreflex, Erbrechen und Hypersekretion, die zweite ohne sensible Reizerscheinungen aber mit quälender Nausea einher. Für die erstere Form ist eine krankhafte Reizung des Sympathicus, für die zweite eine des Vagus anzunehmen. Im ersteren Fall wäre daher ein Eingriff am Sympathicus (Splanchnicus-Anästhesie nach KAPPIS, Splanchnicus-Resektion oder die Resektion der hinteren Wurzeln nach FÖRSTER) im zweiten ein Eingriff am Vagus angezeigt.

BIRCHER hat dann versucht, durch partielle Vagusresektion Ulcusbeschwerden zu beseitigen. Später empfahl er die Operation zur Behandlung von Magenspasmen, Hypersekretion, Hyperacidität und -Atonie besonders in solchen Fällen, bei denen man ein Ulcus bei der Operation nicht findet.

Ferner sei die Methode von STIERLIN (extramucöse Cirkumcision der Magenwand) hier kurz erwähnt, da ja bei ihr auch die Vagusäste des Magens mit durchtrennt werden. Die Operation hat die in sie gesetzten Hoffnungen nicht erfüllt. STEINTHAL erlebte nach ihr zwei Mißerfolge. Auch bei der Resektion der Nervenäste des Magens nach LATARJET werden Vagusäste mit durchtrennt. LATARJET berichtet über Erfolge mit seiner Operation. Vgl. auch Seite 108.

BORCHERS hat dann durch eingehende Tierversuche die Frage zu lösen versucht, ob und wieweit der Vagus die Magenmotilität beeinflußt. Er kommt zu dem Resultat, daß der Vagus nicht der motorische Nerv des Magens ist und lehnt daher alle Operationsvorschläge die durch Vagusschwächung oder Vagusunterbrechung eine günstige Beeinflussung der mit krankhafter Motilitätssteigerung einhergehenden Magenaffektionen ab.

Bekanntlich soll der Vagus die Bronchoconstrictoren erregen und gesteigerter Vagustonus zum Asthma bronchiale führen. Die Beobachtung KÜMMELLS, daß nach einseitiger Exstirpation des Hals-Brustabschnittes des Sympathicus das Asthma bronchiale beseitigt werden könne, stand im Gegensatz zu obiger Ansicht, welche durch physiologische und besonders pharmakologische Beobachtungen gestützt war.

BRÜNING hat, nachdem ihm die Operation nach KÜMMELL in drei Fällen nicht den erwarteten Erfolg gebracht hatte, auf Vorschlag KOHLERS die einseitige Vagusresektion am Halse unterhalb des Abganges des Nervus recurrens in drei Fällen von schwerem Asthma bronchiale ausgeführt und, um es gleich vorweg zu nehmen, in allen drei Fällen keine Beeinflussung des Leidens erzielt.

Diese drei Operationen geben jedoch zu folgenden Beobachtungen Gelegenheit.

Technisch läßt sich die Resektion des Vagus unterhalb des Abganges des Recurrens auf der rechten Halsseite gut durchführen. Schnitt am hinteren Rande des Musculus sternocleidomastoideus wie bei der Exstirpation des Ganglion stellatum. Hinter der Carotis wird der Vagus leicht aufgefunden. Zur Ausschaltung von Reflexen wurde er im oberen Wundwinkel durch Injektion von 1 ccm 2% Novocainlösung nach dem Vorschlag von REICH blockiert. Hierbei zeigte sich keine Veränderung der Herz- und Atmungstätigkeit. Dann wird der Vagus nach unten freigemacht, bis deutlich die Abgangsstelle des Recurrens unterhalb der Subclavia freiliegt. Hierzu kann man den Vagus ziemlich kräftig nach oben ziehen. Dann wird der Nerv mit einem Scherenschlag durchtrennt. In einem Fall riß nach der Durchtrennung des Vagusstammes der Recurrens ab, da der am Halsvagus ausgeübte Zug noch zu stark wirkte. In den beiden andern Fällen konnte dieses Mißgeschick unschwer vermieden werden.

In allen drei Fällen zeigte sich in den ersten Tagen eine vermehrte Schleimsekretion aus den Bronchien, aber keine Störung oder Änderung des Atmungstypus. Asthmaanfälle traten zunächst trotz der verstärkten Sekretion nicht wieder auf, nach 2—3 Wochen erschienen sie wieder, anfangs seltener, später ebenso häufig wie vor der Operation.

Am Herzen und Blutdruck ließ sich weder während der Operation noch nach derselben selbst mit Zuhilfenahme aller klinischen Untersuchungsmethoden eine bemerkenswerte Änderung nicht feststellen.

In zwei Fällen zeigten sich auch keine Änderungen oder Störungen des Schluckaktes oder der Magen- und Darmfunktion.

Nur in einem Fall kam es in den ersten Tagen zu auffallendem Erbrechen und Beschwerden beim Schlucken. Das Erbrechen hörte schon am dritten Tage auf, auch Brechreiz bestand nie wieder, während Schluckbeschwerden einige Wochen andauerten, besonders beim Schlucken fester Speisen.

Es ist dies allerdings der Fall bei dem der Recurrens abgerissen war, und bei dem schon vorher die Exstirpation des Halssympathicus nach KÜMMELL

ausgeführt worden war, so daß man die Schluckbeschwerden nicht eindeutig
auf die Vagusdurchtrennung zurückführen kann.

Jedenfalls beweist dieser Fall, daß die einseitige Resektion von Vagus und
Sympathicus ohne wesentlichen Beschwerden überstanden wird, leider aber
nicht, daß das Asthma bronchiale günstig beeinflußt wird.

Es sei ausdrücklich erwähnt, daß es sich um einen 69jährigen Patient handelte,
der von schwerstem Asthma gequält wurde. Er hatte bis zu 20 Anfälle am Tag,
nahm bis zu 20 Asthmolysinspritzen am Tag und verhielt sich refraktär gegenüber jeder anderen internen Behandlung. Bei der Schwere der Erkrankung
konnte man daher den Entschluß fassen, die Operationen an Sympathicus und
Vagus bei ihm zu erproben. Ihm war jede Operation recht, da das Leben so
nicht mehr erträglich war. Leider aber versagten beide Operationen. Dagegen
teilte KAPPIS auf dem Chirurgenkongreß 1924 mit, daß er bei Asthma bronchiale durch einseitige Vagusresektion Erfolge erzielt habe.

Schließlich berichteten v. HOESSLIN und KLAPP kürzlich über erfolgreiche
Resektion des Halsvagus in einem Fall von Herzblock.

Auf Grund des klinischen Befundes kamen sie zu der Ansicht daß diese
Herzstörung in ihrem Fall durch eine Neuritis des rechten Vagus bedingt sei.
Der anderweitig therapeutisch nicht zu beeinflussende Fall wurde durch die
Operation geheilt. Der Halsvagus wurde durchtrennt, man nahm also die Aus-
schaltung des Recurrens mit in Kauf.

Zusammenfassend läßt sich heute über die Operationen am
Vagus sagen, daß sie trotz theoretisch guter Begründung praktisch entweder versagt haben oder noch nicht genügend erprobt
sind.

Geschwülste.

Eine Geschwulstbildung des Vagus ist sehr selten und bietet fast mehr patho-
logisch-anatomisches Interesse als chirurgisches.

Das parasympathische System ist an der Geschwulstbildung überhaupt viel
seltener beteiligt als das sympathische.

Es handelt sich bei der Geschwulstbildung am Vagus fast stets um Teil-
erscheinung einer allgemeinen Neurofibromatose (RECKLINGHAUSEN).

v. BRUNS beschreibt folgenden Fall.

Fall 66. Mann von 33 Jahren. Neurom des linken Vagus, welches einen großen, die
ganze linke Halsseite einnehmenden Tumor bildet und Stridor und Heiserkeit verursacht.
Bei der Operation wird der Tumor an seinem Stiele unten an der Clavicula, oben an der
Schädelbasis abgebunden und exstirpiert. Während der Operation traten jedesmal bei
gewaltsamen Zerren an der Geschwulst sowie bei Umschnürung und Durchschneidung
der Geschwulststiele heftige bedrohliche Husten- und Stickanfälle auf, woraus auf die
Provenienz des Tumors vom Vagus geschlossen wurde. Nach der Operation und im weiteren
Verlauf Respiration völlig leicht und ungestört. Am 10. Tage post operationem Tod infolge
Arrosionsblutung aus der Carotis communis. Sektion ergab, daß es sich tatsächlich um ein
Neurom des Nervus vagus gehandelt hatte. Neuromatose auch des anderen Stammes.
Multiple Rankenneurome der peripheren Nerven.

Weitere Fälle von Vagusgeschwülsten findet man bei TÉMOIN, BIGNARDI,
VENOT und SEMEL. In den Fällen der beiden letzten Autoren lag ein Fibro-
sarkom vor.

Literaturverzeichnis.

ABADIE, CH.: Nature et traitement chirurgical du goître exophthalmique. Franz. Chirurg.-Kongr. 1896. Verhandl.-Ber. S. 314.
— Pathogénie et traitement du goître exophthalmique. Presse méd. 1897. p. 93.
— Nature et traitement du goître exophthalmique. Travaux de neurol. chirurg. Tome 3, p. 231. 1898.
— Nature et traitement du glaucome. Arch. d'opht. Tome 19, p. 94. 1899.
— Diskussionsbemerkung auf dem 13. internat. med. Kongreß, Paris 1900. Verh.-Ber. Bd. 10, S. 199.
— Traitement chirurgical du goître exophthalmique. Franz. Chirurg.-Kongr. 1906. Verhandl.-Ber. S. 778.
— Sympathectomie péricarotidienne. Presse méd. p. 606. 1920.
ABRAHAMSON, J. and M. GROSSMANN: Tumor of the upper cervical cord. Journ. of nerv. a. ment. dis. Vol. 57, p. 347. 1923.
ABRIKOSSOFF: Die pathologische Anatomie der sympathischen Ganglien. Virchows Arch. f. pathol. Anat. u. Physiol. Bd. 240, S. 281. 1922.
ADAMUEK, E.: Manometrische Bestimmungen des intraokularen Druckes. Zentralbl. f. d. med. Wiss. 1866. S. 561.
— Zur Lehre vom Einfluß des Sympathicus auf den inneren Augendruck. Zentralbl. f. d. med. Wiss. 1867. S. 433.
AIGROT: Trois observations de sympathectomie périfémorale. Lyon chirurg. Tome 20, p. 520. 1923.
ALBERTOTTI: Breve relazione riguardante. Dieci simpatectomie cervicali eseguite sopra ammaloti affecti da glaucoma. Modena 1900. Zit. nach ZIEHE und AXENFELD.
ALEXANDER, W.: The treatment of epilepsy. Edinburgh 1889.
ALKAN: Zur Frage der Ulcusentstehung. Dtsch. med. Wochenschr. 1924. S. 234.
ALVAREZ, C.: Neue Gesichtspunkte für die chirurgische Behandlung der Lungentuberkulose mittels thorakaler Sympathektomie. Semana méd. 1920. p. 733. Ref. Zntrlo. f. d. ges. Chirurg. 11, 230.
ANDERSON, O. A.: Zur Kenntnis der Morphologie der Schilddrüse. Arch. f. Anat. u. Physiol. Anat. Abt. 1894. S. 177.
ANDRÉ-THOMAS: Le réflexe pilomoteur. Étude anatomo-clinique sur le système sympathique. Paris 1921.
— L'angiospasme provoqué dans les artérites périphériques et la claudication intermittente. Presse méd. 1922. p. 1049.
DE ANGELIS: Zit. nach CONFORTI: Giorn. di med. milit. 1920. p. 132.
ANGELUCCI: Les effets de la sympathico-ectomie et ses applications dans la cure du glaucome. 13. internat. med. Kongreß, Paris 1900. Verh.-Ber. Bd. 12, S. 193.
ANITSCHKOFF, S. W.: Die Gefäßreaktionen an den Fingern und Zehen gesunder und kranker Menschen. Diss. Petersburg 1922. Ref. Zntrlo. f. d. ges. Chirurg. Bd. 18, S. 487.
— Über die Tätigkeit der Gefäße isolierter Finger und Zehen von gesunden und kranken Menschen. Zeitschr. f. d. ges. exp. Med. Bd. 35, S. 43. 1923.
ARCE, J. und M. A. CASHANNO: Abdominelle und genitale Sympathicussymptome. Neurosis coeliaca und hypogastrica. Semana méd. 1922. p. 1105. Ref. Zntrlo. f. d. ges. Chirurg. Bd. 23, S. 146.
ARRAN: De la nature et du traitement de l'affection connue sous le nom de goître ex-ophthalmique. Bull. de l'acad. de méd. Tome 26, p. 122. 1860.

ASHER, L.: Die Innervation der Gefäße. Ergebn. d. Physiol. 1902. 2. Abt. S. 346.

— Der Einfluß der Gefäßnerven auf die Permeabilität der Gefäße, insbesondere derjenigen der vorderen Kammer. Klin. Wochenschr. 1922. S. 1559.

— Der augenblickliche Stand der Lehre vom sympathischen und parasympathischen Nervensystem. Klin. Wochenschr. 1924. S. 600.

ASHER, L. und M. FLAK: Die innere Sekretion der Schilddrüse und die Bildung des inneren Sekretes unter dem Einfluß der Nervenreizung. Zeitschr. f. Biol. Bd. 55, S. 83. 1910.

ASHER, L. und JOST: Die sympathische Innervation der Niere. Zeitschr. f. Biol. Bd. 64, S. 441. 1914.

ASHER, L. und R. G. PEARCE: Die sekretorische Innervation der Niere. Zeitschr. f. Biol. Bd. 63, S. 83. 1914.

ASHER, L. und W. E. VAN RODT: Die Wirkung von Schilddrüsen- und Nebennierenprodukten und die sekretorische Innervation der Schilddrüse. Zentralbl. f. Physiol. 1912. S. 223.

AUBERT, E.: De l'amputation haute, méthode de choix, comme traitement de la gangrène sénile infectée à évolution progressive. Arch. franco-belges de chirurg. Tome 26, p. 754. 1923.

AUBERT, H. und ROEVER: Über die vasomotorischen Wirkungen des Nervus vagus, laryngeus und sympathicus. Pflügers Arch. f. d. ges. Physiol. Bd. 1, S. 211. 1868.

BACON, J. H.: Left superior cervical sympathectomy under local anaesthesia in angina pectoris. Journ. of the Americ. med. assoc. Vol. 81, p. 2112. 1923.

BADULESCU, M.: Bilaterale sakrale Sympathektomie (THOMA JONNESCUS Methode) in der Behandlung des inoperablen Uteruskrebses. Spitalul 1920. p. 144.

BALACESCU: Die totale und bilaterale Resektion des Halssympathicus bei Struma exophthalmica. Rev. de chirurg. 1901. Nr. 4.

— Die totale und bilaterale Resektion des Sympathicus cervicalis beim Morbus Basedowii. Arch. f. klin. Chirurg. Bd. 67, S. 59. 1902.

BALADO: Anatomische und klinische Beobachtungen bei einem Fall von Greisenbrand. Prensa med. argentina. 1923. S. 366. Ref. Zntrlo. f. d. ges. Chirurg. Bd. 26, S. 449.

v. BARACZ, R.: 4 Fälle von Kontinuitätsunterbindungen der Art. vertebralis bei Epilepsie. Wien. med. Wochenschr. 1889. S. 241.

— Zirkulationsstörungen im Gehirn nach Unterbindung der Art. vertebralis. Zentralbl. f. Chirurg. 1896. S. 569.

— Berichtigung. Zentralbl. f. Chirurg. 1897. S. 400.

BARBE, A.: Les troubles trophiques dans les lésions du nerf tibial postérieur. Progr. méd. Tome 47, p. 397. 1920.

BARDON et MATHEY-CORNAT: Sur un cas de plaie torpide et fistuleuse, évoluant sur un pied gelé et traitée par la sympathectomie périartérielle. Presse méd. 1923. p. 483.

— Sur un nouveau cas de sympathectomie périartérielle pour maux perforants plantaires évoluants sur un pied gelé de guerre. Soc. de méd. et chirurg. de Bordeaux. 27 Juillet 1923.

— Sur un cas de faux échec de la sympathectomie périartérielle. Soc. de méd. et chirurg. de Bordeaux. 27. Juillet 1923.

— Sympathectomie périfémorale pour ulcerations torpides plantaires chez un paraplégique de guerre. Presse méd. 1923. p. 668.

— Douze cas de sympathectomie périartérielle pour ulcères variqueux de jambe. Presse méd. 1923. p. 740.

— Sympathectomie périartérielle et ulcères variqueux de jambe. Lyon chirurg. Tome 20, p. 694. 1923.

BARON: Diskussionsbemerkung. Ung. Ges. f. Chirurg. 1923. Zentralbl. f. Chirurg. 1924. S. 250.

BARTHOLINUS: Miscellanea curiosa sive. Ephem. natur. curios. 1684.

BAYLISS, W. M.: Die Innervation der Gefäße. Ergebn. d. Physiol. Bd. 5, S. 319. 1906.

BECK, B.: Untersuchungen und Studien auf dem Gebiete der Anatomie, Physiologie und Chirurgie. Karlsruhe 1852.

BECK, O.: Die Ätiologie der ischämischen Muskelkontraktur. Arch. f. klin. Chirurg. Bd. 120, S. 61. 1922.

BÉGOUIN: Traitement chirurgical de la névralgie faciale. Franz. Chirurg.-Kongr. 1908. Verhandl.-Ber. S. 789.

BENEDICT: Über Morbus Basedowii. Wien. med. Presse 1869. S. 1225.

BÉNISTY: Troubles trophiques très marqués, localisés au niveau d'un doigt à la suite d'une lésion vasculaire par plaie de la paume de la main. Soc. de neurol. 7 octobre 1915.

BÉRARD, L.: Le traitement chirurgical du goître exophthalmique. Franz. Chirurg.-Kongr. 1910. Verhandl.-Ber. S. 170.

— Sympathicectomie pour épilepsie. Guérison datant de deux ans. Rev. de chirurg. Tome 44, p. 650. 1911.

BERNARD, CL.: Expériences sur les fonctions de la portion céphalique du grand sympathique. Cpt. rend. des séances de la soc. de biol. 1852. p. 155.

— Sur les effets de la section de la portion céphalique du grand sympathique. Cpt. rend. des séances de la soc. de biol. 1852. p. 168.

BERNAYS: Kurze Mitteilung über drei Fälle von Kontinuitätsunterbindung der Art. vertebralis bei Epilepsie. Chirurg.-Kongr. 1888. Verh.-Ber. Bd. 1, S. 111.

BIDDER, A.: Hypertrophie des Ohres nach Exzision eines Stückes vom Halssympathicus des Kaninchens. Zentralbl. f. Chirurg. 1874. S. 97.

BIEDL, A.: Innere Sekretion. 2. Aufl. 1913.

BIER, A.: Hyperämie als Heilmittel. 2. Aufl. 1905.

— Diskussionsbemerkung. Verhandl. d. dtsch. Ges. f. Chirurg. Teil 1, S. 124. 1921.

BIGNARDI: Renflements gangliformes le long des nerfs pneumogastriques. Rev. méd. Tome 2, p. 55. 1831.

BILANCIONI, G. und E. TARANTELLI: Larynx und Sympathicus. Vorläufige Mitteilung über die sympathische Innervation des Larynx. Arch. ital. di otol., rinol. e laringol. Vol. 33, p. 321. 1922. Ref. Zntrlo. f. d. ges. Chirurg. Bd. 22, S. 300.

BILLET, M. H.: Chronique chirurgicale. Arch. de méd. et de pharm. milit. 1921. p. 483.

BINSWANGER, O.: Die Epilepsie. Wien 1899. 2. Aufl. 1913.

BIRCHER, E.: Die Resektion von Ästen des N. vagus zur Behandlung gastrischer Affektionen. Schweiz. med. Wochenschr. 1920. S. 519.

BISTIS: Klinische und experimentelle Untersuchungen über die Ätiologie der Heterochromie. Arch. f. Augenheilk. Bd. 77, S. 302. 1913.

BLANC Y FORTACIN: La elongacion nerviosa en el tratamiento de los procesos troficos e inflammatorios. Med. ibera 1919. p. 49. Ref. Zentralbl. f. Chirurg. 1921. S. 724.

BLOCK, W.: Zur Pathogenese und Therapie der traumatischen Epilepsie. Dtsch. Zeitschr. f. Chirurg. Bd. 180, S. 290. 1923.

BLUM, A.: Des arthropathies d'origine nerveuse. Thèse de Paris 1878.

BOECKE: Die doppelte (motorische und sympathische) Innervation der quergestreiften Muskeln. Anat. Anz. Bd. 44, S. 343. 1913.

BOEHM, G.: Über den Einfluß des N. sympathicus und anderer autonomer Nerven auf die Bewegungen des Dickdarms. Arch. f. exp. Pathol. u. Pharmakol. Bd. 72, S. 1. 1913.

BOEMINGHAUS, H.: Zur Frage der Hydronephrosen nichtmechanischen Ursprungs (Einfluß der Entnervung der Niere auf die Nierenbecken- und Uretertätigkeit). Dtsch. Zeitschr. f. Chirurg. Bd. 179, S. 129. 1923.

BOEWING, H.: Zur Pathologie des vegetativen Nervensystems. Klin. Wochenschr. 1923. S. 469.

— Zur Pathologie der vegetativen Funktionen der Haut. Dtsch. Zeitschr. f. Nervenheilk. Bd. 76, S. 77. 1923.

BOGDANIK, J.: Sympathicusresektion bei genuiner Epilepsie. Wien. med. Presse 1893. S. 561 und 604.

BOLO, P. O.: La simpatectomia periarterial en los dolores de la enarteritis obliterans. Bol. y trabajos de la soc. de cir. de Buenos Aires. Vol. 6, 1922. Ref. Zentralbl. f. Chirurg. 1923. S. 1481.

BONNET: Bau der Arterienwand. Verhandl. d. anat. Ges. 1922. S. 7.

BORCHARD, A.: Zur chirurgischen Behandlung der Angina pectoris. Arch. f. klin. Chirurg. Bd. 127, S. 212. 1923.

BORCHERS, E.: Anteil des N. vagus an der motorischen Innervation des Magens. Bruns' Beitr. z. klin. Chirurg. Bd. 122, S. 547. 1921.

BORSZEKY: Diskussionsbemerkung auf der 10. Tagung der ungar. Ges. f. Chirurg. Budapest 1923. Ref. Zentralbl. 1924. S. 250.

BOUMA, N. G.: Zur Frage der Blutdrucksenkung bei der Splanchnicusunterbrechung. Zentralbl. f. Chirurg. 1921. S. 1236.

Boursier: Contribution à l'étude du traitement chirurgicale de la causalgie. Thèse de
    Bordeaux 1917.
Braizeff, W.: Zur Frage der chirurgischen Behandlung der Kausalgien. Medizinski Journal
    Bd. 1, S. 684. 1921. Ref. Zntrlo. f. d. ges. Chirurg. Bd. 18, S. 499, 1922.
Brandt: Über das Darmnervensystem. Klin. Wochenschr. 1924. S. 299.
Braeucker, W.: Die Nerven der Schilddrüse und der Epithelkörperchen. Anat. Anz. Bd. 56,
    S. 225. 1922 und Klin. Wochenschr. 1923. S. 1074.
— Anatomische Untersuchung des ganzen sympathischen Nervensystems. Verhandl. der
    8. Tagung bayer. Chirurgen. 7. Juli 1923. Ref. Zentralbl. 1923. S. 1712.
— Die Nerven des Thymus. Zeitschr. f. Anat. u. Entwicklungsgesch. Bd. 69, S. 309.
    1923.
— Berichtigung zu der Arbeit von Prof. F. Brüning usw. Klin. Wochenschr. 1924.
    S. 448.
Braun, H.: Über die Resektion des Halssympathicus bei Epilepsie. Arch. f. klin. Chirurg.
    Bd. 64, S. 715. 1901.
Braun, J.: Rezectia simpaticului cervical totala si bilaterala contra epilepsiei esentiale.
    Bukarest 1898.
Braun, W.: Nervendurchschneidung zur Bekämpfung schwerer Reizzustände des Magens.
    Zentralbl. f. Chirurg. 1921. S. 1038.
Breslauer, F.: Die Pathogenese der trophischen Gewebsschäden nach Nervenverletzung.
    Berl. klin. Wochenschr. 1918. S. 1073.
— Die Pathogenese der trophischen Gewebsschäden nach Nervenverletzung. Dtsch. Zeit-
    schrift f. Chirurg. Bd. 150, S. 50. 1919.
— Die Abhängigkeit der Entzündung vom Nervensystem. Zentralbl. f. Chirurg. 1919.
    S. 723.
— Die Beziehungen der Entzündung zum Nervensystem. Zentralbl. f. Chirurg. 1920. S. 494.
— Zur Beeinflussung der Entzündung durch Anästhesie. Zentralbl. f. Chirurg. 1920.
    S. 1114.
van der Briele, G.: Ein Fall von isolierter Durchschneidung des N. sympathicus bei Stich-
    verletzung. Dtsch. Zeitschr. f. Chirurg. Bd. 64, S. 96. 1902.
Bröking, E. und P. Trendelenburg: Adrenalinnachweis und Adrenalingehalt des mensch-
    lichen Blutes. Dtsch. Arch. f. klin. Med. Bd. 103, S. 168. 1911.
Brown: The sympathetic nervous system in disease. London 1923.
Brown, P. K.: Cervical sympathectomie for angina pectoris. Report of on case with dextral
    radiation of pain. Journ. of the Americ. med. assoc. Vol. 80, p. 1692. 1923.
Bruce, A. N.: Über die Beziehungen der sensiblen Nervenendigungen zum Entzündungs-
    vorgang. Arch. f. exp. Pathol. u. Pharmakol. Bd. 63, S. 424. 1910.
Bruhns: Capillaroskopische Beobachtungen der normalen und kranken Haut. Klin.
    Wochenschr. 1922. S. 2164.
— Doppelseitiges durch Salvarsan in Heilung übergehendes Mal perforant. Klin. Wochen-
    schrift 1923. S. 323.
Brüning, F.: Über cerebrale Blasenstörungen. Arch. f. klin. Chirurg. Bd. 113, S. 470.
    1920.
— Eine neue Erklärung für die Entstehung und Heilung trophischer Geschwüre nach
    Nervendurchtrennung. Zentralbl. f. Chirurg. 1920. S. 1433.
— Zur Frage der Entstehung und Heilung trophischer Geschwüre nach Nervendurch-
    trennung. Zentralbl. f. Chirurg. 1921. S. 824.
— Über die Lokalisation der Bauchschmerzen. Dtsch. med. Wochenschr. 1921. S. 624.
— Über den Bauchschmerz. Arch. f. klin. Chirurg. Bd. 116, S. 598. 1921.
— Die Bedeutung des Neuroms am zentralen Nervenende für die Entstehung und Heilung
    trophischer Gewebsschäden nach Nervenverletzungen. Arch. f. klin. Chirurg. Bd. 117,
    S. 30. 1921.
— Nervenlähmung und Nervenreizung in ihrer Bedeutung für die Entstehung trophischer
    Geschwüre. Klin. Wochenschr. 1922. S. 729.
— Nervenlähmung und Nervenreizung in der Pathogenese nervöser Ausfallserscheinungen,
    besonders bei der Spina bifida occulta. Klin. Wochenschr. 1922. S. 1694.
— Der Angiospasmus in der Pathogenese der vasomotorisch-trophischen Neurosen (weitere
    Erfahrungen mit der periarteriellen Sympathektomie). Dtsch. med. Wochenschr. 1922.
    S. 1572.

BRÜNING, F.: Demonstration zur periarteriellen Sympathektomie. Berl. Ges. f. Chirurg. vom 13. Nov. 1922. Ref. Zentralbl. f. Chirurg. 1922. S. 1898.
— Die trophische Funktion der sympathischen Nerven. Klin. Wochenschr. 1923. S. 67.
— Die operative Behandlung der Angina pectoris durch Exstirpation des Hals-Brust-sympathicus und Bemerkungen über die operative Behandlung der abnormen Blutdrucksteigerung. Klin. Wochenschr. 1923. S. 777.
— Die Chirurgie des vegetativen Nervensystems. Med. Klin. 1923. S. 671.
— Diskussionsbemerkung. Berl. med. Ges. vom 30. Mai 1923. Med. Klin. 1923. S. 847.
— Über Dauererfolge und Mißerfolge der periarteriellen Sympathektomie, insbesondere ihre Ausführung bei der arteriosklerotischen Gangrän. Klin. Wochenschr. 1923. S. 923.
— Zur Technik der kombinierten Resektionsmethode sämtlicher sympathischer Nervenbahnen am Halse. Zentralbl. f. Chirurg. 1923. S. 1056.
— Über Operationen an den Herznerven bei Angina pectoris. Dtsch. med. Wochenschr. 1923. S. 945.
— Weitere Erfahrungen über den Sympathicus. Klin. Wochenschr. 1923. S. 1872. Diskussionsbemerkung in der Berl. med. Ges. vom 28. Nov. 1923. Med. Klin. 1923. S. 1651.
— Die Behandlung angiospastischer Zustände insbesondere der Angina pectoris durch Operationen am vegetativen Nervensystem. Arch. f. klin. Chirurg. Bd. 126, S. 484. 1923.
— Diskussionsbemerkung in der Dtsch. Ges. f. Chirurg. 1923. Arch. f. klin. Chirurg. Bd. 126, S. 169. 1923.
— Vagus und Sympathicus. Klin. Wochenschr. 1923. S. 2272.
— Erwiderungen auf Bemerkungen von SCHILF und BRAEUCKER. Klin. Wochenschr. 1924. S. 449.
— Diskussionsbemerkung in der Berl. Ges. f. Chirurg. vom 11. Februar 1924. Zentralbl. f. Chirurg. 1924. S. 952.
— Diskussionsbemerkung. Verhandlungen der außerordentlichen Tagung des Vereins für innere Medizin und Kinderheilkunde in Wien am 5. und 6. März 1924.
— Die Lehre vom Bauchschmerz. Klin. Wochenschr. 1924. S. 710.
BRÜNING, F. und E. FORSTER: Die periarterielle Sympathektomie in der Behandlung vasomotorisch-trophischer Neurosen. Zentralbl. f. Chirurg. 1922. S. 913.
BRÜNING, F. und E. GOHRBANDT: Ein experimenteller Beitrag zur Pathogenese der Schmerzen bei der Darmkolik. Berl. klin. Wochenschr. 1921. S. 1431.
— Ein experimenteller Beweis für die Schmerzleitung durch den Sympathicus bei der Darmkolik. Klin. Wochenschr. 1922. S. 1657.
— Ein Beitrag zur Pathogenese der Schmerzen bei der Darmkolik und zur Sensibilität der Darmwand. Zeitschr. f. d. ges. exp. Med. Bd. 29, S. 367. 1922.
— Ein experimenteller Beweis für die Schmerzleitung durch den Sympathicus. Zeitschr. f. d. ges. exp. Med. Bd. 36, S. 164. 1923.
BRÜNING, F. und JUNGMANN: Zur chirurgischen Behandlung des Asthma bronchiale. Klin. Wochenschr. 1924. S. 399.
BRÜNING, F. und O. STAHL: Über die physiologische Wirkung der Exstirpation des periarteriellen sympathischen Nervengeflechts (periarterielle Sympathektomie). Klin. Wochenschr. 1922. S. 1402.
— Über die physiologische Wirkung der Exstirpation des periarteriellen sympathischen Nervengeflechtes (periarterielle Sympathektomie). Zweite Mitteilung. Klin. Wochenschrift 1923. S. 1298.
BRUNN, H. und H. FLEMMING: Cervical rib. Surg. clin. of North America. Vol. 3, p. 615. 1923.
BRUNNER, A.: Die erfolgreiche operative Entfernung eines großen Ganglionneuroms des hinteren Mittelfellraums. Arch. f. klin. Chirurg. Bd. 129, S. 364. 1923.
BRUNNER, N.: Zur Kasuistik der Pathologie des Sympathicus. Petersburger med. Zeitschr. Neue Folge. Bd. 2, S. 260. 1871.
BUCHANAN: The phenomena of Raynaud's disease. Americ. journ. of the med. sciences Vol. 164, p. 14. 1922.
BUCHOLZ, K.: Beiträge zur Erklärung des Entstehens der Bauchschmerzen. Dtsch. Zeitschr. f. Chirurg. Bd. 181, S. 84. 1923.
BÜDINGER, K.: Über Lähmungen nach Chlororfomnarkosen. Arch. f. klin. Chirurg. Bd. 47, S. 121. 1894.

Bunzel, R.: Über den Einfluß der vasomotorischen und sensiblen Nerven auf die durch die Verbrühung hervorgebrachte Entzündung des Kaninchenohres. Arch. f. exp. Pathol. u. Pharmakol. Bd. 37, S. 445. 1896.

Burghard, F. F.: Three cases in which the superior cervical ganglion of the sympathetic was removed with remarks upon the operation. Brit. med. journ. 1900. Part. II. p. 1175.

Buschan, G.: Die Basedowsche Krankheit. Preisschrift. Leipzig 1894.

Buescher, J.: Die häufigsten pathologischen Erscheinungsformen des vegetativen Nervensystems in ihren klinischen Bildern. Klin. Wochenschr. 1923. S. 1651.

Butoianu, M. St. und C. Stoian: Periarterielle Sympathektomie. Rev. sanit. milit. Bd. 21, S. 24. 1922.

Calandra: La simpatectomia vasale nella gangrena presenile. Ann. ital. di chirurg. Vol. 1, p. 981. 1922. Ref. Zentrlo. f. d. ges. Chirurg. Bd. 23, S. 23.

— Simpatectomia. Rif. med. 1922. Nr. 47.

— La simpatectomia vasale nella gangrena senile. Arch. ital. di chirurg. Vol. 6, p. 696. 1923.

Callander, C. L.: A surgical study of arterial decortication. California state journ. of med. 1922. p. 346.

— Arterial decortication. Ann. of surg. Vol. 77, p. 15. 1923.

Calzavara, D.: Angiotrophonévrose acroparésthésique et sympathectomie périarterielle. Arch. ital. di chirurg. 1920; zitiert nach Lemoine.

— Ferita della carotide commune. Arch. ital. di chirurg. Vol. 6, p. 433. 1922. Ref. Zntrlo. f. d. ges. Chirurg. Bd. 22, S. 24.

Cannon, W. B. und P. E. Smith: New evidence of thyroid secretion following stimulation of the cervical sympathetic. Transact. of the assoc. of Americ. physicians Vol. 36, p. 382. 1921.

Caplescu, C. P. und D. Paulian: Sur les troubles nerveux d'origine appendiculaire. Bull. de l'acad. de méd. Tome 87, p. 93. 1922.

Carter, H.: On causalgia and allied painful conditions due to lesions of peripherial nerves. Journ. of neurol. a. psychopathol. Vol. 3, Nr. 9, p. 1. 1922.

Cassirer, R.: Die vasomotorisch-trophischen Neurosen. Berlin 1912.

— Diskussionsbemerkung in der Ges. dtsch. Nervenärzte 1922. Klin. Wochenschr. 1923. S. 276.

Cavazzani, G.: Un caso de resezione del simpatico cervicale per affezione dolorosa dell' arte superiore (acinesia algera). Clin. chirurg. 1902. Nr. 5. Ref. Zentralbl. f. Chirurg. 1902. S. 1356.

— Sur deux cas de névralgie faciale traité avec succès par la résection du ganglion cervical supérieur du sympathique. Trav. de neurol. chirurg. Tome 6, p. 86. 1902.

Cerkez et Juvara: Exstirpation double du sympathique cervical pour un cas de forme fruste de maladie de Basedow. Presse méd. 1897. p. 392.

Chalier, A.: Résultat éloigné de la sympathectomie cervicale bilatérale chez une basedowienne. Rev. de chirurg. Tome 44, p. 193. 1911.

— Résultats des interventions dirigées sur le sympathique cervical dans la maladie de Basedow selon la méthode du professeur Jaboulay. Province méd. Tome 26, p. 2. 1913.

Charcot, J.: Mémoire sur une affection caracterisée par des palpitations du coeur et des artères, la tuméfication de la glande thyroide et une double exophthalmie. Gaz. méd. de Paris 1856. p. 583 et 599.

— Leçons sur les maladies du système nerveux. Oeuvres complètes. Tome 1, 1874.

Chastenet de Géry: La cause et le traitement préventif du sphacèle post-opératoir dans les gangrènes séniles. Gaz. des hôp. civ. et milit. 1921. p. 1205.

Chaton, Proust, Lenormant: Ulcus de la petite courbure. Sympathectomie. Soc. de chirurg. de Paris. 12 Juillet 1922.

Chaton: A propos de 7 sympathectomies périfémorales. Rev. méd. de l'est 1923. p. 327.

Chauffard et Quénu: Résection bilatérale du sympathique cervical dans un cas de goître exophthalmique. Presse méd. Tome 2, p. 2. 1897.

Chesin, W. R.: Operative Technik bei Verletzungen von peripheren Nerven. Nowy Chirurgischeski Archiv Vol. 2, p. 332. 1923. Ref. Zentralbl. f. Chirurg. 1923. S. 1594.

Chiari: Über Sympathektomie. Diskussionsbemerkung in der Vereinigung bayerischer Chirurgen vom 1. Juli 1922. Zentralbl. f. Chirurg. 1922. S. 1833.

CHIPAULT, A.: Chirurgie opératoire du système nerveux. Paris 1894/1895.
— Le traitement de l'épilepsie etc. Gaz. des hôp. civ. et milit. 1898. p. 147.
— Nouvelles remarques sur le traitement de l'épilepsie par la résection complète des ganglions cervicaux supérieures du sympathique. Gaz. des hôp. civ. et milit. 1898. p. 416.
— Un cas de tumeur myxomateuse du sympathique cervical gauche. Trav. de neurol. chirurg. Tome 3, p. 90. 1899.
— Résection du sympathique cervical. 12. internat. med. Kongr. Paris. Verh.-Ber. Bd. 10, S. 308. 1900.
— Sur une série de 39 cas de chirurgie du sympathique cervical. Trav. de neurol. chirurg. Tome 6, p. 1. 1902.
CHRISTEN, TH.: Die dynamische Pulsuntersuchung. Leipzig 1914.
CHUTRO: Diskussionsbemerkung. Bol. y trabajos de la soc. de cirurg. de Buenos Aires Vol. 6, Nr. 6, 1922. Ref. Zentralbl. f. Chirurg. 1923. S. 1481.
CLAIRMONT: Diskussionsbemerkung in der Schweizer Ges. f. Chirurg. vom 9. und 10. 6. 1923. Zentralbl. f. Chirurg. 1923. S. 1577.
COBB, ST. and H. W. SCARLETT: A report of 11 cases of cervical sympathetic injury causing the oculopupillary syndrome. Arch. of neurol. a. psychiatry Vol. 3, p. 336. 1920.
COFFEY, W. B. and PH. K. BROWN: The surgical treatment of angina pectoris. Arch. of internal med. Vol. 31, p. 200. 1923.
COHNHEIM, J.: Vorlesungen über allgemeine Pathologie. Bd. 1, 2. Aufl., Berlin 1882.
COLLET, F. J.: Réflexe oesophago-vasomoteur. Bull. de l'acad. de méd. Tome 88, p. 34. 1922.
CONFORTI: Contributo allo studio della congelazioni. Giorn. di med. milit. Vol. 68, p. 132. 1920.
CONSTANTINI: Ulcère chronique de jambe. Sympathectomie périfémorale. Soc. de chirurg. de Paris v. 22. 2. 1922.
COSACESCU, A.: Ein einfaches Verfahren zur Prüfung der Zirkulation (vasomotorischer Strich) bei Gangrän der Extremitäten. Spitalul 1921. S. 384.
CRAINICIANU, A.: Anatomische Studien über die Koronararterien und experimentelle Untersuchungen über ihre Durchgängigkeit. Virchows Arch. f. pathol. Anat. u. Physiol. Bd. 238, S. 1. 1922.
CURSCHMANN, H.: Über vasomotorische Krampfzustände bei echter Angina pectoris. Dtsch. med. Wochenschr. 1906. S. 1527.
— Untersuchungen über das funktionelle Verhalten der Gefäße bei trophischen und vasomotorischen Neurosen. Münch. med. Wochenschr. 1907. S. 51.
— Desgl. Münch. med. Wochenschr. 1907. S. 2519.
— Über intermittierende neurogene Heterochromie der Iris. Klin. Wochenschr. 1922. S. 2271.
CURTIS: Thyroidectomy and sympathectomy for exophthalmic goître. Ann. of surg. Vol. 38, p. 161. 1903.
CUTLER, C. W. and C. L. GIBSON: Removal of the superior cervical ganglion for the relief of glaucoma with report of a case. Ann. of surg. Vol. 36, p. 379. 1902.
CZEPA, A. und F. HÄGLER: Zur Pathogenese des Röntgen- und Radiumkaters. Klin. Wochenschrift 1923. S. 2341.
CZERMAK, H.: Zur Klinik des Kropfes. Arch. f. klin. Chirurg. Bd. 122, S. 843. 1923.
v. CZYLHARZ, E. R. und C. HELBING: Experimentelle Untersuchungen über die Beziehungen von Nervenläsionen zu Gefäßveränderungen. Zentralbl. f. allg. Pathol. u. pathol. Anat. Bd. 8, S. 849. 1897.
DAGUINI, G.: Costola cervicale bilaterale con disordini vasomotori dell'arto superiore destro a tipo radicolare inferiore e della guancia omononima. Policlinico Vol. 29, p. 109. 1922. Ref. Zntrlo. f. d. ges. Chirurg. Bd. 17, S. 497.
DANIELOPOLU, D.: Recherches sur la sensibilité cardiaque. Possibilité d'améliorer l'angine de poitrine par la résection des racines postérieures des nerfs spinaux. Cpt. rend. des séances de la soc. de biol. 1923. p. 271.
— Recherches sur la sensibilité viscérale. Possibilité d'améliorer l'angine de poitrine par la résection des racines postérieures ou des nerfs spinaux correspondants. 2. commun. Bull. et mém. de la soc. méd. des hôp. de Paris. Tome 39, p. 778. 1923.
— Chirurgie du système végétatif. Bull. méd. 1923. p. 988.

DANIELOPOLU, D.: L'angine de poitrine. Bukarest 1924.

DANIELOPOLU et HRISTIDE: Recherches sur la sensibilité cardiaque. Possibilité d'améliorer l'angine de poitrine par la résection des racines postérieures ou des nerfs spinaux. Bull. et mém. de la soc. méd. des hôp. de Paris. Tome 39, p. 69. 1923.

DANILEWSKI, K.: Zur Frage über den Einfluß der aktiven Hyperämie auf Entzündungsprozesse. Wratsch 1882. Ref. Zentralbl. f. Chirurg. 1883. S. 214.

DASTRE et MORAT: Recherches sur le système nerveux vasomoteur. Paris 1884.

DAVID: Diskussionsbemerkung auf der Naturforscherversammlung 1922. Fortschr. a. d. Geb. d. Röntgenstr. Bd. 30, S. 88. 1923.

DELAGÉNIÈRE, H.: De la résection du grand sympathique cervical pour névralgie faciale rebelle. Trav. de neurol. chirurg. Tome 6, p. 81. 1902.

DELBET: Sur la sympathectomie. Arch. générales de méd. 1905. p. 3127.

— Résection du ganglion cervical supérieur du grand sympathique pour névralgie faciale rebelle. Arch. générales de méd. 1906. p. 1976.

DÉLORE, X.: Traitement chirurgical du goître exophthalmique. Franz. Chirurg.-Kongr. 1910. Verhandl.-Ber. S. 23.

DELORME, E.: A propos du traitement chirurgical des anévrismes fusiformes de la portion ascendente de l'aorte. Bull. de l'acad. de méd. Tome 85, p. 582. 1921.

DELREZ: Résection du ganglion cervical supérieur dans un cas de migraine. Journ. belge de chirurg. 1922. Zit. nach LEMOINE.

DEMICHERIE: Sympathectomie dans les cas de glaucome. Ann. d'oculist. Tome 121, p. 188. 1899.

DEUSCH, G.: Polyarthritis chronica deformans progressiva und Basedowsche Krankheit. Klin. Wochenschr. 1922. S. 2226.

DIMITZ, L.: Ein Beitrag zur Kenntnis der sekretorischen, vasomotorischen und trophischen Störungen bei traumatischen Läsionen der Extremitätennerven. Wien. klin. Wochenschrift 1916. S. 942.

DIXON, W. E. and T. E. BRODIE: Contribution to the physiology of the lungs. Journ. of physiol. Vol. 29, p. 97. 1903.

— Broncho-dilatator nerves. Journ. of physiol. Vol. 45, p. 413. 1912.

DIXON, W. E. und F. RANSOM: Die elektive Wirkung von Arzneien auf das periphere Nervensystem. Ergebn. d. Physiol. Bd. 12, S. 765. 1912.

DODD, H. W.: Bilateral resection of the superior cervical ganglion of the sympathetic for glaucoma. Lancet. Vol. 2, p. 1071. 1900.

DONATH, J.: Der Wert der Resektion des Halssympathicus bei Epilepsie. Wien. klin. Wochenschrift 1898. S. 383.

DONEGAN, J. F.: The physiology of the veins. Journ. of physiol. Vol. 55, p. 226. 1921.

DRESEL, K.: Die Blutdruckveränderungen nach Adrenalininjektionen als Gradmesser für den Tonus im autonomen und sympathischen Nervensystem (Vagotonie und Sympathikotonie). Dtsch. med. Wochenschr. 1919. S. 955.

— Erkrankungen des vegetativen Nervensystems. Lieferung 309—320 von KRAUS-BRUGSCH: Spezielle Pathologie und Therapie. Berlin 1922.

DREVERMANN, P.: Zur operativen Behandlung trophischer Störungen mit der periarteriellen Sympathektomie. Münch. med. Wochenschr. 1923. S. 1358.

DRUMMOND, D.: Thoracic aneurysm. Brit. med. journ. 1908. p. 1408.

DRÜNER, L.: Über die chirurgische Anatomie des Halssympathicus. Dtsch. Zeitschr. f. Chirurg. Bd. 184, S. 409. 1924.

DUBOIS-REYMOND: Zur Kenntnis der Hemikranie. Arch. f. Anat. u. Physiol. 1860. S. 461.

DUBS: Klinische Erfahrungen bei 840 Kropfoperationen. Schweiz. med. Wochenschr. 1922. S. 931.

DUCASTAING: Note sur quatre cas de stupeur artérielle traumatique. Bull. et mém. de la soc. de chirurg. de Paris. Vol. 14, p. 606. 1919.

DUCCESCHI, V.: Système nerveux sympathique et tonus musculaire. Arch. internat. de physiol. Tome 20, p. 331. 1922.

DUSCHL, L.: Über die humorale Beeinflussung der Herzaktion im Warmblüterorganismus nach Versuchen an parabiosierten Ratten, an Katzen und Kaninchen. Münch. med. Wochenschr. 1923. S. 1268.

DÜTTMANN, G.: Diskussionsbemerkung in der mittelrheinischen Chirurgenvereinigung vom 9. Juni 1923. Zentralbl. f. Chirurg. 1923. S. 1459.

van Dyke, H. B.: A study of distribution of jodine between cells and colloid in the thyreoid gland. III. The effect of stimulation of the vago-sympathetic nerve on the distribution and concentration of iodine in the dog's thyreoid gland. Americ. journ. of physiol. Vol. 56, p. 168. 1921.

Ebbecke, U.: Die vasomotorische Reaktion der Haut und der inneren Organe. Pflügers Arch. f. d. ges. Physiol. Bd. 169, 1. 17, S. 1.

— Über Zellreizung und Zellpermeabilität. Dtsch. med. Wochenschr. 1924. S. 131.

Economo: Diskussionsbemerkung in der Ges. dtsch. Nervenärzte vom 13. und 14. Okt. 1922. Klin. Wochenschr. 1923. S. 276.

Ecot: Sympathectomie périartérielle pour ulcère variqueux. Bull. et mém. de la soc. de chirurg. de Paris 1921, Nr. 25.

— La sympathectomie périartérielle. Thèse de Paris 1922.

Eden, R.: Vorgänge der Entzündung und ihre Behandlung im Bilde der physikalischen Chemie. Dtsch. Zeitschr. f. Chirurg. Bd. 170, S. 209. 1922.

Éhrich, H.: Klinische und anatomische Beiträge zur Kenntnis des Morbus Basedowii. Bruns' Beitr. z. klin. Chirurg. Bd. 28, S. 97. 1900.

Eloesser, B.: Leg ulcer. Surg. clin. of North America. Vol. 2, p. 537. 1922.

Elving, H.: Om periarteriell sympathectomi. Finska läkaresällskapets handlinger Vol. 65, p. 422. 1923. Ref. Zntrlo. f. d. ges. Chirurg. Bd. 27, S. 44.

Elzas, M.: Mediastinaltumor. Beitrag zur Kenntnis des Eunuchoidismus. Nederlandsch tijdschr. v. geneesk. 1923. p. 1614. Ref. Zntrlo. f. d. ges. Chirurg. Bd. 23, S. 384.

Enderlen: Über Sympathektomie. Vereinigung bayer. Chirurg. vom 1. Juli 1922. Zentralblatt f. Chirurg. 1922. S. 1833.

Eppinger, H. und G. Hofer: Durchschneidung des Nervus depressor bei Angina pectoris. Ges. d. Ärzte, Wien vom 13. April 1923. Klin. Wochenschr. 1923. S. 1290.

— Zur Pathogenese und Therapie der Angina pectoris. Therapie d. Gegenwart. Bd. 64, S. 166, 1923.

Eppinger, H., W. Falta und C. Rudinger: Über die Wechselwirkungen der Drüsen mit innerer Sekretion. Zeitschr. f. klin. Med. Bd. 66, S. 1. 1908.

— Über den Einfluß der Schilddrüse auf Stoffwechsel und Nervensystem. Kongreß f. inn. Med. 1908 und Zeitschr. f. klin. Med. Bd. 67, S. 380. 1909.

Ernst und Freund: Diskussionsbemerkung im naturhistorisch-med. Verein Heidelberg vom 3. Juli 1923. Klin. Wochenschr. 1923. S. 2058.

Ettinger, J.: Die Behandlung der Migräne durch die Sympathectomia cervico-thoracica. Rev. de chirurg. 1902. Nr. 8.

Eugling, M.: Untersuchungen über den peripherischen Tonus der Blutgefäße. Pflügers Arch. f. d. ges. Physiol. Bd. 121, S. 275. 1908.

Eulenburg und Guttmann: Die Pathologie des Sympathicus auf physiologischer Grundlage. Berlin 1873.

Faure, J. L.: Trois cas de goître exophthalmique traité par la résection totale et bilatérale du sympathique cervicale. Trav. de neurol. chirurg. Tome 3, p. 265. 1898.

Felix, W.: Anatomische, experimentelle und klinische Untersuchungen über den Phrenicus und über die Zwerchfellinnervation. Dtsch. Zeitschr. f. Chirurg. Bd. 171, S. 283. 1922.

Féré, Ch.: Les épilepsies et les épileptiques. Paris 1890.

Fick, W.: Zur Kenntnis der Vagus-Sympathicus-Verbindungen unterhalb der Schädelbasis. Klin. Wochenschr. 1924. S. 1355.

Finney, M. T. und J. Friedenwald: Pylorospasm in adults. Its medical and surgical treatment. Americ. journ. of the med. sciences. Vol. 162, p. 469. 1921.

Fischer: Trophische Störungen nach Nervenverletzungen. Berl. klin. Wochenschr. 1871. S. 145.

Fischer, A. W.: Über Darmgrippe. Mittelrhein. Chirurg.-Vereinigung v. 9. 6. 1923. Zentralbl. f. Chirurg. 1923. S. 1443.

Fischer, G.: Krankheiten des Halses. Dtsch. Zeitschr. f. Chirurg. Bd. 34. 1880.

Fischer, O.: Zur Pathologie des Sympathicus. (Ein Fall von Läsion der spinalen Sympathicusbahn und ein Fall von Verletzung des Grenzstranges des Sympathicus.) Zeitschr. f. d. ges. Neurol. u. Psychiatrie. Bd. 55, S. 343. 1920.

v. Fischer, R. F.: Zur Kenntnis der Neurome des Sympathicus. Frankf. Zeitschr. f. Pathol. Bd. 28, S. 603. 1922.

FLORESCU, A.: Einige Betrachtungen über einen Fall von pariarterieller Sympathektomie. Clujul med. 1922. p. 279.

FLOERCKEN, H.: Zur Technik der Resektion des Halssympathicus. Zentralbl. f. Chirurg. 1924. S. 267.

FORD, R. K.: A note of the treatment of chronic ulceration of the lower extremities. Lancet 1923. S. 1005.

FORSTER, E.: Sympathektomie bei Raynaudscher Krankheit. Berl. Ges. f. Psychiatrie u. Nervenkrankh. v. 12. Februar 1923. Klin. Wochenschr. 1923. S. 951.

— Behandlung der Epilepsie durch Sympathektomie. Münch. med. Wochenschr. 1923. S. 1114.

— Diskussionsbemerkung in d. Berl. med. Ges. v. 30. Mai 1923. Med. Klinik 1923. S. 846.

— und F. BRÜNING: Die periarterielle Symphatektomie in der Behandlung vasomotorisch-trophischer Neurosen. Zentralbl. f. Chir. 1922. S. 913.

FOERSTER: Antidrome Leitung im sensiblen Nerven. Klin. Wochenschr. 1922. S. 1435.

FRANK, E.: Über den gegenwärtigen Stand der Lehre von der Vagotonie und Sympathikotonie Dtsch. med. Wochenschr. 1921. S. 159.

FRANK, E., M. NOTHMANN und H. HIRSCH-KAUFFMANN: Über die dreifache motorische Innervation der quergestreiften Muskulatur. Klin. Wochenschr. 1922. S. 1820.

FRANCOIS-FRANK: Signification physiologique de la résection du sympathique dans la maladie de Basedow, l'épilepsie, l'idiotie et le glaucome. Bull. de l'acad. de méd. Tome 41, p. 565. 1899.

FRANKE, F.: Heterochromie der Regenbogenhaut und Augenerkrankung. Klin. Monatsbl. f. Augenheilk. Bd. 58, S. 165. 1917.

FRANKE, F. (Braunschweig): Das Nitroglycerin in der Chirurgie. Zentralbl. f. Chirurg. 1923. S. 1325.

— Über die chirurgische Behandlung der genuinen Epilepsie. Vereinigung mitteldeutscher Chirurg. v. 11. November 1923. Zentralbl. f. Chirurg. 1924. S. 697.

FRAENKEL, A.: Über den Gehalt des Blutes an Adrenalin bei chronischer Nephritis und Morbus Basedowii. Arch. f. exp. Pathol. u. Pharmakol. Bd. 60, S. 395. 1909.

FRANKENTHAL, L.: Über Verschüttungen. Virchows Arch. f. pathol. Anat. u. Physiol. Bd. 222, S. 332. 1916.

FRANZ: Subcutane Verletzung des Plexus brachialis. Bresl. chir. Ges. v. 10. Dezember 1923. Zentralbl. f. Chirurg. 1924. S. 530.

FREEDLANDER, S. O. und C. H. LEUKART: Clinical observations on the capillary circulation. Arch. of internal med. Vol. 29, p. 12. 1922.

FREUND, H. und S. JANSEN: Über Muskelstoffwechsel und Wärmeregulation. Klin. Wochenschrift 1923. S. 979.

FREUND, P.: Ein Ganglionneurom des rechten Halssympathicus. Frankf. Zeitschr. f. Pathol. Bd. 13. S. 266. 1913.

FREY, W.: Angina abdominalis. Klin. Wochenschr. 1922. S. 1984.

FRIEDREICH: Lehrbuch der Herzkrankheiten. Erlangen 1867.

FRITSCHE, E.: Radikale Kropfexstirpation und Kropfprophylaxe. Schweiz. med. Wochenschrift 1921. S. 1016.

FROEHLICH, A.: Die Pharmakologie des vegetativen Nervensystems. XVI. internat. med. Kongr, Budapest 1909. Verhandl.-Ber. Bd. 5, S. 205.

FROEHLICH, H. und H. H. MEYER: Zur Frage der visceralen Sensibilität. Zeitschr. f. d. ges. exp. Med. Bd. 29, S. 87. 1922.

GALEZOWSKY: Zitiert nach STREIFF.

GAETA, G.: Un nuovo sintomo nella calculosi vesicale. Policlinico, sez. prat. 1923. p. 372. Ref. Zntrlo. f. d. ges. Chirurg. Bd. 22, p. 410.

GALLO, A. G. und B. N. CALCAGNO: Über einen Fall von traumatischem Arterienspasmus. Semana méd. 1922. S. 238. Ref. Zntrlo. f. d. ges. Chirurg. Bd. 20, S. 75.

GARRÉ: La strumectomie dans la maladie de Basedow, ses résultats éloignés. Presse méd. 1908. p. 129.

GAUDIER: A propos d'un cas de mal perforant plantaire traité par sympathectomie. Rev. internat. de méd. et de chirurg. Jg. 34. p. 151. 1923.

GAYET, G.: Un procédé nouveau du traitement chirurgical du goître exophthalmique: la section du sympathique cervical. Lyon méd. Tome 82, p. 419. 1896.

GAYET, G. et L. M. BONNET: Les altérations osseuses d'origine nerveuse. Arch. général. de méd. 1901. p. 495.

v. GAZA, W.: Über paravertebrale Neurektomie am Grenzstrange und paravertebrale Injektionstherapie. (Ein Beitrag zur Behandlung neurotisch-dysfunktioneller Krankheitszustände bauchinnerer Organe.) Klin. Wochenschr. 1924. S. 525.

— Über die isolierte Durchschneidung des Ramus communicans und über die Resektion der paravertebralen Nerven. Zugleich ein Beitrag zur operativen Behandlung dysfunktioneller neurotischer Zustände innerer Organe. Dtsch. Ges. f. Chirurg.1924.

GEIGEL: Über Basedowsche Krankheit. Würzb. med. Zeitschr. 1866. S. 84.

GÉRARD-MARCHANT et ABADIE: Goître exophthalmique traité par la résection des deux sympathiques cervicaux. Presse méd. Tome 2. p. 1. 1897.

GERLACH, F.: Zur Therapie des angioneurotischen Ödems. Med. Klinik 1923. S. 1198.

GERNEZ: Soc. de chirurg. de Paris 1920.

GESSLER, H.: Über Entzündung. Klin. Wochenschr. 1923. S. 1155.

GIANOLLA: Du rôle de l'innervation des filets des vagues dans le traitement chirurgicale de l'ulcère gastrique. Arch. méd. belges. Tome 76, p. 618. 1923.

GIBON: Causalgies et syndrômes d'origine sympathique. Presse méd. 1918. p. 594.

GILBERT, A. et A. COURY: La thrombo-angéite obliterante „non-syphilitique arteritis obliterans of Hebrews". Paris méd. 1922. p. 13.

GIROU, E.: Causalgies et syndromes douloureux d'origine sympathique. Presse méd. 1918. p. 584.

GLASER, F.: Die Bedeutung des Vagus und Sympathicus für die Therapie. Therapie d. Gegenw. 1923. S. 297.

— Die Wirkung der Sympathektomie bei Angina pectoris und Asthma bronchiale. Med. Klinik 1924. S. 477.

GLASER, W.: Über die Nerven innerhalb der Gefäßwand. Dtsch. Zeitschr. f. Nervenheilk. Bd. 50, S. 305. 1914.

— Lungentuberkulose und vegetatives Nervensystem. Beitr. z. Klin. d. Tuberkul. Bd. 55. S. 390. 1923.

GOERING, D.: Die Sklerodermie, eine Erkrankung des vegetativen Nervensystems. Dtsch. Zeitschr. f. Nervenheilk. Bd. 75, S. 53. 1922.

— Über den Einfluß des Nervensystems auf das Fettgewebe. Zeitschr. f. Konstitutionslehre 1922. S. 312.

GOLDSCHEIDER, A.: Über die Lehre von den trophischen Zentren. Berl. klin. Wochenschr. 1894. S. 421.

— Die Bedeutung der Reize für Pathologie und Therapie. Leipzig 1898.

— Über neurotische Knochenatrophie und die Frage der Funktion des Nervensystems. Zeitschr. f. klin. Med. Bd. 60, S. 1. 1906.

— Zur Frage der Schmerzempfindlichkeit des visceralen Sympathicusgebietes. Dtsch. Zeitschr. f. Chirurg. Bd. 95, S. 252. 1909.

GOLDSCHMIDT, W.: Ein viermal als Ileus laparotomierter Grenzfall von Spasmophilie und Hysterie. Mitt. a. d. Grenzgeb. d. Med. u. Chirurg. Bd. 35, S. 544. 1922.

GOMOIU, V.: Vier Fälle von sakraler Sympathektomie wegen Schmerzen beim inoperablen Uteruskrebs. Spitalul 1920. S. 73.

— Sympathicuschirurgie. Spitalul 1921. S. 54.

GOTTLIEB, R.: Experimentelles zur Theorie des Morbus Basedow. Vers. dtsch. Naturf. u. Ärzte. 1911. Verhandl.-Ber. S. 253.

GREVING, R.: Die Pathogenese des Fiebers mit besonderer Berücksichtigung der neurologischen und physiologischen Grundlagen der Wärmeregulation. Dtsch. med. Wochenschrift 1922. S. 1673.

GROBER: Zur pharmakologischen Prüfung des vegetativen Nervensystems. Méd. Ges. Jena v. 11. Juli 1923. Klin. Wochenschr. 1923. S. 1718.

GROLL, H.: Die Entzündung in ihren Beziehungen zum nervösen Apparat. Beitr. z. pathol. Anat. u. z. allg. Pathol. Bd. 70, S. 1. 1921.

— Experimentelle Studien über die Beziehungen der Entzündung zum nervösen Apparat. Münch. med. Wochenschr. 1921. S. 869.

GROS, L.: Note sur une maladie peu connue, désignée sous les noms de cachexie exophthalmique de procédence anémique des globes oculaires. Gaz. méd. de Paris 1857. S. 231.

GROSS: Eine Lähmung des rechten Halssympathicus durch Schußverletzung. Münch.
    med. Wochenschr. 1917. S. 1093.
GRUBER, G. B.: Die pathologische Anatomie des Ulcus duodeni. Mitt. a. d. Grenzgeb.
    d. Med. u. Chirurg. Suppl.-Bd. 4, S. 1. 1923.
GRÜNBERG, A.: Die LERICHEsche Operation bei der Kausalgie. Kasanski Medizinski Journal
    1923. S. 58. Ref. Zntrlo. f. d. ges. Chirurg. Bd. 25, S. 362.
GRUNERT: Operation des Halssympathicus beim Glaukom. Verhandl. d. dtsch. ophthalmol.
    Ges. Heidelberg 1900.
GRUETZNER, D. und R. HEIDENHAIN: Beiträge zur Kenntnis der Gefäßinnervation. Pflügers
    Arch. f. d. ges. Physiol. Bd. 16, S. 1. 1878.
GUILLAUME, A. C.: Le sympathique et les systèmes associés. 2. Aufl. Paris: MASSON, 1921.
GUILLEMIN: A propos de la sympathectomie périartérielle (opération de LERICHE). Résultats
    éloignés. Rev. méd. de l'est 1923. p. 335.
GUNDERMANN, W.: Periarterielle Sympathektomie bei Röntgengeschwüren. Mittelrhein.
    Chirurg.-Ver. v. 6. Januar 1923. Zentralbl. f. Chirurg. 1923. S. 772.
— Über die Behandlung peripherer Röntgenulcera mittels periarterieller Sympathektomie.
    Bruns' Beitr. z. klin. Chirurg. Bd. 129, S. 231. 1923.
— Periarterielle Sympathektomie bei schwerer fistelnder Gelenktuberkulose. Mittelrhein.
    Chirurg.-Ver. v. 9. Juni 1923. Zentralbl. f. Chirurg. 1923. S. 1460.
— Über die Wirkung der periarteriellen Sympathektomie auf schwere Knochen- und
    Gelenktuberkulosen. Zentralbl. f. Chirurg. 1924. S. 337.
GURWITSCH, E. S.: Zur Symptomatologie der Veränderungen des sympathischen Nerven-
    systems bei Verletzungen der peripheren Nerven. Sammelber. v. Arb. a. d. Geb. d.
    Neurol. u. Psych. Charkow. Verlag des Volksgesundheitsamtes 1920. Ref. Zntrlo. f.
    d. ges. Chirurg. Bd. 17, S. 421.
HACKENBROCH, M.: Zur Kasuistik, Pathologie und Therapie der Spina bifida occulta und
    ihrer Folgen. Münch. med. Wochenschr. 1922. S. 1191.
HAHN: Chronische Sympathicusreizung nach Anlegen einer Klemme am Grenzstrang.
    Breslauer chirurg. Ges. v. 10. Juli 1922. Klin. Wochenschr. 1922. S. 1923.
— Experimentelle permanente Sympathicusreizung. Med. Sekt. d. schles. Ges. f. vater-
    länd. Kultur v. 28. 7. 1922. Klin. Wochenschr. 1922. S. 2115.
— Heilung eines peripheren Röntgenulcus durch periarterielle Sympathektomie. Med.
    Sekt. d. schles. Ges. f. vaterländ. Kultur v. 15. 6. 1923. Klin. Wochenschr. 1923.
    S. 1524.
— Erfahrungen mit der Sympathektomie. Breslauer chirurg. Ges. v. 12. 11. 1923. Klin.
    Wochenschr. 1924. S. 42.
HAHN, L.: Zur Pathologie der vasokonstriktorischen Akroparästhesien. Mikrocapillar-
    beobachtungen bei vasokonstriktorischen Parästhesien (Doigts morts). Zentralbl.
    f. inn. Med. 1923. S. 465.
HALLION, L. und CH. COMTE: Recherches sur la circulation capillaire chez l'homme à l'aide
    d'un nouvel appareil pléthysmographique. Arch. de physiol. 1894. p. 382.
HALPERT: Über Mikrocapillarbeobachtungen bei einem Fall von Raynaudscher Gangrän.
    Zeitschr. f. d. ges. exp. Med. Bd. 11, S. 125. 1920.
HALSTEAD, A. E. and F. CHRISTOPHER: Periarterial sympathectomy. Journ. of the Americ.
    med. assoc. Vol. 80, p. 173. 1923.
HAMBURGER, C.: Experimentelle Glaukomtherapie. Med. Klinik 1923. S. 1224.
HAMBURGER, H. J.: Über eine neue Form von Zusammenwirkung zwischen Organen. Klin.
    Wochenschr. 1923. S. 1297.
HANDLEY, W. S.: Periarterial injection of alcohol in the treatment of senile gangrener.
    Lancet. Vol. 203, p. 173. 1922.
HÄRTEL, F. R.: Die Kriegsschußverletzungen des Halses. Ergebn. d. Chirurg. u. Orthop.
    Bd. 11, S. 471. 1919.
HARTLEY, F.: Thyroidectomy for exophthalmic goitre. Ann. of surg. Vol. 42, p. 33. 1905.
HAYASHI, T.: Experimentelle Beiträge zur Frage der Ulcusentstehung usw. Zeitschr. f.
    d. ges. exp. Med. Bd. 34, S. 224. 1923.
HEGER, P.: Einige Versuche über die Empfindlichkeit der Gefäße. Beiträge zur Physiologie.
    Festschr. f. KARL LUDWIG. Ref. Zentralbl. f. Physiol. 1887. S. 246.
HEIDRICH, L.: Über Ursache und Häufigkeit der Nekrose bei Ligaturen großer Gefäßstämme.
    Bruns' Beitr. z. klin. Chirurg. Bd. 124, S. 607. 1922.

HEINE: Gibt es eine neurogene Heterochromie der Iris? Klin. Wochenschr. 1923. S. 345.

HEISSEN, F.: Zur Klinik der einfachen Akroparästhesien. Klin. Wochenschr. 1922. S. 2473.

HELLWIG, A.: Periarterielle Sympathektomie an der Carotis bei Migräne. Arch. f. klin. Chirurg. Bd. 128, S. 261. 1924.

HERBET, H.: Le sympathique cervicale. Paris 1900.

HERING, H. E.: Der Carotisdruckversuch. Münch. med. Wochenschr. 1923. S. 1287.

v. HERRENSCHWAND, F.: Über verschiedene Arten von Heterochromia iridis. Klin. Monatsbl. f. Augenheilk. Bd. 60, S. 467. 1918.

— Zur Sympathicusheterochromie. Klin. Wochenschr. 1923. S. 1059.

HERTEL, E.: Über die Folgen der Exstirpation des Ganglion cervicale supremum bei jungen Tieren. Arch. f. vergl. Ophth. Bd. 49, S. 430. 1900.

HERTZ: A propos du traitement des troubles trophiques consécutifs à la section du sciatique. Lyon chirurg. Tome 20, p. 328. 1923.

HESS, L. und E. v. BEERMANN: Über Gefäßreflexe. Wien. klin. Wochenschr. 1913. S. 1297.

HEUBNER, W.: Physiologie und Pharmakologie der Blutcapillaren. Klin. Wochenschr. 1923. S. 2015.

HIGIER, H.: Zur Klinik der angiosclerotischen paroaysmalen Myasthenie — Claudicatio intermittente Chareots — und der sog. spontanen Gangrän. Dtsch. Zeitschr. f. Nervenheilk. 1901. S. 438.

— Vasomotorisch-trophische Störungen und deren Heilung mittels periarterieller Sympathektomie. Klin. Wochenschr. 1922. S. 1208.

— Zur Frage der Anwendung meiner periarteriellen Sympathektomie bei Endarteritis obliterans mit intermittierendem Hinken und spontaner Gangrän. Zeitschr. f. d. ges. Neurol. u. Psychiatrie. Bd. 85, S. 52. 1923.

— Zur Frage der therapeutischen periarteriellen Sympathektomie bei neuromuskulärer Erkrankung. Dtsch. Zeitschr. f. Nervenheilk. Bd. 75, S. 9. 1923.

HILDEBRAND, O.: Erfahrungen und Studien über die Basedowsche Krankheit und ihre operative Behandlung. Arch. f. klin. Chirurg. Bd. 111, S. 1. 1918.

— Über neuropathische Gelenkerkrankungen. Arch. f. klin. Chirurg. Bd. 115, S. 443. 1921.

HINSELMANN, H., H. NETTEKOVEN und W. SILBERBACH: Schwangerschaftsangiospasmus. Zeitschr. f. Geburtsh. u. Gynäkol. Bd. 84, S. 673. 1922.

v. HIPPEL, A. und A. GRÜNHAGEN: Über den Einfluß der Nerven auf die Höhe des intraokularen Druckes. Arch. f. vergl. Ophth. Bd. 14, S. 219. 1868 und Bd. 15, S. 265. 1869.

HIRSCH, K.: Über einen Fall von Medianusverletzung mit seltenen trophischen Störungen. Dtsch. med. Wochenschr. 1906. S. 799.

HIS, W. jun.: Die Entwicklung des Bauchsympathicus beim Hühnchen und Menschen. Arch. f. Anat. u. Entwicklungsgesch. 1897. Suppl.-Bd. S. 137.

HOEFER, P. und A. KOHLRAUSCH: Elektrokardiographische Untersuchungen über die Beziehungen des vegetativen Nervensystems zum anaphylaktischen Schock. Klin. Wochenschr. 1922. S. 1893.

HOFFMANN, E.: Über Skleroderma (Scleremia) adultorum nach Grippe mit Gewebsveränderungen an den cutanen Nerven. Klin. Wochenschr. 1923. S. 963.

HOFFMANN, F. B.: Allgemeine Physiologie des Herzens. NAGELS Handb. d. Physiol. Bd. 1, S. 300.

HOFFMANN, P. und E. MAGNUS-ALSLEBEN: Versuche über Nerveneinfluß auf die Vitalfärbung. Würzb. physik.-med. Ges. v. 1. Juli 1922. Dtsch. med. Wochenschr. 1922, 1370.

HOFFMANN, R.: Beitrag zur Frage der cerebralen Vasomotion. Zeitschr. f. Laryngol., Rhinol. und ihre Grenzgeb. Bd. 9, S. 341. 1920 u. Bd. 10, S. 155 u. 457. 1922.

HOFFMANN, V.: Zur Frage der Schmerzbahnen des vegetativen Nervensystems. Dtsch. med. Wochenschr. 1920. S. 736.

— Über Sensibilität innerer Organe. Mitt. a. d. Grenzgeb. d. Med. u. Chirurg. Bd. 32. S. 317. 1920.

HOLLER, G. und POLLAK: Histologisch-anatomische Hirnbefunde bei Ulcuskranken und ihre klinische und ätiologische Verwertung. Wien med. Wochenschr. 1923. Nr. 7.

HOLST: Über das Wesen der Hemikranie und ihre elektrotherapeutische Behandlung nach der polaren Methode. Dorpater med. Zeitschr. Bd. 2, S. 261. 1871.

HOHLBAUM, J.: Die periarterielle Sympathektomie nach LERICHE. Mitt. a. d. Grenzgeb. d. Med. u. Chirurg. Bd. 37, S. 163. 1923.

HOHLBAUM, J.: Sympathektomie. Med. Ges. Leipzig v. 22. Januar 1924. Münch. med. Wochenschr. 1924. S. 254.

HOPKINS, S. D.: Preliminary report of the bilateral excision of the superior and middle cervical sympathetic ganglia in five cases of epilepsy. New York and Philadelphia medical journ. 1904. Nr. 10. Ref. Zentralbl. f. Chirurg. 1904. S. 1136.

HORN, W.: Über periarterielle Sympathektomie bei Sklerodermie. Zentralbl. f. Chirurg. 1923. S. 831.

v. HÖSSLIN, H. und R. KLAPP: Über Vagusresektion bei Adams-Stokesschem Symptomenkomplex. Berl. Ges. f. Chirurg. v. 21. Januar 1924. Zentralbl. f. Chirurg. 1924. S. 749.

— Vagusresektion bei Adams-Stokesschem Symptomenkomplex. Klin. Wochenschr. 1924. Nr. 37. S. 1211.

HUCHARD, H.: Traité clinique des maladies du coeur et de l'aorte. Paris 1899.

HUFSCHMID, K.: Ein Fall von nichttraumatischem Aneurysma der Arteria vertebralis. Arch. f. klin. Chirurg. Bd. 52, S. 29. 1892.

IDELSON: Über die Beziehungen des intermittierenden Hinkens zu Allgemeinerkrankungen. Ges. dtsch. Nervenärzte v. 12.—16. September 1923. Dtsch. med. Wochenschr. 1923. S. 1353.

ISRAEL, J.: Exstirpation eines Kavernoms am Halse mit Resektion des Sympathicus. Berl. klin. Wochenschr. 1888. S. 120.

JABOULAY: La régénération du goître exstirpé dans la maladie de Basedow et la section du sympathique cervical. Lyon méd. Tome 81, p. 389. 1896.

— Le traitement du goître exophthalmique par la sympathectomie, résultats éloignés. Trav. de neurol. chirurg. Tome 3, p. 252. 1898.

— Le traitement du goître exophthalmique par la section du sympathique cervical. Presse méd. 1898. p. 81.

— Rôle du sympathique dans les névralgies. Rev. de chirurg. Tome 20, p. 357. 1899.

— Le traitement de quelques troubles trophiques du pied et de la jambe par la dénudation de l'artère fémorale et la déstruction des nerfs vasculaires. Lyon méd. Tome 91, p. 467. 1899.

— La chirurgie du sympathique abdominal et sacré. Trav. de neurol. chirurg. Tome 4, p. 27. 1900.

— Chirurgie du grande sympathique et du corps thyroide. Verlag Storck, Lyon 1900. In diesem Buche sind alle von JABOULAY bis dahin über die Chirurgie des Sympathicus veröffentlichten Arbeiten enthalten, auch solche, welche hier nicht mit aufgeführt worden sind. Weiterhin sind noch die Namen und Erscheinungsorte einiger Arbeiten von Schülern JABOULAYS angegeben, welche das gleiche Gebiet behandeln, welche wir aber nicht mit in unser Literaturverzeichnis aufgenommen haben, weil sie anderen Arbeiten, welche bei uns mit aufgeführt worden sind, gegenüber nichts Neues enthalten. Die Sammlung der JABOULAYschen Arbeiten ist herausgegeben von ÉTIENNE MARTIN.

— Le traitement chirurgical des névralgies faciales. Franz. Chirurg.-Kongr. 1908. Verhandl.-Ber. S. 644.

— Interventions sur le sympathique cervical et sur le corps thyroide dans la maladie de Basedow. Lyon chirurg. Tome 4, p. 225. 1910.

JABOULAY et CAVAILLON: Les résultats éloignés du traitement chirurgical de la névralgie du trijumeau. Lyon méd. 1908. p. 1079.

JABOULAY et DUROUSE: Hypertrophie permanente du thymus. Soc. de méd. de Lyon v. 6. Décembre 1909.

JABOULAY et LANNOIS: Sur le traitement de l'épilepsie par la sympathectomie. Rev. de méd. 1899. p. 1.

JACCOUD: Goître exophthalmique. Journ. de méd. et de chirurg. 1888. p. 390.

JAKOVLIEVITSCH: Traitement de mal perforant par la sympathectomie périartérielle. Lyon chirurg. Tome 20, p. 735. 1923.

JAKSCH, R.: Die Neurotomie des Sympathicus in ihrem Einfluß auf die Epilepsie. Wien. med. Wochenschr. 1892. p. 617.

JEAN, G.: Les nerfs splanchniques au point de vue chirurgical. Arch. de méd. et de pharm. milit. Tome 111, p. 292. 1921.

— Au sujet du retour paradoxal de la sensibilité après résection des filets sympathiques. Bull. et mém. de la soc. de chirurg. de Paris. Tome 49, p. 1507. 1923.

JEANNENEY, G.: Behandlung der Gangrän der unteren Extremität arteriellen Ursprungs.
Arch. de med., cirurg. y especialid. Vol. 10, p. 56. 1923. Ref. Zntrlo. f. d. ges.
Chirurg. Bd. 23, S. 96.

JEGOROV, M.: Über die Veränderungen der Schilddrüse bei „Gangraena spontanea" der
Extremitäten. Zentralbl. f. Chirurg. 1923. S. 1439.

— Gangraena arteritica suprarenalis. Diskussionsbemerkung auf dem Russ. Chirurg.-
Kongreß 1922. Ref. Zntrlo. Bd. 24, S. 281.

JENTZER: Névromes de l'ulcère gastrique provoquant des gastralgies rebelles à toute thérapeutique. Franz. Chirurg.-Kongr. 1923. Ref. Presse méd. 1923. S. 892.

JIANU, J.: Beiträge zur Sympathicuschirurgie. Spitalul 1921. S. 312.

JONNESCU, THOMA: Résection totale et bilatérale du sympathique cervical. Ann. d'oculist.
Tome 171, p. 161. 1896.

— Traitement chirurgical du goître exophthalmique. Ann. d'oculist. Tome 118, p. 467. 1896.

— Traitement chirurgical du goître exophthalmique. Franz. Chirurg.-Kongr. 1896. Verhandl.-Ber. S. 320.

— Traitement chirurgical du glaucome par résection du sympathique. Bull. de l'acad. de
méd. Tome 38, p. 346. 1897.

— Totale und beiderseitige Resektion des N. sympathicus cervicalis behufs Behandlung
des Morbus Basedowii und der Epilepsie. Zentralbl. f. Chirurg. 1897. S. 33.

— Traitement chirurgical du goître exophthalmique. Presse méd. 1897. p. 257.

— Résection totale et bilatérale du sympathique cervical. Arch. provinc. de chirurg.
Tome 6, p. 85. 1897.

— Manuel opératoire de la résection totale et bilatérale du sympathique cervical. Trav.
de neurol. chirurg. Tome 2, p. 225. 1897.

— Traitement chirurgical du goître exophthalmique. Franz. Chirurg.-Kongr. 1897.
S. 283 u. 296.

— Résection totale et bilatérale du sympathique cervical dans le traitement du goître
exophthalmique et de l'épilepsie. XII. internat. med. Kongreß Moskau 1897. Verhandl.-Ber. Bd. 9, S. 513.

— Tratamentul glaucomului prin rezectia simpaticului cervical. Revista de chirurg.
Tome 2. p. 337. 1898.

— Rezectia simpaticului cervical in epilepsie, gusa exophthalmica si glaucom. Revista
de chirurg. Tome 2, p. 497. 1898.

— Traitement du glaucome par la résection du sympathique cervical. Presse méd. 1898.
p. 307.

— Résection du sympathique cervical dans le traitement de l'épilepsie, du goître
exophthalmique et du glaucome. Résultats définitifs. Bull. de l'acad. de méd. Tome 39,
p. 437. 1898.

— Die Resektion des Halssympathicus in der Behandlung des Glaukoms. Wien. klin.
Wochenschr. 1898. S. 483.

— Die Resektion des Halssympathicus in der Behandlung der Epilepsie, des Morbus
Basedowii und des Glaukoms. Zentralbl. f. Chirurg. 1899. S. 161.

— Manuel instrumental de la sympathectomie totale cervicale. Trav. de neurol. chirurg.
Tome 3, p. 87. 1899.

— La resection du sympathique cervical dans l'épilepsie, le goître exophthalmique et la
migraine. XIII. internat. med. Kongr. Paris 1900. Verhandl.-Ber. Bd. 10, S. 307.

— Le traitement du glaucome par la résection du sympathique cervicale. XIII. internat.
méd. Kongreß Paris 1900. Verhandl.-Ber. Bd. 12, S. 380.

— Effets tardifs de la résection du cordon cervical du sympathique chez l'homme. Bull.
de l'acad. de méd. Tome 48, p. 715. 1902.

— Traitement chirurgical du goître exophthalmique par la sympathectom. Franz.
Chirurg.-Kongr. 1910. Verhandl.-Ber. S. 159.

— Angine de poitrine guérie par la résection du sympathique cervico-thoracique. Bull.
de l'acad. de méd. Tome 84, p. 93. 1920.

— Rezectia simpaticului cervico-dorsal. Revista de chirurg. 1921. p. 1.

— Traitement chirurgical de l'angine de poitrine par la résection du sympathique cervico-
thoracale. Presse méd. 1921. p. 193.

— Le traitement chirurgical de l'angine de poitrine. Bull. de l'acad. de méd. Tome 85,
p. 67. 1921.

JONNESCU, THOMA: Traitement chirurgical de l'angine de poitrine par la résection du
    sympathique cervico-thoracique. Bull. de l'acad. de méd. Tome 86, p. 208. 1921.
— La résection du sympathique cervico-thoracique. Technique opératoire. Presse méd.
    1922. p. 353.
— Behandlung der Angina pectoris durch die Resektion des Cervico-Thorakal-Teiles des
    N. sympathicus. Progr. de la clin. 1922. p. 318. Ref. Zntrlo. Bd. 20, S. 64.
— Le sympathique cervico-thoracique. Paris 1923. Verlag Masson. In dieser Arbeit
    sind noch einige Arbeiten und Diskussionsbemerkungen des Verfassers angeführt,
    welche wir hier fortgelassen haben, weil sie gegenüber den von uns hier aufgezählten
    Arbeiten nichts Neues enthalten.
— La résection du sympathique dans l'angine de poitrine. Presse méd. 1923. S. 517.
JONNESCU, THOMA et N. FLORESCU: Physiologie du nerf sympathique cervical chez
    l'homme. XIII. internat. med. Kongr. Paris 1900. Bd. 1. S. 26. Abt. für Physiol.
— Phénomènes observés après la résection du nerf sympathique cervical chez l'homme.
    Journ. de physiol. et de pathol. gén. Tome 4. p. 845. 1902.
JORES, L.: Über das Verhalten der Blutgefäße im Gebiet durchschnittener vasomotorischer
    Nerven. Beitr. z. pathol. Anat. u. z. allg. Pathol. Bd. 32, S. 146. 1902.
JORIS: Les nerfs des vaisseaux sanguins. Bull. de l'acad. royale de méd. de Belgique.
    Tome 20, p. 502. 1906.
JOSEPH, H.: Über den Einfluß der Nerven auf Ernährung und Neubildung. Arch. f. Anat.,
    Physiol. u. wiss. Med. 1872. S. 206.
JUNGMANN, P. und BRÜNING, F.: Zur chirurgischen Behandlung des Asthma bronchiale.
    Klin. Wochenschr. 1924. S. 399.
— und E. MEYER: Experimentelle Untersuchungen über die Abhängigkeit der Nieren-
    funktion vom Nervensystem. Arch. f. exp. Pathol. u. Pharmakol. Bd. 73, S. 122.
    1914.
KAGAN: Von der Behandlung der spontanen Gangrän. Russ. Chirurg.-Kongr. 1922.
    Zntrlo. Bd. 24. S. 285.
KAHLER, H.: Über vasomotorische Störungen bei cerebralen Hemiplegien. Zugleich ein
    Beitrag zur Lokalisation des Vasomotorenzentrums beim Menschen. Wien. klin.
    Wochenschr. 1922. S. 219.
KAELIN, W.: Über Störungen von seiten des Halssympathicus bei einfacher Struma und
    im Anschluß an deren operative Behandlung. Dtsch. Zeitschr. f. Chirurg. Bd. 134,
    S. 395. 1915.
KAPPIS, M.: Beiträge zur Sensibilität der Bauchhöhle. Mitt. a. d. Grenzgeb. d. Med. u.
    Chirurg. Bd. 26, S. 493. 1912.
— Sensibilität und lokale Anästhesie im chirurgischen Gebiet der Bauchhöhle mit be-
    sonderer Berücksichtigung der Splanchnicusanästhesie. Bruns' Beitr. z. klin. Chirurg.
    Bd. 115, S. 161. 1919.
— Behandlung und Pathogenese des Malum perforans. Nordwestdtsch. Chirurgen-Verein.
    v. 7. u. 8. Juli 1922. Zentralbl. f. Chirurg. 1922. S. 1767.
— Über Ursache und Behandlung des Malum perforans mit Bemerkungen zur Frage
    der Sympathektomie. Klin. Wochenschr. 1922. S. 2558.
— Diskussionsbemerkung in der Dtsch. Ges. f. Chirurgie 1923. Arch. für klin. Chirurg.
    Bd. 126. S. 166. 1923.
— Weitere Erfahrungen mit der Sympathektomie (bei verzögerter Konsodilation, Bein-
    geschwüren u. a. m.). Klin. Wochenschr. 1923. S. 1441.
— Exstirpation des Halssympathicus bei Angina pectoris. Ärztl. Ver. Hannover v. 30. Mai
    1923. Dtsch. med. Wochenschr. 1923. S. 1172.
— Die operative Behandlung der Angina pectoris. Med. Klinik 1923. S. 1658.
— Die periarterielle Sympathektomie. Therapie d. Gegenw. 1924. S. 49.
— Die Chirurgie des Sympathicus. Ärztl. Verein Hannover v. 9. Jan. 1924. Dtsch. med.
    Wochenschr. 1924. S. 291.
KAPPIS, M. und F. GERLACH: Die differentialdiagnostische Bedeutung der paravertebralen
    Novokaineinspritzung. Med. Klinik 1923. S. 1184.
KARAJANAPOULU: Sur un cas de causalgie. Bull. et mém. de chirurg. de Paris, 20 févr. 1920.
KARPLUS, J. D.: Zur Pathologie des Halssympathicus. Wien. med. Wochenschr. 1919. S. 551.
KARPLUS, J. D. und A. KREIDL,: Gehirn und Sympathicus. III. Mitt. Sympathicusleitung
    in Gehirn und Halsmark. Pflügers Arch. f. d. ges. Physiol. Bd. 143, S. 109. 1911.

KAUFMANN, J.: The role of spasticity in diseases of the digestiv tract. A case of visceral tetany, causing acute cholangitis and pancreatitis. Americ. journ. of the med. sciences. Vol. 166, p. 67. 1923.

KENNY: Diskussionsbemerkung. Bol. y trabajos de la soc. de cirurg. de Buenos Aires. Vol. 6. Ref. Zentralbl. f. Chirurg. 1923. S. 1481.

KAUFFMANN, F.: Neurogene Heterochromie der Iris, ein Symptom innerer Krankheiten. Klin. Wochenschr. 1922. S. 1935.

— Neurogene Heterochromie der Iris. Klin. Wochenschr. 1923. S. 971.

KESTNER, PEEMÖLLER, PLAUT: Die Einwirkung der Strahlung auf den Menschen. Klin. Wochenschr. 1923. S. 2018.

KIENBÖCK: Über akute Knochenatrophie bei Entzündungsprozessen an den Extremitäten. Wien. med Wochenschr. 1901. Nr. 28.

KIRCHMAYR: Demonstration in der freien Ver. d. Chirurgen Wiens vom 19. Jan. 1922. Zentralbl. f. Chirurg. 1922. S. 1068.

KIRNER, J.: Neuromexcision bei trophischem Fingergeschwür. Zentralbl. f. Chirurg. 1921. S. 790.

KIRSCH: Bemerkungen zur Stoffelschen Operation. Verein. mitteldtsch. Chirurg. v. 2. Juli 1922. Zentralbl. f. Chirurg. 1922. S. 1680.

KIRSCHNER, M.: Raynaudsche Gangrän an beiden Händen. Vers. dtsch. Naturforscher u. Ärzte. 1922. Ref. Zntrlo. Bd. 19, S. 419.

KLEE, J.: Die Magenform bei gesteigertem Vagus- und Sympathicustonus. Münch. med. Wochenschr. 1914. S. 1044.

KLETT: Über spastischen Ileus. Verein. nordwestdeutscher Chirurg. v. 5. u. 6. Jan. 1923. Zentralbl. f. Chirurg. 1923. S. 644.

KLINKE, O.: Die operativen Erfolge bei der Behandlung des Morbus Basedowii. Berlin 1914. Verlag Karger.

KLOSE, H. und A. HELLWIG: Ist die Resektion des Cervicalsympathicus eine zielbewußte Basedow-Operation? Klin. Wochenschr. 1923. S. 627.

KLUG: Über die periarterielle Sympathektomie (Lerichesche Operation). Heidelberger naturhistor.-med. Ver. v. 3. Juli 1923. Dtsch. med. Wochenschr. 1923. S. 1252.

KNIESS: Augenbefunde bei Epilepsie. Arch. f. Psychiatrie u. Nervenkrankh. Bd. 20, S. 569. 1888.

KÖBEN: De exophthalmo ac struma cum cordis affectione. Inaug.-Diss. Berlin 1855.

KOBRAK, F.: Die angioneurotische Oktavuskrise. Arch. f. Ohren-, Nasen- und Kehlkopfheilk. Bd. 110, S. 185. 1922.

KOCHER, A.: Über Morbus Basedowii. Mitt. a. d. Grenzgeb. d. Med. u. Chirurg. Bd. 9, S. 1. 1902.

KOHLER: Diskussionsbemerkung. Berl. med. Ges. v. 2. Mai 1923. Med. Klinik 1923. S. 705.

KOHLER, R. und G. V. D. WETH: Die Wirkung der cervicalen Sympathektomie auf die Angina pectoris und die Ausfallserscheinungen nach diesem operativen Eingriff. Zeitschrift f. klin. Med. Bd. 99, S. 205. 1923.

KOHN: Diskussionsbemerkung. Berl. med. Ges. 30. Mai 1923. Med. Klinik 1923. S. 847.

KÖNIG und RIEDEL: Die entzündlichen Prozesse am Hals und die Geschwülste am Hals. Dtsch. Chirurg. Bd. 36. 1882.

KÖNNECKE, W.: Experimentelle Innervationsstörungen am Magen und Darm. Klin. Wochenschr. 1922. S. 1262 u. 1293.

— Spastischer Ileus. Münch. med. Wochenschr. 1923. S. 981.

KÖNNECKE, W. und H. MEYER: Röntgenuntersuchungen über den Einfluß von Vagus und Sympathicus auf Magen u. Darm. Mitt. a. d. Grenzgeb. d. Med. u. Chirurg. Bd. 35, S. 297. 1922.

KOPP, C.: Die Trophoneurosen der Haut. Wien 1886.

KÖSTER, G. und R. TSCHERMAK: Über den Nervus depressor als Reflexnerv der Aorta. Pflügers Arch. f. d. ges. Physiol. Bd. 93, S. 23. 1902.

KOTZAREFF, A.: Resection partielle du tronc du grand sympathique cervical pour hyperidrose du même coté. Schweiz. Rundschau f. Med. 1913. S. 601.

KRAMER: The distribution of nerves to the arteries of the arm. Anat. record. Vol. 8, p. 243. 1914.

KRAWKOW, N. P.: Über die Funktion der Gefäße von isolierten normalen und pathologischen Organen der Menschen und Tiere. Vortr. a. d. milit.-med. Akademie St. Petersburg 1921. Ref. Zntrlo. Bd. 17, S. 441.

KRAWKOW, N. P.: Über die Grenzen der Empfindlichkeit des lebenden Protoplasmas. Zeitschr. f. d. ges. exp. Med. Bd. 34, S. 279. 1923.
— Über die funktionellen Veränderungen des Gefäßsystems der Tiere und der Menschen bei verschiedenen pathologischen Zuständen. Klin. Wochenschr. 1924. S. 368 u. 414.
KREMER, H.: Über den Singultus. Ergebn. d. Chirurg. u. Orthop. Bd. 15, S. 362. 1922.
KREIBICH, C.: Die Angioneurosen und die hämatogenen Hautentzündungen. Arch. f. Dermat. u. Syphilis. Bd. 95, S. 1. 1909.
— Zur Pathogenese der Dyshidrosis. Arch. Dermatol. u. Syphilis. Bd. 132, S. 785. 1916.
— Die angioneurotische Entzündung. Wien.
— Zur Angioneurosenfrage (Operation nach LERICHE-BRÜNING). Klin. Wochenschrift 1923. S. 337.
KREIDMANN, A.: Anatomische Untersuchungen über den Nervus depressor beim Menschen und Hunde. Arch. f. Anat. u. Physiol. 1878. S. 405.
KREUTER, E.: Gefäßschädigung nach periarterieller Sympathektomie. Zentralbl. f. Chirurg. 1923. S. 1685.
KRIMKE, A.: Die Nerven der Capillaren. Inaug.-Diss. München 1884.
KROGH, A.: Anatomie und Physiologie der Capillaren. Julius Springer 1924.
KROH, F.: Kriegschirurgische Erfahrungen einer Sanitätskompagnie. Bruns' Beitr. z. klin. Chirurg. Bd. 97, S. 345. 1915.
KULENKAMPFF, D.: Über die operative Behandlung angiospastischer Zustände und anderer Ernährungsstörungen. Med. Ges. Zwickau v. 3. Okt. 1922. Klin. Wochenschr. 1922. S. 2455.
— Über die Trigeminusneuralgie und ihre Behandlung. Med. Ges. Zwickau vom 2. Okt. 1923. Zntrlo. f. d. ges. Chirurg. Bd. 24, S. 450.
— Dasselbe. Vereinigung mitteldeutsch. Chirurg. v. 11. Nov. 1923. Zentralbl. f. Chirurg. 1924. S. 694.
KÜMMELL, H.: Zur operativen Behandlung der Epilepsie. Dtsch. med. Wochenschr 1892. S. 526.
— Zur Raynaudschen Krankheit. Ärztl. Verein Hamburg v. 20. Juni 1922. Klin. Wochenschrift 1922. S. 1531.
— Operative Behandlung der Raynaudschen Krankheit mit periarterieller Sympathektomie. Naturforschervers. 1922. Ref. Zntrlo. f. d. ges. Chirurg. Bd. 19, S. 418.
— Über die Behandlung des Asthma bronchiale durch Exstirpation des Halssympathicus. Ärztl. Verein. Hamburg v. 19. Juni 1923. Klin. Wochenschr. 1923. S. 1480.
— Zur chirurgischen Behandlung des Asthma bronchiale. Arch. f. klin. Chirurg. Bd. 127, S. 716. 1923.
— Die operative Heilung des Asthma bronchiale. Klin. Wochenschr. 1923. S. 1825.
— Resektion des linken Halssympathicus und des N. depressor bei Angina pectoris mit schwersten stenokardischen Anfällen. Ärztl. Verein Hamburg v. 8. Jan. 1924. Dtsch. med. Wochenschr. 1924. S. 292.
KÜMMELL, H. jr.: Beobachtungen und Erfahrungen an 52 Sympathektomien. Zentralbl. f. Chirurg. 1923. S. 1434.
— Über Sympathektomie. Ärztl. Verein Hamburg v. 19. Juni 1923. Klin. Wochenschr. 1923. S. 1480.
— Zur Pathologie des Halssympathicus. Virchows Arch. f. pathol. Anat. u. Physiol. Bd. 246, S. 397. 1923.
KUSSMAUL, A. und A. TENNER: Untersuchung über Ursprung und Wesen der fallsucht-artigen Zuckungen bei der Verblutung sowie der Fallsucht überhaupt. MOLESCHOTTS Untersuchungen zur Naturlehre des Menschen und der Tiere. Bd. 3, S. 1. 1857.
KÜTTNER, H.: Die Verletzungen und traumatischen Aneurysmen der Vertebralgefäße am Halse und ihre operative Behandlung. Bruns' Beitr. z. klin. Chirurg. Bd. 108. S. 1. 1917.
— Über seltene Mechanismen der Gefäßverletzungen. Dtsch. Ges. f. Chirurg. 1921. S. 120.
— Der traumatische segmentäre Gefäßkrampf. Bruns' Beitr. z. klin. Chirurg. Bd. 120, S. 1. 1920.
— Sympathectomie périartérielle. Breslauer chirurg. Ges. v. 16. Jan. 1922. Zentralblatt f. Chirurg. 1922. S. 526.
— Sympathectomie périartérielle. Med. Sekt. d. schles. Ges. f. vaterl. Kultur in Breslau v. 28. Juli 1922. Klin. Wochenschr. 1922. S. 2114.

KYLIN, E.: Über die peristaltischen Bewegungen der Blutcapillaren. Klin. Wochenschr. 1923. S. 14.
— Über die essentielle Hypertonie als Teilsymptom einer funktionellen Krankheit. Klin. Wochenschr. 1923. S. 2064.

LABORDE, J. V.: Sur la section du sympathique dans l'épilepsie expérimentale. Bull. de l'acad. de méd. Tome 40, p. 214. 1898.

LAGRANGE: Résection du ganglion cervical supérieur du sympathique dans le glaucome. Acad. de méd. 1903. Ref. Arch. gén. de méd. 1903. S. 1203.

LAIGNEL-LAVASTINE, M.: Les sympathoses. Presse méd. 1913. S. 767.

LANG: Diskussionsbemerkung auf dem Russ. Chirurg.-Kongr. 1922. Zntrlo. Bd. 24, S. 281.

LANG, A.: Diskussionsbemerkung in der Ungar. Ges. f. Chirurg. 1923. Zentralbl. f. Chirurg. 1924. S. 250.

LANGE, F.: Studien zur Pathologie der Arterien, insbesondere zur Lehre von der Arteriosklerose. Virchows Arch. f. pathol. Anat. u. Physiol. Bd. 248, S. 463. 1924.

LANGLEY, J. N.: Das sympathische und verwandte System der Wirbeltiere (autonomes nervöses System). Ergebn. d. Physiol. Bd. 2, S. 818. 1903.
— The autonomic nervous system. Cambridge 1921.
— Das autonome Nervensystem. Erster Teil. Übersetzt von E. SCHILF. Berlin: Julius Springer 1922.
— II. internat. Physiologenkongreß Edinburgh 1922. Klin. Wochenschr. 1923. S. 1911.
— Antidromic action. Journ. of physiol. Vol. 57, p. 428. 1922.
— The vascular dilatation caused by the sympathic and the course of vasomotor nerves. Journ. of physiol. Vcl. 58, p. 70. 1923.

LANZ: Diskussionsbemerkung in der Holländ. Ges. f. Chirurg. Dez. 1910. Zentralbl. f. Chirurg. 1912. S. 993.

LAPINSKY, M.: Zwei Fälle von sog. trophischer Gefäßerkrankung im Laufe der Neuritis. Zeitschr. f. klin. Med. Bd. 38, S. 223. 1899.
— Zur Frage der Degeneration der Gefäße bei Läsion des Nervus sympathicus. Dtsch. Zeitschr. f. Nervenheilk. Bd. 16, S. 240. 1900.
— Über die Gefäßinnervation der Hundepfote. Arch. f. mikroskop. Anat. Bd. 65, S. 623. 1905.
— Zur Frage der Beteiligung der Nervenstämme der hinteren Extremitäten an der vasomotorischen Innervation der distalen Gebiete derselben. Virchows Arch. f. pathol. Anat. u. Physiol. Bd. 183, S. 1. 1906.
— Beitrag zu der Frage des vasomotorischen Spieles der peripheren Blutgefäße infolge Erkrankung der Bauchorgane. Lijecnicki vjesnik 1922. p. 109. Ref. Zntrlo. Bd. 20, S. 203.
— Résection des nerfs de l'estomac. Technique opératoire. Resultats cliniques. Bull. de l'acad. de méd. Tome 87, p. 681. 1922.

LATARJET, A.: Étude sur les voies d'abord chirurgical du plexus hypogastrique et de son ganglion. Lyon chirurg. 1913.
— La section des nerfs de l'estomac. Lyon chirurg. Tome 18, p. 801. 1921.

LATARJET, A. et BONNET: Le plexus hypogastrique chez l'homme. Lyon chirurg. 1913.

LATARJET, A., CLUZET et WERTHEIMER: Journ. de méd. de Lyon 5. Nov. 1921. Zit. nach LEMOINE.

LATARJET, A. et COLLE: Soc. méd. des hôp. de Lyon v. 14. Dez. 1920. Lyon méd. 1921. p. 160.

LÄWEN, A.: Die Anwendung der Nervendurchfrierung nach W. TRENDELENBURG bei Amputationen und der Operation traumatischer Neurome. Zentralbl. f. Chirurg. 1919, S. 626.
— Vereisung des Nervenquerschnittes bei Amputationsstümpfen und frischen Amputationen. Dtsch. Ges. f. Chirurg. 1920. S. 204.
— Zur Behandlung angiospastischer Schmerzzustände an der unteren Extremität. Mittelrhein. Chirurg.-Verein. v. 21. Jan. 1922. Zentralbl. f. Chirurg. 1922. S. 786.
— Vereisung des N. ischiadicus und des N. saphenus bei angiospastischen Schmerzzuständen der unteren Extremität. Münch. med. Wochenschr. 1922. S. 389.
— Über segmentale Schmerzaufhebung durch paravertebrale Novokaininjektionen zur Differentialdiagnose intraabdomineller Erkrankungen. Münch. med. Wochenschr. 1922. S. 1423.
— Dauererfolg bei Nervenvereisung. Mittelrhein. Chirurg.-Ver. v. 12. Juni 1923. Zentralblatt f. Chirurg. 1922. S. 1510.

Läwen, A.: Diskussionsbemerkung. Mittelrhein. Chirurg.-Ver. v. 9. Juni 1923. Zentralbl.
  f. Chirurg. 1923. S. 1459.
— Diskussionsbemerkung. Dtsch. Ges. f. Chirurg. 1923. Arch. f. klin. Chirurg. Bd. 126,
  S. 165.
Legeu, F.: Énervation du rein. Journ. des praticiens 1923. p. 210.
Legeu, F. et P. Flandrin: Énervation du rein. Presse méd. 1923. p. 741.
Lehmann, E.: Periarterial sympathectomy. An experimental study. Ann. of surg. Tome 77,
  p. 30. 1923.
Lehmann, W.: Beiträge zur Kenntnis der sekretorischen und vasomotorisch-trophischen
  Störungen nach Nervenschüssen. Med. Klinik 1917. S. 629.
— Zur Frage der Wurzelresektion bei gastrischen Krisen. Zentralbl. f. Chirurg. 1920.
  S. 1558.
— Zu dem Artikel: Eine neue Erklärung für die Entstehung und Heilung trophischer Ge-
  schwüre von F. Brüning. Zentralbl. f. Chirurg. 1921. S. 307.
— Die Chirurgie der peripheren Nervenverletzungen. 1921. Berlin: Urban & Schwarzenberg.
— Verlaufen sensible Bahnen in den vorderen Wurzeln? Zentralbl. f. Chirurg. 1922.
  S. 435.
— Periarterielle Sympathektomie. Med. Ges. Göttingen v. 29. Juni 1922. Klin. Wochen:
  schrift 1922. S. 2019.
— Die Bedeutung des zentralen Neuroms für die Entstehung trophischer Ulcera. Klin.
  Wochenschr. 1924. S. 719.
Leloir: Recherches cliniques et anatomo-pathologique sur les affections cutanées d'origine
  nerveuse. Paris 1882.
Lemoine, G.: Énervation rénale et bilatérale. Ann. de la soc. belge d'urologie 1923.
— Le comportement de la vessie après énervation. Ann. de la soc. belge d'urol. 1923.
— Énervation double des reins dans un cas de néphrite hématurique douloureuse. Scalpel
  1923. p. 123.
— La chirurgie du sympathique. Brüssel 1923.
Lenormant, Ch.: Traitement chirurgical du goître exophthalmique. Franz. Chirurg.-
  Kongr. 1910. Verhandl.-Ber. p. 82.
Leontjewa: Zur Kasuistik der Knochen- und Gelenkveränderungen bei der Sklerodermie.
  Festschr. f. Prof. Netschnjew Bd. 2, S. 371. 1922. Ref. Zntrlo. Bd. 24, S. 93.
Léri, A.: Contribution à l'étude du rôle du système nerveux dans la pathogénie des oedèmes.
  Trophooedèmes chroniques et spina bifida occulta. Gaz. des hôp. civ. et. milit. 1922.
  Nr. 25.
Leriche, R.: Traitement chirurgical des crises gastriques du tabès. Franz. Chirurg.-Kon-
  greß 1912. S. 466.
— De l'élongation et de la section des nerfs périvasculaires dans certains syndromes
  douloureux d'origine artérielle et dans quelques troubles trophiques. Lyon chirurg.
  v. 1. oct. 1913. Tome 10 p. 378.
— Über die Dehnung und Durchschneidung der perivaskulären Nerven bei manchen
  schmerzhaften Symptomenkomplexen arteriellen Ursprungs und bei manchen trophischen Störungen. Dtsch. Zeitschr. f. Chirurg. Bd. 132, S. 88. 1914.
— De la causalgie envisagée comme une névrite du sympathique et de son traitement par
  la dénudation et l'ablation des plexus nerveux périartériels. Rev. neurol. 1916. p. 149.
— Gleicher Titel. Nouveau mémoire avec une nouvelle observation. Presse méd. 1916.
  p. 178.
— Contracture réflexe de la main et des doigts (type Babinski-Froment). Amélioration
  considérable par excision des plexus sympathiques de l'artère humérale. Bull. de la soc.
  de chirurg. v. 29. nov. 1916. p. 2773.
— Du syndrome sympathique consécutif à certaines oblitérations artérielles traumatiques
  et de son traitement par la sympathectomie périphérique. Bull. de la soc. de chirurg.
  v. 31. jan. 1917. p. 310.
— De la sympathectomie périartérielle et de ses resultats. Presse méd. 1917. p. 513.
— Note sur la causalgie et sur son traitement. Lyon chirurg. Tome 16, p. 531. 1919.
— Rôle du sympathique périartériel dans la pathologie des membres. La médicine 1919.
  Nr. 1.
  De la part du sympathique périveineux dans la production de l'eczéma variqueux.
  Lyon chirurg. Tome 16, p. 651. 1919.

LERICHE, R.: Effets de la sympathectomie périthyroidienne supérieure. Lyon chirurg. Tome 17, p. 109. 1920.

— Des effets de la sympathectomie péricarotidienne interne chez l'homme. Presse méd. 1920. p. 301.

— Trépanation pour meningite séreuse enkystée après sympathectomie péricarotidienne dans un but d'hémostase. Lyon chirurg. Tome 17, p. 392.

— Traitement de certaines ulcérations spontanées des moignons par la sympathectomie périartérielle. Presse méd. 1920. p. 765.

— Syndrome sympathique périartériel grave du membre supérieur, lié à la présence d'une côte cervicale. Lyon méd. juin 1921.

— Sur la nature des ulcérations trophiques consécutives à la section du nerf grand sciatique et sur leur traitement. Lyon chirurg. Tome 18, p. 31. 1921.

— Traitement par la sympathectomie périartérielle de la douleur prémonitoire de la gangrène dans l'endartérite oblitérante. Bull. de la soc. de chirurg. v. 20. avril 1921. p. 536.

— Des différents types de moignon douloureux et des opérations applicables à chacun d'eux. Bull. de la soc. de chirurg. v. 11. mai 1921. p. 662.

— Sur les causes d'échec de la sympathectomie périartérielle. Bull. de. la soc. de chirurg. v. 19. oct. 1921. p. 1111.

— Essai de traitement du Kraurosis vulvae par la sympathectomie de l'artère hypogastrique. Bull. de la soc. de chirurg. v. 26. oct. 1921. p. 1151.

— Some researches on the periarterial sympathetics. Ann. of surg. Vol. 74, p. 385. 1921.

— De l'action de la sympathectomie périartérielle sur les ulcérations trophiques et de ses indications en pareil cas. Journ. de méd. et de chirurg. v. 10. nov. 1921.

— Notes sur la physiologie pathologique des moignons oedémateux et sur la manière de comprendre leur traitement. Lyon chirurg. Tome 18, p. 710. 1921.

— Guérison d'ulcères récidivants d'une cornée hypoésthésique par la sympathectomie péricarotidienne interne. Nature de la kératite neuro-paralytique. Bull. de la soc. de chirurg. v. 8. févr. 1922. p. 189.

— Une ligature artérielle peut-elle produire par ischémie une ulcération trophique? Bull. de la soc. de chirurg. v. 6. juin 1922. p. 781.

— Resultats éloignés des ligatures et des résections artérielles. Franz. Chirurg.-Kongr. 1922.

— Traitement d'un moignon douloureux avec troubles vasomoteurs par la section du sciatique suivie de suture nerveux. Lyon chirurg. Tome 29, p. 311. 1922.

— Sur l'étude expérimentale, la technique et quelques indications nouvelles de la sympathectomie périartérielle. Presse méd. 1922. p. 1105.

— Essai de traitement chirurgical des suites éloignées des phlébites du membre inférieur. Presse méd. 1923. p. 309.

— La résection du sympathique a-t-elle une influence sur la sensibilité périphérique? Rev. de chirurg. Tome 41, p. 553. 1922.

— A quel niveau faut-il amputer le membre inférieur dans le cas de mal perforant rebelle consécutif à une blessure sciatique? Lyon chirurg. Tome 20, p. 496. 1923.

— Sur les déséquilibres vaso-moteurs post-traumatiques primitifs des extrémites. Lyon chirurg. Tome 20, p. 746. 1923.

— Resultat après trois ans d'une sympathectomie périartérielle pour trophoedème du membre inférieur post-traumatique. Lyon chirurg. Tome 20, p. 805. 1923.

— Oedème dur aigue post-traumatique de la main avec impotence fonctionelle complète. Transformation soudaine cinque heures après sympathectomie humérale. Lyon chirurg. Tome 20, p. 814. 1923.

— Diskussionsbemerkung. Lyon chirurg. Tome 20. p. 820. 1923.

— Greffe de NAGEOTTE pour ulcération et douleur d'un moignon d'amputation de jambe. Guérison datant de six mois. Lyon chirurg. Tome 20, p. 832. 1923.

— Diskussionsbemerkung. Internat. Chirurg.-Kongreß 1923. Ref. Zntrlo. Bd. 24, S. 405.

— Sur les moignons atrophiques douloureux (Moignons maigres). Presse méd. 1924. S. 26.

LERICHE, R. et CADE: L'opération de FRANCKE dans un cas de crise gastrique rebelle au cours du tabès. Presse méd. 1912. p. 250.

LERICHE, R. et P. DUFOURT: Quatre observations d'élongation du plexus solaire pour crises gastriques du tabès. Lyon chirurg. Tome 10, p. 256. 1913.

LERICHE, R. et J. HEITZ: Des effets physiologiques de la sympathectomie périphérique (réaction thermique et hypertension locale). Cpt. rend. des séances de la soc. de biol. v. 20. jan. 1917. Tome 80, p. 66.

— De la réaction vaso-dilatatrice consécutive à la résection d'un segment artériel oblitéré. Cpt. rend. des séances de la soc. de biol. v. 2. févr. 1917. Tome 80, p. 160.

— Influence de la sympathectomie périartérielle ou de la résection d'un segment artériel oblitéré sur la contraction volontaire des muscles. Cpt. rend. des séances de la soc. de biol. v. 17. févr. 1917. Tome 80, p. 189.

— De l'action de la sympathectomie périartérielle sur la circulation péripherique. Arch. des maladies du coeur, des vaisseaux et du sang. Tome 10. p. 79. 1917.

— Resultats de la sympathectomie périartérielle sur le traitement des troubles nerveux post-traumatiques. Lyon chirurg. Tome 14, p. 754. 1917.

LERICHE, R. et C. CONVERT: Sur le mécanisme sympathique de l'hémostase spontanée dans certaines plaies sèches des artères. Presse méd. 1917. p. 603.

LERICHE, R. et J. HAOUR: Du mode d'action de la sympathectomie périatérielle sur la réparation des tissus et la cicatrication des plaies. Presse méd. 1921. p. 856.

LERICHE, R. et MOURE: Resultats éloignés des opérations portant sur les gros troncs artériels des membres. Presse méd. 1922. p. 849.

LERICHE, R. et POLICARD: Sur quelques faits physiologiques touchant les blessures de sympathique périartériel, la contusion artérielle ou l'obliteration spontanée des artères déchirées par un projetile. Bull. de la soc. de chirurg. v. 30. avril 1919. p. 718.

— Adaptation fonctionelle des artères liées à l'etendue nouvelle de leur territoire de distribution et conséquences thérapeutiques de cette notion. Bull. de la soc. de chirurg. v. 28. jan. 1920. p. 142.

— Étude de la circulation capillaire chez l'homme pendant l'excitation des nerfs sympathiques périartérielles et la ligature des artères. Lyon chirurg. Tome 17, p. 703. 1920.

— Position de la question des oblitérations artérielles localisées au point de vue clinique et thérapeutique. Lyon chirurg. Tome 18, p. 797. 1921.

LESCUYER: Contribution à l'étude de la pathogénie et du traitement du mal perforant plantaire. Thèse de Lyon 1906.

LETIÉVANT: Traité des sections nerveuses. Paris 1873. Ballière.

LEWANDOWSKY, M.: Handbuch der Neurologie. Berlin: Julius Springer 1910.

LEWASCHEW, S.: Versuche über die Innervation der Hautgefäße. Pflügers Arch. f. d. ges. Physiol. Bd. 28, S. 389. 1882.

LÉVAI: Diskussionbemerkung. Ung. Ges. f. Chirurg. 1923. Zentralbl. 1924. S. 250.

LEVY, F. H.: Das extrapyramidale motorische System, sein Bau, seine Verrichtung und Erkankung. Klin. Wochenschr. 1923. S. 189 u. 237.

LHERMITTE, J. et PH. PAGNIEZ: Syndrome de résection complète de la moëlle dorsale datant de 10 ans a une traumatisme rachidienne remontant à l'âge de 3 ans; croissance persistante des membres inférieurs. Presse méd. v. 6. janv. 1922.

v. LICHTENBERG, A.: Die klinische Abgrenzung des Krankheitsbildes der Inkontinenz bei der Spina bifida occulta lumbosacralis und ihre operative Behandlung. Zeitschr. f. urol. Chirurg. Bd. 6, S. 355. 1921.

LICHTWITZ, L.: Über Urämie. Klin. Wochenschr. 1923. S. 2013.

LIECK, E.: Über den Einfluß der arteriellen Hyperämie auf die Regeneration. Arch. f. klin. Chirurg. Bd. 67, S. 229. 1902.

— Eine ungewollte Sympathektomie und ihre Folgen. Zentralbl. f. Chirurg. 1924. S. 339.

LITTAUER, ERICH: Zur Frage der cervikalen Sympathektomie bei Angina pectoris. Inaug.-Diss. Berlin 1923.

LISSIZYN: Die operative Arteriolyse und ihre Begründung. Westnik Chirurgii i pogranitschnych oblastei. Bd. 1, S. 99. 1922. Ref. Zntrlo. Bd. 18, S. 532.

LOBSTEIN, J.: De nervi sympathetici humani fabrica, usu et morbis. Straßburg und Paris 1823.

LÖHLEIN, W.: Erblindung durch Migräne. Dtsch. med. Wochenschr. 1922. S. 1408.

LORENZ: Des interventions sur le sympathique cervical dans le traitement de la maladie de Basedow. Thèse de Lyon 1899.

LORTAT et HALLEZ: Traitement de la causalgie du médian avec troubles paralytiques graves par la ligature du nerf au catgut. Bull. et mém. de la soc. des hôp. de Paris. Tome 14, p. 239. 1919.

Loven: Über die Erweiterung der Arterien infolge einer Nervenreizung. Ber. über die Verhandl. d. Kgl. sächs. Ges. d. Wissenschaften zu Leipzig. Mathem.-physik. Klasse. Bd. 18, S. 85. 1866.

Lublin, A.: Über eigenartiges Verhalten der Rektaltemperatur bei Oberschenkelamputierten. Arch. f. klin. Chirurg. Bd. 114, S. 771. 1920.

Luciani, L.: Physiologie des Menschen. Bd. 1. Jena 1908.

Maass, P.: Experimentelle Untersuchungen über die Innervation der Kranzgefäße des Säugetierherzens. Pflügers Arch. f. d. ges. Physiol. Bd. 74, S. 281. 1899.

Mackenzie, J.: Lehrbuch der Herzkrankheiten. 2. Aufl. Berlin: Julius Springer 1923.

— Krankheitszeichen und ihre Deutung. 4. Aufl. 1921.

Madlener, M.: Über multiple Neurofibromatose (Recklinghausensche Krankheit). Dtsch. Zeitschr. f. Chirurg. Bd. 172, S. 421. 1922.

Magnus, G.: Experimentelle Zirkulationsstörungen im Bilde des Hautmikroskops. Dtsch. Ges. f. Chirurg. 1921. S. 56.

— Der Beginn der Entzündung im Bilde direkter Capillarbeobachtung. Arch. f. klin. Chirurg. Bd. 120, S. 96. 1922.

— Über den Vorgang der Blutstillung. Mittelrhein. Chirurg.-Ver. v. 4. September 1923. Zentralbl. f. Chirurg. 1923. S. 1458.

— Über den Vorgang der Blutstillung. Arch. f. klin. Chirurg. Bd. 125, S. 612. 1923.

Makai, E.: Zur Indikation und Art der Wirksamkeit der periarteriellen Sympathektomie. Zentralbl. f. Chirurg. 1923. S. 991.

— Diskussionsbemerkung. Dtsch. Ges. f. Chirurg. Arch. f. klin. Chirurg. Bd. 126, S. 166. 1923.

Marburg, O. und E. Ranzi.: Bioskopische Befunde bei Epileptikern. Arch. f. klin. Chirurg. Bd. 113, S. 169. 1919.

Marchand: Im Handbuch der allgemeinen Pathologie von Krehl-Marchand. 1908. Bd. 1.

Markoff, N. W.: Doppelseitige Resektion der Nn. pudendi interni bei Pruritus vulvae. Russki gynaekologitscheski Westnik. Bd. 1, S. 183. 1921. Ref. Zntrlo. Bd. 21, S. 72.

Marcovich, P.: Der mediastinale Symptomenkomplex bei Ulcus-Kranken. Med. Klinik 1923. S. 642.

Marie, P. et Bénisty: Une forme douloureuse des blessures du nerf médian. Presse méd. 1915. S. 81.

Marion, G.: Chirurgie du système nerveux. Paris 1905.

Marinesco, G.: Über Veränderung der Nerven und des Rückenmarkes nach Amputationen. Neurol. Zentralbl. 1892. S. 463.

Martinel: Les angines de poitrine. Paris 1923.

Martynoff: Diskussionsbemerkung. Russ. Chirurg.-Kongr. 1922. Zntrlo. Bd. 24, S. 281.

Mastin, J. V.: The blood supply of the thyroid gland and its surgical significance. Surg., gynecol. a. obstetr. Vol. 36, p. 69. 1923.

Matheis, H.: Zur periarteriellen Sympathektomie bei arteriosklerotischer Gangrän. Zentralbl. f. Chirurg. 1923. S. 309.

Matons, E.: Periarterielle Sympathektomie; Tod durch Perforation der Arterie. Semana med. 1022. S. 98. Ref. Zntrlo. Bd. 20, S. 64.

Mauclaire: Traitement de la maladie de Basedow par la sympathectomie périartérielle. Presse méd. 1921. S. 388.

Mauerhofer, F.: Die sekretorische Innervation der Niere. Zeitschr. f. Biol. Bd. 68, S. 31. 1918.

Mayer, A.: Über die Wirkungen der Lumbalanästhesie auf die glatte Muskulatur. Dtsch. med. Wochenschr. 1921. S. 1454.

Mayou, M. S.: Paralysis of the sympathetic (birth injury with slight heterochromia iridis). The ophthalmoscope 1916. Ref. Zentralbl. f. Augenheilk. 1917. S. 62.

Mazkewitsch, B.: Über vasomotorische Neuritiden nach Typhus exanthematicus. Psychiatria, Neurologia i experimentaljana Psychologia 1923. S. 13. Ref. Zntrlo. f. d. ges. Chirurg. Bd. 25, S. 360.

Meige et Bénisty: De l'importance des lésions vasculaires associées aux lésions des nerfs périphériques. Bull et mém. de la soc. des hôp. de Paris 1915.

— Les signes cliniques des lésions de l'appareil sympathique et de l'appareil vasculaire dans les blessures des membres. Presse méd. 1916.

Mendel, K.: Intermittierendes Hinken der Aorta und ihrer Gefäße. Klin. Wochenschr. 1922. S. 2386.

MENEAU, A.: Quelques observations de sympathectomie périartérielle. Thèse de Lyon 1921.

METZNER, R.: Einiges vom Bau und von den Leistungen des sympathischen Nervensystems. Samml. anat. u. physiol. Vortr. u. Aufsätze. Jena 1913.

METZNER, R. und E. WÖLFFLIN.: Klinische und experimentelle Untersuchungen über Halssympathicuslähmung. v. Graefes Arch. f. Ophth. Bd. 89, S. 308. 1915 und Bd. 91, S. 167. 1915.

MEYER, A. W.: Verlaufen sensible Fasern in den vorderen Wurzeln? Zentralbl. f. Chirurg. 1921. S. 1790.

MEYER, H. H. und R. GOTTLIEB: Experimentelle Pharmakologie. 5. Aufl. Berlin-Wien: Urban und Schwarzenberg 1921.

MICHAILOW, S.: Zur Frage der Innervation der Blutgefäße. Arch. f. mikroskop. Anat. Bd. 72, S. 554. 1908.

MIGINIAC: Trois observations de sympathectomie périfémorale. Bull. et mém. de la soc. de chirurg. de Paris 1922. p. 1061.

MILKO, W.: Zur Behandlung des nach Nervenverletzung einsetzenden Malum perforans pedis. Ung. Ges. f. Chirurg. 1923. Zentralbl. f. Chirurg. 1924. S. 250.
— Perforation der Arteria femoralis nach periarterieller Sympathektomie. Zentralbl. f. Chirurg. 1924. S. 513.

MINOR, L.: Über erhöhten elektrischen Hautwiderstand bei traumatischen Affektionen des Halssympathicus. Zeitschr. f. d. ges. Neurol. u. Psychiatrie. Bd. 85, S. 482. 1923.

MÖBIUS, J.: Zur Pathologie des Halssympathicus. Berl. klin. Wochenschr. 1884. S. 231.

MOGILNIZKIE, B. N.: Die Veränderungen der sympathischen Ganglien bei Infektionskrankheiten. Virchows Arch. f. pathol. Anat. u. Physiol. Bd. 241, S. 298. 1923.

MOHR, M. und K. GRUNERT: Beiträge zur Exstirpation des Ganglion cervicale supremum nervi sympathici bei Glaukom. Klin. Monatsbl. f. Augenheilk. Bd. 38, S. 159 u. 250. 1900.

MÖLLENDORF: Über Hemikranie. Virchows Arch. f. pathol. Anat. u. Physiol. Bd. 41, S. 385. 1867.

MOLOTKOFF, A. G.: Die Pathogenese trophoneurotischer Haut-, Knochenveränderungen und ein neuer Versuch ihrer chirurgischen Behandlung. Pirogoff-Ges. Mai 1922. Ref. Zntrlo. Bd. 20, S. 445.
— Heilung von trophischem Geschwür nach Operation am Ischiadicus. Westnik Chirurgii i pogranitschnych oblastei. Bd. 1, S. 193. Ref. Zntrlo. Bd. 22. S. 16. 1922.

MONTGOMERY, M. L.: The effect of the ablation of the superior cervical sympathic ganglion upon the continuance of life. Endocrinology. Vol. 7, p. 74. 1923.

MOOG, O. und W. AMBROSIUS: Mikrocapilläre Beobachtungen über die Wirkung einiger Gefäßmittel. Klin. Wochenschr. 1922. S. 944.

MOOG, O. und P. KAUFMANN: Zur Prüfung der Gefäßfunktion nach E. WEISS. Zeitschr. f. d. ges. exp. Med. Bd. 29, S. 114. 1922.

MORESTIN: Traitement de la névralgie faciale. Franz. Chirurg.-Kongr. 1908. S. 703.

MORIAN, R.: Gefäßnaht der Art. iliaca communis. Verein niederrhein.-westfäl. Chirurg. v. 4. Nov. 1922. Zentralbl. f. Chirurg. 1923. S. 324.

MORRISSON, A.: On the nature and treatement of angina pectoris. Lancet 1910. p. 98.

MOSCHKOFF, N. D.: Zur Behandlung der sog. Spontangangrän. Jekaterinoslawski med. Journ. 1923. S. 16. Ref. Zntrlo. Bd. 25. S. 366.

MOUCHET et GUILLEMIN: Sur les coefficients comparés de cicatrications consécutives à la section du nerf saphène interne et à la sympathectomie périartérielle. Presse méd. 1923. p. 1053.

MULLER, G. P.: Surgical relations of the sympathetic nervous system. Ann. of surg. Vol. 77, p. 641. 1923.

MÜHSAM, E.: Diskussionbemerkung. Berl. med. Ges. v. 30. Mai 1923. Med. Klinik 1923. S. 847.

MÜLLER, F.: Die Bedeutung des Blutdrucks für den praktischen Arzt. Münch. med. Wochenschrift 1923. S. 1.

MÜLLER, E. F.: Beurteilung des autonomen Nervensystems für die Klinik der septischen Erkrankungen. Münch. med. Wochenschr. 1923. S. 1168.

MÜLLER, L. R.: Studien über den Dermographismus und dessen diagnostische Bedeutung. Dtsch. Zeitschr. f. Nervenheilk. Bd. 47, S. 413. 1913.
— Das vegetative Nervensystem. Berlin 1920. 2. Aufl. Die Lebensnerven. Berlin: Julius Springer 1924.

Müller, L. R.: Über Beziehungen des Sympathicus und Vagus zur psychischen Konstitution. Dtsch. Ver. f. Psychiatrie. Jena 1923. Dtsch. med. Wochenschr. 1923. S. 1318.

Müller, L. R. und W. Glaser: Über Innervation der Gefäße. Dtsch. Zeitschr. f. Nervenheilk. Bd. 46, S. 325. 1913.

Müller, L. R. und R. Greving: Über die Anatomie und Physiologie der Leberinnervation. Kongreß f. inn. Med. 1922. Dtsch. med. Wochenschr. 1922. S. 711.

Müller, O.: Über die Blutverteilung im menschlichen Körper unter dem Einfluß thermischer Reize. Dtsch. Arch. f. klin. Med. Bd. 82, S. 547. 1905.

— Über die Entstehung von Gewebsnekrosen durch Störungen im Capillarkreislauf. Mittelrhein. Chirurg.-Verein. v. 12. Juli 1922. Zentralbl. f. Chirurg. 1922. S. 1508.

— Die Capillaren der menschlichen Körperoberfläche in gesunden und kranken Tagen. Stuttgart: Enke 1922.

Müller, O. und Veiel: Beiträge zur Kreislaufsphysiologie des Menschen, besonders zur Lehre von der Blutverteilung. Samml. klin. Vortr. Inn. Med. Nr. 194—196. 1910.

De Nabias: Des résultats immédiats de la neurotomie sympathique simple, sans résection veineuse, dans les cas d'ulcères variqueux. Franz. Chirurg.-Kongr. 1921. S. 447.

Nasi, C.: Sulla rezezione del simpatico abdominale. Esperienze sugli animali. Clinica chir. 1901. Nr. 4. Ref. Zentralbl. f. Chirurg. 1902. S. 336.

Negrin y Lopez, J. und E. Th. v. Brücke: Zur Frage nach der Bedeutung des Sympathicus für den Tonus der Skelettmuskulatur. Pflügers Arch. f. d. ges. Physiol. Bd. 166, S. 55. 1917.

Netschaeff, jr., A. A.: Über die Methode der Funktionsprüfung des Gefäßsystems an isolierten Organen des Menschen. Zeitschr. f. d. ges. exp. Med. Bd. 35, S. 358. 1923.

Neumann: Über die Sensibilität innerer Organe. Zentralbl. f. d. Grenzgeb. d. Med. u. Chirurg. Bd. 13, S. 401. 1910. Enthält ausführliche Literaturangaben!

Neuwirt, K.: Zur Therapie der reflektorischen Anämie. Rozhledy v. chirurg. a gynaekol. 1922. Bd. 1, Nr. 5. Ref. Zentralbl. f. Chirurg. 1923. S. 1039.

— Ein Beitrag zur Therapie der Reflexanurie. Zeitschr. f. urol. Chirurg. Bd. 11, S. 75. 1922.

Nevermann, H.: Zur Behandlung der Röntgenallgemeinschädigung. Klin. Wochenschr. 1923. S. 1747.

— Über Vorkommen und Bedeutung vasomotorischer Vorgänge bei Schwangerschaft und Schwangerschaftsstörungen. Dtsch. med. Wochenschr. 1924. S. 69.

Nicati, W.: La paralyse du nerf sympathique cervical. Lausanne-Paris 1873.

Nicolai, G. F. und R. Staehelin: Über die Einwirkung des Tabakgenusses auf die Zirkulationsorgane. Zeitschr. f. exp. Pathol. u. Therap. Bd. 8, S. 323. 1911.

Nieden, H.: Beitrag zur Ätiologie der akuten Magenlähmung. Arch. f. klin. Chirurg. Bd. 117, S. 338. 1921.

Nordmann, E.: Über die Behandlung des trophoneurotischen Fußgeschwüres durch Verlagerung eines sensiblen Nerven. Dtsch. med. Wochenschr. 1921. S. 588.

— Zur chirurgischen Behandlung des trophoneurotischen Fußgeschwüres. Berl. Ges. f. Chirurg. v. 11. Febr. 1924. Zentralbl. f. Chirurg. 1924. S. 951.

Nottebohm: Über die sekundäre Degeneration nach Durchschneidung des Halssympathicus. Inaug.-Diss. Marburg 1897.

Nowotelnoff, S. A.: Zur Pathogenese und Therapie reflektorischer Kontrakturen. Pirogoff-Ges. 1922. Zntrlo. f. d. ges. Chirurg. Bd. 20, S. 505.

Odermatt, W.: Die Schmerzempfindlichkeit der Blutgefäße und die Gefäßreflexe. Bruns' Beitr. z. klin. Chirurg. Bd. 127, S. 1. 1923.

— Die chirurgische Behandlung der Angina pectoris. Schweiz. Ges. f. Chirurg. 1923. Zentralblatt f. Chirurg. 1923. S. 1577.

— Desgleichen. Dtsch. Zeitschr. f. Chirurg. Bd. 182, S. 341. 1923.

— Untersuchungen über den primären Angriffspunkt der Röntgenstrahlen im Gewebe. Schweiz. Naturforsch. Ges. Zermatt 1923.

De Oelsnitz: Valeur sémiologique des réactions circulatoires provoquées par la compression élastique dans les troubles vasculaires d'origine sympathique. Bull. et mém. de la soc. méd. des hôp. de Paris. Tome 37, p. 824. 1921.

Okamoto, Y.: Über den Angriffspunkt der sympathischen und parasympathischen Gifte am quergestreiften Muskel. Klin. Wochenschr. 1924. S. 20.

Ombrédanne: Diskussionsbemerkung. Presse méd. 1923. S. 589.

Opokin, A. A.: Die Prinzipien und Methoden der allgemeinen Chirurgie nach den Erfahrungen des Welt- und Bürgerkrieges. Sibirski medizinski Journ. 1922. S. 2. Ref. Zntrlo. f. d. ges. Chirurg. Bd. 19, S. 365.

Oppel, W. A.: Aussprache zum Vortrag Schamoff. Westnik Chirurgii i pogranitschnych oblastei. Bd. 1, S. 183. 1922. Ref. Zntrlo. f. d. ges. Chirurg. Bd. 22, S. 26.

— Die Pathogenese und Klinik der Gangraena arteriosclerotica suprarenalis. Russ. Chirurg.-Kongr. 1922. S. 20. Ref. Zntrlo. f. d. ges. Chirurg. Bd. 24, S. 280.

— Die Unterbindung der Venen bei der sog. spontanen Gangrän. Pirogoff-Ges. 1921. Zntrlo. f. d. ges. Chirurg. Bd. 16, S. 273.

— Gangraena arteritica suprarenalis. Pirogoff-Ges. 1921. Ref. Zntrlo. f. d. ges. Chirurg. Bd. 16, S. 272.

— Desgleichen. Westnik Chirurgii i pogranitschnych oblastei. Bd. 1, S. 17. 1922. Ref. Zntrlo. f. d. ges. Chirurg. Bd. 19, S. 301.

Oppenheim, H.: Ergebnisse der kriegsneurologischen Forschung. Berl. klin. Wochenschr. 1915. S. 1154.

Ostrogorski, D.: Arteriolae arteriarum der Extremitäten. Westnik Chirurgii i pogranitschnych oblastei. Bd. 1, H. 4. 1922. Zntrlo. f. d. ges. Chirurg. Bd. 19, S. 378.

Oswald, A.: Die genetische Bedeutung des Nervensystems für Organerkrankungen. Schweiz. med. Wochenschr. 1922. S. 553.

Oudard et Jean: Moignon oedeumateux avec ulcération trophique, traité par la sympathectomie périartérielle. Lyon chirurg. Tome 20, p. 336. 1923.

Pal, J.: Über den Darmschmerz. Wien. med. Presse 1903. S. 57.

— Zur Kenntnis der abdominellen Gefäßkrisen der Tabiker und ihre Beziehungen zur „Aortite abdominale". Med. Klinik 1908. S. 1790.

— Über permanente Hypertonie. Med. Klinik 1909. S. 1312.

— Über Krampf in den Hohlorganen. Wien. med. Wochenschr. 1920. S. 23.

— Über renale Gefäßkrisen und den eklamptischen Anfall. Med. Klinik 1921. S. 94.

— Arteriosklerose und Arteriolosklerose. Wien. klin. Wochenschr. 1922. S. 647.

— Arterieller Hochdruck. Klin. Wochenschr. 1923. S. 1151.

Pamperl, R.: Über die nach Kropfoperationen auftretenden Funktionsstörungen der Nachbarorgane. Bruns' Beitr. z. klin. Chirurg. Bd. 87, S. 413. 1913.

Papilian, V. und H. Cruceanu: Der Einfluß der beiderseitigen cervicalen Sympathektomie auf die Respirationsbewegungen. Clujul med. 1923. S. 1.

— L'influence de la sympathectomie cervical double sur les mouvements respiratoires. Journ. de physiol. et de pathol. gén. Tome 21, p. 330. 1923.

Papin, M.: De la résection des nerfs du rein dans les affections douloureuses de cet organe. Journ. d'urol. Tome 12, p. 126. 1921.

Papin, M. et Ambard: L'énervation des reins. Arch. des maladies des reins et des org. génito-urin. Tome 1. p. 1. 1922.

Pappalardo: La resezione del simpatico cervicale nella cura della nevralgia grave del trigemino. Riv. Venata di scienze mediche Vol. 34. 1901. Zit. nach Hildebrands Jahresber. Bd. 7.

Parrisius, W.: Über die Autonomie des Capillarsystems. Klin. Wochenschr. 1923. S. 1881.

— Anomalien des peripherischen Gefäßsystems als Krankheitsursache speziell bei Menière und Glaukom. Münch. med. Wochenschr. 1924. S. 224.

Partsch, F.: Demonstration zur periarteriellen Sympathektomie. Naturforsch.- u. med. Ges. Rostock v. 16. Dez. 1923. Münch. med. Wochenschr. 1924. S. 89.

Patschke: Über die Anwendung der Sympathektomie in der Dermatologie. Ärztl. Ver. Hamburg v. 19. Juni 1923. Klin. Wochenschr. 1923. S. 1480.

Paulian, E. D. und R. Brauner: Untersuchungen über lokale Temperaturen unter normalen und pathologischen Verhältnissen. Spitalul 1922. S. 198.

Pawlenko: Die chirurgische Anatomie des N. splanchnicus. Pirogoff-Ges. 1921. Ref. Zntrlo. f. d. ges. Chirurg. Bd. 16, S. 399.

Payr, E.: Diskussionsbemerkung. Dtsch. Ges. f. Chirurg. 1921. S. 124.

Péan: Sur le traitement chirurgical du goître exophthalmique par la section ou la résection du sympathique cervical. Bull. de l'acad. de med. Tom. 38, S. 132. 1897.

Pels-Leusden: Über Sympathektomie. Zentralbl. f. Chirurg. 1924. S. 218.

Petrow, N.: Über die Vitalfärbung der Gefäßwandungen. Beitr. z. pathol. Anat. u. z. allg. Pathol. Bd. 71. S. 115. 1922.

PEUGNIEZ, P.: Un cas de résection du ganglion supérieur du sympathique cervical pour glaucome hémorrhagique. Franz. Chirurg.-Kongr. 1901. S. 385.

PHILIPPOWICZ, V.: Beiträge zur periarteriellen Sympathektomie. Zentralbl. f. Chirurg. 1923. S. 829.

PICARD, H.: Diathermiebehandlung in der Chirurgie. Dtsch. med. Wochenschr. 1923. S. 13.

PICK: Chirurgische Bedeutung der Neurofibromatose. Berl. Ges. f. Chirurg. v. 16. Okt. 1922. Klin. Wochenschr. 1922. S. 2452.

PIORRY: Discussion sur le goître exophthalmique. Gaz. hebdomad. de méd. et de chirurg. 1862. S. 477 u. 493.

PIOTROWSKI, G.: Studien über den peripheren Gefäßwandmechanismus. Pflügers Arch. f. d. ges. Physiol. Bd. 55, S. 240. 1894.

PIROGOFF, N.: Grundzüge der allgemeinen Kriegschirurgie. 1864.

PLATON, O.: Sympathectomie périartérielle pour causalgie. Arch. franco-belges de chirurg. 1921. S. 2226.

PLATZ: Die pharmakologische Prüfung des vegetativen Nervensystems. Klin. Wochenschr. 1923. S. 1413.

PLAUT, R.: Die Wärmeregulation bei Mensch und Tier. Dtsch. med. Wochenschr. 1924. S. 296.

PLETH, V.: Cervical sympathectomy as a means of stopping the pain of angina pectoris. Americ. journ. of surg. Vol. 36, p. 300. 1922.

POIRIER: Résection du ganglion supérieur pour tic douloureux de la face. Soc. de chirurg. Juillet 1903. Arch. générales de méd. 1903. p. 1790.

— La sympathectomie pour tic douloureux convulsif de la face. Soc. de chirurg. oct. 1905. Arch. gén. de méd. 1905. Part II, p. 2810.

POLENOFF, L.: Die Reiztheorie der Pathogenese trophischer Störungen bei Verletzungen des peripheren Nervensystems der Extremitäten im Lichte der Tatsachen neuester chirurgischer Eingriffe. Westnik Chirurgii i proganitschnych oblastei. Bd. 1, S. 17. 1922.

— Zur operativen Behandlung trophischer Störungen bei peripheren Nervenverletzungen. Pirogoff-Ges. 1922. Ref. Zntrlo. f. d. ges. Chirurg. Bd. 20, S. 445.

POLICARD, A.: Les capacités contractiles des capillaires sanguins. Mécanismes de leur mise en jeu. Presse méd. 1923. p. 1081.

PONCET, A.: Le traitement chirurgical du goître exophthalmique par la section ou la résection du sympathique cervical. Bull. de l'acad. de méd. Tome 38, p. 121. 1897.

— Dangers des opérations dans goître exophthalmique. Bull. de l'acad. de méd. Tome 38, p. 221. 1897.

POSTEMPSKI-SCIAMANNA: Estirpazione bilaterale del ganglio cervicale superiore del simpatica nell' epilessia. Rom 1898.

PRIBRAM, B. O.: Zur Pathologie und Chirurgie der spastischen Neurosen. Arch. f. klin. Chirurg. Bd. 120, S. 207. 1922.

— Demonstration zur parenteralen Proteinbehandlung des Ulcus ventriculi et duodeni. Mittelrhein. Chirurg.-Verein. v. 9. Juni 1923. Zentralbl. f. Chirurg. 1923. S. 1459.

PRICHARD, A.: Wound of the vertebral artery. Brit. med. journ. 1863. p. 399.

PROUST, LHERMITTE et DE NABIAS: Le rôle de la section des filets sympathiques dans le traitement des ulcères variqueux par la procédée de l'incision circulaire. Bull. et mém. de la soc. de chirurg. de Paris 1921. p. 837.

PREZZOLINI, M.: Della simpatectomia periarteriosa. Morgagni, pt. II (Rivista). 1923. p. 457. Ref. Zntrlo. f. d. ges. Chirurg. Bd. 25, S. 464.

PRUSIK, B. K.: Die peripheren Gefäße und ihr Anteil am Blutkreislauf. Časopis lékařův českých 1920. S. 61. Ref. Zntrlo. f. d. ges. Chirurg. Bd. 7, S. 65.

— Gefäßverletzung und ihr Einfluß auf den peripheren Blutkreislauf. Časopis lékařův českých 1920. Ref. Zntrlo. f. d. ges. Chirurg. Bd. 8, S. 282.

PUNIN, B. W.: Zur Frage der Therapie der spontanen Gangrän. Nowy Chirurgischeski Archiv. Bd. 1. S. 100. 1921. Ref. Zntrlo. f. d. ges. Chirurg. Bd. 16, S. 274.

PUSSEP: Die chirurgische Behandlung der Epilepsie. Klin. Wochenschr. 1922. S. 2142.

DE QUERVAIN, F.: Zur Technik der Kropfoperation. Dtsch. Zeitschr. f. Chirurg. Bd. 116, S. 574. 1912.

— Weiteres zur Technik der Kropfoperation. Dtsch. Zeitschr. f. Chirurg. Bd. 134, S. 475. 1915.

RAHM, H.: Über Röntgenspätschädigungen. Süddtsch. Chirurg.-Tagung v. 7. Juli 1923. Zentralbl. f. Chirurg. 1924. S. 154.

RASUMOWSKI, W. S.: Über Alkoholisation von Nervenstämmen bei angiosklerotischer Gangrän. Nowy Chirurgischeski Archiv. Bd. 3, S. 205. 1923. Ref. Zntrlo. f. d. ges. Chirurg. Bd. 25, S. 35.

RAUGE, P.: Sur les rapports entre les théories pathogéniques et le traitement du goître exophthalmique. Franz. Chirurg.-Kongr. 1910. p. 188.

RAZZABONI, G.: Angio-neurolisi plessiforme ascellare per sindrome globale consecutiva a frattura del collo della scapola. Ann. ital. di chirurg. Vol. 1, p. 454. 1922. Ref. Zntrlo. f. d. ges. Chirurg. Bd. 21, S. 277.

RECLUS, P.: Résection bilatérale du grand sympathique cervical dans le goître exophthalmique. Bull. de l'acad. de méd. Tome 37, p. 780. 1897.

REGARD: Retour paradoxal de la sensibilité après résection de filets sympathiques. Rapport par TH. DE MARTEL. Bull. et mém. de la soc. de chirurg. de Paris 1922. p. 619.

REHBEIN, M.: Über Muskelverknöcherung nach Rückenmarksverletzung. Dtsch. Zeitschr. f. Chirurg. Bd. 178, S. 60. 1923.

REHN, L.: Die Behandlung des Morbus Basedowii. Naturforschervers. 1899. Teil II. S. 65.

— Die chirurgische Behandlung des Morbus Basedow. Mitt. a. d. Grenzgeb. d. Med. u. Chirurg. Bd. 7, S. 165. 1901.

REICH, A.: Die Verletzungen des Nervus vagus und ihre Folgen. Bruns' Beitr. z. klin. Chirurg. Bd. 56, S. 684. 1908.

— Neue Bestrebungen zur Behandlung seniler Ernährungsstörungen. Med. Ges. Bochum v. 15. Juli 1922. Dtsch. med. Wochenschr. 1922. S. 1435.

REICHLE, R.: Zur Frage des traumatisch-segmentären Gefäßkrampfes. Bruns' Beitr. z. klin. Chirurg. Bd. 124, S. 650. 1921.

REINHARD, W.: Experimentelle Untersuchungen über die Beziehungen des Halssympathicus zur Schilddrüse. Dtsch. Zeitschr. f. Chirurg. Bd. 180, S. 170. 1923.

— Die Sympathicus-Ganglionresektion bei Morbus Basedowii. Dtsch. Zeitschr. f. Chirurg. Bd. 180, S. 177. 1923.

REINHARDT: Zit. nach v. HERRENSCHWAND.

REISINGER: Über Röntgengeschwüre und Beingeschwüre und deren Behandlung durch Sympathektomie. Ärztl. Kreisverein Mainz v. 28. Okt. 1923. Klin. Wochenschr. 1924. S. 94.

REITSCH und ROEPER: Schußverletzung des unteren Halsmarkes; günstiger Operationserfolg. Neurol. Zentralbl. 1918, S. 98.

RENON, L.: Cerclage fibreux d'anévrisme fusiforme de la partie ascendante de la crosse de l'aorte. Bull. de l'acad. de méd. Tome 85, p. 528. 1921.

RICARD, A.: Épilepsie essentielle et résection du grand sympathique cervical. Gaz. des hôp. civ. et milit. 1898. p. 286.

RICKER, P. und G. REGENDANZ: Beiträge zur Kenntnis der örtlichen Kreislaufstörungen. Virchows Arch. f. pathol. Anat. u. Physiol. Bd. 231, S. 1. 1921.

RIDDER: Über Sympathicusschädigung bei Hals- und Brustschüssen. Berl. klin. Wochenschrift. 1919. S. 54.

RIEDEL, K.: Über trophische Störungen bei den Kriegsverletzungen der peripheren Nerven. Münch. med. Wochenschr. 1916. S. 913.

RIESE, H.: Pathologie des Sympathicus bei Grippe. Berl. klin. Wochenschr. 1919. S. 52.

RILVA, V. C.: La anesthesia simpatica en chirurgia gastrica. Rev. espanola de med. y cirurg. Vol. 4. 1921. Ref. Zentralbl. f. Chirurg. 1921. S. 1814.

ROBINEAU: La sympathectomie périartérielle dans le traitement des ulcères variqueux. La médicine 1923. p. 390.

ROCHEZ et FERRAND: Sympathectomie périhumérale, quatre observations ayant donné d'excellents résultats. Paris méd. 1918.

ROHDE, C.: Über den Ablauf der Regenerationsvorgänge am Röhrenknochen bei erhaltener und geschädigter Gefäßversorgung, zugleich ein Beitrag über Herkunft und Entstehungsbedingungen des Bindegewebes nach Knochenverletzungen. Arch. f. klin. Chirurg. Bd. 123, S. 530. 1923.

ROMBERG, G.: Klinische Ergebnisse. Bd. 1, S. 75. 1846.

RÖMER, P.: Lehrbuch der Augenheilkunde. 2. Aufl. 1913.

ROTH: Diskussionsbemerkung. Nordwestdtsch. Chirurg.-Ver. v. 7. u. 8. Juli 1922. Zentralblatt f. Chirurg. 1922. S. 1768.

ROTHMANN, ST.: Untersuchungen über die Physiologie der Lichtwirkungen. Klin. Wochenschrift 1923. S. 881.
— Dasselbe. Zeitschr. f. d. ges. exp. Med. Bd. 36, S. 398. 1923.
ROTHMANN, ST. und C. KALLENBERG: Untersuchungen über die Physiologie der Lichtwirkungen. Klin. Wochenschr. 1923. S. 1751.
ROUX: La lésion du système grand sympathique dans le tabès et leur rapport avec les troubles de la sensibilité viscérale. Thèse 1900. Zit. nach LEMOINE.
RUDNITZKY, N. M.: Diskussionsbemerkung. Russ. Chirurg.-Kongr. 1922. S. 40. Ref. Zntrlo. f. d. ges. Chirurg. Bd. 24, S. 281.
RUGGI: Über die Sympathektomie am Halse und am Abdomen. Policlinico sez. chirurg. 1899. Ref. Zentralbl. f. Chirurg. 1900, S. 76.
RUNGE, W.: Beobachtungen beim akinetisch-hypertonischen Symptomenkomplex. Arch. f. Psychiatrie u. Nervenkrankh. Bd. 67, S. 167. 1923.
SAALFELD, E., Ein Beitrag zur Lehre von der Bewegung und der Innervation der Haare. Arch. f. Anat. u. Physiol. Physiol. Abt. 1901. S. 428.
SAMUEL, S.: Die trophischen Nerven. Leipzig 1860.
— Die histogenetische Energie und Symmetrie des Gewebswachstums. Virchows Arch. f. pathol. Anat. u. Physiol. Bd. 101, S. 389. 1885.
— Das Gewebswachstum bei Störungen der Innervation. Virchows Arch. f. pathol. Anat. u. Physiol. Bd. 113, S. 272. 1888.
— Über anämisch-hyperämische und neurotische Entzündungen. Virchows Arch. f. pathol. Anat. u. Physiol. Bd. 121, S. 396. 1890.
SANTY: Plaie d'axillaire. Section incomplète du plexus brachial. Amélioration des troubles sensitifs et circulatoires de la main par la sympathectomie artérielle. Soc. de chirurg. de Lyon v. 8. févr. 1923. Lyon chirurg. Tome 20, p. 512. 1923.
SARGENT, P.: Lesions of the brachial plexus associated with rudimentary ribs. Brain. Vol. 44, p. 95. 1921.
SAUERBRUCH, F.: Die Chirurgie der Brustorgane. Bd. 2. Berlin: Julius Springer 1924.
SCHADE, H.: Die physikalische Chemie in der inneren Medizin. 1921 bei Steinkopf.
SCHAEFFER, H.: Vagus und Sympathicus. Klin. Wochenschr. 1922. S. 908.
SCHAFER and WALKER: Does the depressor contain efferent fibres? Quart. journ. of exp. physiol. Vol. 13, p. 69. 1922.
SCHAMOFF, W. N.: Beobachtungen über trophische Geschwüre bei Verwundungen des N. ischiadicus. Nowy chirurgischeski Archiv. Bd. 1, S. 417. 1921. Ref. Zntrlo. f. d. ges. Chirurg. Bd. 18, S. 500.
— Diskussionsbemerkung. Pirogoff-Ges. 1922. Zntrlo. Bd. 20, S. 445.
— Über reflektorische Kontrakturen und ihre Behandlung. Westnik Chirurgii i pogranitschnych oblastei. Bd. 1, S. 171. 1922. Ref. Zntrlo. f. d. ges. Chirurg. Bd. 20, S. 168.
— Diskussionsbemerkung zum Vortrag OPPEL. Russ. Chirurg.-Kongr. 1922. S. 40. Ref. Zntrlo. f. d. ges. Chirurg. Bd. 24, S. 285.
— Zur Frage der periarteriellen Sympathektomie bei Spontangangrän. Westnik Chirurgii i pogranitschnych oblastei. Bd. 1, S. 183. 1922. Ref. Zntrlo. f. d. ges. Chirurg. Bd. 22, S. 26.
SCHAPIRO: Étude sur l'épilepsie. These de Paris 1898.
SCHIASSI, B.: La clinica critica del Basedow. Policlinico Vol. 26. Ref. Zentralbl. f. Chirurg. 1922. S. 1574.
SCHILF, E.: Die Innervation der Schweißdrüsen. Klin. Wochenschr. 1923. S. 506.
— Physiologische Versuche zur periarteriellen Sympathektomie. Klin. Wochenschr. 1924. S. 346.
— Vagus und Sympathicus. Physiologische Bemerkungen zur Arbeit von BRÜNING usw. Klin. Wochenschr. 1924. S. 448.
SCHIMANOWSKI: Zur Frage über die Excision des oberen Halssympathicus bei Glaukom. Westnik oft... ologi 1900. Zit. nach ZIEHE und AXENFELD.
SCHLESINGER, H.: Vasomotorisch-trophische Neurosen. Wien. med. Wochenschr. 1919. S. 1165.
— 2 Fälle von Endarteritis obliterans. Ges. d. Ärzte Wiens v. 15. Dez. 1922. Klin. Wochenschrift 1923. S. 618.
— Weitere Beiträge zur Klinik des intermittierenden Hinkens. Ges. d. Nervenärzte Halle 1922. Klin. Wochenschr. 1923. S. 275.

SCHLESINGER, H.: Operative Eingriffe beim intermittierenden Hinken. Wien. klin. Wochenschrift 1924. S. 309.

SCHMIDT, R.: Zur Kenntnis der Aortalgie (Angina pectoris) und über das System des anginösen linksseitigen Plexusdruckschmerzes. Med. Klinik 1922. S. 6.

SCHNEYER: Inwieweit ist das Fehlen der Fußpulse pathognomisch für die Claudicatio intermittens? Dtsch. med. Wochenschr. 1924. S. 109.

SCHUBERT, A.: Wachstumsunterschiede und atrophische Vorgänge im Skelettsystem. Dtsch. Zeitschr. f. Chirurg. Bd. 161, S. 80. 1921.

— Die Entstehung der ischämischen Kontraktur. Dtsch. Zeitschr. f. Chirurg. Bd. 175, S. 381. 1922.

SCHUSTER: Diskussionsbemerkung. Zntrlo. f. d. ges. Neurol. u. Psychiatrie. Bd. 23. S. 397.

SÉBILEAU, P. und A. SCHWARTZ: Technique de la découverte et de la résection du sympathique cervical. Rev. de chirurg. Tome 35, p. 161. 1907.

SECKER, K.: Klinische Capillaruntersuchungen. Acta med. scandinav. Vol. 56, p. 295. 1922. Ref. Zntrlo. f. d. ges. Chirurg. Bd. 18, S. 141.

SEIDEL, H.: Diskussionsbemerkung. Dtsch. Ges. f. Chirurg. 1923. Arch. f. klin. Chirurg. Bd. 126, S. 169.

SEELIGMÜLLER, A.: Die traumatischen Läsionen des Halssympathicus. Berl. klin. Wochenschr. 1876. S. 742.

— Lehrbuch der Krankheiten des peripheren Nervensystems und des Sympathicus. Braunschweig 1882.

SEIFERT, E.: Beitrag zur Frage der trophischen Geschwüre. Münch. med. Wochenschr. 1922. S. 1253.

— Sympathektomie. Arch. f. klin. Chirurg. Bd. 122, S. 248. 1923.

— Über Sympathektomie und trophische Geschwüre. Verein. bayr. Chirurg. v. 1. Juli 1922. Zentralbl. f. Chirurg. 1922. S. 1833.

SEITZ, E.: Zur Sympathicustheorie des Morbus Basedowii. Zentralbl. f. inn. Med. 1921. S. 842.

SEMEL, H.: Ein Tumor des Nervus vagus. Exstirpation, Heilung. Bruns' Beitr. z. klin. Chirurg. Bd. 73, S. 50. 1911.

SHAWE, R. C.: A communication between the vagus and the cervical sympathetic with its clinical aspects. Lancet 1924. S. 640.

SHIMBO, M.: Die Verteilung der sympathischen Fasern im peripherischen Nerven. Pflügers Arch. f. d. ges. Physiol. Bd. 195, S. 617. 1922.

SICARD, J. A.: Traitement de la névrite du médian par l'alcoolisation tronculaire souslésionelle. Bull. et mém. de la soc. méd. des hôp. de Paris. Tome 39, p. 586. 1915.

— Blessures de guerre; traitement de certaines algies et acro-contractures rebelles par l'alcoolisation nerveuse locale. Bull. et mém. de la soc. méd. des hôp. de Paris v. 17. déc. 1915.

— Traitement des névrites douloureuses de guerre (causalgies) par l'alcoolisation nerveuse locale. Presse méd. 1916. p. 241.

SICARD und FORESTIER: Sympathectomie dans le syndrôme asphyxique de RAYNAUD. Soc. de neurol. juin 1921. Presse méd. 1921. p. 488.

SILBERT: A new methode for treatement of thromboangitis obliterans. Journ. of the Americ. med. assoc. Vol. 79, p. 1765. 1922.

SIMEONI, V.: Sulla simpaticectomia periarteriosa. Considerazioni. Richerchi sperimentali. Rass. internat. di clin. e terap. Vol. 2, p. 355. 1921. Ref. Zntrlo. f. d. ges. Chirurg. Bd. 16, S. 271.

SIMONS: Diskussionsbemerkung. Jahresvers. dtsch. Nervenärzte 1922. Klin. Wochenschr. 1923. S. 276.

SINITZIN: Zur Frage über den Einfluß des Nervus sympathicus auf das Geschlechtsorgan. Zentralbl. f. d. med. Wissensch. 1871. S. 161.

SKLARZ, E.: Zur Frage der Lues des vegetativen Nervensystems. Dermatol. Wochenschr. Bd. 74, S. 393. 1922.

SMITHIES: A treatment of gastric ulcer based upon modern clinical, histopathological and physiological investigation. Internat. journ. of gastro-enterol. Juli 1921. S. 13.

SNELLEN: Experimentelle Untersuchungen über den Einfluß der Nerven auf den Entzündungsprozeß. Arch. f. holländ. Beitr. z. Natur- und Heilkunde. Bd. 1, S. 219. 1858.

SOBEL, S.: Über merkwürdige Veränderungen an der Iris. Klin. Wochenschr. 1922. S. 2333.

SOUBEYRAN: A propos de la stupeur artérielle. Bull. et mém. de la soc. de chirurg. de Paris. Tome 14, p. 910. 1919.

SOUBEYRAN et MICHON: Note sur un cas de contusion artérielle, syndrôme causalgique consécutif. Bull. et mém. de la soc. de chirurg. de Paris. Tome 44, p. 805. 1918.

SOULIÉ: Remarques sur un cas de résection bilatérale et totale du sympathique cervical pour goître exophthalmique. Trav. de neurol. chirurg. Tome 3, p. 275. 1898.

SPRATLING-PARK: Bilateral cervical sympathectomy for the relief of epilepsy. Med. news 1905. p. 138.

STAEHELIN und HOTZ: Zur operativen Behandlung der Angina pectoris. Med. Ges. Basel v. 3. Mai 1923. Klin. Wochenschr. 1923. S. 1573.

STAHL, O.: Diskussionsbemerkung. Dtsch. Ges. f. Chirurg. 1923. Arch. f. klin. Chirurg. Bd. 126, S. 167.

— Diskussionsbemerkung. Berl. med. Ges. v. 30. Mai 1923. Med. Klinik 1923. S. 847.

— Diskussionsbemerkung. Mitteldtsch. Chirurg.-Verein. v. 10. Aug. 1923. Zentralbl. f. Chirurg. 1923. S. 1781.

— Die Leriche-Operation, ihre Indikation und ihre Erfolge. Zeitschr. f. ärztl. Fortbildung. 1923. S. 512.

— Diskussionsbemerkung zum Vortrag SCHILF. Physiol. Ges. Berlin. Klin. Wochenschr. 1924. S. 553.

— Beobachtungen an Gefäßen nach Operationen am Sympathicus. Pflügers Arch. f. d. ges. Physiol. Bd. 203, S. 57. 1924.

STAHL, O. und F. BRÜNING: Über die physiologische Wirkung der Exstirpation des periarteriellen sympathischen Nervengeflechtes (periarterielle Sympathektomie). Klin. Wochenschrift 1922. S. 1402.

— Über die physiologische Wirkung der Exstirpation des periarteriellen sympathischen Nervengeflechtes (periarterielle Sympathektomie). Zweite Mitteilung. Klin. Wochenschrift 1923. S. 1298.

STAHL, R.: Über Fernwirkung im Organismus. Herdreaktionen und vegetatives Nervensystem. Klin. Wochenschr. 1923. S. 1024.

STAHL, R. und W. SCHUTE: Über den Einfluß des vegetativen Nervensystems auf die Nierenfunktion beim Menschen. Zeitschr. f. d. ges. exp. Med. Bd. 35, S. 312. 1923.

STAHR, H.: Aktinomykose des Ganglion semilunare und aktinomykotisch eitrige Leptomeningitis. Dtsch. med. Wochenschr. 1922. S. 586.

STÄMMLER, M.: Die Bedeutung des sympathischen Nervensystems für die Entstehung der Arteriosklerose. Therap. d. Gegenw. Bd. 63, S. 364. 1922.

— Anatomische Befunde am sympathischen Nervensystem bei vasomotorischen Neurosen. Dtsch. med. Wochenschr. 1924. S. 457.

STEGEMANN, H.: Zur Frage der Blutstillung in der Chirurgie, insbesondere zur Frage des spontanen Blutungsstillstandes. Bruns' Beitr. z. klin. Chirurg. Bd. 127, S. 657. 1922.

— Über spontane Blutstillung. Münch. med. Wochenschr. 1923. S. 833.

STEINTHAL, C.: Die Ausschaltung des N. sympathicus und N. vagus nach STIERLIN bei Ulcus ventriculi. Zentralbl. f. Chirurg. 1920. S. 1293.

DE STELLA, H.: Traitement des fistules parotidiennes par la resection du nerf auriculotemporal. Scalpel 1920. p. 198.

STERTZ, G.: Die Encephalitis epidemica unter dem Bilde heftiger Schmerzzustände. Klin. Wochenschr. 1923. S. 1063.

STEWART, G. N.: Studies on the circulation in man. Arch. of internal med. Vol. 13, p. 177. 1914.

STEWART, G. N. and W. B. LAFFER: A study of vasomotor reflexes elicited by heat and cold from regions devoied of temperature sensibility. Arch. of internal med. Vol. 11 p. 365. 1913.

STEWART, G. N. and O. C. WALKER: Vasomotor reflexes elicited by heat and cold from areas deprived of temperature sensibility by a traumatic lesion. Arch. of internal med. Vol. 11, p. 383. 1913.

STICH, R. und A. FROMME: Verletzungen der Blutgefäße und deren Folgezustände. Ergebn. d. Chirurg. u. Orthop. Bd. 13, S. 144. 1921.

STIEDA, A.: Raynaudsche Krankheit. Verein d. Ärzte Halle v. 10. Jan. 1923. Klin. Wochenschrift 1923. S. 615.

STIERLIN, E.: Über Mageninnervation in ihrer Beziehung zur Ätiologie und Therapie des Ulcus. Dtsch. Zeitschr. f. Chirurg. Bd. 152, S. 358. 1920.

STIRLING: Note on the effets of division of the sympathetic nerve of the neck in young animals. Journ. of anat. and physiol. Vol. 10, p. 511. 1876.

STÖHR, PH. jr.: Die Nervenversorgung der zarten Hirn- und Rückenmarkshaut und der Gefäßgeflechte des Gehirnes in L. R. MÜLLER: „Die Lebensnerven". S. 211.

STRADYN, P. J.: Über trophische, sekretorische und vasomotorische Störungen an den Extremitäten nach Verletzungen der peripheren Nervenstämme. Nowy Chirurgischeski Archiv. Bd. 1, S. 391. 1921. Ref. Zntrlo. f. d. ges. Chirurg. Bd. 18, S. 413.

— Behandlung der Verletzungen peripherer Nerven. Pirogoff-Ges. 1922. Festschrift für TURNER. Ref. Zntrlo. f. d. ges. Chirurg. Bd. 20, S. 444.

— Über die Behandlung der Verletzungen peripherer Nerven. Nowy Chirurgischeski Archiv. Bd. 2, S. 594. 1922. Ref. Zntrlo. f. d. ges. Chirurg. Bd. 23, S. 21.

STROHMEYER, L.: Maximen der Kriegsheilkunst. 2. Aufl. 1861.

STURSBERG, H.: Über das Verhalten des Blutdruckes unter Einwirkung von Temperaturreizen in Äther- und Chloroformnarkose und seine Bedeutung für die Entstehung der Nachkrankheiten. Mitt. a. d. Grenzgeb. d. Med. u. Chirurg. Bd. 22, S. 1. 1911.

SUCKER: The surgery of the superior cervical sympathetic ganglion. New York med. journ. 1900.

SUDECK, P.: Über die akute entzündliche Knochenatrophie. Arch. f. klin. Chirurg. Bd. 62, S. 148. 1900.

— Über akute reflektorische Knochenatrophie. Fortschr. a. d. Geb. d. Röntgenstr. Bd. 5, S. 277. 1901.

TAKAHASHI, N.: Hoden und Grenzstrang. Pflügers Arch. f. d. ges. Physiol. Bd. 196, S. 237. 1922.

TAKATS, G.: Über die biologischen Grundlagen und die Erfolge der periarteriellen Sympathektomie. Ung. Chirurg.-Kongr. 1923. Zentralbl. f. Chirurg. 1924. S. 250.

TÉMOIN: Zit. nach KÖNIG und RIEDEL.

TERMIER, J.: Nouvelles interventions sur le sympathique dans les névralgies. Arch. provinc. de chirurg. Vol. 8, p. 566. 1899.

TERRILE, E. und S. ROLANDO: La simpatectomia nella cura della epilessia essenziale. Clinica med. 1903. Ref. Zentralbl. f. Chirurg. 1903. S. 906.

THOLOZAN et BROWN-SEQUARD: Recherches expérimentales sur quelques-uns des effets du froid sur l'homme. Journ. de la physiol. Tome 1, p. 497. 1858.

THOMAS: Le spasme artérielle dans la claudication intermittente du membre inférieur. Paris méd. 1918.

— Syndrome du ganglion cervical inférieur. Presse méd. 1918. Nr. 36.

TINEL, J.: Les algies sympathiques. Presse méd. 1921. p. 263.

TIETZE: Diskussionsbemerkung. Breslauer Chirurg.-Ges. v. 11. Dez. 1923. Klin. Wochenschr. 1924. S. 42.

TIZZONI: Zit. nach CONFORTI.

TÖNNIESSEN, E.: Die Bedeutung des vegetativen Nervensystems für die Wärmeregulation und den Stoffwechsel. Klin. Wochenschr. 1923. S. 477.

TOURNAY, A.: Influence du sympathique sur la sensibilité. Cpt. rend. hebdom. des séances de l'acad. des sciences. Tome 173, II. p. 939. 1921.

TRENDELENBURG, W.: Weitere Versuche über langdauernde Nervenausschaltung für chirurgische Zwecke. Zeitschr. f. d. ges. exp. Med. Bd. 7, S. 251. 1919.

TREROTOLI: Sympathique et corps thyroide. Rev. critica di clinica med. nov. 1908. Ref. Arch. gén. de méd. 1908. p. 166.

TROIZKAJA: Diskussionsbemerkung zu POLENOFF. Russ. Chirurg.-Kongr. 1922. S. 316. Ref. Zntrlo. f. d. ges. Chirurg. Bd. 24, S. 316.

TROSSEAU: Rapport sur la maladie de Graves ou goître exophthalmique. Bull. de l'acad. de méd. Tome 27, p. 993. 1862.

TRUFFERT, P.: Les rapports respectifs des nerfs grand hypoglosse, pneumogastrique et grand sympathique avec la lame artérielle carotidienne. Bull. et mém. de la soc. anat. de Paris. Tome 18, p. 429. 1921. Ref. Zntrlo. f. d. ges. Chirurg. Bd. 17, S. 218.

v. TSCHERMAK, A.: Die Lehre von der tonischen Innervation. Wien. klin. Wochenschr. 1914. Nr. 13.

— Über Herpes zoster nach Schußverletzung eines Nerven. Arch. f. Dermatol. u. Syphilis. Bd. 122, S. 337. 1916.

TUFFIER: Contusion de l'épaule, paralysie totale de l'avant-bras et de la main. Sympathectomie périvasculaire. Bull. et mém. de la soc. de chirurg. de Paris. Tome 44,
p. 1741. 1918.
— Paralysie d'origine ischémique traitée par la sympathectomie périartérielle. Paris
méd. 1919. p. 63.
— Le traitement chirurgical des anévrysmes de l'aorte. Bull. de l'acad. de méd. Tome 85,
p. 586. 1921.
— Diskussionsbemerkung. Bull. de l'acad. de méd. Tome 86, p. 70. 1921.
TURBIN, W.: Die periphere Sympathektomie nach LERICHE in schweren Fällen von Kausal-
gie. Klinitscheskaja Medizina. Bd. 1, S. 1. 1920. Ref. Zntrlo. f. d. ges. Chirurg. Bd. 18,
S. 389.
TURCO, A.: Un caso di causalgia trattato con la decorticazione dell'arteria. Policlinico,
sez. chirurg. Vol. 28, p. 127. 1921.
UNGER, E.: Diskusionsbemerkung. Berl. med. Ges. v. 30. Mai 1923. Med. Klinik 1923. S. 846.
URBACH, E.: Zur Pathogenese der Livedo racemosa. Klin. Wochenschr. 1923. S. 2027.
USENER: Zur Kenntnis des vegetativen Nervensystems. Dtsch. Ges. f. Kinderheilk. 1923.
Klin. Wochenschr. 1923. S. 2218.
VALENTIN, B.: Die Nervenvereisung. Med. Klinik 1922. S. 1337.
VALLE: Diskusionbemerkung. Bol. y trabajos de la soc. cirurg. de Buenos Aires. Vol. 6.
1922. Ref. Zentralbl. f. Chirurg. 1923. S. 1481.
VAQUEZ, H.: L'angine de poitrine. Arch. maladies du coeur, des vaisseaux et du sang. Tome 8,
p. 45. 1915.
— Diskussionsbemerkung. Bull. de. l'acad. de méd. Tome 86, p. 70. 1921.
VAULAIR et MASIUS. Les nerfs vasomoteurs et leur mode d'action. IV. Internat. med. Kongr.
1875, Brüssel, S. 420.
VENOT: Tumeur primitif du pneumogastrique. Résection du pneumogastrique. Guérison.
Bull. et mém. de la soc. de chirurg. de Paris, 1907.
VIANNEY: La stupeur arteriélle. Soc. de chirurg. 1918.
VIDAL, E.: Indications et contreindications de la résection du sympathique dans les épilepsies
essentielles généralisées. Franz. Chirurg.-Kongr. 1899. S. 250.
— Sur le choix de l'intervention dans le traitement chirurgical de la névralgie du trijumeau.
Franz. Chirurg.-Kongr. 1908. S. 805.
VILLARD: Sympathectomie périartérielle contre les douleurs causalgiques. Thèse de Lyon
1920.
VILLIGER, E.: Die periphere Innervation. 3. Aufl. Leipzig 1919.
VIMTRUP, B.: Beiträge zur Anatomie der Capillaren. I. Über kontraktile Elemente in der
Gefäßwand der Blutcapillaren. Zeitschr. f. d. ges. Anat., Abt. 1: Zeitschr. f. Anat. u.
Entwicklungsgesch. Bd. 65, S. 150. 1922.
VIRCHOW, R.: Handbuch der speziellen Pathologie. 1854. S. 319.
— Die Zellularpathologie. Berlin 1858. S. 113.
VIRES: Du goître exophthalmique. Montpellier méd. 1901. Nr. 8.
VOLKMANN, J.: Behandlung chronischer Unterschenkelgeschwüre mit Nervendehnung.
Zentralbl. f. Chirurg. 1921. S. 193.
— Diskussionsbemerkung. Mitteldtsch. Chirurg.-Verein. v. 10. Juni 1923. Zentralblatt f.
Chirurg. 1923. S. 1779.
VOLLMER, H.: Zur Biologie der Haut. Klin. Wochenschr. 1923. S. 1878.
VORSCHÜTZ, J.: Zur Frage der Entstehung der Spätchloroformschäden. Dtsch. Zeitschr.
f. Chirurg. Bd. 183, S. 246. 1923.
WARTENBERG: Atrophia faciei progressiva. Med. Ges. Freiburg v. 24. Juli 1923. Klin.
Wochenschr. 1923. S. 2218.
WATANABE, T.: Einfluß der doppelseitigen intrathorakalen Sympathico- und Splanchno-
tomie auf die motorische Funktion des Magens. Fortschr. a. d. Geb. d. Röntgenstr.
Bd. 30, S. 512. 1923.
WEBER: Die Gewebserkrankungen im allgemeinen und ihre Rückwirkung auf den Gesamt-
organismus. PITHA-BILLROTHS Handbuch der Chirurgie. Bd. 1, S. 404. 1865.
WEGNER: Experimentelle Beiträge zur Lehre vom Glaukom. Arch. f. vergl. Ophth. Bd. 12,
II. Abt., S. 1. 1866.
WEIR-MITCELL, S., L. R. MOOREHOUSE and W. KEEN: Gunshot-wounds and other injuries
of nerves. Philadelphia 1864.

WEIR-MITCHELL, S.: Des lésions des nerfs et de leur conséquences. Traduit par M. DASTRE. Paris 1874. Mit einem Vorwort von VULPIAN.

WENCKEBACH und EPPINGER: Zur operativen Behandlung der Angina pectoris. Kongr. f. inn. Med. 1923.

WERTHEIMER, P.: L'orientation actuelle du traitement de la névralgie faciale. Lyon chirurg. Tome 20, p. 463. 1923.

WESTPHAL: Muskelfunktion, Nervensystem und Pathologie der Gallenwege. Zeitschr. f. klin. Med. Bd. 96, S. 22. 1923.

WETTE, TH.: Beitrag zur Symptomatologie und chirurgischen Behandlung des Kropfes, sowie über die Abhängigkeit des Morbus Basedowii vom Kropfe. Arch. f. klin. Chirurg. Bd. 44, S. 652. 1892.

WIEDHOPF, O.: Vereisung des Nervenquerschnittes zur Behandlung von Schmerzzuständen usw. Bruns' Beitr. z. klin. Chirurg. Bd. 123, S. 158. 1921.

— Experimentelle Untersuchungen über die Wirkung der Nervenvereisung und der periarteriellen Sympathektomie auf die Gefäße der Extremitäten. Dtsch. Ges. f. Chirurg. 1923. Arch. f. klin. Chirurg. Bd. 126, S. 163. 1923.

— Periarterielle Sympathektomie und Nervenvereisung. Wirkung auf die Gefäße der Extremitäten. Experimentelle Untersuchungen. Bruns' Beitr. z. klin. Chirurg. Bd. 130, S. 399. 1924.

WIETING, J.: Die angiosklerotische Gangrän und ihre operative Behandlung durch Überleitung des arteriellen Blutstromes in des Venensystem. Dtsch. Zeitschr. f. Chirurg. Bd. 110, S. 364. 1911.

— Die erfolgreiche Behandlung der angiosklerotischen Ernährungsstörungen durch arteriovenöse Anastomose. Dtsch. Zeitschr. f. Chirurg. Bd. 119, S. 516. 1912.

— Über einige Nekrose- und Gangränformen. Hamburg. med. Überseehefte. 1914. Nr. 6.

— Angiospastische und angioparalytische Krankheitserscheinungen aus der Chirurgie und den Grenzgebieten. Bruns' Beitr. z. klin. Chirurg. Bd. 126, S. 1. 1922.

WIETING, J. und VOLLBRECHT: Kriegsärztliche Erfahrungen. Berlin. 1914.

WILBRAND und SÄNGER: Die Neurologie des Auges. Bd. 1. Wiesbaden 1901.

WILDER, W. H.: The influence of resection of the cervical sympathetic ganglia in glaucoma. Journ. of the Americ. med. assoc Vol. 42. 1904.

WILSON, S. A. K.: An address on the clinical importance of the sympathetic nervous system. Brit. med. journ. 1913. p. 1257.

WINTER, G. J.: Beiträge zur operativen Behandlung der Epilepsie. Totale und beiderseitige Resektion des Halssympathicus bei der essentiellen Epilepsie nebst 9 eigenen Fällen. Arch f. klin. Chirurg. Bd. 67, S. 816. 1902.

WOJECIECHOWSKI, A.: Sympathisches Nervensystem und Chirurgie. Polska gazeta lekarska. 1921. S. 148. Ref. Zntrlo. f. d. ges. Chirurg. Bd. 18, S. 88.

— Periarterielle Sympathektomie. Polska gazeta lekarska. 1922. S. 820. Ref. Zntrlo. f. d. ges. Chirurg. Bd. 22, S. 213.

— L'étude expérimentale de la sympathectomie périartérielle. Lyon chirurg. Tome 20, p. 1. 1923.

WOLFES: Mal perforant durch Sympathektomie in drei Wochen geheilt. Ärztl. Ver. Hannover v. 9. Mai 1923. Dtsch. med. Wochenschr. 1923. S. 1071.

ZAFFIRO, A.: Contributo allo studio delle lesioni traumatiche del simpatico cervicale: sindrome de BERNAD-HORNER complicata a nevrosi vasomotoria centrale. Giorn. di med. milit. 1920. p. 662. Ref. Zntrlo. f. d. ges. Chirurg. Bd. 11, S. 453.

ZANGE: Über Recurrenslähmung nach Schußverletzung. Zeitschr. f. Ohrenheilk. Bd. 73, S. 295. 1917.

ZIEHE, M. und T. AXENFELD: Sympathicusresektion beim Glaukom. Samml. zwangl. Abh. a. d. Geb. d. Augenheilk. Bd. 4. 1901.

ZIMMER: Diskussionsbemerkung. Ung. Ges. f. Chirurg. 1923. Ref. Zentralbl. f. Chirurg. 1924. S. 250.

ZIMMERMANN, K. W.: Der feinere Bau der Blutcapillaren. Zeitschr. f. d. ges. Anat., Abt. 1: Zeitschr. f. Anat. u. Entwicklungsgesch. Bd. 68, S. 29.

ZONDEK, H.: Partielle Akromegalie. Ver. f. inn. Med. v. 2. Juli 1923. Klin. Wochenschr. 1923. S. 1622.

ZUELZER: Diskussionsbemerkung. Berl. med. Ges. v. 30. Mai 1923. Med. Klinik 1923. S. 846.

Nachtrag zum Literaturverzeichnis.

Während der Drucklegung sind folgende Arbeiten erschienen oder uns bekannt geworden:

ABADIE, CH.: Considérations sur la pathologie du grand sympathique. Presse méd. 1923. N. 45.

— Les spasmes vasculaires. Presse méd. 1924. S. 341.

AHRENS, R.: Bauchoperationen mit Vagusblockierung. Zentralbl. f. Chirurg. 1924. S. 1167.

ASHER, L., J. ABELIN und N. SCHEINFINKEL: Abhängigkeit der Gewebspermeabilität von der sympathischen Innervation. Klin. Wochenschr. 1924. S. 885.

AVONI: Alcuni casi di simpatectomia periarteriosa. Soc. med. chirurg. di Bologna. Morgagni 1923. Ref. Zentralbl. f. Chirurg. 1924. S. 1527.

BAYER, C.: Zur Adventitiaektomie nach LERICHE. Zentralbl. f. Chirurg. 1924. S. 887.

BÖTTNER: Ein durch Operation gebesserter Fall von Angina pectoris. Ver. f. wiss. Heilk. Königsberg v. 7. April 1924. Dtsch. med. Wochenschr. 1924. S. 935.

BRUNN, F. und F. MANDEL: Die paravertebrale Injektion zur Behandlung visceraler Schmerzen. Wien. klin. Wochenschr. 1924. S. 511.

CECCARELLI, G. et D. CAMPANARI: Sui nuovi concetti patogenetici e sul trattamento chirurgico dell'angina pectoris. Rif. med. 1923. p. 1039. Ref. Zntrlo. f. d. ges. Chirurg. Bd. 26, S. 149.

DENNIG, H.: Zur Physiologie der periarteriellen Nerven. Klin. Wochenschr. 1924. S. 727.

DRÜNER: Über die chirurgische Anatomie des Halssympathicus. Mittelrhein. Chirurg.-Ver. v. 12. Jan. 1924. Zentralbl. f. Chirurg. 1924. S. 860.

DUMPERT, V.: Zustandekommen der trophischen Hautveränderungen nach organischen Affektionen des Nervensystems. Münch. med. Wochenschr. 1924. S. 511.

EPPINGER, H.: Angina pectoris. Wien. med. Wochenschr. 1924. S. 781.

FISCHER, P.: Zur Frage differenter Blutdruckwerte im Bereich verschiedener Gefäßbezirke beim Menschen. Klin. Wochenschr. 1924. S. 785.

FLÖRCKEN: Beiträge zur Chirurgie des N. sympathicus. Freie Verein. Frankfurter Chirurg. v. 13. März 1924. Zentralbl. f. Chirurg. 1924. S. 1131.

FREY, E. K.: Herznervenwirkung und chirurgische Behandlung des Asthma bronchiale. Münch. med Wochenschr. 1924. S. 603.

— Versuche über die Art des Herzschlages und der Herznervenwirkung. Dtsch. Zeitschr. f. Chirurg. Bd. 186, S. 168. 1924.

FUJIMORI, S.: Untersuchungen über den Einfluß des Sympathicus auf den Muskeltonus an den tonischen Augenreflexen des Kaninchens. Klin. Wochenschr. 1924. S. 885.

GAUDIER: À propos d'un cas de mal perforant plantaire traité par sympathectomie. Rev. internat. de méd. et de chirurg. 1923. p. 51.

GEORGESCU, GR. und G. D. VINTILA: Betrachtungen über die Entnervung des Magens. Spitalul 1924. S. 167.

GLASER, F.: Die Bedeutung des Vagus und Sympathicus für die Therapie des Asthma bronchiale. Therap. d. Gegenw. 1924. S. 202.

GOEBELL: Über 34 doppelseitige Sympathektomien bei Asthma bronchiale. Med. Ges. Kiel v. 5. Juni 1924. Münch. med. Wochenschr. 1924. S. 962.

GRACE, H.: Partielle Lähmung des Plexus brachialis in Kombination mit Sympathicuslähmung. Dtsch. Zeitschr. f. Nervenheilk. Bd. 80, S. 204. 1923.

HABERLAND: Diskussionsbemerkung. Verein. niederrhein.-westfäl. Chirurg. v. 22. März 1924. Zentralbl. f. Chirurg. 1924. S. 1239.

HATANO, S.: Über die Verteilung der sympathischen Nervenfasern in den peripheren Nerven. Transact. of the Japonese pathol. soc. Vol. 12, p. 73. 1922. Ref. Zntrlo. f. d. ges. Chirurg. Bd. 26, S. 229.

HEILE: Diskussionsbemerkung. Mittelrhein. Chirurg.-Verein. v. 12. Jan. 1924. Zentralbl. f. Chirurg. 1924. S. 862.

HERING, H. E.: Der Sinus caroticus an der Ursprungsstelle der Carotis interna als Ausgangspunkt eines hemmenden Herzreflexes und eines depressorischen Gefäßreflexes. Münch. med. Wochenschr. 1924. S. 701.

HESSE, E.: Zur Frage der operativen Behandlung des Asthma bronchiale. Pirogoff-Ges.
    12. Dez. 1923. Zntrlo. f. d. ges. Chirurg. Bd. 27, S. 13.
HEUSCH, C.: Die Beziehungen des Sympathicus zur Neurofibromatose und dem partiellen
    Riesenwuchs. Virchows Arch. f. pathol. Anat. u. Physiol. 1924. Im Druck.
HOFER, G.: Die chirurgische Behandlung der Angina pectoris. Wien: Julius Springer
    1924.
HOFFMANN und MAGNUS-ALSLEBEN: Der Einfluß der autonomen Versorgung auf die Re-
    duktionen in der Muskulatur und auf die Gefäßdurchlässigkeit. Dtsch. Ges. f. inn. Med.
    21.—24. April 1924. Klin. Wochenschr. 1924. S. 905.
HUBERT, G.: Die Diagnose der Aortensyphilis mit besonderer Berücksichtigung der Rönt-
    gendiagnose. Klin. Wochenschr. 1924. S. 886.
HUNTER, JOHN J.: The signe ficance of the doublé innervation of voluntary muscle etc.
    The Medical Journ. of Australia. Vol. I, p. 581. 1924.
— On the choice of procedure adopted in the operation of ramisection for spastic
    Paralysis. Ebenda. Vol. I, p. 590. 1924.
JENCKEL: Über Sympathektomie. Verein. nordwestdtsch. Chirurg. v. 4. u. 5. Jan. 1924.
    Zentralbl. f. Chirurg. 1924, S. 897.
JIANU, J.: Persönliche Beiträge zum Studium der periarteriellen Sympathektomie. Revista
    de chirurg. 1924. p. 1.
KAPPIS, M.: Diskussionsbemerkung. Verein. nordwestdtsch. Chirurg. v. 4. u. 5. Jan. 1924.
    Zentralbl. f. Chirurg. 1924. S. 900.
— Ein Beitrag zur Entstehung und Behandlung des Singultus. Klin. Wochenschr. 1924.
    S. 1065.
KAESS, F. W.: Zur operativen Behandlung des Asthma bronchiale. Verein. niederrhein.-
    westfäl. Chirurg. v. 22. März 1924. Zentralbl. f. Chirurg. 1924. S. 1237.
— Zur periarteriellen Sympathektomie. Klin. Wochenschr. 1924. S. 729.
— Zur operativen Behandlung des Asthma bronchiale. Klin. Wochenschr. 1924. S. 880.
KÖNIG: Diskussionsbemerkung. Verein. nordwestdtsch. Chirurg. v. 4. u. 5. Jan. 1924.
    Zentralbl. f. Chirurg. 1924. S. 902.
KÜMMELL, H. sen.: Weitere Erfahrungen über operative Behandlung des Asthma bronchiale.
    Verein nordwestdeutsch. Chirurg. v. 4. u. 5. Jan. 1924. Zentralbl. f. Chirurg. 1924. S. 898.
— Weitere Erfahrungen über Halsganglienexstirpation bei Asthma. Ärztl. Verein Hamburg
    v. 19. Febr. 1924. Klin. Wochenschr. 1924. S. 859.
KÜMMELL, H. jun.: Diskussionsbemerkung. Verein. nordwestdtsch. Chirurg. v. 4. u. 5. Jan.
    1924. Zentralbl. f. Chirurg. 1924. S. 900.
LAEWEN, A.: Zur Frage der periarteriellen Sympathektomie bei der Extremitätentuber-
    kulose. Mittelrhein. Chirurg.-Verein. v. 12. Jan. 1924. Zentralbl. f. Chirurg. 1924. S. 861.
— Über die periarterielle Sympathektomie bei der Extremitätentuberkulose. Ärztl.
    Verein Marburg v. 21. Febr. 1924. Klin. Wochenschr. 1924. S. 860.
— Resektion des Halssympathicus bei Asthma bronchiale. Ärztl. Verein Marburg v. 21.
    Febr. 1924. Klin. Wochenschr. 1924. S. 860.
LEDOUX, E.: Un cas de acrocyanose traité et considérablement amélioré par la sympath-
    ectomie humérale. Lyon chirurgical. Tome 21, p. 182. 1924.
LEHMANN, W.: Zur Wirkungsweise der periarteriellen Sympathektomie. Zentralbl. f. Chirurg.
    1924. S. 838.
— Über Hyperämie nach Nervenunterbrechung. Pflügers Arch. f. d. ges. Physiol. Bd. 202,
    S. 666. 1924.
LEMOINE, G.: La chirurgie du sympathique. Journ. de neurol. et de psychiatrie 1923.
    Nr. 6. p. 101.
LERICHE, R.: Considérations sur la possibilité d'un traitement chirurgical de la tachychardie
    paroxystique. Lyon chirurgical. Tome 21, p. 39. 1924.
— De l'inutilité des amputations et de réamputations dans les névralgies rebelles des
    moignons. Lyon chirurgical Mai 1924.
— Sur 46 cas de chirurgie de la moelle et des racines rachidiennes. Bull. et mém. de la
    soc. de chirurg. de Paris v. 26. März 1924.
— Essai sur la pathologie du nerf sinu-vertébral. Presse méd. 1924. p. 409.
— Vue d'ensemble sur la physiologie pathologique et le traitement des troubles trophiques
    et douloureux des moignons. Chirurgia d. org. di movim. Vol. 8, p. 425. 1924.
— Radicotomie postérieure pour un moignon douloureux. Lyon chirurgical juillet. 1924.

MARTIN, J. F., S. CONVERT et DECHAUME: Les lésions vasculaires causées par les courants électriques industriels; les désintegrations mésartérielle. Lyon chirurgical. Tome 21, p. 13. 1924.

MAU, C.: Über einen Fall von Metatarsus congenitus duplex in Verbindung mit Köhlerscher Erkrankung des Os naviculare pedis sin. Arch. f. orthop. u. Unf.-Chirurg. Bd. 22, p. 310. 1923.

MEYER-BISCH, R.: Kritisches Sammelreferat über den Wasserhaushalt. Dtsch. med. Wochenschrift. 1924. S. 737.

MOST: Über Lymphdrüsen am Bein bei einer periarteriellen Sympathektomie entdeckt. Breslauer Chirurg.-Ges. v. 19. Mai 1924. Klin. Wochenschr. 1924. S. 1336.

MÜLLER: Diskussionsbemerkung. Verein. nordwestdtsch. Chirurg. v. 4. u. 5. Jan. 1924. Zentralbl. f. Chirurg. 1924 S. 904.

NETER, E.: Lähmung des Halssympathicus. Klin. Wochenschr. 1924. S. 631.

PANOFSKY und STÄMMLER: Zur pathologischen Anatomie des Quinckeschen Ödems. Dermatol. Wochenschr. 1924. S. 469.

PAPILIAN, V. und H. CRUCEANU: Physiologische, anatomische und therapeutische Untersuchungen über die periarterielle Sympathektomie (Operation nach LERICHE). Clujul med. 1924. S. 59.

PAPIN, E.: De l'énervation des reins (Sympathectomie périartériel du pédicule rénal). Journ. méd. franc. Tome 13, p. 79. 1924.

PARTSCH: Diskussionsbemerkung. Verein. nordwestdtsch. Chirurg. v. 4. u. 5. Jan. 1924. Zentralbl. f. Chirurg. 1924. S. 901.

PAUNZ, L.: Beiträge zur Histologie des sympathischen Grenzstranges. Zeitschr. f. klin. Med. Bd. 100, S. 300. 1923.

PEIPER: Diskussionsbemerkung. Freie Verein. Frankfurter Chirurg. v. 13. März 1924. Zentralbl. 1924. S. 1132.

PELS-LEUSDEN: Diskussionsbemerkung. Verein. nordwestdtsch. Chirurg. v. 4. u. 5. Jan. 1924. Zentralbl. f. Chirurg. 1924. S. 900.

PERTHES: Diskussionsbemerkung. Mitteldeutsch. Chirurg.-Verein. v. 12. Jan. 1924. Zentralblatt f. Chirurg. 1924. S. 861.

PETIT, DUTAILLIS et FLANDRIN: Anatomie chirurgical des nerfs du rein. Bull. et mém. de la soc. anat. de Paris. 1923. p. 635. Ref. Zntrlo. f. d. ges. Chirurg. Bd. 27, S. 234.

PHILIPP, W. N.: Compressive trauma as an entity. Surg., gynecol. a. obstetr. Vol. 32, 1921.

PREZZOLINI: Della simpatectomia periarteriosa. Soc. med. chirurg. di Bologna. März 1923. Morgagni 1923. Ref. Zentralbl. f. Chirurg. 1924. S. 1527.

PUTTI: Della simpatectomia periarteriosa nelle lesions dei nervi periferici. Ebenda.

RAHM: Demonstration von schwersten Röntgenschädigungen. Med. Sektion d. schlesisch. Ges. f. vaterländ. Kultur. Breslau v. 9. Mai 1924. Klin. Wochenschr. 1924. S. 1289.

RECHT, G.: Dyspnoe beim Vagusdruckversuch. Klin. Wochenschr. 1924. S. 916.

REDISCH, W.: Capillaroskopische Untersuchungen bei Vasoneurosen. Klin. Wochenschr. 1924. S. 1067.

RIEDER: Diskussionsbemerkung. Verein. nordwestdtsch. Chirurg. v. 4. u. 5. Jan. 1924. Zentralbl. f. Chirurg. 1924. S. 900.

RITTER: Über periarterielle Sympathektomie. Verein d. Ärzte Düsseldorfs v. 12. April 1924. Münch. med. Wochenschr. 1924. S. 844.

ROEPKE: Diskussionsbemerkung. Verein. niederrhein.-westfäl. Chirurg. v. 22. März 1924. Zentralbl. f. Chirurg. 1924. S. 1239.

ROTH: Diskussionsbemerkung. Verein. nordwestdtsch. Chirurg. v. 4. u. 5. Jan. 1924. Zentralbl. f. Chirurg. 1924. S. 903.

ROTHFUCHS: Diskussionsbemerkung. Ebenda.

ROYLE, N. D.: A new operative procedure in the treatment of spastic-paralysis and its experimental basis. Med. journ. of Australia. Vol. 1, p. 77. 1924.

— The operations of sympathetic ramisection. The Medical Journ. of Australia. Vol. I, p. 587. 1924.

SAALFELD, E.: Periarterielle Sympathektomie (Histonektomie) und Haarwuchs. Pflügers Arch. f. d. ges. Physiol. Bd. 204, S. 174. 1924.

SCHLÖSSMANN: Sympathektomie bei großem Ulcus cruris. Med. Ges. Bochum v. 14. Mai 1924. Klin. Wochenschr. 1924. S. 1336.

SCHUBERT, A.: Verlängerungen und Verkürzungen an wachsenden Knochen durch entzündliche Vorgänge. Verein. f. wiss. Heilk. Königsberg v. 28. April 1924. Dtsch. med.
Wochenschr. 1924. S. 974.

SCHULZE-BERGE: Diskussionsbemerkung. Verein. niederrhein.-westfäl. Chirurg. v. 22. März
1924. Zentralbl. f. Chirurg. 1924. S. 1239.

SHERWOOD, W. A.: Relation of surgery to the vascular sympathetic system. Ann. of surg.
Vol. 78, p. 321. 1923.

SIMON, W.: Die Widalsche Reaktion der hämoklasischen Krise: eine Funktion des vegetativen Nervensystems. Dtsch. med. Wochenschr. 1924. S. 903.

STERN, A.: Fortschritte in der Neurologie. Med. Klinik. 1924. S. 979.

STOUT: Ganglioneuroma of the cervical and thoracic sympathetic ganglions. Journ. of the
Americ. med. assoc. Vol. 82, p. 1770. 1924.

SUDECK: Diskussionsbemerkung. Verein. nordwestdtsch. Chirurg. v. 4. u. 5. Jan. 1924.
Zentralbl. f. Chirurg. 1924. S. 903.

TSCHERMAK, A.: Über die afferente Innervation des Blutgefäßsystems. Anatomisches,
Physiologisches. Allgemein-pathologisches. Wien. med. Wochenschr. 1924. S. 837,
899, 958.

TURNER, H.: Über Nervenschädigungen beim typischen Radiusbruch. Arch. f. klin. Chirurg.
Bd. 128, S. 422. 1924.

TWYMAN, E. D.: RAYNAUDS disease, trophic ulcer, periarterial sympathectomy. Surg. clin.
of North America. Vol. 3, p. 1659. 1923. Ref. Zntrlo. f. d. ges. Chirurg. Bd. 26, S. 306.

USPENSKAJA, W. E.: Beiträge zur Klinik der Kausalgie und über die Erfolge des chirurgischen Eingriffes bei derselben (Operation von LERICHE). Sbornik statei po neuro-
pathologii Moskwa 1923. p. 127. Ref. Zntrlo. f. d. ges. Chirurg. Bd. 27, S. 142.

VANDEPUT, E.: La chirurgie du système nerveux sympatique. Ann. et bull. de la soc. roy.
des sciences méd. et natur. de Bruxelles. 1923. Nr. 4/5. p. 59.

VEIL, W. H.: Vagotomie und Sympathektomie. Dtsch. med. Wochenschr. 1924. S. 511
u. 532.

VOLKMANN, J.: Über einige Zufälle bei der Sympathektomie. Zentralbl. f. Chirurg. 1924.
S. 938.

WIEDHOPF, O.: Die Beeinflussung der verschiedenen Nervenarten, speziell der Gefäßnerven,
durch die Leitungsanästhesie. Dtsch. Ges. f. Chirurg. 1924.

— Zur Wirkung der periarteriellen Sympathektomie an den Extremitäten. Klin. Wochenschrift 1924. S. 728.

— Über die chirurgische Behandlung der Ischias, speziell über die Injektionstherapie.
Ärztl. Verein. Marburg v. 21. Febr. 1924. Klin. Wochenschr. 1924. S. 860.

WITZEL, O.: Sympathicusoperation bei der Hemikranie und Epilepsie. Zentralbl. f. Chirurg.
1924. S. 1004.

— Das chirurgische Experiment der einseitigen Exairese des Halssympathicus beim Asthma
bronchiale. Verein. niederrhein.-westfäl. Chirurg. v. 22. März 1924. Zentralbl. f.
Chirurg. 1924. S. 1238.

WOOD, W. Q.: Periarterial sympathectomy. Edinburgh med. journ. Vol. 31, p. 94. 1924.
Ref. Zntrlo. f. d. ges. Chirurg. Bd. 27, S. 14.

ZIEGNER, H.: Lumbalanästhesie, Blutdrucksenkung und Vasomotoren. Zentralbl. f. Chirurg.
1924. S. 1163.

Ohne Autorenangabe. Periarterial sympathectomy. Journ. of the Americ. med. assoc.
Vol. 80, 1923.

VI. Internationaler Chirurgenkongreß London 1922. Les resultats éloignés du traitement
des blessures des nerfs périphériques. Presse méd. 1923. p. 685. (HENRIKSEN, GOSSET,
FRAZIER, HARRY PLATT & ROWLEY, BRISLOW). Ref. Zntrlo. f. d. ges. Chirurg. Bd. 24,
p. 404.

Schlagwortverzeichnis.

(Ergänzung des Inhaltsverzeichnisses.)

Abreißen des Grenzstrangs 53.
Adrenalinquaddel 72.
Adventitia, pathologisch-anatomische Veränderungen derselben 131.
Anastomosen und Verwachsungen zwischen Sympathicus und Vagus 11, 19, 84, 99.
Aneurysma an der sympathektomierten Arterie 186.
Aneurysma der Aorta. Operation nach TUFFIER 84.
Anurie. Splanchnicus-Anästhesie bei derselben 109.
Arteria vertebralis, Verletzung 54.

Bauchschmerz 39.
Beckenneuralgie 109.
Blutdruck 38, 68, 80, 120.
Bluterguß, Schädigung sympathischer Bahnen durch denselben 110.
Blutungsstillstand, spontaner 112.

Capillaren 43, 46.
Capillarmikroskopie 126.
Cystitis, chronische, schmerzhafte 109.

Dermatographie 72.
Ductus thoracicus, Verletzung desselben 55.

Elephantiasis 168.
Erythromelalgie 151.

Ganglion hypogastricum, Resektion desselben 109.
Gefäßkrampf 112, 119, 123, 148, 150, 152.
Gefäßnerven 16, 26, 41, 117.
Gefäßschmerz 45, 145.
Gefäßwand, Durchlässigkeit derselben 126.
Gefäßwandernährung 134.
Gefäßwandnekrose 186.
Gelenkcontracturen 164.
Gelenkfistel 163, 165, 191.
Geschwulstdruck 47, 111.
GLASERS Hypothese für die Entstehung des Asthma bronchiale 87.

Halsrippe, Reiz durch dieselbe 111.
Hauttemperatur 66 ff., 121 ff.
HEADsche Zonen 103.
Herzblock 196.
HORNERscher Symptomenkomplex 61, 157.
Hornhautgeschwüre, rezidivierende 158.
Hyperämie 44, 66.
Hyperkeratose 163, 176.

Infektion der Operationswunde bei der periarteriellen Sympathektomie 187.

Intercostalnerven, Resektion derselben 83.
Intraocularer Druck 62.
Iris, Heterochromie derselben 64.

Kinderlähmung 169.
Knochenherd 165.
Kochsalzinjektion, intraneurale 191.

Lepra 169.

Magen-Entnervung 108, 194.
MOSKOWICZ-Probe 71, 124.
Muskelcontractur (ischämische) 164.
Muskelstoffwechsel 129.
Muskeltonus 165.

Nageltrophik 161.
Nervenreizung, Bedeutung derselben für die Trophik der Gewebe 126 ff.
Nervus saphenus 117.
Neurom, Reiz durch dieses 138 ff.
Nieren-Entnervung 109.

Ödem, trophisches 147.
Opticus-Atrophie 158.

Phlebitis 183.
Pigmentgehalt der Haut 125.
PIRQUETsche Reaktion 71.
Pletysmographie 70.
Pleurakuppel, Verletzung derselben 54.
Plexus sacralis, Resektion desselben 109.
— solaris, Dehnung desselben 108.

Schmerzen 145, 160, 166, 169.
Schweißsekretion 65, 102, 125, 177.
Senfölversuch 71, 125.
Sensibilität, Verlust derselben 135.
— Änderung derselben 160.
Spinalparalyse, spastische 169.
Splanchnicus 39, 108.
Syringomyelie 168.

Tabes 168.
Thrombose der Arterien 185.
— der Venen 186.
Todesfälle nach Operationen wegen Angina pectoris 78.
— — — nach periarterieller Sympathektomie 187.
Tränensekretion 63.

Uterus-Carcinom, Schmerzzustände bei 110.

Vagusreizung 193.
Verbrennungsnarben 165.

Wirkung, doppelseitige, der periarteriellen Sympathektomie 159.

Chirurgische Anatomie und Operationstechnik des Zentralnervensystems.
Von Dr. **J. Tandler**, o. ö. Professor der Anatomie an der Universität Wien, und Dr. **E. Ranzi**, a. o. Professor der Chirurgie an der Universität Wien. Mit 94 zum großen Teil farbigen Figuren. (165 S.) 1920.

Gebunden 12 Goldmark / Gebunden 2,90 Dollar

Die chirurgischen Indikationen in der Nervenheilkunde.
Ein kurzer Wegweiser für Nervenärzte und Chirurgen. Von Dr. **Siegmund Auerbach**, Vorstand der Poliklinik für Nervenkranke in Frankfurt a. M. Mit 20 Textabbildungen. (214 S.) 1914.

6,50 Goldmark / 1,55 Dollar

Topographische Anatomie dringlicher Operationen.
Von **J. Tandler**, o. ö. Professor der Anatomie an der Universität Wien. Zweite, verbesserte Auflage. Mit 56 zum großen Teil farbigen Abbildungen im Text. (122 S.) 1923.

Gebunden 10 Goldmark / Gebunden 2,40 Dollar

Grundriß der gesamten Chirurgie.
Ein Taschenbuch für Studierende und Ärzte. Allgemeine Chirurgie. Spezielle Chirurgie. Frakturen und Luxationen. Operationskurs. Verbandlehre. Von Professor Dr. **Erich Sonntag**, Vorstand des Chirurgisch-Poliklinischen Instituts der Universität Leipzig. Zweite, vermehrte und verbesserte Auflage. (957 S.) 1923.

Gebunden 14 Goldmark / Gebunden 3,35 Dollar

Treves-Keith, Chirurgische Anatomie.
Nach der sechsten englischen Ausgabe übersetzt von Dr. **A. Mülberger**. Mit einem Vorwort von Geh. Med.-Rat Professor Dr. **E. Payr**, Direktor der Chirurgischen Universitäts-Klinik zu Leipzig und mit 152 Textabbildungen von Dr. **O. Kleinschmidt** und Dr. **C. Hörhammer**, Assistenten an der Chirurgischen Universitäts-Klinik zu Leipzig. (486 S.) 1914.

Gebunden 12,60 Goldmark / Gebunden 3 Dollar

Die Knochenbrüche und ihre Behandlung.
Ein Lehrbuch für Studierende und Ärzte. Von Dr. med. **Hermann Matti**, a. o. Professor für Chirurgie an der Universität und Chirurg am Jennerspital in Bern.

Erster Band: **Die allgemeine Lehre von den Knochenbrüchen und ihrer Behandlung.** Mit 420 Textabbildungen. (405 S.) 1918.

20 Goldmark; gebunden 24 Goldmark / 4,80 Dollar; gebunden 5,70 Dollar

Zweiter Band: **Die spezielle Lehre von den Knochenbrüchen und ihrer Behandlung einschließlich der komplizierenden Verletzungen des Gehirns und Rückenmarks.** Mit 1050 Abbildungen im Text und auf 4 Tafeln. (998 S.) 1922.

50 Goldmark; gebunden 54 Goldmark / 12 Dollar; gebunden 12,85 Dollar

Frakturen und Luxationen.
Ein Leitfaden für den Studenten und den praktischen Arzt. Von Professor Dr. **Georg Magnus**, Oberarzt der Chirurgischen Universitätsklinik Jena. Mit 45 Textabbildungen. (91 S.) 1923.

3,60 Goldmark / 0,90 Dollar

Gliedermechanik und Lähmungsprothesen.
Von **Heinrich von Recklinghausen**. In zwei Bänden. Mit 230 Textfiguren. Band I: (Physiologische Hälfte). **Studien über Gliedermechanik, insbesondere der Hand und der Finger.** (357 S.) 1920. Band II: (Klinisch-technische Hälfte). **Die schlaffen Lähmungen von Hand und Fuß und die Lähmungsprothesen.** (293 S.) 1920.

38 Goldmark / 9,25 Dollar

Anatomie des Menschen. Ein Lehrbuch für Studierende und Ärzte. Von **Hermann Braus**, o. ö. Professor an der Universität, Direktor der Anatomie Würzburg.
Erster Band: **Bewegungsapparat.** Mit 400 zum großen Teil farbigen Abbildungen. (846 S.) 1921. Gebunden 16 Goldmark / Gebunden 3.85 Dollar
Zweiter Band: **Eingeweide.** (Einschließlich periphere Leitungsbahnen. I. Teil.) Mit 329 zum großen Teil farbigen Abbildungen (704 S.) 1924.
Gebunden 18 Goldmark / Gebunden 4,30 Dollar

Die Chirurgie der Brustorgane. Von **Ferdinand Sauerbruch.** Zugleich zweite Auflage der „Technik der Thoraxchirurgie" von F. Sauerbruch und E. D. Schumacher.
Erster Band: **Die Erkrankungen der Lunge.** Vergriffen. Neuauflage in Vorbereitung.
Zweiter Band: **Die Chirurgie des Herzens und seines Beutels, der großen Gefäße, des Mittelfellraumes, des Brustlymphganges, des Thymus, des Brustteiles, der Speiseröhre, des Zwerchfelles, des Brustfelles.** Mit einem anatomischen Abschnitte von **Walther Felix.** Mit etwa 720, darunter zahlreichen farbigen Abbildungen und 2 farbigen Tafeln. Erscheint im Herbst 1924

Diagnostik der chirurgischen Nierenerkrankungen. Praktisches Handbuch zum Gebrauch für Chirurgen und Urologen, Ärzte und Studierende. Von Professor Dr. **Wilhelm Baetzner**, Privatdozent, Assistent der Chirurgischen Universitäts-Klinik Berlin. Mit 623 größtenteils farbigen Textabbildungen. (348 S.) 1921.
31,50 Goldmark / 7,50 Dollar

Die chirurgischen Erkrankungen der Nieren und Harnleiter. Ein kurzes Lehrbuch von Professor Dr. **Max Zondek.** Mit 80 Abbildungen. (260 S.) 1924.
12 Goldmark; gebunden 13,20 Goldmark / 2,90 Dollar; gebunden 3,15 Dollar

---

Kystoskopische Technik. Ein Lehrbuch der Kystoskopie, des Ureteren-Katheterismus, der funktionellen Nierendiagnostik, Pyelographie, intravesikalen Operationen. Von Dr. **Eugen Joseph**, a. o. Professor an der Universität Berlin, Leiter der Urologischen Abteilung der Chirurgischen Universitätsklinik. Mit 262 größtenteils farbigen Abbildungen. (226 S.) 1923.
16 Goldmark; gebunden 18 Goldmark / 3,85 Dollar; gebunden 4,30 Dollar

---

Grundriß der Wundversorgung und Wundbehandlung sowie der Behandlung geschlossener Infektionsherde. Von Privatdozent Dr. **W. von Gaza**, Assistent an der Chirurgischen Universitätsklinik Göttingen. Mit 32 Abbildungen. (290 S.) 1921.
10 Goldmark; gebunden 13 Goldmark / 2,40 Dollar; gebunden 3,10 Dollar

---

Der Verband. Lehrbuch der chirurgischen und orthopädischen Verbandbehandlung. Von Professor Dr. med. **Fritz Härtel**, Privatdozent, Oberarzt der Chirurgischen Universitätsklinik zu Halle a. S., und Privatdozent Dr. med. **Fr. Loeffler**, leitender Arzt der Orthopädischen Abteilung der Chirurgischen Universitätsklinik zu Halle a. S. Mit 300 Textabbildungen. (292 S.) 1922.
9,50 Goldmark; gebunden 11,50 Goldmark / 2,30 Dollar; gebunden 2,75 Dollar

---

Der chirurgische Operationssaal. Ratgeber für die Vorbereitung chirurgischer Operationen und das Instrumentieren für Schwestern, Ärzte und Studierende. Von **Franziska Berthold**, Viktoriaschwester, Operationsschwester an der Chirurgischen Universitätsklinik Berlin. Mit einem Geleitwort von Geh. Medizinalrat Professor Dr. **August Bier.** Zweite, verbesserte Auflage. Mit 314 Textabbildungen. (190 S.) 1922.
4,20 Goldmark / 1 Dollar

Lehrbuch der Differentialdiagnose innerer Krankheiten. Von Professor Dr. M. Matthes, Geheimem Medizinalrat, Direktor der Medizinischen Universitätsklinik in Königsberg i. Pr. Vierte, durchgesehene und vermehrte Auflage. Mit 109 Textabbildungen. (721 S.) 1923. Gebunden 20 Goldmark / Gebunden 4,80 Dollar

Differentialdiagnose, anhand von 385 genau besprochenen Krankheitsfällen lehrbuchmäßig dargestellt. Von Dr. Richard C. Cabot, Professor der Klinischen Medizin an der Medizin. Klinik der Havard-Universität, Boston. Zweite, umgearbeitete und vermehrte Auflage nach der 12. Auflage des Originals von Dr. H. Ziesché, leitender Arzt der Inneren Abteilung des Josef-Krankenhauses zu Breslau.
Erster Band. Mit 199 Textabbildungen. (614 S.) 1922.
16,70 Goldmark; gebunden 20 Goldmark / 4 Dollar; gebunden 4,80 Dollar
Zweiter Band: Mit etwa 250 Textabbildungen. Erscheint Ende 1924.

Die Krankheiten der endokrinen Drüsen. Ein Lehrbuch für Studierende und Ärzte. Von Dr. Hermann Zondek, a. o. Professor an der Universität Berlin. Mit 173 Abbildungen. (323 S.) 1923.
16 Goldmark; gebunden 17,50 Goldmark / 3,85 Dollar; gebunden 4,20 Dollar

Die innere Sekretion. Eine Einführung für Studierende und Ärzte. Von Dr. Arthur Weil, ehem. Privatdozent der Physiologie an der Universität Halle, Arzt am Institut für Sexualwissenschaft, Berlin. Dritte, verbesserte Auflage. Mit 45 Textabbildungen. (156 S.) 1923.
5 Goldmark; gebunden 6 Goldmark / 1,20 Dollar; gebunden 1,45 Dollar

Die Lebensnerven. Ihr Aufbau. Ihre Leistungen. Ihre Erkrankungen. Zweite wesentlich erweiterte Auflage des Vegetativen Nervensystems. In Gemeinschaft mit zahlreichen Fachgelehrten dargestellt von Dr. L. R. Müller, Professor der Inneren Medizin, Vorstand der Inneren Klinik in Erlangen. Mit 352 zum Teil farbigen Abbildungen und 4 farbigen Tafeln. (625 S.) 1924.
35 Goldmark; gebunden 36,50 Goldmark / 8,35 Dollar; gebunden 8,70 Dollar

Das autonome Nervensystem. Von J. N. Langley, Professor der Physiologie an der Universität zu Cambridge. Erster Teil. Autorisierte Übersetzung von Dr. Erich Schilf, Privatdozent für Physiologie, Assistent am Physiologischen Institut zu Berlin. (73 S.) 1922. 2,10 Goldmark / 0,50 Dollar

Die Lehre vom Tonus und der Bewegung. Zugleich systematische Untersuchungen zur Klinik, Physiologie, Pathologie und Pathogenese der Paralysis agitans. Von F. H. Lewy, Professor an der Universität Berlin. Mit 569 zum Teil farbigen Abbildungen und 8 Tabellen. (Aus „Monographien aus dem Gesamtgebiete der Neurologie und Psychiatrie", Heft 34.) (680 S.) 1923.
42 Goldmark; gebunden 45 Goldmark / 10 Dollar; gebunden 10,75 Dollar

Anatomie und Physiologie der Capillaren. Von August Krogh, Professor der Zoophysiologie an der Universität Kopenhagen. In deutscher Übersetzung. Von Professor Dr. U. Ebbecke in Göttingen. Mit 51 Abbildungen. (Aus „Monographien aus dem Gesamtgebiet der Physiologie, der Pflanzen und der Tiere", 5. Band.) (244 S.) 1924. 12 Goldmark; gebunden 13 Goldmark / 2,90 Dollar; gebunden 3,10 Dollar

Verlag von J. F. Bergmann in München

Grundriß der chirurgisch-topographischen Anatomie. Mit Einschluß der Untersuchungen am Lebenden. Von Dr. **O. Hildebrand**, o. ö. Professor der Chirurgie in Berlin. Vierte, verbesserte und vermehrte Auflage. Mit 194 teils mehrfarbigen Abbildungen im Text. (288 S.) 1924.

Gebunden 13,50 Goldmark / Gebunden 3,25 Dollar

Allgemeine Chirurgie vorgetragen in Frage und Antwort, nebst einigen Kapiteln über Frakturen, Luxationen und Hernien. Von Dr. **Julius Fessler**, a. o. Professor für Chirurgie an der Universität München, und Dr. **Josef Mayer**, Reg.-Medizinalrat am Versorgungsamt Ingolstadt, früher Kaiserl. Reg.-Arzt. (380 S.) 1924.

6 Goldmark / 1,45 Dollar

Grundriß der allgemeinen Chirurgie. Von Dr. **Eduard Melchior**, Privatdozent für Chirurgie an der Universität Breslau. Mit einer Einführung von Geheimrat Professor Dr. **H. Küttner.** (554 S.) 1921.

Gebunden 4,50 Goldmark / Gebunden 1,10 Dollar

Lehrbuch der Lokalanästhesie für Studierende und Ärzte. Von Professor Dr. **Georg Hirschel** in Heidelberg (St. Josephshaus). Dritte, veränderte und ergänzte Auflage. Mit 112 Abbildungen im Text. (170 S.) 1923.

Steif kartoniert 6 Goldmark / 1,40 Dollar

Verlag von Julius Springer in Berlin W 9

Jahresbericht über die gesamte Chirurgie und ihre Grenzgebiete. Zugleich bibliographisches Jahresregister des Zentralorgans für die gesamte Chirurgie und ihre Grenzgebiete und Fortsetzung des Hildebrandschen Jahresberichtes über die Fortschritte auf dem Gebiete der Chirurgie und des Glaessnerschen Jahrbuchs für orthopädische Chirurgie. Herausgegeben von Generalarzt Professor Dr. **Carl Franz** in Berlin. Siebenundzwanzigster Jahrgang. Bericht über das Jahr 1921. (1012 S.) 1924. 69 Goldmark / 16,40 Dollar

Zentralorgan für die gesamte Chirurgie und ihre Grenzgebiete. Unter ständiger Aufsicht der Deutschen Gesellschaft für Chirurgie herausgegeben von **A. Bier**-Berlin, **A. Eiselsberg**-Wien, **O. Hildebrand**-Berlin, **A. Köhler**-Berlin, **E. Küster**-Berlin, **V. Schmieden**-Frankfurt a. M. Schriftleitung: **C. Franz**-Berlin.

Erscheint in Bänden von 35 Bogen Umfang (wöchentlich ein Heft). Bis Herbst 1924 erschienen 28 Bände.

Archiv für klinische Chirurgie. Kongreßorgan der Deutschen Gesellschaft für Chirurgie. Begründet von Dr. **B. von Langenbeck**, weil. Wirkl. Geh. Rat und Professor der Chirurgie. Herausgegeben von Dr. **W. Körte**, Professor in Berlin, Dr. **A. Eiselsberg**, Professor der Chirurgie in Wien, Dr. **O. Hildebrand**, Professor der Chirurgie in Berlin, Dr. **A. Bier**, Professor der Chirurgie in Berlin.

Erscheint in zwanglosen, einzeln berechneten Heften, von denen 4 einen Band bilden. Bis Herbst 1924 erschienen 130 Bände.

Made in the USA
Las Vegas, NV
11 November 2024

11550218R00152